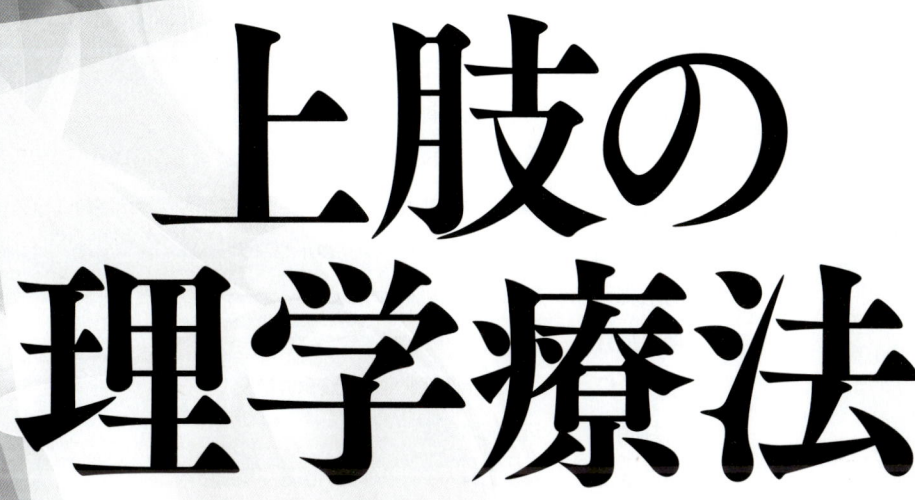

# 上肢の
# 理学療法

局所機能と全身運動を結びつける
インタラクティブ・アプローチ

編集
地神裕史
斉藤秀之

三輪書店

# ■ 執筆者一覧（執筆順）

**編者**

| | |
|---|---|
| 地神裕史（ぢがみひろふみ） | 国士舘大学理工学部健康医工学系 |
| 斉藤秀之（さいとうひでゆき） | 医療法人社団筑波記念会リハビリテーション事業 |

**執筆者**

| | |
|---|---|
| 志村圭太（しむらけいた） | 国際医療福祉大学成田保健医療学部理学療法学科 |
| 地神裕史（ぢがみひろふみ） | 国士舘大学理工学部健康医工学系 |
| 中丸宏二（なかまるこうじ） | 寺嶋整形外科医院 |
| 波戸根行成（はとねゆきなり） | 寺嶋整形外科医院 |
| 大村優慈（おおむらゆうじ） | 国際医療福祉大学小田原保健医療学部理学療法学科 |
| 濵中康治（はまなかこうじ） | JCHO東京新宿メディカルセンター |
| 清水真弓（しみずまゆみ） | 京都市域京都府地域リハビリテーション支援センター |
| 藤原祐介（ふじわらゆうすけ） | 筑波記念病院 |
| 淺井　仁（あさいひとし） | 金沢大学医薬保健研究域保健学系 |
| 新井明香（あらいさやか） | 筑波記念病院 |
| 楠本泰士（くすもとやすあき） | 東京工科大学医療保健学部理学療法学科 |
| 上木祐介（うえきゆうすけ） | つくばケアセンター訪問リハビリテーション |
| 榊間春利（さかきまはるとし） | 鹿児島大学医学部保健学科 |
| 横田裕丈（よこたひろたけ） | 緑園ゆきひろ整形外科 |
| 椿　淳裕（つばきあつひろ） | 新潟医療福祉大学医療技術学部理学療法学科 |
| 薄　直宏（うすきなおひろ） | 東京女子医科大学八千代医療センター |
| 松尾　洋（まつおひろし） | 東京女子医科大学八千代医療センター |
| 宮野明里（みやのあかり） | 東京女子医科大学八千代医療センター |
| 岡田　誠（おかだまこと） | 松坂市民病院 |
| 馬場孝浩（ばばたかひろ） | 鹿教湯三才山リハビリテーションセンター老人保健施設いずみの |
| 栗原豊明（くりはらとよあき） | 中条中央病院 |
| 山崎俊明（やまざきとしあき） | 金沢大学医薬保健研究域保健学系 |
| 大路駿介（おおじしゅんすけ） | 東京医科歯科大学スポーツ医歯学診療センター |
| 廣幡健二（ひろはたけんじ） | 東京医科歯科大学スポーツ医歯学診療センター |
| 三富陽輔（みとみようすけ） | 国立スポーツ科学センター　メディカルセンター |
| 相澤純也（あいざわじゅんや） | 東京医科歯科大学スポーツ医歯学診療センター |
| 三森由香子（みもりゆかこ） | 慶應義塾大学病院 |
| 大見武弘（おおみたけひろ） | 東京医科歯科大学スポーツ医歯学診療センター |
| 関口貴博（せきぐちたかひろ） | 船橋整形外科病院 |
| 白戸力弥（しらとりきや） | 北海道文教大学人間科学部作業療法学科 |

（2016年発行時）

# ■ はじめに

　中枢神経疾患患者の上肢の筋緊張を調整したら歩容が劇的によくなったという経験をしたことはないだろうか？

　近年，理学療法の治療対象となる疾患は多岐にわたり，「理学療法士は主に下肢」という概念はこの10年で崩れつつあるが，では上肢機能や歩行以外の全身運動を改善させるアプローチを理論的な根拠をもって行えているだろうか？今後も理学療法士は下肢以外の体幹や上肢へ直接的・間接的にアプローチする機会が増えることが予想されるが，これからの理学療法はどの部位を切り口にして目的とする動作や生活の質を変化させていくのか，といった視点で治療を展開していくことが重要である．冒頭に紹介したエピソードもまさに「歩容を改善させる」という目的に対して切り口として上肢にアプローチを行ったのだが，なぜ数あるほかの問題点ではなく上肢が正解だったのか？上肢の筋緊張と歩容をつなぐ要因は何だったのか？残念ながらその答えを学生時代に学ぶ機会は少ない．その理由として，目的を達成するために必要な解が1つではないこと，またその因果関係を説明するためには机上の説明だけでは不可能であることが考えられる．

　本書を企画した一番の目的は，いまだ体系化されていない上肢に対する理学療法アプローチに関する知識や治療方法を整理することに加え，上肢を切り口に全身運動を変化させる際に必要なクリニカルリーズニングや因果関係を紹介することである．局所機能に対する直接的なアプローチが全身運動を変化させるきっかけになることもあれば，局所機能以外の部位にアプローチすることで局所機能を変化させることも可能である．本書では上肢の疾患や症候に対する基本的な知識を整理と，「局所機能」と「全身運動」をつなぐ双方向のアプローチ（インタラクティブ・アプローチ）に着目して症例紹介を行っている．臨床の現場で先輩理学療法士に「なぜあの患者に対して，あの部位（関係のなさそうな）にアプローチしていたのですか？」と尋ねたことはないだろうか？本書はその問いに対する答えが詰まった内容となっている．

　近年の経験の浅い理学療法士は，ともすると局所機能に対するアプローチ方法を学ぶことに注力してしまい，「ヒトの身体運動や日常生活を改善させるプロフェッショナルとしての理学療法士」という原点をないがしろにしてはいないだろうか？本書が動作を変化させる理学療法士として原点にかえってプロフェッショナリズムを構築するための一助になることを期待する．

2016年5月吉日

地神裕史

# Contents

## 第1章
## 神経生理学 ..................... 志村圭太　1

### 第1節　脳の可塑性 ..................... 2
1. 脳の可塑性とは何か　2／2. 脳の可塑性を考慮した神経疾患に対する理学療法　4

### 第2節　中枢神経疾患の運動障害 ..................... 5
1. 運動麻痺　6／2. 運動麻痺の回復機序と予後　7／3. 共同運動パターン　9／4. 連合反応　10／5. 痙縮　11／6. 上肢の運動麻痺に対する具体的なアプローチ　13

### 第3節　末梢神経損傷 ..................... 17
1. 末梢神経の解剖　17／2. 末梢神経の機能　17／3. 末梢神経の分類　18／4. 損傷された末梢神経の修復機序　18／5. 神経再生過程での問題点　19／6. 代表的な治療手段　20

## 第2章
## 上肢の機能解剖学 ..................... 地神裕史　23

### 第1節　各関節における機能解剖 ..................... 24
1. 肩関節複合体　24／2. 肘関節および前腕　31／3. 手関節と手指　35

### 第2節　上肢とそのほかの部位をつなぐ機能解剖学 ..................... 37
1. 運動連鎖　37／2. 筋膜の構造　40／3. 上下肢の運動の土台となるコア　43

## 第3章
## 上肢の徒手検査法 ..................... 中丸宏二, 波戸根行成　45

### 第1節　信頼性 ..................... 46

### 第2節　診断特性 ..................... 46
1. 感度　46／2. 特異度　47／3. 尤度比　48／4. 検査後確立の計算方法　48

### 第3節　各徒手検査法の診断学的有用性 ..................... 50
1. 肩関節不安定性　50／2. 肩関節唇損傷　52／3. 肩峰下インピンジメント・肩峰下滑液包炎　54／4. 回旋筋腱板損傷　57／5. 肩鎖関節損傷　62／6. 上腕二頭筋長頭腱炎　63／7. 胸郭出口症候群　65／8. 上腕骨内・外側上顆炎　69／9. 肘関節不安定性　71／10. 肘部管症候群　73／11. 手根管症候群　75／12. 手根不安定性　77／13. 手関節・手指の腱損傷　79／14. 上肢の神経障害　80

## 第4章
### 上肢機能評価に活かす脳画像の読み方 ……… 大村優慈　89

#### 第1節　上肢機能評価における脳画像の意義 …… 90
1. 臨床症状を理解し，残存機能の見落としを防ぐ　90 ／ 2. 予後予測の材料とする　90

#### 第2節　脳画像の基本 …… 91
1. 断層像の基準線　91 ／ 2. 脳梗塞、脳出血のCT画像・MRIの特徴　91

#### 第3節　脳画像における上肢機能障害の責任病巣の同定 …… 94
1. 内包後脚の正確な同定　94 ／ 2. 運動麻痺の責任病巣　94 ／ 3. 感覚障害の責任病巣　96 ／ 4. 小脳失調の責任病巣　97 ／ 5. 観念運動失行の責任病巣　98

#### 第4節　脳梗塞・脳出血における脳画像読影のポイント …… 99
1. 脳動脈解剖　99 ／ 2. ACA領域梗塞における脳画像読影のポイント　99 ／ 3. MCA領域梗塞における脳画像読影のポイント　99 ／ 4. PCA領域梗塞における脳画像読影のポイント　102 ／ 5. 被殻出血における脳画像読影のポイント　103 ／ 6. 視床出血における脳画像読影のポイント　104

## 第5章
### 各疾患への理学療法アプローチ …… 105

#### 第1節　中枢神経疾患
1. 脳卒中片麻痺① 低緊張・亜脱臼 ……… 濱中康治　106
   基礎　疾患をみるための知識の整理　106
   症例　肩甲胸郭関節へのアプローチにより脳卒中患者の肩関節亜脱臼が改善した症例　111
2. 脳卒中片麻痺② 高緊張 ……… 藤原祐介　118
   基礎　疾患をみるための知識の整理　118
   症例　脳梗塞後の体幹機能とバランス能力の低下により動作時に上肢の過緊張が生じた症例　122
3. 脳卒中片麻痺③ 麻痺側肘・手・手指 ……… 新井明香　130
   基礎　疾患をみるための知識の整理　130
   症例　座位姿勢に対するアプローチにより麻痺側の感覚障害や食事動作能力が改善した症例　137
4. 脳卒中片麻痺④ 手指・手関節拘縮 ……… 楠本泰士　142
   基礎　疾患をみるための知識の整理　142
   症例　手関節の腱延長術と全身への理学療法アプローチにより拘縮やADL動作に改善がみられた外傷性クモ膜下出血患者　149
5. パーキンソン症候群 ……… 上木祐介　154
   基礎　疾患をみるための知識の整理　154
   症例　上肢の筋力低下，関節可動域制限を有するパーキンソン病患者に対する理学療法アプローチ　160

#### 第2節　末梢神経疾患
1. 腕神経叢麻痺 ……… 横田裕丈　166
   基礎　疾患をみるための知識の整理　166
   症例　右上腕骨頚部粉砕骨折に対するORIF術後，腕神経叢後神経束の障害が示唆された症例への理学療法アプローチ　173

2. 胸郭出口症候群 ……………………………………………………………… 地神裕史　180
　　基礎　疾患をみるための知識の整理　180
　　症例　上肢運動時の体幹固定性を高めるエクササイズにより TOS による症状が改善した競泳選手　186

3. 四辺形間隙症候群 …………………………………………………………… 横田裕丈　192
　　基礎　疾患をみるための知識の整理　192
　　症例　肩甲骨位置異常の改善により QLS 症状である肩関節後面の疼痛と上肢の鈍重感を改善できた症例
　　　　　197

4. ギラン・バレー症候群 ………………………………………… 薄　直宏，松尾　洋，宮野明里　204
　　基礎　疾患をみるための知識の整理　204
　　症例　全身の筋力低下を呈した GBS 患者に対する体幹から上肢への理学療法アプローチ　210

5. 中心性頸髄損傷 ……………………………………………………………… 岡田　誠　214
　　基礎　疾患をみるための知識の整理　214
　　症例　手指異常感覚が残存した中心性頸髄損傷患者への環境的アプローチが動作・歩行の改善につながった症例　222

## 第3節　整形外科疾患

1. 上腕骨近位部骨折 …………………………………………………………… 栗原豊明　228
　　基礎　疾患をみるための知識の整理　228
　　症例　転倒歴のある虚弱高齢女性に対する全身への理学療法アプローチが上肢の機能回復と再転倒の予防につながった症例　233

2. 肩関節周囲炎 ………………………………………………………………… 栗原豊明　240
　　基礎　疾患をみるための知識の整理　240
　　症例　不良姿勢により座位・立位で肩関節可動域障害と痛みを生じた高齢女性への理学療法アプローチ　246

3. 肩関節脱臼（コンタクトスポーツ） ………………………………………… 大路駿介　252
　　基礎　疾患をみるための知識の整理　252
　　症例　下肢・体幹への理学療法アプローチにより保存療法での競技復帰が可能となった初回肩関節脱臼ラグビー選手　261

4. 投球障害肩 …………………………………………………………………… 廣幡健二　268
　　基礎　疾患をみるための知識の整理　268
　　症例　ワインドアップ期における姿勢と踏み込み脚の股関節機能に着目した理学療法アプローチにより投球動作時の肩痛が軽減した投手　275

5. インピンジメント症候群（水泳肩） ………………………………………… 三富陽輔　281
　　基礎　疾患をみるための知識の整理　281
　　症例　肩甲帯と体幹への理学療法アプローチによりインピンジメント症候群による疼痛の軽減とパフォーマンスの向上が得られた競泳選手　285

6. 内側上顆炎 …………………………………………………………………… 三富陽輔　292
　　基礎　疾患をみるための知識の整理　292
　　症例　全身運動の改善により内側上顆炎による痛みが軽減した柔道選手　296

7. 外側上顆炎（テニス肘） ……………………………………………………… 相澤純也　301
　　基礎　疾患をみるための知識の整理　301
　　症例　バックハンドストローク時の肘外側痛を訴える高校テニス男子選手への包括的理学療法アプローチ　308

## 8. 野球肘 ..................................................... 濱中康治 320
 基礎 疾患をみるための知識の整理 320
 症例 肩甲胸郭の柔軟性および固定性，股関節機能の改善により投球時の肘内側部痛が軽減された投手 326

## 9. 肘関節脱臼 ................................................ 大見武弘 332
 基礎 疾患をみるための知識の整理 332
 症例 脊椎・肩関節の muscle imbalance に伴う不良な倒立姿勢の改善が早期競技復帰につながった器械体操選手 339

## 10. 手関節尺側部痛 ......................................... 関口貴博 344
 基礎 疾患をみるための知識の整理 344
 症例 手関節尺側部痛が生じた体操競技選手への理学療法アプローチ—橈骨遠位骨端部の成長障害により ulnar variance となった症例 350

### Column

- ◆ 三角巾とバストバンドの適応基準 ........................................ 清水真弓 117
- ◆ 上肢が平衡機能に与える影響　① ....................................... 淺井　仁 129
- ◆ 上肢が平衡機能に与える影響　② ....................................... 淺井　仁 153
- ◆ 上肢の運動が脳可塑性に与える影響　① ............................. 榊間春利 165
- ◆ 上肢の運動が脳可塑性に与える影響　② ............................. 榊間春利 179
- ◆ 上肢の運動が呼吸循環動態に与える影響
 —呼吸循環機能を改善させるための上肢の理学療法 .......... 椿　淳裕 190
- ◆ 上肢の運動が呼吸循環動態に与える影響
 —上肢の運動に伴う呼吸循環機能の知見 .......................... 椿　淳裕 191
- ◆ アフォーダンス理論とリーチ動作 ........................................ 馬場孝浩 227
- ◆ 関節拘縮の基本的機序 ........................................................ 山崎俊明 239
- ◆ 車椅子駆動と上肢機能 ........................................................ 馬場孝浩 251
- ◆ 痙直形脳性麻痺患者の上肢機能 ......................................... 楠本泰士 267
- ◆ 筋萎縮の基本的機序 ............................................................ 山崎俊明 280
- ◆ 脊椎矯正固定術が上肢機能に与える影響 ............................ 三森由香子 331
- ◆ 手のスプリントと最新情報 ................................................. 白戸力弥 356

# 第1章

## 神経生理学

# 第1章

# 神経生理学

## 1 脳の可塑性

　近年，脳科学分野での研究成果により，神経系が損傷されてもその後の身体経験によってニューロンの活動性やシナプス結合が変化することが数多くの実験によって明らかにされている．これらの知見から，リハビリテーションの担い手である理学療法士は，とりわけその主たる治療手段である運動療法を適切に用いることで，損傷後の神経系の変化を良い方向へ導き，脳内における身体地図の再編成と回復を促し，身体機能および日常生活活動（ADL：Activities of Daily Living）の向上を達成しなければならない．本項では神経疾患に対するリハビリテーションを実施するにあたり，重要なトピックである脳の可塑性について概説する．

### 1 脳の可塑性とは何か

　可塑とは，「思うように物の形をつくれること」を意味する[1]．とりわけわれわれの対象である脳損傷者において，昨今頻繁に使用される「脳の可塑性」という言葉は，「経験や環境によって変化しうる脳の特性」という意味をもつ．これはノルウェーの神経解剖学者 Alf Broda により 1973 年に唱えられたのが起源であり，近年の脳科学分野の研究成果により，成人の神経組織においても可塑的変化が認められることが明らかとなってきた．

　もともとわれわれヒトの神経系には可塑的な機能が備わっており，障害されても可塑性の発現によってその機能が補償され，適応することが知られている．この可塑性発現に伴う神経系の変化の中には，「ニューロンの再生」「シナプスの再結合」「ニューロンの樹状突起や軸索の構造変化」「ニューロンの化学反応の変化」「シナプスの電気的活動の変化」などが含まれる．

　Møller[2]はその著書の中で，生体は神経可塑性が発現されることで 3 つの優れた機能を発揮できると述べている．具体的には，①出生後の正常な発達，②要求の変化に対する神経系の適応，③機能の損失に対する代償と神経系の再編成による補償である．

## 1）出生後の正常な発達

　出生後の正常な発達には，感覚神経を通じた適切な感覚入力が必要であり，これによってさまざまな機能を獲得していく．出生時の神経系は未熟であるが，3歳未満の敏感期（臨界期）には可塑性が顕著に発現され神経系の成熟に影響をもたらす．敏感期を過ぎると神経可塑性の発現能力は減少し，加齢の影響を受けるが生涯にわたって保たれる．われわれの対象である脳損傷者において，年齢が予後を左右し若年齢であるほど機能回復が早く伸びしろが広いことには，このようなことが関連していると推察される．

## 2）要求の変化に対する神経系の適応

　訓練を必要とするような複雑な動きを学習するにあたり発現される可塑性は，要求に適応することを意味する．

　サルを対象に指や前肢を使う課題を一定期間継続して行わせると，使用した身体部位の皮質領域におけるニューロンの活動が増大し，一次運動野の再現部位が拡大することが報告されている[3,4]．これは，訓練によって感覚野や運動野の身体部位再現が組織化されることにより起こっていると解釈できる．ヒトを対象とした実験でも同様のことが示されている．弦楽器奏者の左指に対応する皮質領野や，点字使用者の体性感覚野の編成は，目に見えるほどの明らかな変化を示す．

　注意しなければならないのは，感覚入力だけを与えても体性感覚野の地図の再組織化は起こらないということである．この理由を森岡[5]は，「脳はボトムアップ処理のみに基づいて感覚を知覚し学習しているのではなく，トップダウン処理と双方向性に関係づけられ意味が付与されたことで学習する」という脳内基盤の存在から説明している．このため，感覚入力に加えて能動的に注意を向けることによって神経回路の組織化が起こると考えられる．つまり，神経可塑性の発現には能動的かつ外的な刺激が必要であり，訓練によって獲得した技能や機能の維持には運動能力を適切に使い，さまざまな受容器からの感覚入力を脳で情報化しなければならない．

　一方で，ここには，「use it or lose it（使わなければ，失われる）」という命題がつきまとう．身体部位再現の領域は使用すれば拡大するが，使用頻度が減少すると縮小する．「learned non-use（学習された不使用）」という言葉は，これらの知見から生まれたものと考えられる．

## 3）機能の損失に対する代償と神経系の再編成による補償

　たとえば，われわれが日頃の臨床で頻繁に目にする脳梗塞の場合，虚血によって破壊された神経組織の機能回復は，脳浮腫，ペナンブラ領域（虚血周辺領域）の改善など局所の回復から始まる．その後，損傷部位から離れた別の部分がその機能に取って代わるプロセスが開始される．これを神経系の再組織化（re-organization）という．再組織化は，脳損傷後の3〜4週間後に生じる遅延した回復に関係し，数年後まで続くこともある．

　また，脳損傷後に生じる再組織化には新たに変更された身体構造を再現する身体地図の拡大，つまり損傷後の経験によって得られた感覚入力により利用可能な領域が拡大する自己組織化（self organization）が認められることが脳イメージング研究によって明らかとなっている．この研究では麻痺側上肢の随意運動時の脳血流変化を陽電子放射断層撮影（PET：Positron Emission Tomography）や機能的核磁気共鳴画像（fMRI：functional Magnetic Resonance Imaging）を用いて分析した結果，両側あるいは損傷側と同側の領域の賦活が認められたと報告している[6〜9]．また，このことは非交叉皮質脊髄路が動員されていることを示唆している．

　しかし，ただ脳活動が賦活されればよいわけではない．麻痺側の運動は大脳半球間抑制に影響を受けることが明らかとなっており，両側性の脳活動が機能回復に適していないと指摘する報告もある[10]．これは非損傷半球の損傷半球に対する過度な抑制が麻痺側の運動機能を妨げているという仮説に基づいたものである[10]．この視点から，経頭蓋磁気刺激法（TMS：Transcranial Magnetic Stimulation）により非損傷半球の一次運動野の興奮性を低下させ，損傷半球の興奮性を高めることで麻痺側の運動機能を向上させようという試みも数多く報告されている[11]．

## 2 脳の可塑性を考慮した神経疾患に対する理学療法

### 1）学習された不使用を回避する

　麻痺肢の不使用を学習することを避け，麻痺の回復を促すことである．近年リハビリテーションの目的は，ADLの改善であることが強調されている．これは達成されるべき最終目標であり間違いではない．しかし，その過程で非麻痺側のみを使用した動作を反復するようなアプローチばかり実施していると，脳の可塑性に基づく回復の可能性をないがしろにするだけでなく，結果として対象者は非効率的な動作と麻痺肢の不使用を学習し，拘縮や疼痛を呈することになる．

### 2）患者に適切な環境を設定する

　理学療法をどのような環境で実施するのか，理学療法士に与えられる選択肢は多い．ここでいう環境には実施場所・肢位・運動課題・口頭指示などが含まれる．患者の全体像をみながら，目標とする機能的活動を達成するための治療プログラムを個々に応じて立案しなければならない．

### 3）麻痺肢への積極的な感覚入力に加え，能動的な注意を引き出すように関わり気づきを促す

　前述した神経科学の知見を応用し，麻痺肢への積極的な感覚入力を促さなけれ

ばならない．さらに患者自身の注意を引き出すように関わり，自分の身体がどのように動いているのか，どの身体部位を使っているのかといった身体運動に関する気づきを促すことが重要である．

これまで脳の可塑性とその知見を活用しうる理学療法を筆者の私見も交えて概説してきたが，具体的な方法論についてここでは言及しない．本書を読み進めていただき，後述の各疾患に対する理学療法の実践を参考にされたい．

脳の可塑性は，自然治癒に関わるヒトの生得的な性質と解釈できる．また，それは環境に適応しようとする神経系の学習を後押しするものである．この可塑性に基づく回復可能性を考慮して，いかに運動機能に関する領域を効率よく賦活し，機能回復を促し，機能的動作の学習を達成させるかが，われわれ理学療法士に課せられた課題である．

一方，脳損傷後に与えられた不適切な環境によって引き起こされる「学習された不使用」や廃用および誤用による機能低下は後を絶たない．脳損傷後に与えられる環境の質によって回復が大きく左右されることから，われわれの関わり方によっては患者に悪影響を与え回復を阻害するリスクを十分に認識しておかなければならない．

## 2 中枢神経疾患の運動障害

臨床において脳損傷による運動麻痺を呈する患者を対象とする場合，上肢の治療を集中的に行っている理学療法士は少ないかもしれない．おそらく理学療法のほとんどの時間は，基本動作能力および歩行能力の回復に費やされているだろう．それらは全身運動であるため，上部体幹および肩甲帯を含めた上肢の機能障害が動作の制限因子となっているケースも頻繁に目にする．一方で，上肢を使用するADLにおいては最終的に上肢の運動が目的とする動作を完遂させるものの，動作時の姿勢保持には全身が関与する．また，手指を使った巧緻動作には上肢の近位関節である肘関節および肩関節はもとより，肩甲帯や上部体幹機能が関与する．したがって，理学療法士も機能的動作ならびにADLの改善に対するアプローチにおいて，全身を捉えつつ上肢の機能障害を評価し治療を展開する必要がある．しかし，実際には「上肢は作業療法士」というイメージが強いことが多く，上肢に目が向かない場合が少なくないのではないだろうか．本項では，主に片麻痺患者の上肢に対して理学療法を実施するうえで必要な基本的知識を整理することを目標とし，代表的な運動障害とアプローチについて概説する．

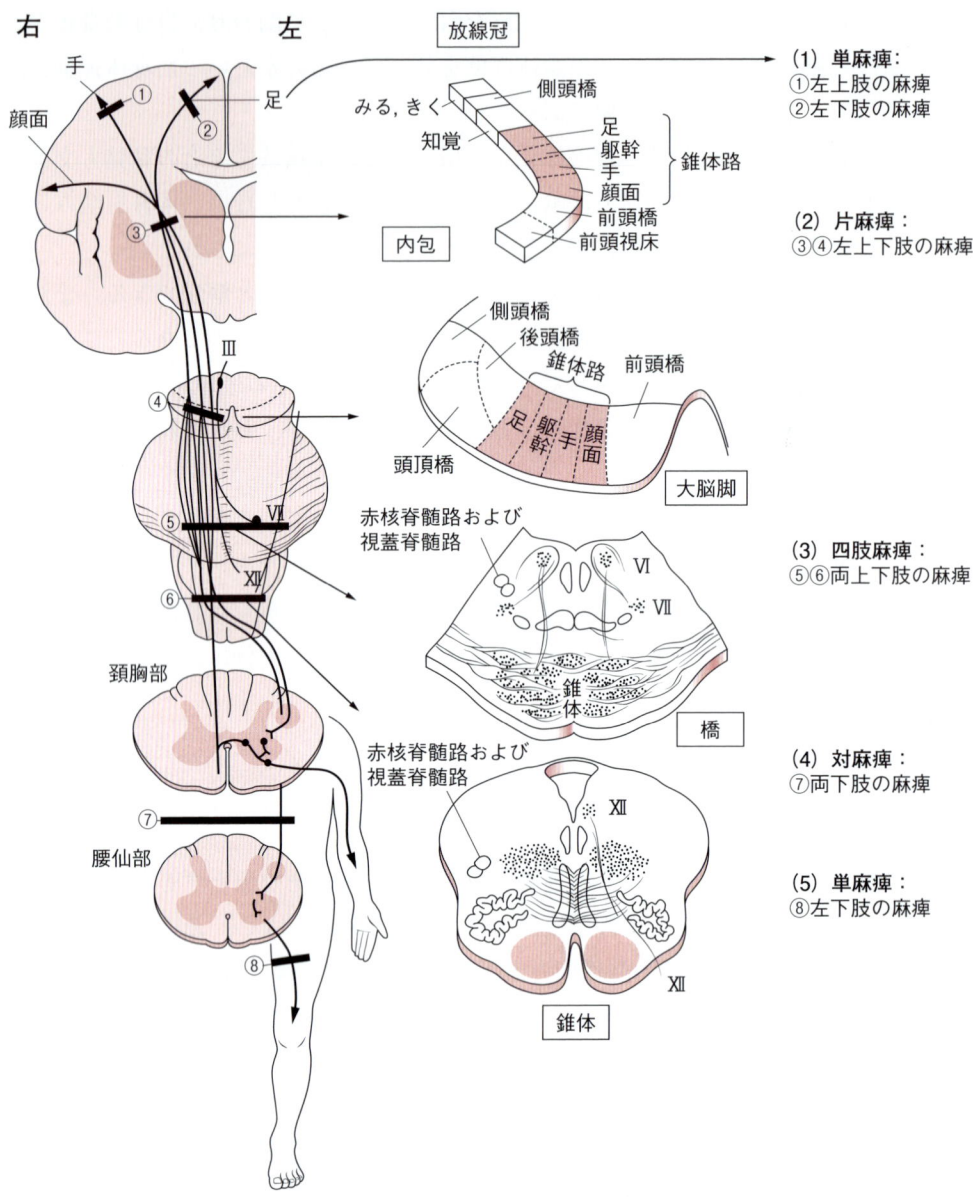

**図1 ● 運動路の障害と臨床症状**（文献12）より改変引用

## 1 運動麻痺

　大脳皮質から効果器である筋に至るまでの神経回路が，なんらかの原因によって遮断されたことにより随意運動に困難が生じる．この状態が運動麻痺である．図1に示すように大脳皮質から効果器に至るまでの神経回路の損傷によって，さまざまな形態の運動麻痺を生じる．主に脳損傷（大脳皮質から脳幹まで）の後遺

表1 ● 上位運動ニューロン症候群による陽性および陰性徴候

| 陽性徴候 | 陰性徴候 |
| --- | --- |
| 病的反射 | 運動麻痺　―筋出力低下 |
| 病的共同運動パターン | 　　　　　―動作遅延 |
| 病的同時収縮 | 　　　　　―動作効率低下 |
| 痙縮　　　―筋緊張増大<br>　　　　　―腱反射亢進<br>　　　　　―クローヌス | 筋力低下<br>巧緻性低下 |
| 痙性異常姿勢　―痙性ジストニア | |

症として出現する運動麻痺は，上位運動ニューロン症候群の陽性徴候と陰性徴候を含む（表1）．

## 2 運動麻痺の回復機序と予後

### 1）運動麻痺の回復機序

発症初期の運動麻痺の回復にはペナンブラ領域や脳浮腫，脳血流などの局所器質的な改善が寄与し，麻痺が劇的に改善する場合が多い．この傾向は，特に脳出血で顕著である．

また，近年の脳機能画像研究では，予後良好例における麻痺肢の運動に伴う脳活動は，運動機能が回復するにつれて両側の一次運動野や運動前野を含む広範なものから一側性の限局した賦活に向かう傾向があることが知られている．反対に，損傷側以外の運動関連領域の動員を強く必要とするような片麻痺の場合は，麻痺側の機能障害が強い[13]．

### 2）運動麻痺の予後

運動麻痺の回復および機能予後には，脳損傷が初発か再発か，年齢，併存疾患，病型，病巣などさまざまな因子が複合的に関与すると考えられている．

わが国において代表的な知見は，二木[14]が発表したものである．これによると，発症時の上下肢 Brunnstrom Recovery Stage（BRS）はⅠおよびⅡ，Ⅲ，Ⅳ〜Ⅵの3段階に区分できる．発症時のstageは，発症6カ月後stageと強い相関（r＝約0.7）があり，発症から3〜4カ月までは年齢に関係なく急激に改善する可能性があるとされている（図2）．

脳損傷部位による運動機能の予後について前田[15]は，病巣部位別に「小さい病巣でも運動予後が不良な部位」「病巣の大きさと比例して運動予後がおおよそ決まるもの」「大きい病巣でも運動予後が良好なもの」の3項目に分類している（表2）．この報告によれば，放線冠，内包後脚などの錐体路を含む病巣では，小さい

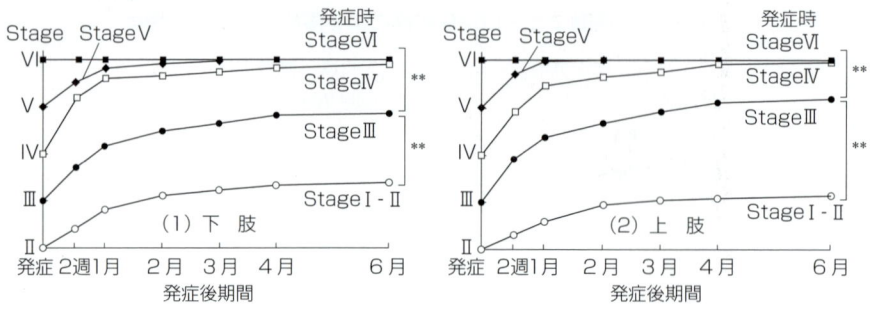

a. 麻痺の回復（stage別）

**p＜0.01（分散分析．Scheffe法による多重比較）
発症時は上下肢ともstageⅠ&Ⅱ，stageⅢ，stageⅣ～Ⅵの3段階に区分でき，発症時のstageは発症6カ月後stageと相関あり（r=約0.7）

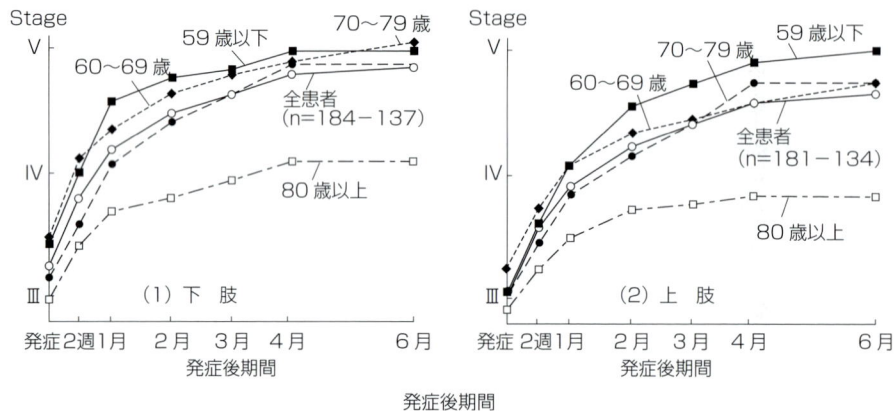

b. 麻痺の回復（年齢別）
上下肢とも分散分析で，年齢階層間の有意差なし

**図2　運動麻痺の予後**（二木　立：運動麻痺の予後．総合リハ　**11**：469，1983 より引用）

病巣でも運動機能の予後は不良であることが多い．後大脳動脈領域の梗塞では視覚的認知の障害や記憶障害を生じるが，運動機能の予後は良いものが多い．被殻や視床では，損傷の大きさにより予後が異なる．脳幹では，腹側の損傷では運動機能の予後が悪く，背側の損傷では知覚機能の予後が悪い．小脳は大脳に比べて小脳半球の代償機能が大きく比較的良好な回復を示すことから，初期症状からの予後の判断は困難である．

　運動麻痺だけでなくADLの改善を考慮すると，年齢は強力な予後決定因子である．先行研究では高齢者ほど予後が悪いことを示している[16]．特に中等症以上の障害を示す例では，60歳未満と80歳以上を比較すると予後に大きな差がある．これには余命や前述した脳の可塑性などが関連していると考えられている．

### 3）臨床における予後予測

　これまで，諸家の研究によってさまざまな予後予測方法が開発されてきたが，

### 表2 ● 病巣と運動予後の関係 （文献15）より引用）

1. 小さい病巣でも運動予後の不良な部位
    - 放線冠（中大脳動脈穿通枝領域）の梗塞
    - 内包後脚
    - 脳幹（中脳・橋・延髄前方病巣）
    - 視床（後外側の病巣で深部関節位置覚脱失のもの）

2. 病巣の大きさと比例して運動予後がおおよそ決まるもの
    - 被殻出血
    - 視床出血
    - 前頭葉皮質下出血
    - 中大脳動脈前方枝を含む梗塞
    - 前大脳動脈領域の梗塞

3. 大きい病巣でも運動予後が良好なもの
    - 前頭葉前方の梗塞・皮質下出血
    - 中大脳動脈後方の梗塞
    - 後大脳動脈領域の梗塞
    - 頭頂葉後方〜後頭葉，側頭葉の皮質下出血
    - 小脳半球に限局した片側性の梗塞・出血

### 表3 ● 定型的な共同運動パターン

|  | 屈筋共同運動 | 伸筋共同運動 |
| --- | --- | --- |
| 肩甲帯 | 挙上，後退 | 前方突出 |
| 肩関節 | 屈曲，外転，外旋 | 伸展，内転，内旋 |
| 肘関節 | 屈曲 | 伸展 |
| 前腕 | 回外 | 回内 |
| 手関節 | 掌屈 | 背屈 |
| 手指 | 屈曲 | 伸展 |
| 股関節 | 屈曲，外転，外旋 | 伸展，内転，内旋 |
| 膝関節 | 屈曲 | 伸展 |
| 足関節 | 背屈，内反 | 底屈，内反 |
| 足趾 | 伸展（背屈） | 屈曲（底屈） |

臨床的には実測値が予測によって得られた値を大きく上回ることも例外ではない．臨床における予後予測において大切なことは，まず臨床統計や文献上で明らかにされている知見から，典型例がどのような予後をたどるのかを大まかに把握しておく．そのうえで，患者の理学的および臨床所見，そのほかの予後に影響を与えるさまざまな因子を考慮して予後予測を立て，後に治療経過を振り返る．このサイクルを繰り返すことで文献上の知識に理学療法士個人の経験知が組み合わさり，患者の個別性に対応した予後予測と治療プログラムの立案が可能となってくるであろう．

## 3 共同運動パターン

　共同運動とは，いくつかの筋が一緒に働くことにより生じる集合運動である．脳損傷により運動麻痺を呈する対象者に麻痺側の随意運動を命じると，定型的な関節運動を伴う屈筋または伸筋共同運動パターンが認められる（**表3**）．つまり，錐体路の損傷によっておのおのの関節の協調した運動制御が困難となるため，上下肢が粗大に動いてしまう．これは，運動側の脊髄における縦の連絡によって引き起こされる．この共同運動パターンは，ある目的を達成するための動作における協調した全身の共同運動とは区別され，病的共同運動と呼ばれることが多い．このような定型的パターンは，BRSで分離運動の困難なstage Ⅲに顕著である．上肢では屈筋共同運動，下肢では伸筋共同運動が認められやすい．

表4 ● 連合反応

A．対側性連合反応
・上肢（左右対称性）
1）健肢の屈曲による患肢の屈曲
2）健肢の伸展による患肢の伸展
・下肢（内外転・内外旋は対称性，屈曲・伸展は相反性）
1）健肢の内転による患肢の内転および内旋〔レイミスト（Reimiste）の反応〕
2）健肢の外転による患肢の外転および外旋
3）健肢の屈曲による患肢の伸展
4）健肢の伸展による患肢の屈曲
B．同側性連合反応
1）上肢の屈曲による下肢の屈曲
2）下肢の伸展による上肢の伸展など

## 4 連合反応

### 1）連合反応とは

身体の一部の随意運動によって，他部位の運動が不随意に引き起こされる反応である．たとえば，非麻痺側の随意運動を行わせると麻痺側の運動が不随意に起こる，麻痺側の下肢の運動で同側上肢の運動が起こるなどの反応である．これらは歩行における上肢の振りのような生理的連合反応とは区別され，病的な連合反応とされる．

### 2）連合反応出現のメカニズム

連合反応は，上位運動ニューロン症候群による痙性麻痺に現れる陽性徴候の一つであり，同脊髄髄節内の左右の連絡によって起こると考えられている．たとえば，麻痺側で随意運動ができない場合でも，非麻痺側に強い随意的な筋活動を行わせるとその影響が麻痺側肢にオーバーフロー（放散）して麻痺側の筋収縮を引き起こす．

表4に示すように上肢では左右対称性に，下肢では前額面の運動において対称性で，矢状面の運動では相反性である．これらは非麻痺側の運動に対して麻痺側の運動が鏡に映るように反対側に生じるので，対側性連合反応という．これに対し，麻痺側下肢あるいは上肢の随意運動を行わせると，麻痺側上肢あるいは下肢に不随意運動が生じることがあり，これを同側性連合反応という．

### 3）臨床における連合反応の解釈

連合反応は，臨床現場において異常で好ましくないものと認識されている．歴史を省みても，特にボバース概念や神経発達学的アプローチの中では抑制されるべきものとして議論されてきた．しかし，連合反応そのものが機能構造レベルおよび活動レベルに及ぼす影響は明らかになっていない．

筆者は自身の臨床経験から，連合反応を対象者が動作を遂行している際の過剰

努力や身体機能の問題点を評価する一つの手がかりになると考えている．たとえば，座位でみられなかった連合反応が立位で出現するということは，重心位置が高く支持基底面が狭くなったことによって身体のある部分に不安定性が生じた結果と推測できる．患者は不安定な状態で立位を保とうとするために身体および精神的に緊張し，非麻痺側に強い筋収縮を伴う過剰努力を余儀なくされる．それが前述したメカニズムで麻痺側へオーバーフローし連合反応が出現するのである．

これは一つの例であるが，連合反応の出現場面を分析することで，どの部位に不安定性や弱化が生じ精神的緊張や非麻痺側の過剰な努力が必要とされているのかを明らかにするための手がかりになる．このように連合反応は精神的緊張，非麻痺側の過剰努力，麻痺側をはじめとする身体各部位の不安定性，重篤な感覚障害など心身機能および構造レベルの問題が背景に存在し，それらの結果として顕在化していることが多い．患者が本来もつ麻痺側機能を阻害しうることや，過剰努力によって非効率的な動作が遂行されている可能性を念頭に置く必要がある．

## 5 痙　縮

### 1）痙縮とは

痙縮は運動麻痺，病的共同運動，病的連合反応などと混同されがちだが，上位運動ニューロン症候群において出現する陽性徴候の一つである．その特徴は，腱反射亢進を伴った筋緊張の速度依存性増加を認める運動障害である．現象としては，筋を他動的に素早く引き伸ばすほど抵抗感が増大する．

片麻痺患者において，上肢は大胸筋（肩関節内転および内旋），上腕二頭筋（肘関節屈曲），手指屈筋群，下肢では内転筋群（股関節内転），内側ハムストリングス（股関節内転および膝関節屈曲），下腿三頭筋（足関節底屈），後脛骨筋（足関節内反）に痙縮がみられやすい．これらは前述した病的共同運動を引き起こす筋群と概ね一致する．ただし，臨床的には錐体路障害だけでなく錐体外路障害を合併している症例も数多く存在するため，痙縮と固縮両者の特徴を有する固痙縮も認められる．

片麻痺患者における痙縮は，動作時あるいは精神的緊張によって連合反応を伴い増強する．患者は上肢の屈筋と下肢の伸筋に生じる強い痙縮により典型的なウェルニッケマン（Wernicke-mann）肢位を呈することも多い．身体機能が改善し抗重力位における動的バランス能力が向上すると痙縮は減少するが，陳旧例では関節拘縮が強くなり肢位は固定的になる．

### 2）病　態

痙縮が発現されるメカニズムとして，γ運動ニューロンの活動性亢進，筋紡錘

**表5　痙縮に対する代表的な脳神経外科的治療**

| 痙　縮 | 歩行能力 | 治　療 | 作用部位 | 適応年代 | 主な適応例および部位 |
|---|---|---|---|---|---|
| 局所性 | 有 | ボツリヌス毒素注射 | 筋群の神経終末 | 成人＝小児 | 片麻痺（内反尖足，上肢） |
|  | 有 | 末梢神経縮小術 | 末梢運動神経 | 成人≧小児 | 内反尖足 |
| びまん性 | 有・無 | バクロフェン髄腔内投与 | 脊髄後角のGABAニューロン | 成人≧小児 | 痙直型脳性麻痺，強い痙縮 |
|  | 有・無 | 選択的後根切断術 | L2-S2の脊髄後根 | 成人＜小児 | 痙直型脳性麻痺 |
|  | 無 | 後根侵入部遮断術 | 脊髄後角の疼痛神経細胞 | 成人 | 極めて強い痙縮 |

感受性の上昇，Ia群線維終末に対するシナプス前抑制の減少，Ia群求心性線維の変性および発芽現象，α運動ニューロンへの興奮性入力の増大および抑制性入力の減少，シナプス後膜の感受性の上昇（α運動ニューロン自身の興奮性の変化）などさまざまな原因が推測されているものの，詳細は依然として解明されていない[17]．さらに，疾患や損傷部位の違いによって痙縮の程度が異なるため，これらの原因が寄与する割合も異なるものと推察される．

### 3）治　療

　片麻痺患者の痙縮に対してはリハビリテーションによる治療が第一選択となる．一方，近年は機能的脳神経外科に対する関心の高まりとともに，痙縮に対する脳神経外科的治療にも関心が向けられてきている．代表的な脳神経外科的治療を表5に示す．各治療法の詳細は省略するが，痙縮の範囲，歩行能力の有無，適応年代などによって治療法が選択される．中でもボツリヌス毒素注射療法は，2010年にわが国で医療保険が適用されるようになってから片麻痺患者へ数多く使用されており，受動的ならびに能動的効果をあげている．しかし，安保ら[18]によって，ボツリヌス毒素注射で痙縮を減弱させることはできても集中的かつ継続的なリハビリテーション治療を併用しなければ機能的な改善は難しいと結論づけられている．ボツリヌス毒素注射実施前には適応を見極め，目的を明確にして患者およびその家族と共有し，患者が意欲的かつ能動的にリハビリテーション治療に取り組むことができるかを確認しなければならない．また，慢性期では診療報酬上の制限が存在するため，自主練習のパンフレットを配布するなど患者に継続的な自己管理を意識させる工夫が必要である．

### 4）臨床的な問題

　痙縮の慢性化や増強による二次的な障害として関節拘縮や疼痛が引き起こされ，本来もつ機能を阻害している場合が多く見受けられる．これらを未然に防ぐためには発症初期より麻痺側に対する積極的なアプローチが求められる．特に上肢においては，手掌面からの感覚入力，肘立て腹臥位や四つ這い位を利用して上肢に荷重した状態での抗重力伸展活動，痙縮あるいは連合反応を増強させている身体および精神的緊張の原因へのアプローチが必要である．

ただし，痙縮の慢性例においては痙縮を減弱させればいいのかというと一概には断言できない．なぜならば，痙縮を利用してADLを遂行している場合が見受けられるからである．たとえば，手指のつまみ動作，手指に紐などを引っ掛けて引っ張る動作，前腕にカバンを提げながらの歩行などである．また，脳性麻痺患者や脊髄損傷患者で下肢伸筋の痙縮を使って立位の支持性を得ている場合なども注意が必要である．

## 6 上肢の運動麻痺に対する具体的なアプローチ

### 1）科学的根拠

現在までに片麻痺患者の上肢の機能回復を促すさまざまな運動療法が開発され，それらの有効性が報告されている．システマティック・レビューやメタアナリシス[19,20]の結果，これらの療法に共通しているのは練習時間と頻度（反復回数）を増やすという量的増大である．

一方で，練習の質という観点からみると，従来の神経生理学的および神経発達学的アプローチに代表されるファシリテーションテクニックは，伝統的リハビリテーションと比較して特に優れている点がなく，推奨されない治療法とされている[21]．

上肢の運動麻痺を改善しうるものとして高いエビデンスが示されているものはCI療法（Constraint-Induced Movement Therapy），TMSを併用した治療，促通反復療法である．

#### a．CI療法[22]

CI療法は，1917年にOgdenらが錐体路障害を呈した霊長類に対して行った基礎研究から始まり，今日のヒトへの応用へと発展してきた．理論的背景にあるのは，非麻痺手を過剰に使用する生活を学習することで「学習された不使用」が生じるということである．これを改善するために，①非麻痺手の拘束，②麻痺手を使う状況下で麻痺手の機能に応じた課題指向型練習の実施，③獲得された機能を実際の日常生活に反映させるための生活指導，という3つの主要な手段を用いる．日常生活における麻痺手に関する行動を変容させ，機能回復を図ることが目的であり，使用依存性の神経可塑性を基礎としている．ただし，母指を含む3指の近位指節間関節および中手指節間関節が10°以上伸展でき，手関節が20°以上伸展可能であること，歩行とセルフケアが自立していること，認知症などの精神疾患がないことなど厳しい適用条件があり，これらを満たす症例は脳卒中後の患者の20～25％と報告されている．

#### b．経頭蓋磁気刺激を併用した治療

　体外から生体に大きな変動磁場を引き起こして，生体内に生じる渦電流がニューロンを刺激する方法である．中枢神経を安全に刺激できることから，運動神経機能を評価する手法として開発された．具体的には頭蓋上に置いたコイルに高電流・高電圧を流すことによって磁束を発生させ，頭蓋骨に平行な大脳の良導体部分に渦電流を引き起こすことで皮質脊髄ニューロンが大脳介在ニューロンを介して興奮する．リハビリテーション分野への応用では，反復性経頭蓋磁気刺激（rTMS：repetitive Transcranial Magnetic Stimulation）と集中的リハビリテーションを組み合わせた併用療法の効果が報告されている[23]．非麻痺側半球を抑制することで両側半球間興奮性のバランスを改善し，半球間対立モデルを考慮した適切な可塑性を誘導することを目的としている．運動療法実施前において脳の可塑性を高め，集中的リハビリテーションにより運動機能を効率よく改善しようというものである．理論的には大脳半球間および内抑制に基づいている．

#### c．促通反復療法[24]

　促通手技によって随意運動を実現し，それを反復することによって随意運動を実現するために必要な神経路を再建および強化することを目標としている．具体的には，患者の動かそうとする部位へ徒手的な刺激や操作を加え伸張反射や皮膚筋反射などによる運動を誘発すると同時に，患者の動かそうとする意志や麻痺肢への注視，聴覚的刺激（治療者による口頭指示）を組み合わせる．それにより，患者の意図した運動を努力性の共同運動パターンを強化させることなく容易に実現させ，1つの運動パターンにつき数分間で100回程度反復するというものである．脊髄反射と内的・外的誘導による随意運動の実現，その集中反復が主たる治療法であり，その理論的背景は脳の可塑性である．具体的には，神経可塑性が使用頻度依存的であること，シナプスおよび神経回路では興奮が伝達されてはじめてその形成や伝達効率が強化されることとなる．適応は上肢BRSが脳卒中回復期においてstage Ⅲ以上，慢性期ではstage Ⅳ以上で良好な回復が期待できる．

### 2）そのほかの治療コンセプト

#### a．固有受容性神経筋促通法[25]

　固有受容性神経筋促通法（PNF：Proprioceptive Neuromuscular Facilitation）とは，1940年代にHerman Kabatがポリオの患者を対象に運動麻痺の回復を目的として開発したものである．その後，Maggie KnottやDorothy Vossにより運動療法のアプローチへと発展させられた．

　近年，PNFとは「生体組織を動かすことにより，固有受容器を刺激し，神経・筋の働きを高め，動作等を含む身体機能を向上させる方法と考え方」と定義される．固有受容器とは，位置・動き・力の感覚受容器であり関節包・靱帯・筋紡錘・

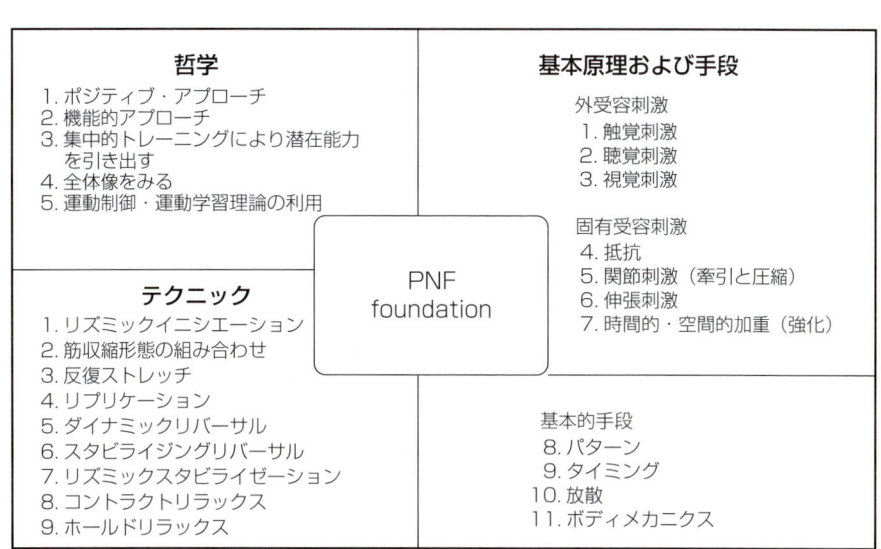

図3 ● PNFの枠組み（国際PNF協会，2012）

腱紡錘・皮膚などに存在する受容器のことである．従来説明されてきたようなホールドリラックス手技やPNF運動パターンによる身体機能のみへのアプローチではなく，活動レベルの改善まで含む一連の流れを作り出す治療コンセプトということができる．

　PNFの基盤は，「哲学」「基本原理および手段」「テクニック」の3つより構成される（図3）．哲学は治療の基盤となる考え方である．基本原理とは人間が本来もつ反応特性を利用し，脳（中枢神経系）に刺激（情報）を与えるものである．手段とは原理を利用して身体を反応させる方法を指す．テクニックは基本原理を利用して患者のもつ諸問題を解決するための考え方とその治療手段と考えられている．

　近代のPNFにおいて，その考え方の基礎に取り入れられているのは国際生活機能分類（ICF：International Classification of Functioning, Disability and Health）である．患者の活動制限がいかなる心身機能および構造の問題点から引き起こされているのかを評価し，原因となる障害因子の仮説を立て，治療プログラムを立案および実施し，再評価をするプロセスである．治療プログラムの立案にあたっては，肢位・運動パターンおよび課題・テクニックが考慮され，加えて支持基底面の広さ・重心の高さ・直接的か間接的か・重力の影響・開放性運動連鎖（OKC：Open Kinetic Chain）か閉鎖性運動連鎖（CKC：Close Kinetic Chain）かなどの基礎知識をアイディアとして適用していく．

### b．ボバース概念[26]

ボバース概念は，イギリスの神経科医の Karel Bobath（1906-1991）と理学療法士の Berta Bobath（1907-1991）によって生み出された．脳などの中枢神経系が損傷されることによって生じる姿勢や運動の障害を神経生理学的に分析し，ヒトが新生児から1歳前後までに示す姿勢や運動，知覚や認知の発達過程を基に，発達学的考察を取り入れたリハビリテーション治療の概念である．ボバース概念は，中枢神経系の損傷により失われた身体機能，運動，姿勢コントロールにおける個々の問題に対して，評価と治療を行う問題解決アプローチである．治療目標は，促通を通して姿勢コントロールと選択的運動を改善することによって身体機能を最善にすることである．効率的な運動を達成するのに重要なものとして姿勢コントロール，バランス戦略，運動のパターン，筋力と耐久性をあげている．

PNFと同様に近年はボバース概念においてもICFや運動学習理論を取り入れている．

### c．上田法

1988年に小児整形外科の医師である上田正氏が開発した治療法である．脳性麻痺児や成人の脳血管障害後遺症による運動障害などに対して有効とされており，これまでに多くの学会などでその治療効果が報告されてきた．治療対象は，中枢神経疾患にみられる痙縮をはじめとする異常筋緊張である．上田法は5つの基本手技（頸部法，肩-骨盤法，肩甲帯法，上肢法，下肢法）と4つの補助手技（頸部第二法，上・下肢対角線法，全四肢法）から成っている．具体的には，四肢および体幹を特定の肢位に一定時間他動的に保持することによって痙縮を抑制しようとする手技である．そのメカニズムは不明な点が多いが，相反性抑制回路（Ⅰa抑制回路）が活性化されるという可能性[27]や，脊髄の反射経路を利用して脊髄運動神経の興奮性の低下を生じさせる説が有力である．近年の上田法では，手技が単独で痙縮のみを改善する目的で使用されるのではなく，運動療法の準備として位置づけられている．

中枢神経疾患に対する運動療法は，時代とともに筋再教育から神経生理学的アプローチへ，さらに運動制御や行動科学および脳科学に関する研究が進み，これらの知見に基づくニューロリハビリテーションへと変遷を遂げてきた．特に近年では，高いエビデンスをもつ療法のほとんどが脳の可塑性を理論的背景に発展してきている．

その一方で，従来用いられているPNF，ボバース概念などの治療コンセプトは，エビデンスは乏しいものの臨床的な効果が認められ有用と認識されており，現在でも多くの理学療法士が学び実践している．これらは時代の変化に合わせてその理論や手技が前向きに変化してきている．これらの療法については，良質な研究

デザインによるエビデンスの集積が急務である．

中枢神経疾患の上肢に対する理学療法で一番大切なことは，どのような手段を用いようとも基本的なコンセプトを忘れないことである．つまり，ICFでいうところの心身機能および構造レベルの改善が活動レベルの改善へとつながり，ADLが向上するという一連の流れである．われわれにはエビデンスに基づく臨床活動が求められているが，局所の機能改善に一喜一憂することなく，患者の多様性と複雑性を考慮し，個別の治療を展開する必要がある．

## 3 末梢神経損傷

末梢神経損傷の多くが鋭利な刃物による解放損傷や交通事故による引き抜き損傷であることから，三次救急医療体制を有する高度専門医療機関で医学的治療を受けた後，外来でのリハビリテーション治療が提供されるものと考えられる．しかし，中には重篤な障害が残存しADL遂行困難となるケースがあり，入院での対応が必要になる．

末梢神経損傷においては，回復過程において高強度の運動負荷を与えると神経再生を阻害する危険性が指摘されている．このため，理学療法の実施にあたり基礎的な知識を整理しておくことは，リスク管理の観点からも重要となる．本項では，末梢神経損傷患者への理学療法について，知っておくべき基本的知識を概説する．

### 1 末梢神経の解剖

末梢神経の構造を図4に示す．末梢神経の軸索径は有髄神経において2〜15μmで，数千本の軸索が神経周膜に包まれて神経束となり，1〜数本の神経束が神経上膜に囲まれている．神経周膜は強靱な結合組織であり，神経を保護し内圧を一定に保っている．また固有の透過性をもち神経束内の環境を維持している．軸索が断裂した場合，損傷遠位は変性をきたす．これをワーラー変性と呼ぶ．神経が断裂した場合には，神経周膜を縫合する神経束縫合または神経上膜縫合が適用される．現代の医学では，神経軸索を個々に修復することは顕微鏡を用いても困難とされている[28]．

### 2 末梢神経の機能

末梢神経の機能は興奮の伝達と軸索輸送である．感覚神経においては末梢から

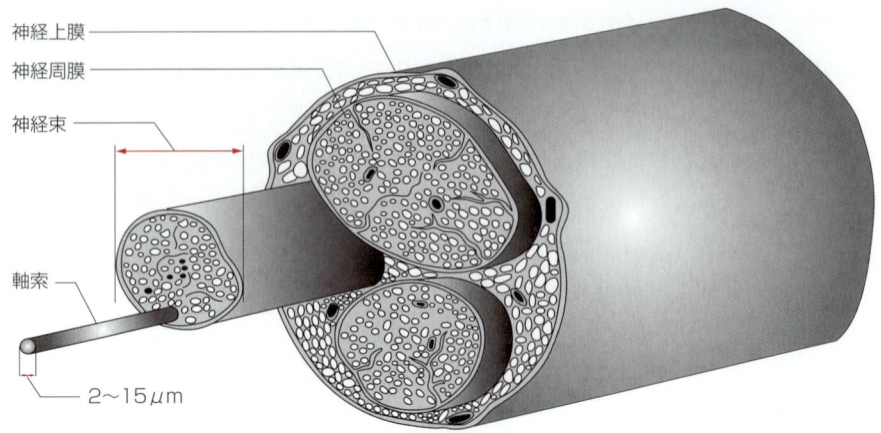

図4 ● **末梢神経の解剖**（文献28）より引用）

中枢へ，交感神経および運動神経においては中枢から末梢へと軸索を介してインパルスが伝達される．神経伝導速度は神経の種類によって異なる．

軸索輸送とは，軸索が神経細胞体で生成されるアセチルコリンなどの神経伝達物質，ミトコンドリア，微小管などを輸送し，その形態および機能を維持することである．また，これにより神経細胞体で生成された神経栄養因子も軸索末端へ輸送され，効果器である筋および感覚神経の受容体の形態維持に関与する．

## 3 末梢神経損傷の分類

末梢神経損傷の分類として代表的なSeddonとSunderlandの分類を**表6**に示す．いずれも臨床症状と回復様式によって分類している．

## 4 損傷された末梢神経の修復機序

末梢神経が損傷されると，その情報が効果器や細胞などで生成された神経栄養因子により細胞体へ伝えられる．これにより神経細胞死の抑制機構が働くと同時に，ワーラー変性が遠位へ向かって進行する．変性した軸索とミエリンは，シュワン細胞（損傷後2, 3日）とマクロファージの食作用により除去される．さらに，遠位断端周囲に増生したシュワン細胞がビュングナー帯（Büngner band）を構成し，これが再生の足場になる．

その後損傷部に最も近いランビエ絞輪より軸索の発芽が起こり，次第に伸長する．この部分は成長円錐と呼ばれる．神経細胞体やシュワン細胞から分泌された神経栄養因子が成長円錐部の受容器を介して細胞体に輸送され，軸索の発芽や伸

表6 ● SeddonとSunderlandの末梢神経損傷分類 (文献28) より改変引用)

| Seddon分類 | Sunderland分類 | 病態 | Tinel徴候 | 回復様式 | 手術適応 | 機能回復 |
|---|---|---|---|---|---|---|
| 一過性神経伝導障害 (neurapraxia) | I度 | 伝達障害 (+)<br>軸索断裂 (−) | − | 2カ月以内に一気に改善 | − | 完全 |
| 軸索断裂 (axonotmesis) | II度 | 軸索断裂 (+)<br>シュワン管温存 | + | 近位から遠位へ軸索再生<br>0.5〜2 mm/日<br>誤神経支配 (−) | − | 完全 |
| | III度 | シュワン管断裂 (+)<br>神経周膜断裂 (−) | +〜− | 1 mm/日<br>(神経断端近接例)<br>誤神経支配 (+)〜<br>自然回復無し | +〜− | 不完全 |
| 神経断裂 (neurotmesis) | IV度 | 神経周膜断裂 (+)<br>瘢痕による連続性 (+) | + | 自然回復なし | + | 不完全 |
| | V度 | 神経上膜断裂 (+) | | | | |

長を促進する．伸長した軸索は効果器に達すると1本のみとなり再ミエリン化し成熟する．

## 5 神経再生過程での問題点

### 1）軸索の再生遅延

損傷された軸索の再生速度は，1日あたり0.5〜2 mmといわれている[29]．したがって，腕神経叢損傷や坐骨神経損傷などでは軸索再生に1年以上かかることになる．この間に再生の足場となるビュングナー帯の萎縮や神経栄養因子の枯渇，運動神経であれば神経筋接合部や筋の変性が起こることで，有効な神経再支配や機能回復が得られないことが問題となる．

### 2）誤神経支配（misdirection）

標的となる神経に再生軸索が結合しないことにより，有効な神経再支配ができず機能回復が認められないケースが存在する．誤神経支配が感覚神経間で起こると異常知覚を認め，運動神経間では異常共同運動を生じる．

たとえば，上位型分娩麻痺にみられる三角筋と上腕二頭筋の同時収縮（トランペットサイン）は，損傷を受けた運動神経軸索が本来と異なる筋に再生したために起こる運動神経同士の誤神経支配である．また，正中神経損傷で神経修復後に親指を触っても中指の感覚があると訴えるのは，感覚神経同士の誤神経支配である．

### 3）除神経筋の退行性変化

最も代表的なものは筋萎縮である．末梢神経が損傷されると，上位運動ニューロンからのインパルスや神経細胞体で生成される栄養因子の供給が絶たれ，筋萎

縮が進行する．骨格筋は長期にわたって除神経状態に曝されるとその退行性変化は不可逆的なものとなり，いくら電気刺激療法などを的確に行っても完全な回復は望めなくなる．

## 6 代表的な治療手段

### 1）外科的治療

神経再生において有効な軸索伸長を得るには再生の足場が重要な役割を担っており，神経周膜を超えた損傷では外科的な治療で損傷近位側断端と遠位側断端を近づける必要がある．正確な再生のためになるべく神経線維の方向を揃え，直接縫合が可能ならば神経周膜，または神経上膜で縫合する．

### 2）末梢神経損傷に対するリハビリテーションの効果[30]

末梢神経損傷に対するリハビリテーション治療の効果は動物実験を中心に検討されているが，一定の見解は得られていない．低強度電気刺激によりある程度神経再生を促進する効果があると報告[31〜33]されているが，電気刺激強度，つまり筋収縮強度が影響する可能性が示されている．これらの報告では，過度な運動が神経再生を妨げる可能性があると指摘しているが，ヒトに対する具体的な刺激強度は示されていない．

### 3）除神経筋に対するリハビリテーションの効果

治療方法や開始時期，実施期間，運動負荷強度などは報告によって異なるものの，多くの動物実験において，運動療法は筋萎縮をはじめとした除神経筋の退行性変化の予防に効果があるとされている．除神経筋に対する理学療法に関しては，以下に示すような臨床的なプロトコルが提案されている[34]．これによれば，末梢神経損傷後，筋電図で自発収縮電位が認められるまでは低周波電気刺激療法によって筋萎縮をはじめとした退行性変化の予防をする．自発収縮電位出現後は，筋力増強効果がある中周波の電気刺激療法へと切り替える必要がある．さらに，これに並行して自発的な筋収縮を促すために筋電図バイオフィードバックを使用した筋再教育を実施する．随意的な関節運動が可能となれば，まずは重力除去位での自動運動から開始し，次いで抗重力運動を適用する．徒手的に自動介助運動から自動運動，抵抗運動へと筋力に応じて負荷量を漸増させる．ただし，除神経筋は非常に脆弱で運動に対する耐久性も低いため，運動負荷強度の設定と筋疲労に十分な注意を払わなければならない．ただし，神経再生を促す，あるいは阻害する運動負荷強度が明確になっておらず，今後の研究による解明が望まれる．

以上の知見より，末梢神経損傷における理学療法の主たる目的は損傷直後の関節拘縮を予防すること，除神経筋における筋萎縮の進行を抑え神経再生後に機能

的動作がスムーズに獲得できるように促すことである．その方法として，関節可動域運動，電気刺激療法，筋力増強，知覚再教育などがあるが，具体的な方法についてここでは言及しない．

外傷後における腫脹や除神経状態により，特に手指は不良肢位の持続による関節拘縮をきたす．重篤な関節拘縮が発生すると，神経再生後の機能的動作の再獲得が阻害される．このため，損傷後は可及的速やかに拘縮予防の他動運動を開始すべきである．

### 文献

1) 松村 明：大辞泉．小学館，2012
2) Møller AR：Neural Plasticity and Disorders of the Nervous System, Cambridge University Press, 2010
3) Jenkins WM, et al：Functional reorganization of primary somatosensory cortex in adult owl monkeys after behaviorally controlled tactile stimulation. J Neurophysiol 63：82-104, 1990
4) Nudo RJ, et al：Neurophysiological correlates of hand preference in primary motor cortex of adult squirrel monkeys. J Neurosci 12：2918-2947, 1992
5) 森岡 周：神経可塑性と運動学習の脳内基盤．理学療法福井 13：3-9, 2009
6) Chollet F, et al：The functional anatomy of motor recovery after stroke in humans：a study with positron emission tomography. Ann Neural 29：63-71, 1991
7) Weiller C, et al：Functional reorganization of the brain in recovery from striatocapsular infarction in man. Ann Neurol 31：463-472, 1992
8) Weiller C, et al：Individual patterns of functional re-organization in the human cerebral cortex after capsular infarction. Ann Neurol 33：181-189, 1993
9) 藤井幸彦，他：電気生理検査による機能障害の評価 機能代償における脳活動の変化．神経進歩 43：552-556, 1999
10) Boggio PS, et al：Hand function improvement with low-frequency repetitive transcranial magnetic stimulation of the unaffected hemisphere in a severe case of stroke. Am J Phys Med Rehabil 85：927-930, 2006
11) 竹内直行，他：脳卒中後運動麻痺と経頭蓋磁気刺激．臨床リハ 22：1020-1027, 2013
12) Bähr M，他（著），花北順也（訳）：神経局在診断 第5版．文光堂，2010, p63
13) 服部憲明：脳卒中後の運動機能回復のメカニズムとBMIの応用．脳21 16：25-29, 2013
14) 二木 立：脳卒中患者の障害の構造の研究 I―片麻痺と起居移動動作能力の回復過程の研究．総合リハ 11：465-476, 1983
15) 前田真治：我々が用いている脳卒中の予後予測IV．臨床リハ 10：320-325, 2001
16) 近藤克則，他：脳卒中リハビリテーション患者のBarthel Indexの経時的変化．臨床リハ 4：986-989, 1995
17) 正門由久：痙縮(1)―その病態生理．臨床脳波 48：169-177, 2006
18) 安保雅博，他：脳卒中後のボツリヌス毒素を用いた上肢機能のリハビリテーション．Jpn J Rehabil Med 51：179-182, 2014
19) Langhorne P, et al：Motor recovery after stroke：a systematic review. Lancet Neurol 8：741-754, 2009
20) Kwakkel, et al：Effects of augmented exercise therapy time after stroke a meta-analysis. Stroke 35：2529-2539, 2004
21) Langhorne P, et al：Stroke rehabilitation. Lancet 377：1693-1702, 2011
22) 竹林 崇，他：CI療法．総合リハ 41：313-321, 2013
23) Kakuda W, et al：A multi-center study on low-frequency rTMS combined with intensive occupational therapy for upper limb hemiparesis in post stroke patients. J Neuroeng Rehabil 9：4, 2012
24) 下堂薗恵，他：促通反復療法．総合リハ 41：323〜327, 2013
25) Adler S, et al：PNF in Practice. Springer Berlin Heidelberg, 2014, pp1-13,

26) ベンテ・バッソ・ジェルスビック：近代ボバース概念 理論と実践—成人中枢神経疾患に対する治療. ガイアブックス, 2011
27) 平岡 浩, 他：中枢神経疾患に対する上田法の治療経験—1回治療後の歩行機能の変化について. 理学療法学 **19**：600-602, 1992
28) 金谷文則：末梢神経損傷. 越智隆弘（総編）：最新整形外科学体系5 運動器の外傷学. 中山書店, 2007, pp281-294
29) 金谷文則：末梢神経損傷の治療. *Jpn J Rehabil Med* **51**：52-60, 2014
30) 友利幸之介, 他：末梢神経損傷による麻痺筋の萎縮予防と筋力増強. PTジャーナル **43**：599-606, 2009
31) 友利幸之助, 他：末梢神経圧挫後の脱神経筋に対する経皮的電気刺激が筋萎縮と神経再生におよぼす影響. 作業療法 **25**：230-238, 2006
32) Dow DE, et al：Number of contractions to maintain mass and force of a denervated rat muscle. *Muscle Nerve* **30**：77-86, 2004
33) van Meeteren NL, et al：The effect of exercise training on functional recovery after sciatic nerve crush in the rat. *J Peripher Nerv Syst* **3**：277-282, 1998
34) 市橋則明：運動療法学. 文光堂, 2008, pp231-247

# 第2章

## 上肢の機能解剖学

# 第2章

# 上肢の機能解剖学

　本章ではさまざまな上肢に関する疾患を評価・治療するうえで必要な機能解剖学について概説するが，本書の特徴であるインタラクティブなアプローチをするために必要な知識を中心に解説する．よって詳細な骨や靱帯の名称や形状，関節内の構造に関する知識は解剖学を専門とした成書を参考にしてもらえればと思う．

## 1 各関節における機能解剖

### 1 肩関節複合体

　肩関節複合体は胸骨，鎖骨，肩甲骨，上腕骨といった骨構造と，これらの骨が連結した胸鎖関節，肩鎖関節，肩甲上腕関節などの関節によって構成される（図1）．肩甲帯は胸骨，鎖骨，肩甲骨を1つのユニットとして捉え，これらの複合体が行う運動を表現する際に用いられ，ほかの関節の運動とは異なる複合的な運動をする[1,2]．また，肩甲骨と胸郭は軟部組織によって連結されており，機能的な関節として肩甲胸郭関節を構成している．肩関節複合体は広範囲な可動性のみなら

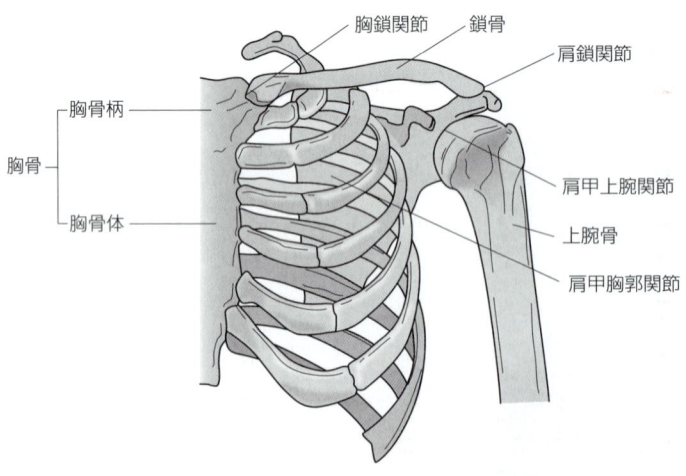

図1 ● 肩関節複合体を構成する骨と関節

ず上肢の安定化，重量物の挙上や運搬，強制呼気・吸気の補助，松葉杖や逆立ちの際の体重支持などさまざまな役割を担う．肩甲上腕関節の広範囲な可動性は胸鎖関節・肩鎖関節の運動も関与しており，肩関節の運動を評価するにはこれらの関節の運動を単独で考える視点と複合体として考える視点の双方が必要である．

　上腕骨近位端は肩甲上腕関節として肩甲骨と連結し，狭義の肩関節と呼ばれる．骨頭の大きさは個人差があるが，ほぼ球形の形状をしている．上腕骨頭の中心点は上腕骨骨幹軸の延長線上には存在せず，前額面および水平面上で偏位している．また上腕骨頭は通常，上腕骨内・外側上顆軸または肘関節軸に対して後方に捻転している．この後捻は平均20°～40°の角度をもち，上肢を体側に下垂した状態で自然と肩甲骨の関節窩に上腕骨頭が向き合う形となっている[1~3]．この後捻角は小児期で小さく，成長とともに増加し，骨端線の閉鎖する15～17歳くらいの時期で角度が決まる．成長期における投球などの反復運動によって骨端線の離開や回旋転移すると後捻角は減少し，肩関節外旋角度が増加する一方，内旋角度が制動されてしまう．また上腕骨頭は骨幹軸に対して前額面上で頚体角と呼ばれる傾斜角を有しており，約135°～140°の傾きをもつ[1~3]．

### 1）肩甲胸郭関節の機能解剖

　肩甲胸郭関節は胸郭と肩甲骨における機能的な関節で，関節を補強するための靱帯や関節面の適合性を高めるための軟部組織も存在しないため，解剖学的な関節の分類には含まれない．肩甲胸郭関節の主な役割は，肩関節の可動域を増大させ，関節窩と上腕骨頭の適合性を調節することである．この関節の運動は胸鎖関節，肩鎖関節が複合的に運動した結果として生じ，以下にあげるように肩甲胸郭関節（肩甲骨）を単独で動かすことは難しい．

#### a．肩甲骨の挙上と下制（図2）

　挙上・下制は胸鎖関節における鎖骨の上方または下方の運動と連動している．挙上時には鎖骨遠位端と肩峰が60°上方へ移動する．また下制の運動範囲は安静肢位から5°～10°とわずかであるが，松葉杖，対麻痺患者の移乗動作，体操競技の平行棒で行うプッシュアップのように上肢で体重を支持し身体を上方に押し上げる際に重要である[1~3]．挙上時は肩甲骨の下方回旋と肩甲骨上方のわずかな前内側傾斜を伴う．一方，下制時は肩甲骨の上方回旋と肩甲骨外側の後外側傾斜を伴う．

#### b．肩甲骨の前方突出・後退（肩甲骨の外転・内転）（図3）

　前方突出は上腕骨頭部を前方に押し出す運動で，肩甲骨が胸郭に対して外側にすべる運動に加えて胸鎖関節を軸に鎖骨の前方移動も含まれる．一方，後退は肩甲骨を内側にすべらせる動きと鎖骨が後方に引かれる運動によって引き起こされる．前方突出と後退によって胸鎖関節は約25°動くとされている．また前方突出

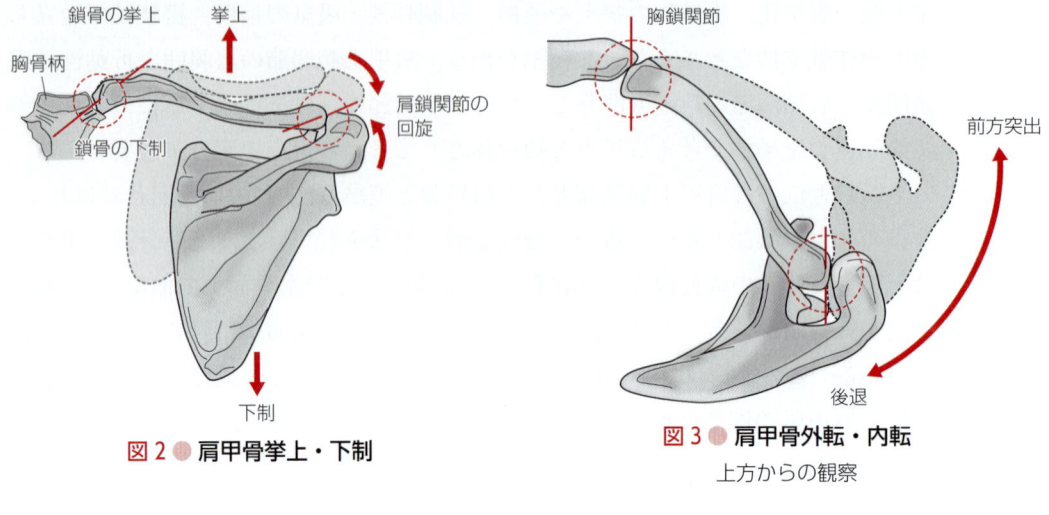

図2 ● 肩甲骨挙上・下制

図3 ● 肩甲骨外転・内転
上方からの観察

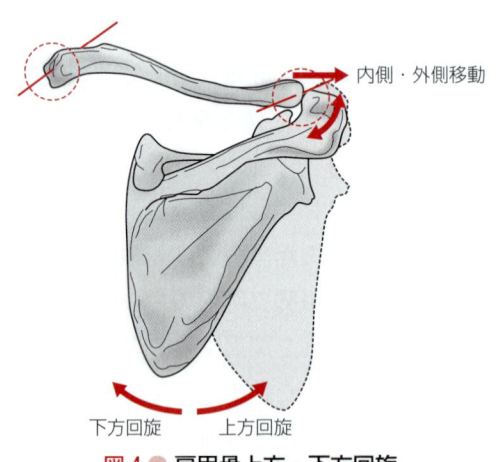

図4 ● 肩甲骨上方・下方回旋

の際には肩鎖関節において肩甲骨はわずかに内旋し，後退時には外旋する[1~3]．

### c．肩甲骨の上方回旋・下方回旋 （図4）

上方・下方回旋は肩甲骨が胸郭上を外上方（上方回旋），内下方（下方回旋）にすべる運動で，関節窩の向きを上方・下方に向ける働きがある．関節窩の向きを変えることで上腕骨と肩甲骨の位置関係を適切に保つという重要な役割をもつ．上方回旋は肩関節の最大屈曲時に最大となり，下方回旋は肩関節最大伸展時に最大となる．上方回旋・下方回旋の最大可動範囲は約60°で，上方回旋時には肩甲帯の挙上，下方回旋時には下制を伴う[1~3]．

### d．肩甲骨の傾斜（前方・後方傾斜，内側・外側傾斜）

肩甲骨の下方（下角）が胸郭に対して浮き上がる動きを前方傾斜，肩甲骨の上方が浮き上がる動きを後方傾斜と呼ぶ．また内側が浮き上がる動きを内側傾斜（肩

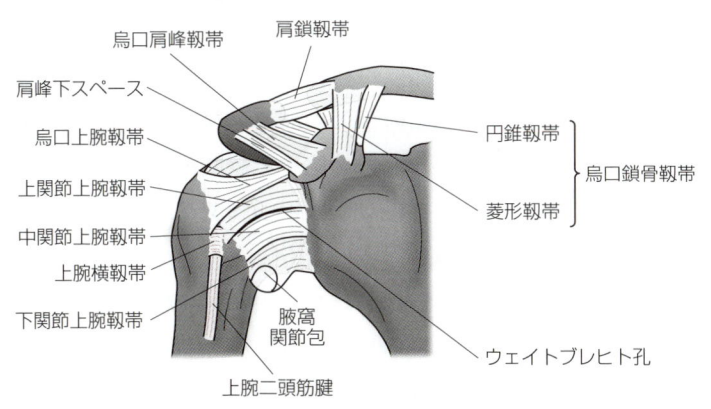

**図5 ● 肩甲骨周囲の構造と靱帯**

甲骨の内旋)，外側が浮き上がる動きを外側傾斜（肩甲骨の外旋）と表現する．内側・外側傾斜は肩甲骨関節窩をおのおの内側・外側に向け，関節面の適合性を高める役割がある．これらの運動は肩甲骨の動きであるが，いずれも単独でコントロールできる運動ではなく，肩甲上腕関節の動きや肩甲骨の上方・下方回旋，肩甲帯の挙上や下制に伴って引き起こされる．そのため，肩甲骨周囲の筋活動が協調的に適切に発揮されていないと関節面の適合不良を引き起こす[1〜3]．

　肩甲骨の上方回旋では僧帽筋上部線維が肩甲棘の外側を内上方に，僧帽筋下部線維が内側縁を下方に，前鋸筋が下角を外上方にそれぞれ引っ張ることで肩甲骨を胸郭上でスムーズに回転させている．また，下方回旋は肩甲挙筋が内上方に，菱形筋が内方に，小胸筋が下方に引っ張ることで生じる．このようにいくつかの筋が協調的に働くことで効率的な運動を可能にするメカニズムをフォースカップル機構と呼び，肩甲上腕関節の外転や屈曲時にも生じる[1〜3]．

### 2）肩甲上腕関節の機能解剖

　一般的に肩関節や肩と呼ぶ場合，肩甲上腕関節を指すことが多い．しかし，前述したように肩の運動はさまざまな関節の複合的な運動として生じるために，肩甲上腕関節の運動にはそのほかの関節の機能や運動が大きく関与している．肩甲上腕関節は凹面の肩甲骨関節窩と凸面の上腕骨頭で構成され，その関節面は非常に狭く浅いが，それゆえに3つの自由度をもつ可動性に富んだ関節である．凹面の関節窩の面積は狭く凸面の上腕骨頭の半分程度であるため，骨構造によって関節を安定させることは不可能で関節包やさまざまな靱帯によって補強されている（図5）．軟骨性の関節唇は関節窩の周囲に存在し，関節の適合性を高めている．また，関節窩から上腕骨頭の周囲には線維性の関節包が存在し，靱帯とともに関節の安定性や骨構造を補強している．烏口上腕靱帯と上関節上腕靱帯，中関節上腕靱帯は下垂位での上肢の重さを支えており，軽度外転位での外旋を制動している．

上関節上腕靱帯と中関節上腕靱帯の間の関節包にはウェイトブレヒト（Weitbrecht）孔と呼ばれる脆弱な部位が存在し，肩関節の前方脱臼の好初発部位である．下関節上腕靱帯は上腕骨頭の下部の前方と後方に存在し，肩関節外転・外旋時には前方線維が緊張し骨頭の前方偏位を，肩関節外転・内旋時には後方線維が緊張し後方への偏位を制動している．肩甲上腕関節の関節包はとてもゆるいため関節窩上において外側や尾側，前方や後方に1～2 cmの関節の遊び（joint play）がある[1~3]．肩関節の治療を行う際にはこの関節の遊びや上腕骨頭と関節窩の位置関係を適切に把握し，後述する関節包内運動を意識した治療を行う必要がある．

　肩甲上腕関節は関節包や靱帯以外に筋による補強作用もある．上腕二頭筋の長頭腱は関節上結節と関節唇に付着しており上腕骨頭上部でアーチを形成する．上腕二頭筋が適切に収縮することで上腕骨頭の上方化を制動し，肩峰下でのインピンジメントを抑制している．上腕三頭筋は肩関節の後方に位置し，関節下結節や関節包と連結し，肩関節の後方を補強している．棘上筋，棘下筋，小円筋，肩甲下筋を回旋筋腱板と呼び，関節包などと連結して肩の前方偏位や肩関節外旋・内旋の動きを制動する．肩甲下筋は上腕骨小結節に付着し，肩関節外転90°以内での上腕骨頭の前方偏位を防ぐ受動的要素といわれている．また下方関節包とともに肩関節外旋の動きを制動する．棘下筋と小円筋は上腕骨大結節の下部に付着し，関節包とともに肩関節外転の初期に内旋を制動する作用をもつ．上腕骨頭の上部には烏口肩峰アーチと呼ばれる肩峰と烏口肩峰靱帯で構成される屋根がある．烏口肩峰アーチの下部には肩峰下スペースと呼ばれる空間があり，その中に関節包や肩峰下滑液包などの軟部組織，棘上筋，棘下筋，上腕二頭筋長頭腱があり，上肢を挙上位で使用するスポーツや松葉杖の移乗の際のプッシュアップなどで挟みこまれ損傷することがある．このような現象を肩峰下インピンジメントと呼び，棘上筋などの回旋筋腱板が上腕骨頭の上方化を制動することによって防いでいるため，回旋筋腱板の機能不全によってインピンジメントが生じやすくなる[1~3]（図6）．

　肩甲上腕関節の屈曲や外転時には，アウターマッスルである三角筋が上腕の近位を引き上げる間にインナーマッスルである回旋筋腱板（主に棘上筋）が上腕骨頭を下方へ引っ張ることで関節を回転させる．このようなフォースカップル機構により，肩甲上腕関節周囲の筋が協調的に働き，効率的な運動を可能にする．このような作用は肩甲胸郭関節においても存在する[1~3]．

　上腕骨頭は凸面で肩甲骨の関節面は凹面であるため，転がり運動とすべり運動が生じる．屈曲の後半では上腕骨頭は前方へすべりながら転がり，伸展の後半では後方にすべりながら転がる．外転時には上方への転がりと下方へのすべり運動，内転時には逆に下方への転がり運動と上方へのすべり運動が生じる．このように

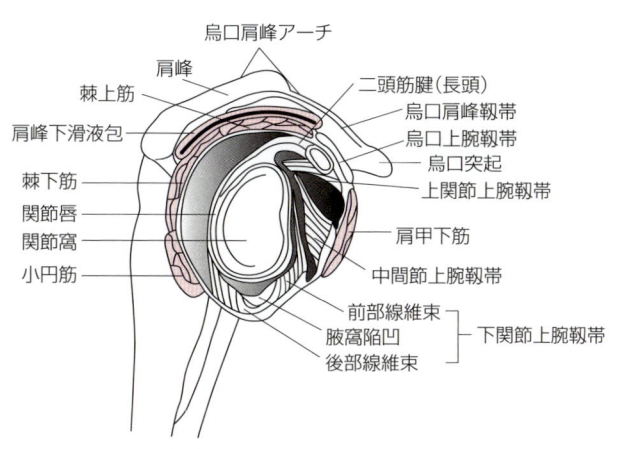

**図6** 回旋筋腱板の配列と関節を取り巻く靱帯

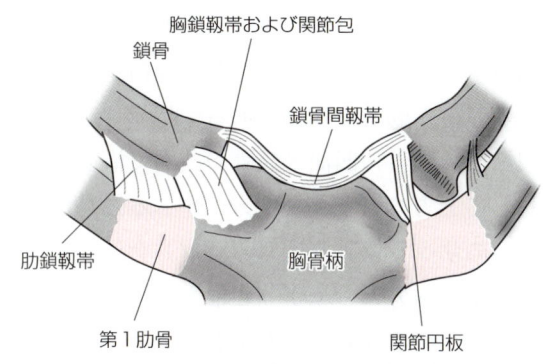

**図7** 胸鎖関節を構成する骨や軟部組織

肩甲上腕関節の屈曲や外転時に転がる運動と反対方向のすべり運動が生じることによって，骨頭が関節窩からはみ出ないように適合させる作用がある．外旋時には後方への転がりと前方へのすべり運動を，内旋時には前方への転がりと後方へのすべり運動が生じる[1~3]．

### 3）胸鎖関節の運動

　胸鎖関節は上肢と体幹をつなぐ唯一の関節で，鎖骨内側端と胸骨柄，第1肋骨内側が連結している．胸鎖関節は胸骨と鎖骨，関節円板と関節包，肋鎖靱帯，胸鎖靱帯（前胸鎖靱帯，後胸鎖靱帯），鎖骨間靱帯で構成される（**図7**）．

　胸鎖関節は挙上と下制，前方突出と後退，回旋の3つの自由度を有する．挙上の運動範囲は30°～45°で，その大部分は肩関節挙上90°までに生じる．挙上の制動因子は鎖骨間靱帯や鎖骨下筋である．一方，下制の運動範囲は5°～10°で，この運動は鎖骨間靱帯，上方関節包，第1肋骨によって制動される．前方突出・後退の運動範囲は15°～30°，前方突出は後胸鎖靱帯，肋鎖靱帯で制動され，後退は前

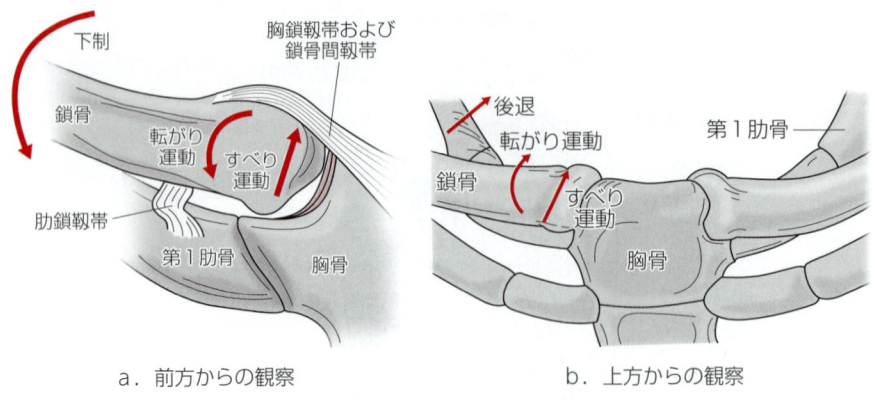

図8 ● 胸鎖関節の関節包内運動
a．前方からの観察
b．上方からの観察

胸鎖靱帯によって制動される．鎖骨が長軸周りに回転する運動を回旋と呼び，肩甲上腕関節の屈曲90°以降に後方に回旋し始め，最大屈曲時まで徐々に回旋し，その運動範囲は40°～50°である．この運動は烏口鎖骨靱帯（菱形靱帯，円錐靱帯）の緊張によって生じる受動的な運動である[1〜5]．

　胸鎖関節の関節面は胸骨の凹面と鎖骨の凸面で構成される．よって挙上時には鎖骨が胸骨に対して上方へ転がり，下方へすべる運動が生じ，下制時には下方への転がりと上方へのすべり運動を生じる．前方突出，後退時の鎖骨の関節面は凹面なので，前方突出は前方への転がりと前方へのすべり運動が生じ，後退では後方への転がりと後方へのすべり運動が生じる（図8）．

### 4）肩鎖関節の運動

　肩鎖関節は肩甲骨（肩峰内側縁）と鎖骨（鎖骨外側縁）で構成され，肩峰の関節面はわずかに内上方を，鎖骨の関節面はわずかに外下方を向いているが，原則的には互いの平坦な面で楔状の関節面を構成しており，転がりやすべりの運動は起こらない．肩鎖関節内には関節円板が存在し，その周囲の関節包を補強するように肩鎖靱帯が存在する．肩鎖関節は平面滑膜関節であるため，3つの運動軸と3つの自由度があり，肩甲骨の挙上と下制，外転と内転，上方回旋と下方回旋が生じる．肩鎖関節の主な役割は肩甲骨の運動の微調整で，肩甲骨が胸郭上を適切にすべる運動を調節している．また，上肢の最大挙上時に20～30°の肩甲骨の上方回旋が生じており，胸鎖関節とともに挙上時の上腕骨と肩甲骨の運動の比率（肩甲上腕リズム）を調整している[1〜5]．

### 5）肩甲上腕リズム

　肩関節は肩甲上腕関節の運動に伴って胸鎖関節や肩鎖関節，肩甲胸郭関節（鎖骨や肩甲骨）が動くことでより大きな可動性を有している．Setting phaseと呼ばれる外転運動開始時の肩甲骨の傾きや肩甲骨を固定するための筋活動は個人に

よって異なる．肩関節外転30°以降は肩甲上腕関節と肩甲胸郭関節が2：1の割合で動くため，180°外転した際には肩甲上腕関節が120°，肩甲胸郭関節が60°動く．このような肩甲骨と上腕の動きの関係を肩甲上腕リズムと呼ぶ[1〜3,6]．しかし，運動中の比率が常に2：1の関係を保っているわけではなく，肩関節外転80°〜140°では肩甲骨の運動のほうが大きいといった報告もある[6]．肩甲骨と上腕骨の運動の比率は肩甲骨の位置や傾き，肩甲骨周囲の筋力などによっても異なるため，肩甲上腕リズムを評価する際には前額面上と肩甲骨面上の双方で肩関節外転を評価するとともに，中間の位置における肩甲骨の固定性など詳細な評価を行うことで個人の肩甲上腕リズムの評価が可能になる．また，腱板損傷を伴っていると肩関節外転0°〜60°，120°〜180°では無痛で，60°〜120°のみ痛みを生じる．このような疼痛の出現を painful arc（有痛弧）症候などと呼ぶ[1〜3,7]．肩関節周囲疾患に対する理学療法を展開する際には肩関節の可動域や周囲筋の筋力と合わせて，肩甲上腕リズムや前述のような疼痛が誘発される肢位を細かく評価する必要がある．

## 2 肘関節および前腕

　肘関節は屈曲・伸展のみを行う一軸性の蝶番関節であり，その運動は上腕骨遠位と尺骨近位で構成される腕尺関節，上腕骨遠位と橈骨近位で構成される腕橈関節で行われる．また，橈骨と尺骨の間には近位と遠位のそれぞれに近位橈尺関節，遠位橈尺関節があり，前腕の回内外の運動に寄与している．加えて近位橈尺関節は肘関節の屈曲・伸展にも関与するため，これらの関節をまとめて肘関節複合体（elbow complex）と呼ぶ．これら3つの関節は内側側副靱帯（MCL：Medial Collateral Ligament），外側側副靱帯（LCL：Lateral Collateral Ligament），輪状靱帯と3つの関節を取り巻く1つの関節包によって囲まれ，補強されている（図9）．

　肘関節と前腕の運動や関節の安定性に寄与している筋には上腕筋，上腕二頭筋，腕橈骨筋，円回内筋といった屈筋，上腕三頭筋，肘筋などの伸筋と前腕の回内に関与する方形回内筋，円回内筋，回外に関与する回外筋，上腕二頭筋がある．上腕骨のランドマークとして重要な上腕骨内側上顆には円回内筋や手関節の屈筋群のほかMCLも付着している．上腕骨外側上顆も同様に肘筋や回外筋，手関節の伸筋群のほか，LCLが付着している．これらの部位は肘関節や前腕，手関節の筋の過使用やそれに伴う筋や関節包のタイトネスによって牽引力が生じ，痛みが出現する部位である．これらの部位に痛みが生じた際には痛みの原因が筋なのか，靱帯の損傷なのか，関節内の問題なのかを経験によって培われた触診の技術とさまざまな肢位による機能評価によって明らかにする必要がある．

### 1）腕橈関節，腕尺関節の機能解剖（図10）

　上腕骨遠位端には上腕骨滑車および上腕骨小頭がある．上腕骨滑車は上腕骨遠

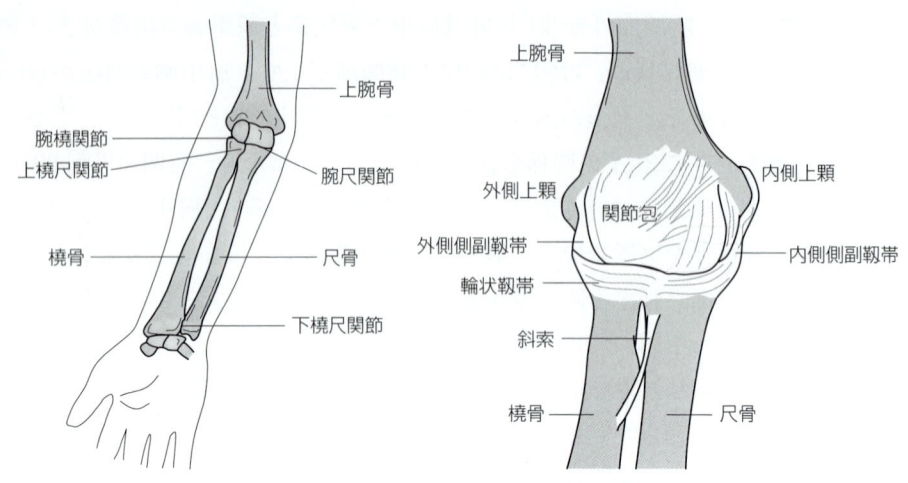

**図9 ● 肘関節を構成する骨関節と靱帯**

位端の内側に位置し，骨幹軸に対して30°傾斜している．滑車溝（trochlear groove）は上腕骨滑車上をらせん形に走行している．また上腕骨滑車の内側部は外側部に対してより遠位に長く，上腕骨軸に滑車と小頭を結ぶ線が約85°外反している．そのため，肘関節伸展位では通常，肘関節外反位を呈し，これを運搬角（carrying angle）と呼ぶ．個人差や性差（女性のほうが大きい）があるが，一般的には15〜17°ほどである．肘関節屈曲角度が増加するに伴い外反角度は減少するが，滑車の形状に依存する[1,2,10]．

　上腕骨滑車の近位には鉤突窩があり，深屈曲位において尺骨鉤状突起が入り込む形となっている．その外側には橈骨窩があり，同様に屈曲時に橈骨頭が入り込む．背側には肘頭窩があり，伸展最終域にて尺骨肘頭が入り込む．上腕骨滑車および小頭では尺骨と橈骨がそれぞれ腕尺関節および腕頭関節を形成する．尺骨は滑車切痕と呼ばれる深い凹型の関節面が上腕骨滑車を覆うような形状となっている．滑車切痕に続く前面には尺骨鉤状突起があり，後面には肘頭がある．これら2つの構造によって肘関節の大きな安定性がもたらされる．尺骨骨幹軸と鉤状突起尖端および肘頭尖端を結んだ線が成す角度は後方に30°傾斜している（**図11b**）．この尺骨関節面と上腕骨遠位関節面の各傾斜によって肘関節の大きな屈曲角度が得られる．肘関節屈曲運動時の内外反動揺は肘頭の長さによって大きく変化する．また，鉤突突起の長さの変化も肘関節安定性に関与し，短い場合には内反動揺が増加する．腕橈関節は上腕骨小頭と橈骨頭によって構成され，球関節のため自由度は高い．肘関節屈曲に伴い橈骨頭は小頭に対して前方に，伸展に伴い後方に移動する[1,2,10]．

図10 ● 肘関節の構造

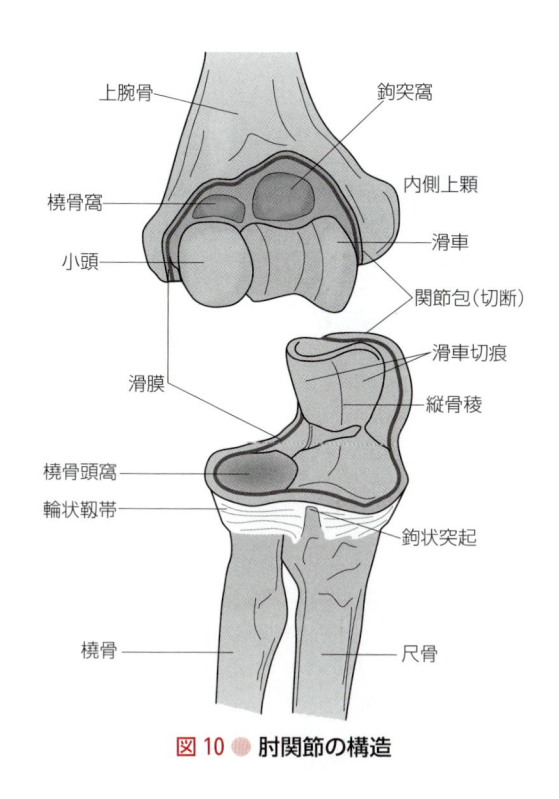

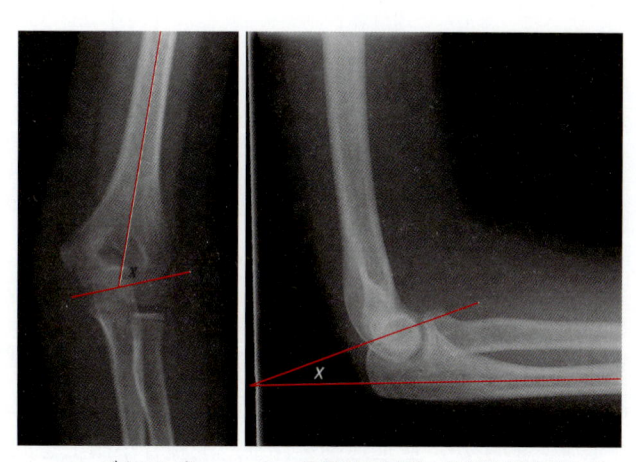

a．バウマン角　　b．尺骨軸と肘頭—鉤状突起を結んだ線の成す角

図11 ● 肘関節（文献8）より改変引用）

### 2）近位橈尺関節の機能解剖

　　近位橈尺関節は尺骨の橈骨切痕，輪状靱帯，橈骨頭，上腕骨小頭によって構成される．尺骨の橈骨切痕は滑車切痕直下の尺骨外側面にあり，凹型の形状をしている．橈骨頭は楕円形をしており，橈骨頭関節窩は橈骨頭の中心点よりも外側に

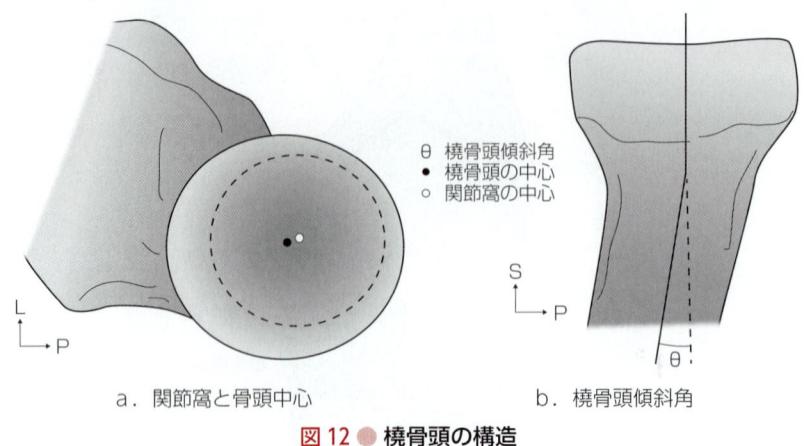

a．関節窩と骨頭中心　　　　b．橈骨頭傾斜角
**図12** 橈骨頭の構造

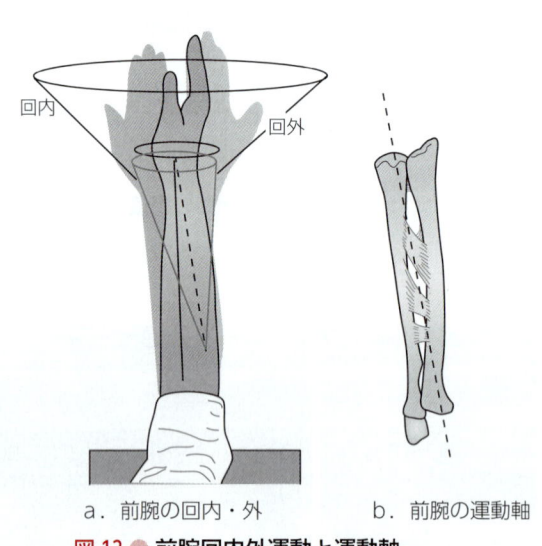

θ　橈骨頭傾斜角
●　橈骨頭の中心
○　関節窩の中心

a．前腕の回内・外　　　　b．前腕の運動軸
**図13** 前腕回内外運動と運動軸

偏位している[8〜11]（**図12**）．橈骨切痕との関節面は前額面から観察すると平坦かつ短く，非関節面は丸く長い形状をしている．そのため回内外運動時には純粋な回旋運動は生じず，わずかに並進運動を伴う．上腕骨小頭上を回内時には外側かつ前方に，回外時には内側かつ後方に移動する．回内外の運動軸は橈骨頭中心点から尺骨頭中心点を通る（**図13**）．回外では橈骨と尺骨が平行に並ぶようになるが，回内の際には尺骨上を橈骨が覆いかぶさるようになる．橈骨骨幹軸は橈骨頚部に対して15°外側に傾斜しており，さらには橈骨骨幹が外側に弯曲した構造を有するため，前腕骨が衝突せず回旋することが可能となっている[1,2,10,11]．

### 3）遠位橈尺関節の機能解剖

遠位橈尺関節は橈骨の尺骨切痕と尺骨頭から構成される．橈骨S状切痕の曲率

半径は尺骨頭の1〜2倍大きいため，純粋な回旋運動ではなく，回旋運動に加えて並進運動を生じる構造となっている．通常，回内に伴い橈骨に対してわずかに尺骨が背側に移動し，反対に回外時には尺骨が腹側に移動する．相対的に橈骨はその反対の並進運動が生じている．水平面上の運動に限らず，回内時に尺骨が遠位に移動し，回外時に尺骨が近位に移動するといった前額面における尺骨の長軸方向への移動も生じる．さらに，把握運動によって尺骨はより遠位へと移動する[1,2,10,11]．

## 3 手関節と手指（図14，15）

手関節は橈骨遠位と近位手根骨で構成される橈骨手根関節と，近位と遠位の手根骨で構成される手根中央関節によって構成される．手根骨は近位手根骨である豆状骨，三角骨，月状骨，舟状骨，遠位手根骨である大菱形骨，有頭骨，小菱形骨，有鉤骨の合計8つの骨で構成される．また，手指は第2〜5指までは近位より中手骨，基節骨，中節骨，末節骨の順に配置されており，母指のみ中節骨が存在しない．遠位手根骨とおのおのの中手骨は手根中手（CMC：Carpometacarpal）関節を構成し，中手骨と基節骨は中手指節間（MP：Metacarpophalangeal）関節を，

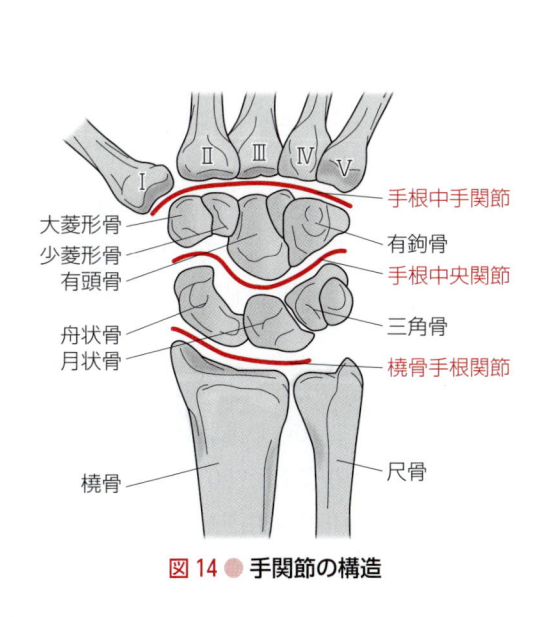

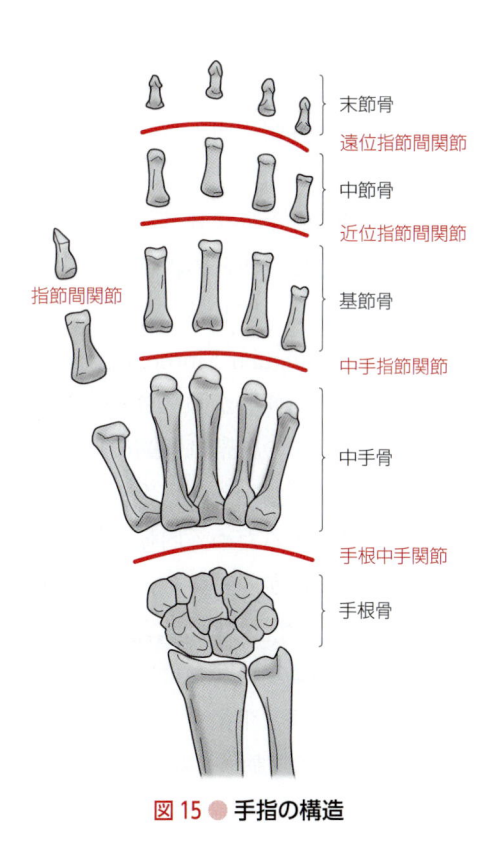

図14 ● 手関節の構造

図15 ● 手指の構造

図 16 ● 手関節の靱帯

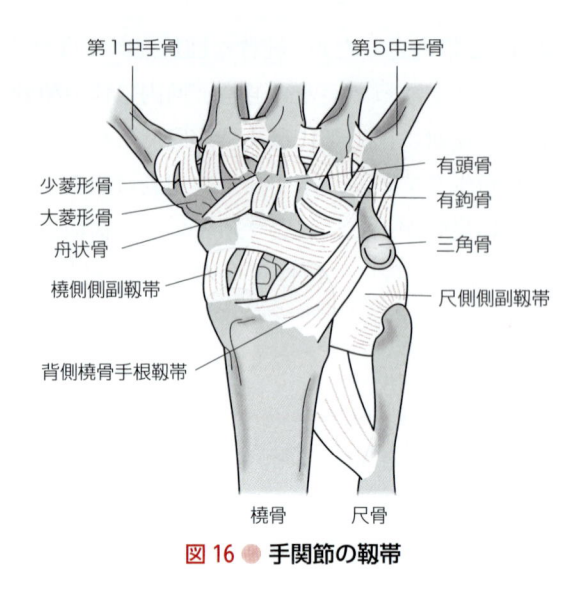

　基節骨と中節骨は近位指節間（PIP：Proximal Interphalangeal）関節，中節骨と末節骨は遠位指節間（DIP：Distal Interphalangeal）関節を構成する．
　手関節周囲には多くの靱帯が存在し，関節運動の安定化や過度な運動から関節を保護する役割を担う（図16）．手関節の靱帯はその役割によって外在靱帯と内在靱帯に分かれる．外在靱帯は橈骨や尺骨，手根骨，中手骨を結合する靱帯で，内在靱帯は手根骨同士や中手骨底と結合している靱帯である．手根骨と橈骨を橈側（外側）側副靱帯が，手根骨と尺骨を尺側（内側）側副靱帯が結合しており，これらの靱帯は橈骨，尺骨の関節円板と結合している．また，掌側の手根骨には三角骨や舟状骨，有頭骨を覆っている内在靱帯であるV字靱帯が存在する．関節円板は三角形の線維軟骨性の円板で，尺側においては尺骨三角靱帯や尺骨月状靱帯によって保護されている．これらを含んだ尺側三角線維軟骨複合体をTFCC（Triangular Fibrocartilage Complex）と呼び，転倒して手を着いた際や回外位で手関節伸展が強制された際に損傷する．
　手指の靱帯は関節の側面にある側副靱帯と屈筋・伸筋支帯の一部がその役割を担う．側副靱帯は手指伸転位では緩み内転・外転を可能にする一方，屈曲位では緊張するため，内転・外転を制限することで把握時により安定した力を生むことにつながっている．

### 1）手関節の機能解剖

　手関節の運動には掌屈・背屈と橈屈・尺屈がある．これらの運動は主に橈骨手根関節と手根中央関節で生じ，完全掌屈時には橈骨手根関節が50°，手根中央関節が35°動き，完全背屈時には橈骨手根関節が35°，手根中央関節が50°動くといわれている．橈屈は橈骨茎状突起と舟状骨の衝突によって制限され，尺屈は撓側

側副靱帯の伸長によって制限される[1,3]．

橈骨手根関節と尺骨手根関節は橈骨と尺骨の関節面が凹面で手根骨の関節面が凸面であるため，近位部を固定すると遠位部ですべりと転がり運動が生じ，遠位部を固定すると近位部ですべりと転がり運動が生じる．背側への転がりは前方か掌側へのすべり運動を伴い，前方や掌側への転がりは背側へのすべり運動を伴う[1,3]．

### 2）手指の機能解剖

基本的に各手指のMP関節は顆状関節であるため屈曲・伸展と内転・外転の運動が生じ，IP関節は蝶番関節であるため屈曲・伸展の運動が生じる．一方，母指のCMC関節は鞍関節であるため橈側外転・尺側内転，掌側外転・掌側内転，対立といった複雑な運動が行われる．2～5指のCMC関節は平面関節であり，近位関節面が凸面，遠位関節面が凹面であるため屈曲・伸展や内転・外転時には転がりとすべりは同一方向に生じる．2～5指のMP関節は約90°屈曲し，中手骨と基節骨の衝突，もしくは関節包の伸長によって制限される一方，母指の屈曲は45°～60°程度である．IP関節の屈曲は近位（PIP関節）で120°，遠位（DIP関節）で90°以下といわれている．伸展に関しては原則としては0°～20°とされるが，靱帯の緩さによって個人差が大きく45°～90°伸展する場合もある[1,3]．

## 2 上肢とそのほかの部位をつなぐ機能解剖学

身体運動は単関節の運動であっても単一の筋のみで遂行されることは極めてまれで，筋やそれを取り巻く筋膜の協調的な作用によって遂行される．まして複合的な運動やADL動作，スポーツなどの高度で複雑な動作は，筋や筋膜のみならず近接する関節同士も協調的かつ連続的に動くことにより遂行される（表）．また，四肢の動作は土台となるコアの固定性が重要である．本項では上肢の理学療法を展開するうえで重要なこれらのコンセプトに関して概説する．

### 1 運動連鎖

身体運動はさまざまな筋や関節が協調的に働くことで遂行される．このような協調的な運動を運動連鎖と呼ぶことがある．運動連鎖に関する分類はいくつか存在し，その運動が荷重位か否かによって分類する開放性運動連鎖（OKC），閉鎖性運動連鎖（CKC）と，運動が上方向，下方向のいずれかに波及していくという点で分類した上行性関節運動連鎖，下行性関節運動連鎖がある．上肢は重力の影響により常に下方に牽引されている部位である．よって，上肢の運動や理学療法においてはOKCでの運動が大半を占めるが，そのような身体部位であるからこそ，

表 ● 肩関節運動による各骨の運動方向 (文献10)より引用)

| 肩関節運動 | 肩鎖関節 (偏位) | 矢状面 脊柱・肋骨 | 矢状面 鎖骨運動 (回旋) | 矢状面 肩甲骨運動 | 水平面 脊柱 (回旋) | 水平面 鎖骨運動 (牽引) | 水平面 肩甲骨運動 |
|---|---|---|---|---|---|---|---|
| 屈曲 | 後方 | 伸展・挙上 | 後方 | 後傾 | 後方 | 後方 | 外旋 |
| 伸展 | 前方 | 屈曲・下制 | 前方 | 前傾 | 前方 | 前方 | 内旋 |
| 外旋 (1st) | 後方 | 伸展・挙上 | 後方 | 後傾 | 後方 | 後方 | 外旋 |
| 内旋 (1st) | 前方 | 屈曲・下制 | 前方 | 前傾 | 前方 | 前方 | 内旋 |
| 外旋 (2nd) | 後方 | 伸展・挙上 | 後方 | 後傾 | 後方 | 後方 | 外旋 |
| 内旋 (2nd) | 前方 | 屈曲・下制 | 前方 | 前傾 | 前方 | 前方 | 内旋 |
| 水平伸展 | 後方 | 伸展・挙上 | 後方 | 後傾 | 後方 | 後方 | 外旋 |
| 水平屈曲 | 前方 | 屈曲・下制 | 前方 | 前傾 | 前方 | 前方 | 内旋 |

上肢特有の機能障害を発症する．あえてCKCでの機能を高めることでOKCにおける上肢の機能を高める運動療法も注目されている．上肢のCKCエクササイズの最重要目的は肩甲骨の固定性を高めた状態で上肢を動かすことであり，これらの具体的な運動療法に関しては後述する疾患別の理学療法で紹介するので参照していただきたい．

上行性・下行性の運動連鎖は主に骨盤-下肢における運動を表す際に用いられる．上肢の理学療法を展開するうえでも下肢からの運動が骨盤や体幹を介して上肢にまで波及することは広く知られているが，上肢の運動方向や範囲は広範囲に及ぶために，下肢から上肢の運動を画一的なパターンで表現することは難しい．よって，以下に示すような骨盤（脊椎）-下肢の運動連鎖と，脊椎-上肢の運動連鎖を組み合わせて検討する必要がある．

### 1）骨盤-下肢における上行性関節運動連鎖

①距骨下関節回内（外反）→膝関節屈曲・外転（外反）・内旋→股関節屈曲・内転・内旋→骨盤前傾・前方回旋→同側への体幹側屈・回旋．

②距骨下関節回外（内反）→膝関節伸展・内転（内反）・外旋→股関節伸展・外転・外旋→骨盤後傾・後方回旋→反対側への体幹側屈・回旋．

### 2）骨盤-下肢における下行性関節運動連鎖

①骨盤前傾→股関節屈曲・内転・内旋→膝関節伸展・外転（外反）・外旋→足関節底屈・距骨下関節回内（外反）→前足部回外．

②骨盤後傾→股関節伸展・外転・外旋→膝関節屈曲・内転（内反）・内旋→足関節背屈・距骨下関節回外（内反）→前足部回内．

③骨盤後方回旋→股関節屈曲・内転・内旋→膝関節伸展・内転（内反）・内旋→足関節底屈・距骨下関節回外（内反）→前足部回内．

④骨盤前方回旋→股関節伸展・外転・外旋→膝関節屈曲・外転（外反）・外旋→足関節背屈・距骨下関節回内（外反）→前足部回外．

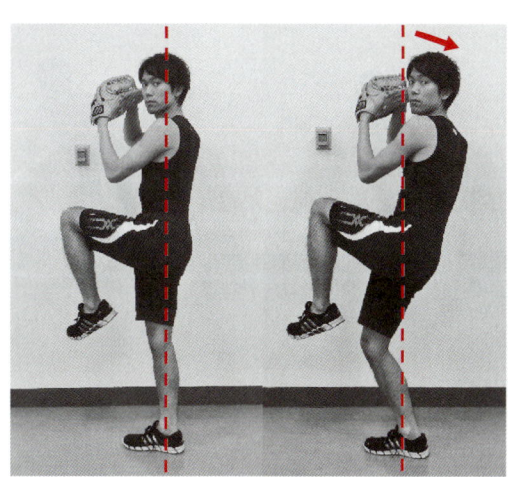

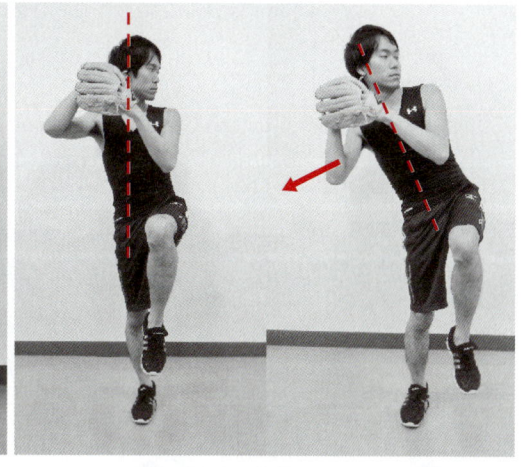

第2節　上肢とそのほかの部位をつなぐ機能解剖学　39

a．矢状面
右は骨盤後傾・体幹後方傾斜を呈し，後方重心となっている

b．矢状面
右は支持脚側への体幹側方傾斜を呈する

**図17** ● ワインドアップ相に認めるフォーム異常

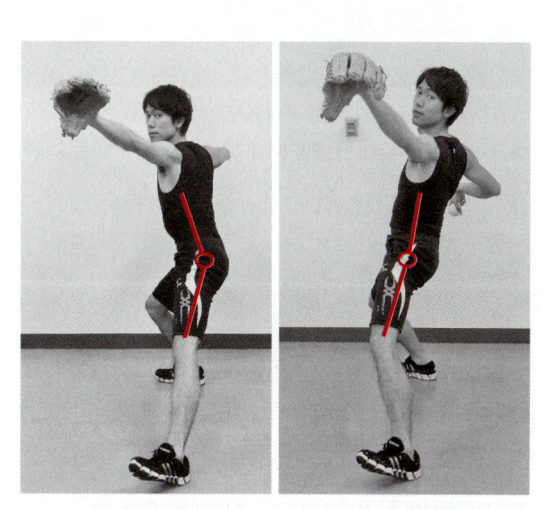

a．良好な投球動作　　b．フォーム異常を呈する投球動作

**図18** ● 早期コッキング相に認める股関節屈曲不十分，体幹後方傾斜

bでは早期コッキングにて股関節屈曲運動が乏しく体幹が後方傾斜して，後方重心となっている

　これらの運動連鎖の原則によって，投球動作などの複雑で下肢から上肢が連動して行われる運動を分析する一助となる（図17〜19）．

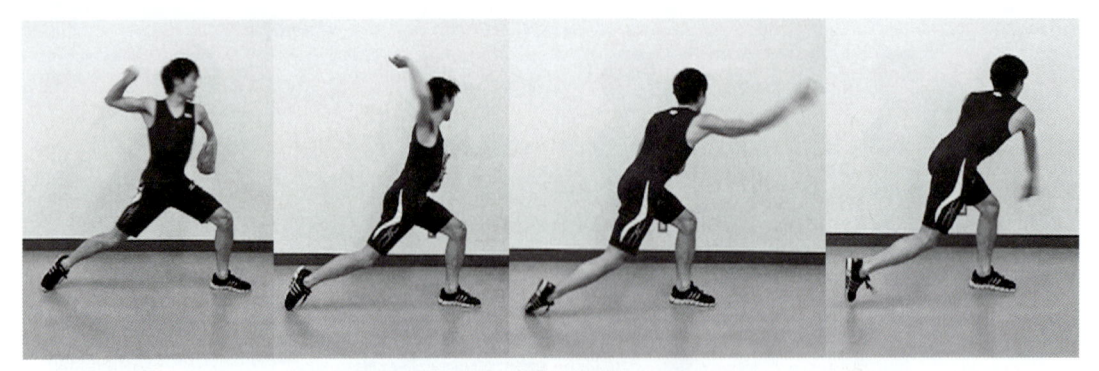

a．良好な運動

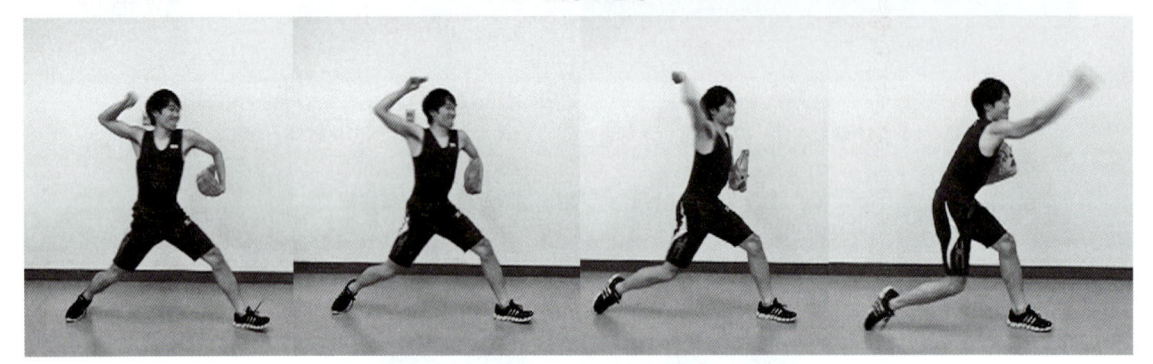

b．投球方向への体幹・骨盤帯の回旋運動が不十分

**図19** 後期コッキング相から加速相に認める体幹・骨盤回旋運動不十分

## 2 筋膜の構造

　筋膜とは筋や臓器などを覆っている線維で，構造としてはコラーゲン線維やエラスチン線維などから成る浅筋膜，脂肪組織が少なく強固な結合膜である深筋膜，筋周膜や筋内膜筋と連結し，筋を包み込んでいる筋外膜に分類される．筋膜の役割は，①運動単位の構成要素を調整する，②一方向性の筋連鎖の間の要素を結合させる，③支帯によって関節の要素を結合させるといわれている[12]．このように筋膜は関節運動を生じさせる筋や筋群の調整や連結に作用しており，複合的な運動を行う際には不可欠な存在である．

　筋膜は筋膜単位と呼ばれる特定の方向に身体を動かした際の力や方向に関係する構造上の特徴を有し，身体の分節ごとに矢状面・前額面・水平面において各2つの筋膜単位を有する．これらの筋膜単位は分節の運動方向によって決められた特定のルールに基づいて協調的に働く[12]．また，筋膜区画の中で結合し，より効率的な筋力発揮を補助している．さらに空間上での運動においてはその運動面上のすべての筋膜配列が連結して動作や姿勢の保持に関わっている（**図20**）．筋膜

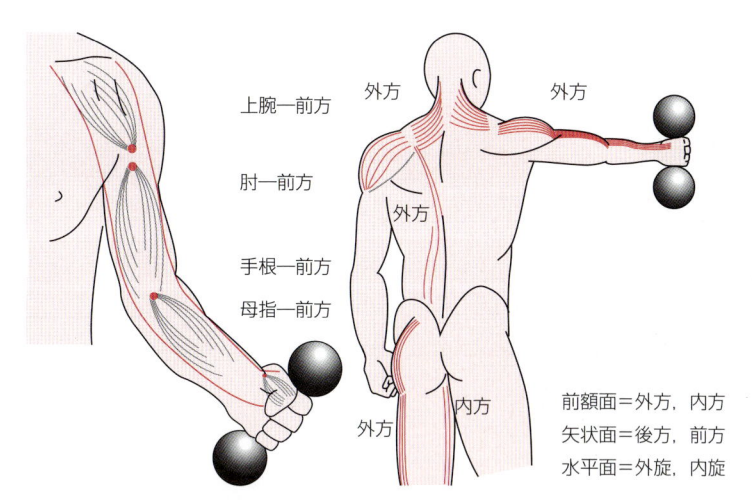

第2節　上肢とそのほかの部位をつなぐ機能解剖学　41

a．上肢の前方運動の配列

b．同一平面上の配列間の連続性

前額面＝外方，内方
矢状面＝後方，前方
水平面＝外旋，内旋

**図20　姿勢保持や動作時の筋膜構成**（文献13）より）

a．上腕と前腕の前部筋膜区画は，上腕・肘・手根・母指といった前方の筋膜単位を囲んでいる
b．重り挙上時には上肢の外方配列と対側上肢の同配列，下肢の外方・内方配列と同側の体幹外方配列が協調的に働く

a．上肢の前方運動配列

b．上肢の後方運動配列

c．上肢の内方運動配列

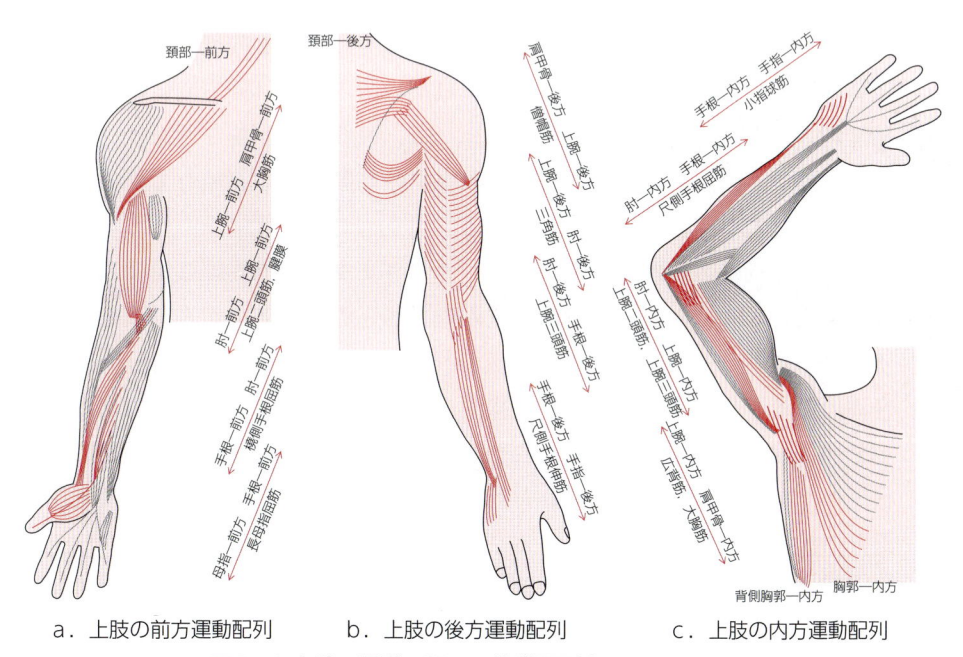

**図21　上肢の運動に関わる筋膜配列①**（文献13）より）

　配列は筋の起始停止が重なり合っている部分を筋膜が結合しているという考え方で理解できる．
　上肢の筋膜配列には主に矢状面における屈曲方向に関与する前方運動配列，伸

a. 上肢の外方運動配列
b. 上肢の内旋運動配列
c. 上肢の外旋運動配列

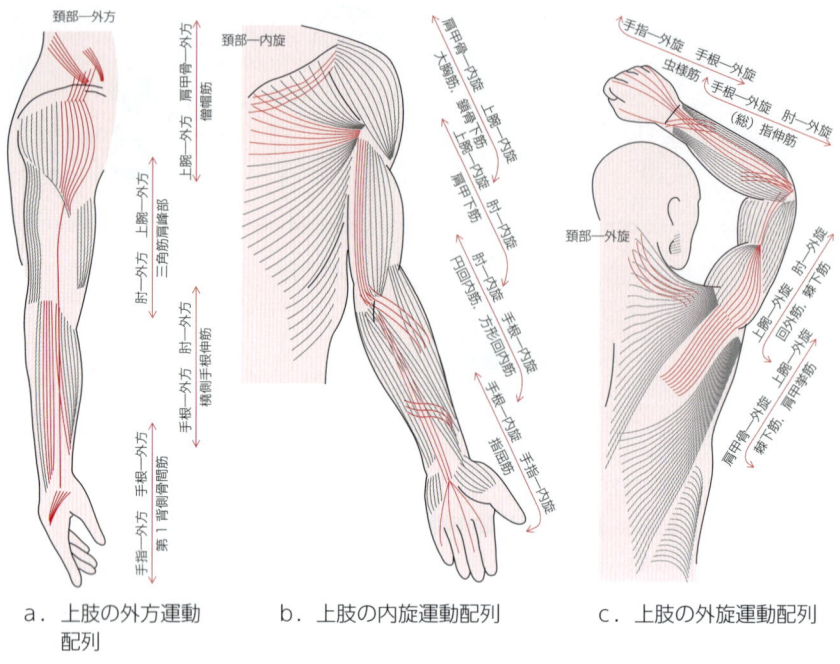

図22 ● 上肢の運動に関わる筋膜配列② (文献13) より引用)

展方向に関与する後方運動配列，主に前額面上における内転方向に関与する内方運動配列，外転方向に関与する外方運動配列，内旋や外旋方向に関与する内旋運動配列，外旋運動配列がある[12]（図21, 22)．最終的に回旋などを伴う複合的な運動の際には，前述したさまざまな筋膜単位や筋膜配列が連結して働くことでより効率的で強力な運動を可能にしている．

近年，運動器系の疾患のみならず，さまざまな分野で筋膜に対するアプローチが盛んに行われている．理学療法士が直接触圧覚を加えながら筋膜をリリースする方法やローラーやボールなど市販の製品を用いて患者自身が行う方法，また超音波のガイド化で生理食塩水を直接注入する方法などさまざまな方法が書籍やメディアに取り上げられている．これらの背景には筋膜も筋線維と同様に伸縮性や復元性を有しており，筋膜のねじれや硬結，筋線維との癒着が筋の滑走を阻害したり，痛みの原因となったりすることがあげられる．筋膜へのアプローチによって，①痛みの原因となっている部位への除痛効果，②連結した筋同士のユニットとしての機能を高めることが期待される．

①の除痛効果の理論的背景として，筋膜にも自由神経終末などの神経細胞があり痛みを感じることや，筋膜と筋線維との癒着による血流不全から硬結が生じることなどがあげられ，いずれも筋膜をやわらかくすることで血行を促進し，痛みを除くことが期待できる．

一方，②の筋同士のユニットとしての機能を高めるためには，いかに目的とす

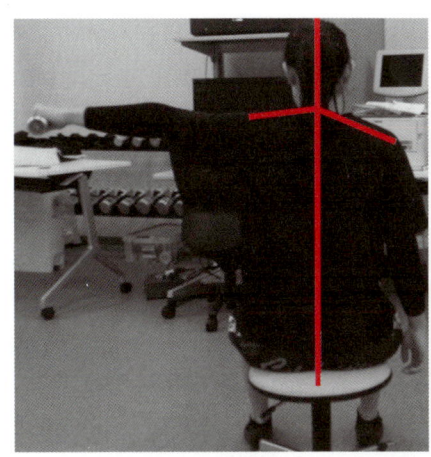

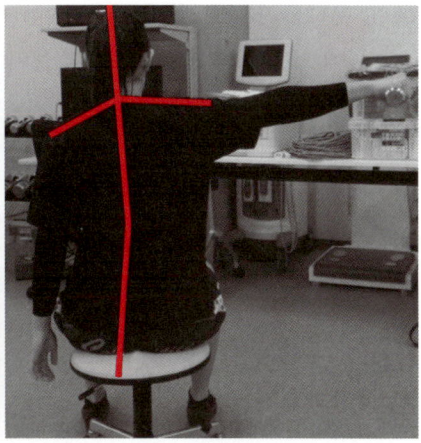

a．左上肢挙上　　　　　　　　　b．右上肢挙上
**図23 ● 上肢挙上と体幹のアライメント**
右上肢挙上時は下位胸椎を左に側屈させ，左の腹斜筋や腹膜筋を収縮させているが，左挙上時はこのような働きがなく，肩周囲の負担が増加している

　る関節運動のトルクを増大させるかという視点が重要である．もちろん直接的に関節運動を生じさせる筋の収縮力の増大は必要だが，その土台となる部位の固定性も求められる．このように主動作筋と固定筋は必ず筋膜によって連結されている．図23のように上肢を挙上させた際に，アウターマッスルである三角筋とインナーマッスルである棘上筋が協調的に働く必要があることは前述したが，筋膜の連結で考えると，反対側の僧帽筋や三角筋，脊柱起立筋，大殿筋といった筋も体幹を固定する土台として働く必要があることがわかる．図23のように土台である対側の体幹やコアの機能低下や，誤った運動パターンを学習している場合は肩周囲で発揮しなければいけないトルクが大きくなる結果，筋の疲労がたまりやすくなり絞扼性の神経障害を引き起こす．このような考え方は脳卒中片麻痺患者を治療する際にも重要な考え方である．図23とは逆に，麻痺している肩関節周囲筋そのものの出力を上げることが難しい場合には，反対側である非麻痺側の体幹といかに連動させて上肢を挙上させていくか考える必要がある．このように，麻痺側機能を土台となる体幹機能（固定性）で補完できることがインタラクティブなアプローチの根幹であると考える．
　筋膜の連結を理解することで，局所の機能不全に対する直接的なアプローチで結果が出にくい場合，関連するどの部位にアプローチすればよいのか考える根拠となる．

## 3 上下肢の運動の土台となるコア

　コアとは横隔膜（屋根部），骨盤底筋群（底部），腹横筋（前部），胸腰筋膜や多

裂筋（側部～後部）で囲まれる下腹部のユニットを指し，体幹の一部ではあるが，その役割は限局されているため体幹とはあえて異なる表現をすることが多い．コアは腹部を内側に引きこむ動作（ドローイン）を行うことでこれらの筋が協調的に収縮し，結果として内圧が高まり，固まった状態となる．このようにコアが固まることで上下肢が運動する際の土台が築き上げられるため，コアの固定性を高めることで四肢を強力に運動させることが可能となる．また，健常者では上肢挙上動作において，肩周囲の筋活動に先行して多裂筋の活動が生じることが報告されている．一方，コアの機能が低下している場合には上肢が過剰に活動しなくてはならず，このような誤った運動パターンの学習が筋緊張の亢進や過度な筋疲労を引き起こす要因となる．上肢の機能を高めるためには土台となるコアの機能をいかに高められるかが重要である．具体的には目的とする上肢の動作や負荷量に見合ったコアの固定性が発揮されているか（収縮の大きさのコントロール），上肢の筋活動に先行してコアを固められているか（収縮のタイミングのコントロール）を適切に行えるように治療する必要がある．

## 文献

1) Peggy AH, 他（著），武田　功（監），弓岡光徳，他（監訳）：ブルンストローム臨床運動学　原著第6版. 医歯薬出版，2013, pp156-203, pp204-236, pp237-287
2) Neumann DA（著），島田智明，他（監訳）：筋骨格系のキネシオロジー　原著第2版. 医歯薬出版，2012, pp195-239
3) Kapandji IA：The physiology of the joints, vol 1：upper limb, 5$^{th}$ ed. Churchill Livingstone, Edinburgh, 1983
4) Moseley HF：The clavicle：its anatomy and function. *Clin Orthop Relat Res* **58**：17-27, 1968
5) Inman VT, et al：Observations of the function of the shoulder joint. *J Bone Joint Surg* **26**：1-30, 1944
6) Bagg SD, et al：A biomechanical analysis of scapular rotation during arm abduction in the scapular plane. *Am J Phys Med Rehabil* **67**：238-245, 1988
7) Kessel L, et al：The painful arc syndrome. Clinical classification as a guide to management. *J Bone Joint Surg Br* **59**：166-172, 1977
8) Goldfarb CA, et al：Elbow radiographic anatomy：measurement techniques and normative data. *J Shoulder Elbow Surg* **21**：1236-1246, 2012
9) Sahu D et al：Influence of radial head prosthetic design on radiocapitellar joint contact mechanics. *J Shoulder Elbow Surg* **23**：456-462, 2014
10) 元脇周也，他：体幹と上肢の運動連鎖．理学療法　**23**：1377-1385, 2006
11) 市橋則明（編著）：運動療法学-障害別アプローチの理論と実際　第2版．文光堂，2014
12) Stecco L（著），竹井　仁（訳）：筋膜マニピュレーション―理論編筋骨格系疼痛治療．医歯薬出版，2011
13) Stecco L：Fascial manipulation for muscloskeletal pain. Piccin, Padova, 2004

# 第3章

## 上肢の徒手検査法

# 第3章

# 上肢の徒手検査法

## 1 信頼性[1〜3]

- 理学療法で用いる徒手検査には信頼性が求められるが，この場合の信頼性とは状態が同じ患者を複数回検査しても同一の結果が得られるかという再現性のことを指している．
- 信頼性には検者内信頼性（1人の検者が同一の患者を複数回検査した場合の結果の一致度）と，検者間信頼性（2人以上の検者が同一の患者を検査した場合の結果の一致度）がある．
- 信頼性の指標としては，比率尺度や間隔尺度に適用する級内相関係数（ICC：Intraclass Correlation Coefficient）や名義尺度や順序尺度に適用するカッパ係数（Kappa coefficient）などが用いられる．
- ICCとカッパ係数は0〜1の範囲をとり0.7以上あれば信頼性は高いといえる[1]．
- 信頼性の高い検査法を用いることは，正確な診断や適切な治療法の選択，治療効果の確認を行うためにも重要である．

## 2 診断特性[2,3]

- 徒手検査は特定の疾患が絶対存在する（あるいは絶対存在しない）と決定づけるために用いるのではなく，特定の疾患が存在する確率を変化させるために用いる．
- 徒手検査の正確性（MRIや関節鏡検査などの参照基準との一致度）を示す指標として感度と特異度がよく用いられる．以下に図1のような患者群を例にして感度と特異度について概説し，その後に感度と特異度から算出する尤度比についても説明する．

### 1 感 度（図2）

- 実際に疾患を有する患者に対して正しく検査が陽性になる割合を表す（見落としの少なさ）．
- 感度が100％の検査が陽性の場合，疾患を有する患者すべてを検知すること

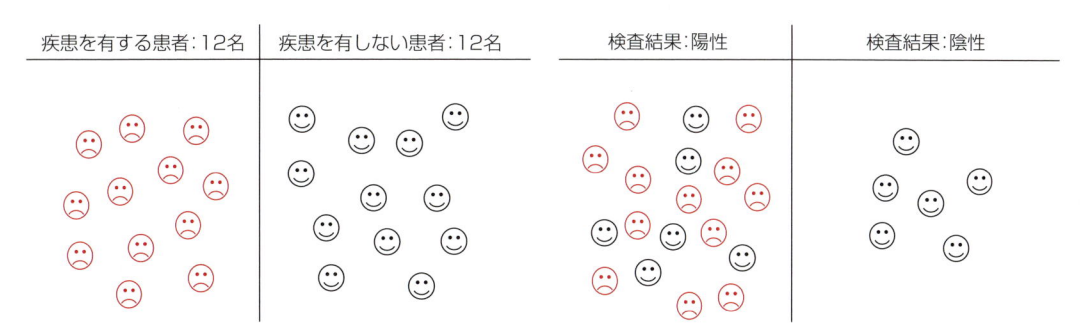

**図1** 疾患を有する患者12名と疾患を有しない患者12名

**図2** 感度100%
検査結果が陰性の場合は疾患を除外できる（除外診断）

**図3** 特異度100%
検査結果が陽性の場合は疾患を検出できる（確定診断）

が可能であるが，疾患を有さない患者も検知してしまう可能性もある（偽陽性）．
・感度が100%の検査が陰性の場合，その患者は確実に疾患を有していないことになる．
・感度が高い検査は，結果が陰性であれば疾患を除外（除外診断）するのに有用である．

## 2 特異度（図3）

・実際に疾患を有しない患者に対して正しく検査が陰性になる割合を表す（過剰診断の少なさ）．
・特異度が100%の検査が陰性の場合，疾患を有さない患者すべてを検知することが可能であるが，疾患を有する患者も検知してしまう可能性もある（偽陰性）．
・特異度が100%の検査が陽性の場合，その患者は確実に疾患を有していることになる．
・特異度が高い検査は，結果が陽性であれば疾患を検出（確定診断）するのに有用である．

## 3 尤度比

・感度と特異度から算出する尤度比は意思決定する際に有用な手段となる．
・尤度比は検査結果により患者が疾患を有する確率を有意に変化させることができる指標で，陽性尤度比と陰性尤度比がある．
・陽性尤度比は疾患を有する確率の変化を示し，陰性尤度比は疾患を有さない確率の変化を示し，以下の公式で求められる[2]．

陽性尤度比＝感度/(1－特異度)
陰性尤度比＝(1－感度)/特異度

・陽性尤度比が1より大きい検査が陽性の場合には疾患を有する可能性が増加し，陰性尤度比が1より小さい検査が陰性の場合には疾患を除外できる可能性が増加する．尤度比が1に近い検査の場合は疾患の有無の可能性は変化しない．
・尤度比は検査自体の性能を比較したり検査後確率を算出するために使用する．
・尤度比を診断の確率を高めるために使用する場合には，最初に検査前確率を定める必要がある．この検査前確率が臨床で診断特性を利用する第一歩となる．
・検査前確率は有病率に基づいて決定するが，すべての疾患の有病率を常に入手できるとは限らないので臨床経験に基づいて決めることが多い．

## 4 検査後確率の計算方法

・以下の公式[2]を用いて検査後確率を正確に算出することができる．

段階1：検査前確率/(1－検査前確率)＝検査前オッズ
段階2：検査前オッズ×尤度比＝検査後オッズ
段階3：検査後オッズ/(検査後オッズ＋1)＝検査後確率

例：投球時に右肩の痛みとクリック音，力が抜ける感じを訴える患者に対して関節唇損傷を疑った．検査前確率を30％と見積もり，Kimら[4]の研究結果から陽性尤度比が28.94のBiceps load Ⅱ testを行った結果が陽性の場合の検査後確率を公式に当てはめて算出する．

段階1：0.3/(1－0.3)＝0.43
段階2：0.43×28.94＝12.44
段階3：12.44/(12.44＋1)×100＝92.6％

・ノモグラム（図4）を用いれば簡便に検査後確率が得られる[3]．

・前述の例についてノモグラムを用いる場合，まず左列の検査前確率30％のところに定規を当て，中央の列の尤度比29と交差させる．これによって右列の検査後確率はおよそ93％のところで交差する．この結果から検査後確率は約93％となる．

・尤度比を使用する利点は，最初の検査による検査後確率が次の検査の検査前確率になり，検査後確率が十分に高くない時には，この過程を繰り返すことで検査後確率が高くなり，適切な治療を選択できるようになることである．

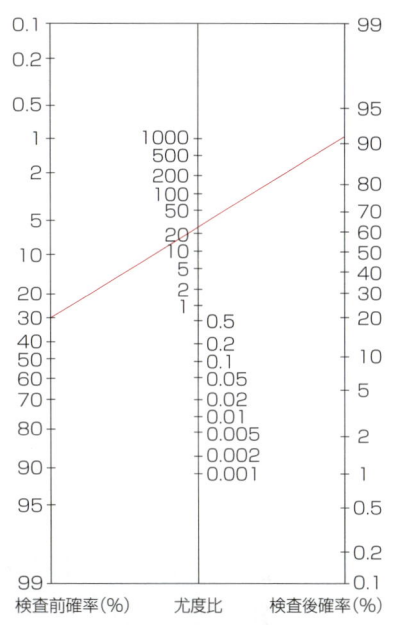

図4 ● 尤度比を適応するためのノモグラム（文献3）より改変引用）

## 3 各徒手検査法の診断学的有用性

次より上肢運動器疾患に対する各徒手検査法の診断学的有用性に関する根拠を紹介する．

各徒手検査の目的，手順，現時点（2016年3月）での文献検索から得られた各検査の信頼性，感度，特異度，陽性尤度比，陰性尤度比を記載した．

### 1 肩関節不安定性

#### 1）Apprehension test

このテストの目的は肩甲上腕関節の前方不安定性の評価である．

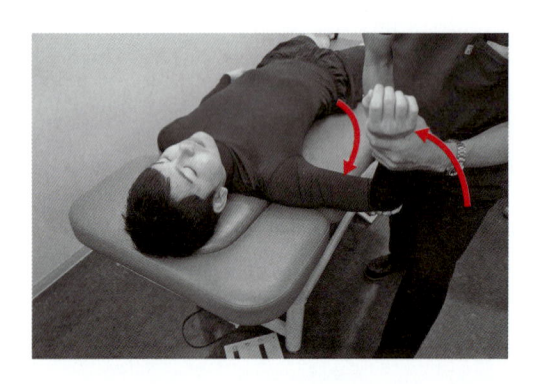

①患者は背臥位で肩関節90°外転位，肘関節90°屈曲位にする．
②検者は手関節を把持して肘を支える．

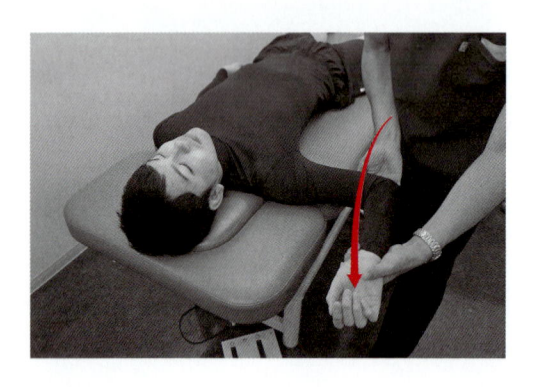

③ゆっくりと肩関節を外旋させる．不安感の訴えやそのような様子が見られたらすぐに中止する．
④肩関節を90°外旋するまでに肩の不安感や痛みの訴えがあれば陽性とする．

表1 ● Apprehension test の診断学的有用性

| 著者 | 信頼性 | 感度 | 特異度 | 陽性尤度比 | 陰性尤度比 |
|---|---|---|---|---|---|
| van Kampen DA, et al（2013）[5] | NR | 98.3 | 71.6 | 3.46 | 0.02 |
| Farber AJ, et al（2006）[6] 痛み | NR | 50 | 56 | 1.13 | 0.9 |
| 　不安感 | NR | 72 | 96 | 20.22 | 0.29 |
| Lo IK, et al（2004）[7] | NR | 52.78 | 98.91 | 48.42* | 0.48* |

NR：報告なし
*報告されている値から算出

## 2）Relocation test（Fowler's test）

このテストの目的は肩甲上腕関節の前方不安定性の評価である．

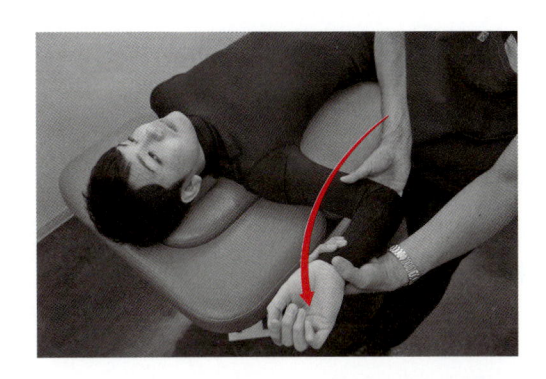

① 患者は背臥位で肩関節 90°外転位，肘関節 90°屈曲位にする．
② 検者は手関節を把持して肘を支え，肩関節を 90°まで外旋させていく．

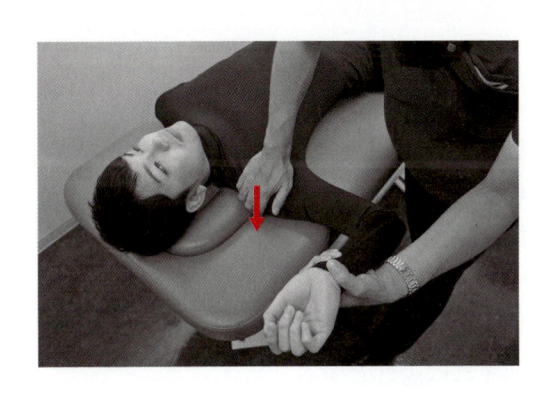

③ 患者が不安感や痛みを訴えたら外旋をやめ，この位置で上腕骨頭に対し手掌で前方から後方へ力を加え，不安感が減少するか確認する．
④ 痛みや不安感が減少または消失すれば陽性とする．

表2 ● Relocation test の診断学的有用性

| 著 者 | 信頼性 | 感 度 | 特異度 | 陽性尤度比 | 陰性尤度比 |
|---|---|---|---|---|---|
| van Kampen DA, et al（2013）[5] | NR | 96.7 | 78 | 4.36 | 0.04 |
| Farber AJ, et al（2006）[6] 痛み | NR | 30 | 90 | 3.02 | 0.77 |
| 　不安感 | NR | 81 | 92 | 10.35 | 0.2 |
| Lo IK, et al（2004）[7] 痛み | NR | 40.00 | 42.65 | 0.7* | 1.41* |
| 　不安感 | NR | 31.49 | 100.00 | ∞** | 0.69* |
| 　痛みまたは不安感 | NR | 45.83 | 54.35 | 1.00* | 1.00* |

NR：報告なし
　*報告されている値から算出
　**正確には特異度が 100%のため計算は不能であるが，限りなく 100%に近い値と考え解を擬似的に想定した

## 2 肩関節唇損傷

### 1）Biceps load Ⅱ test（Kim Ⅱ test）

このテストの目的は肩関節上方関節唇（SLAP：Superior Labrum Anterior and Posterior）損傷の評価である．

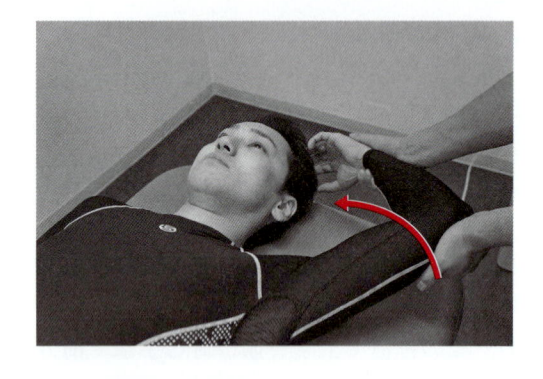

①患者は背臥位で肩関節120°外転位，肘関節90°屈曲位，前腕回外位にする．
②検者は患側の手関節と肘を把持し，肩関節を最終域まで外旋させる．

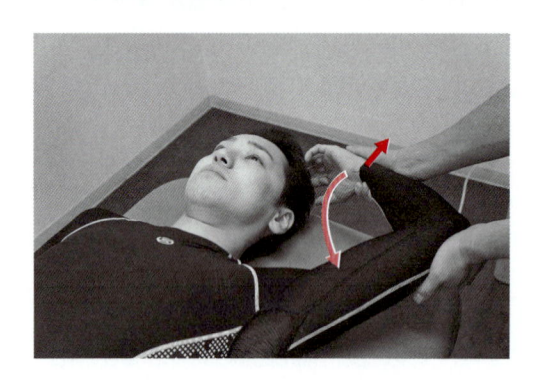

③患者に肘関節を屈曲させ，検者はそれに抵抗する．
④肘関節屈曲に対する抵抗により痛みが生じる，あるいは抵抗を加えることで痛みが増加すれば陽性とする．

表3 ● Biceps load Ⅱ test の診断学的有用性

| 著　者 | 信頼性 | 感　度 | 特異度 | 陽性尤度比 | 陰性尤度比 |
| --- | --- | --- | --- | --- | --- |
| Cook C, et al（2012）[8] | NR | 67 | 51 | 1.4 | 0.66 |
| Oh JH, et al（2007）[9]　40歳未満 | NR | 30 | 78 | 1.36* | 0.90* |
| 　40歳以上 | NR | 36 | 92 | 4.50* | 0.70* |
| 　すべて | NR | 26 | 69 | 0.84* | 1.07* |
| Kim SH, et al（2001）[4] | kappa=0.815 | 89.7 | 96.9 | 28.94* | 0.11* |

NR：報告なし
*報告されている値から算出

## 2）O'Brien's test（Active compression test）

このテストの目的は肩関節唇損傷の評価である．

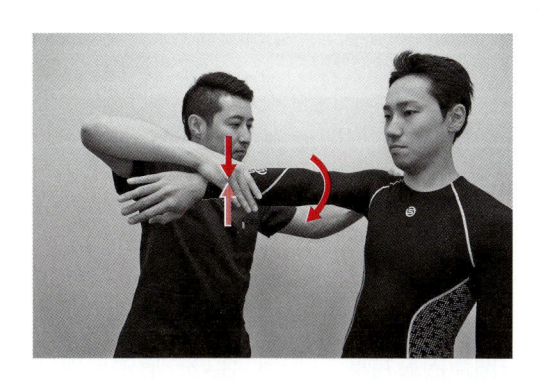

①患者は立位で肩関節 90°屈曲位・10°内転位・最大内旋位にする（母指を下に向ける）．
②検者は前方に立ち，上肢の遠位部に下方へ力を加え，患者はそれに抵抗する．

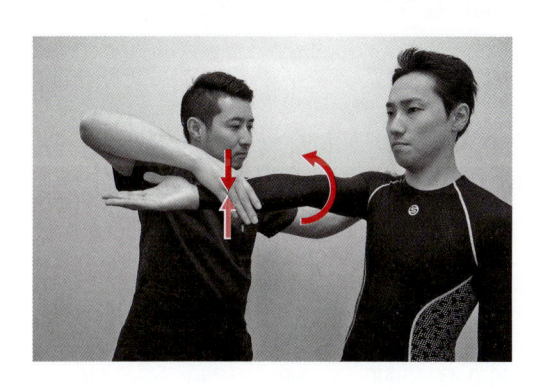

③次に肩関節を最終域まで外旋させる（手掌を上に向ける）．
④上肢の遠位部に下方へ力を加え，患者はそれに抵抗する．
⑤肩関節内旋位での抵抗時に痛みや痛みを伴う「クリック感」が出現し，肩関節外旋位ではその痛みが減少もしくは消失すれば陽性とする．

**表4 ● O'Brien's test の診断学的有用性**

| 著者 | 信頼性 | 感度 | 特異度 | 陽性尤度比 | 陰性尤度比 |
|---|---|---|---|---|---|
| Cook C, et al（2012）[8] | NR | 85 | 10 | 0.94 | 1.5 |
| Ebinger N, et al（2008）[10] | NR | 94 | 28 | 1.31* | 0.21* |
| Oh JH, et al（2007）[9]　40歳未満 | NR | 63 | 53 | 1.34* | 0.70* |
| 　40歳以上 | NR | 61 | 58 | 1.45* | 0.67* |
| 　すべて | NR | 64 | 49 | 1.25* | 0.73* |
| Guanche CA, et al（2003）[11] SLAP損傷のみ | NR | 54 | 47 | 1.02* | 0.98* |
| 　SLAP損傷を含む関節唇損傷 | NR | 63 | 73 | 2.33* | 0.51* |

NR：報告なし
*報告されている値から算出

## 3 肩峰下インピンジメント・肩峰下滑液包炎

### 1）Hawkins-Kennedy test

このテストの目的は肩峰下インピンジメントの評価である．

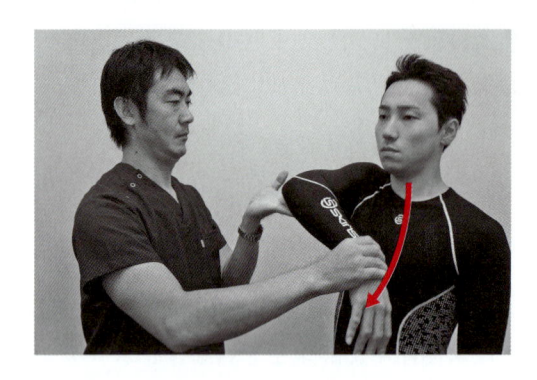

①患者は立位で肩関節90°屈曲位，肘関節90°屈曲位にする．
②検者は手関節を把持し肘を支え，手関節を下方へ押し下げ，肩関節を最終域まで内旋させる．
③肩関節内旋角度の増加に伴い，肩関節前外側面に痛みを訴えれば陽性とする．

**表5 ● Hawkins-Kennedy test の診断学的有用性**

| 著　者 | 信頼性 | 感　度 | 特異度 | 陽性尤度比 | 陰性尤度比 |
|---|---|---|---|---|---|
| Michener LA, et al（2009）[12] | kappa=0.39 | 63 | 62 | 1.63 | 0.61 |
| Park HB, et al（2005）[13] | NR | 71.5 | 66.3 | 2.12 | 3.27* |
| 　滑液包炎 | NR | 75.7 | 44.5 | 1.36 | 0.54* |
| 　回旋筋腱板部分損傷 | NR | 75.4 | 44.4 | 1.36 | 0.53* |
| 　回旋筋腱板全層損傷 | NR | 68.7 | 48.3 | 1.33 | 0.88* |
| Ostor AJ, et al（2004）[14] | kappa=0.18-0.43 | NR | NR | NA | NA |
| Calis M, et al（2000）[15] | NR | 92.1 | 25 | 1.23* | 0.32* |
| MacDonald PB, et al（2000）[16]　滑液包炎 | NR | 91.7 | 44.3 | 1.65* | 0.19* |
| 　回旋筋腱板損傷 | NR | 87.5 | 42.6 | 1.52* | 0.29* |
| 　滑液包炎または回旋筋腱板損傷 | NR | 88.9 | 60 | 2.22* | 0.19* |

NR：報告なし，NA：該当なし
*報告されている値から算出

## 2）Neer's test

このテストの目的は肩峰下インピンジメントの評価である．

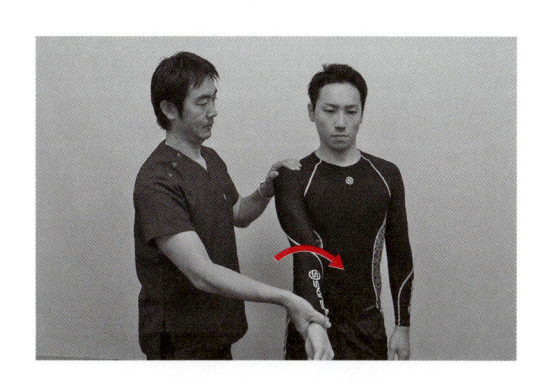

① 患者は立位で肩関節 20° 屈曲位・最大内旋位，肘関節伸展位にする．

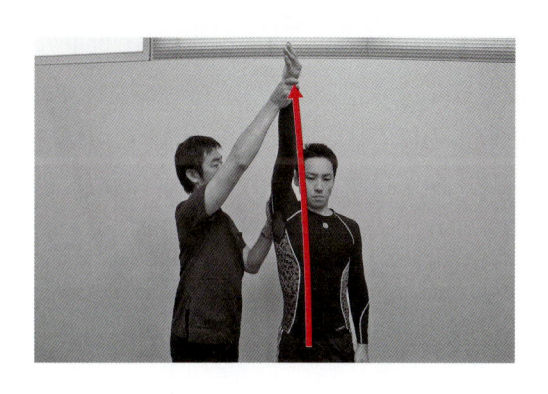

② 検者は肩甲骨を固定して回旋を抑え，肩関節内旋位を保持したまま他動的に肩関節を最終域まで屈曲させる．
③ 肩関節屈曲により，肩関節前外側面の痛みを訴えれば陽性とする．屈曲 90° から 140° の範囲内で痛みを訴えることが多い．

表6 ● Neer's test の診断学的有用性

| 著　者 | 信頼性 | 感　度 | 特異度 | 陽性尤度比 | 陰性尤度比 |
|---|---|---|---|---|---|
| Michener LA, et al （2009）[12] | kappa＝0.40 | 81 | 54 | 1.76 | 0.35 |
| Park HB, et al （2005）[13] | NR | 68 | 68.7 | 2.17 | 3.51* |
| 　滑液包炎 | NR | 85.7 | 49.2 | 1.69 | 0.62* |
| 　回旋筋腱板部分損傷 | NR | 75.4 | 47.5 | 1.44 | 0.58* |
| 　回旋筋腱板全層損傷 | NR | 59.3 | 47.2 | 1.12 | 0.80* |
| Calis M, et al （2000）[15] | NR | 88.7 | 30.5 | 1.28* | 0.37* |
| MacDonald PB, et al （2000）[16]　滑液包炎 | NR | 75 | 47.5 | 1.43* | 0.53* |
| 　回旋筋腱板損傷 | NR | 83.3 | 50.8 | 1.69* | 0.33* |
| 　滑液包炎または回旋筋腱板損傷 | NR | 77 | 62.5 | 2.05* | 0.37* |

NR：報告なし
*報告されている値から算出

### 3）Dawbarn's test

このテストの目的は肩峰下滑液包炎の評価である．

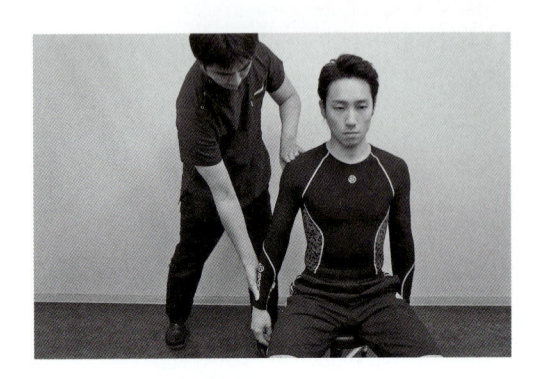

①患者は座位をとり，検者は肩峰下を圧迫し圧痛の有無を確認する．

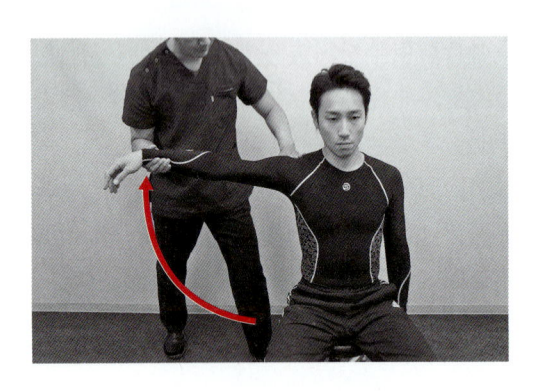

②肩峰下を圧迫しながら肩関節を90°以上外転させる．
③上肢下垂位では圧痛があり，肩関節外転に伴い圧痛が軽減または消失すれば陽性とする．

表7 ● Dawbarn's test の診断学的有用性

| 著 者 | 信頼性 | 感 度 | 特異度 | 陽性尤度比 | 陰性尤度比 |
| --- | --- | --- | --- | --- | --- |
| Nobuhara K（2003）[17] | NR | NR | NR | NA | NA |

NR：報告なし，NA：該当なし

## 4 回旋筋腱板損傷

### 1) Hornblower's test

このテストの目的は回旋筋腱板後部（棘下筋と小円筋）の損傷の評価である．

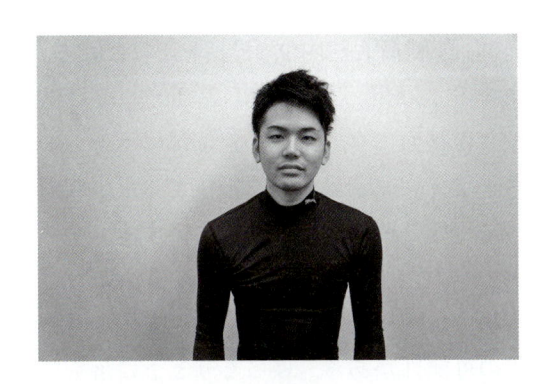

① 患者は立位または座位で両手を口にもっていくようにする．この時，検者は肩関節外転に注目し左右差を評価する．

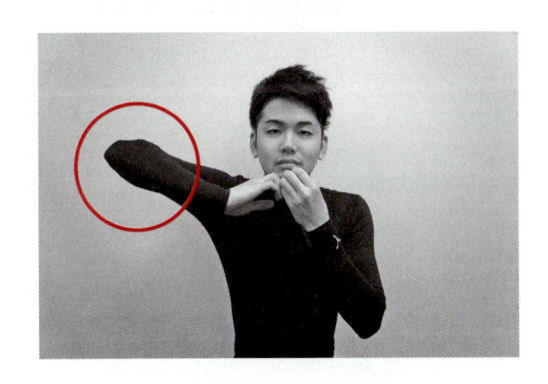

② この動作を行う際に肩関節外転を伴う場合を陽性とする．この肩関節外転を伴う動きを Hornblower's sign と呼ぶ．

表8 ● Hornblower's test の診断学的有用性

| 著者 | 信頼性 | 感度 | 特異度 | 陽性尤度比 | 陰性尤度比 |
|---|---|---|---|---|---|
| Lasbleiz S, et al (2014)[18]　棘下筋腱炎 | NR | 0 | 94.1 | 0 | 1.06 |
| 　棘下筋全層損傷 | NR | 12.5 | 96.8 | 3.87 | 0.9 |
| Walch G, et al (1998)[19]　小円筋断裂・脂肪変性 | NR | 100 | 93 | 14.29* | 0.93* |

NR：報告なし
*報告されている値から算出

## 2）Jobe's test（Empty can test，棘上筋テスト）

このテストの目的は棘上筋の筋力低下やインピンジメントの評価である．

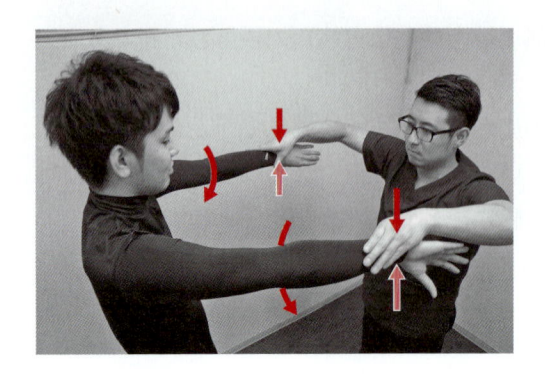

① 患者は立位で肩関節肩甲骨面上 90°挙上位・30°水平内転位・最大内旋位，肘関節伸展位，前腕最大回内位（母指を下に向ける）にする．
② 検者は正面に立ち上肢の遠位部に下方への力を加え，患者はそれに抵抗する．両側同時に行うことで，左右差を評価する．
③ 下方への力に対して「ガクッ」と力が抜ける場合は回旋筋腱板，特に棘上筋の全層損傷の可能性がある．ゆっくりと下に落ちてくる場合は棘上筋の部分損傷の可能性がある．肩関節前外側面に痛みを訴える場合はインピンジメントの可能性がある．

**表9 Jobe's test の診断学的有用性**

| 著者 | 信頼性 | 感度 | 特異度 | 陽性尤度比 | 陰性尤度比 |
|---|---|---|---|---|---|
| Villafane JH, et al (2015)[20] | NR | 76 | 90 | 9.5 | 0.26 |
| Micheroli R, et al (2015)[21] | Kappa=0.36 | 81 | 55 | 1.80* | 0.35* |
| Lasbleiz S, et al (2014)[18]　棘上筋腱炎・痛み | NR | 100 | 12.1 | 1.14 | 0 |
| 　棘上筋腱炎・筋力低下 | NR | 33.3 | 33.3 | 0.5 | 2 |
| 　棘上筋全層損傷・痛み | NR | 90.5 | 11.1 | 1.02 | 0.86 |
| 　棘上筋全層損傷・筋力低下 | NR | 80.9 | 61.1 | 2.08 | 0.31 |
| Yuen CK, et al (2012)[22]　棘上筋腱損傷 | NR | 43 | 71 | 1.5 | 0.8 |
| 　回旋筋腱板全層損傷 | NR | 39 | 74 | 1.51 | 0.82 |
| Alqunaee M, et al (2012)[23]　筋力低下 | NR | 69 | 62 | 1.81 | 0.5 |
| Ostor AJ, et al (2004)[14] | kappa=0.44-0.49 | NR | NR | NA | NA |

NR：報告なし，NA：該当なし
*報告されている値から算出

### 3) Full can test

このテストの目的は棘上筋損傷や回旋筋腱板損傷の評価である．

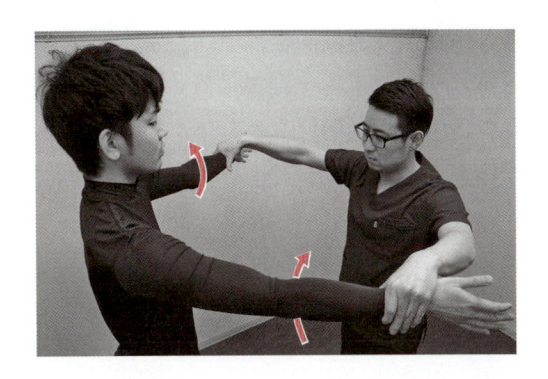

①患者は立位で肩関節肩甲骨面上 90°挙上位・30°水平内転位・45°外旋位（母指を上に向ける），肘関節伸展位にする．

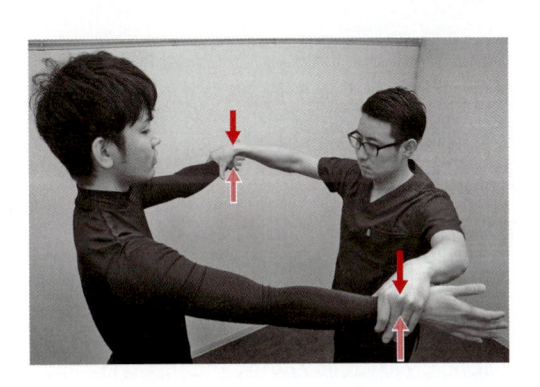

②検者は正面に立ち上肢の遠位部に下方への力を加え，患者はそれに抵抗する．両側同時に行うことで，左右差を評価する．

③痛みの訴えや筋力低下がある，またはその両方があれば陽性とする．

**表10 ● Full can test の診断学的有用性**

| 著者 | 信頼性 | 感度 | 特異度 | 陽性尤度比 | 陰性尤度比 |
|---|---|---|---|---|---|
| Lasbleiz S, et al (2014)[18] 棘上筋腱炎・痛み | NR | 50 | 27.3 | 0.69 | 1.83 |
| 棘上筋腱炎・筋力低下 | NR | 33.3 | 45.5 | 0.61 | 1.47 |
| 棘上筋全層損傷・痛み | NR | 85.7 | 50 | 1.71 | 0.29 |
| 棘上筋全層損傷・筋力低下 | NR | 66.7 | 66.7 | 2 | 0.5 |
| Kim E, et al (2006)[24] | | | | | |
| 回旋筋腱板全層損傷・痛み | NR | 55.5 | 77.8 | 2.50* | 0.57* |
| 回旋筋腱板全層損傷・筋力低下 | NR | 59.9 | 81 | 3.15* | 0.50* |
| 回旋筋腱板全層損傷・痛みまたは筋力低下 | NR | 73.7 | 68.3 | 2.32* | 0.39* |
| 回旋筋腱板全層損傷・痛みかつ筋力低下 | NR | 41.6 | 90.5 | 4.38* | 0.65* |
| なんらかの回旋筋腱板損傷・痛み | NR | 71.2 | 67.9 | 2.22* | 0.42* |
| なんらかの回旋筋腱板損傷・筋力低下 | NR | 77.3 | 67.9 | 2.41* | 0.33* |
| なんらかの回旋筋腱板損傷・痛みまたは筋力低下 | NR | 89.4 | 53.7 | 1.93* | 0.20* |
| なんらかの回旋筋腱板損傷・痛みかつ筋力低下 | NR | 59.1 | 82.1 | 3.30* | 0.50* |

NR：報告なし，NA：該当なし
*報告されている値から算出

## 4）Lift-off test（Gerber's test）

このテストの目的は肩甲下筋損傷の評価である．

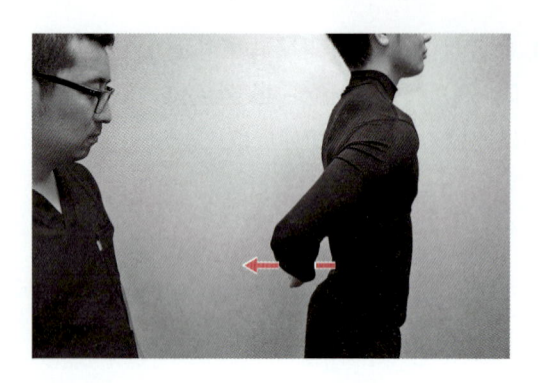

① 患者は立位で肩関節伸展・内旋位，肘関節屈曲位にし，手背を腰部に置く．
② 検者は患者の背面に立ち，手を背中から遠ざけるように指示を出す（リフトオフ肢位）．

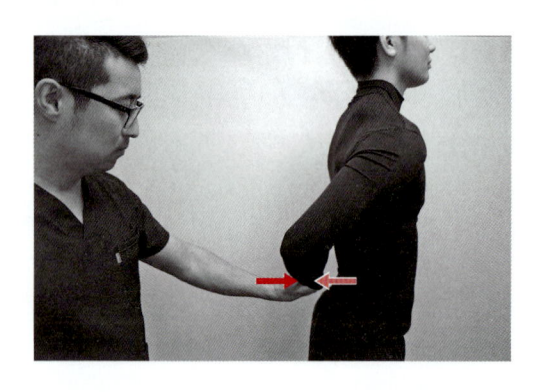

③ 手部を腰部から離して保持することが可能なら，検者が手部を腰部に向かって押すことで肩関節外旋方向に力を加え，患者はそれに抵抗する．
④ 肩関節後面の痛みを訴える，あるいはリフトオフ肢位をとることができなければ肩甲下筋の全層損傷の可能性がある．リフトオフ肢位での外旋筋力が低下していれば部分損傷の可能性がある．

**表11 ● Lift-off test の診断学的有用性**

| 著者 | 信頼性 | 感度 | 特異度 | 陽性尤度比 | 陰性尤度比 |
|---|---|---|---|---|---|
| Micheroli R, et al（2015）[21] | Kappa＝0.21 | 100 | 55 | 2.22* | 0* |
| Lasbleiz S, et al（2014）[18] 肩甲下筋腱炎・痛み | NR | 0 | 94.1 | 0 | 1.06 |
| 　　肩甲下筋腱炎・筋力低下 | NR | 0 | 82.3 | 0 | 1.21 |
| 　　肩甲下筋全層損傷・痛み | NR | 50 | 100 | ∞ | 0.5 |
| 　　肩甲下筋全層損傷・筋力低下 | NR | 75 | 91.2 | 8.5 | 0.27 |
| Yoon JP, et al（2013）[25] | NR | 12 | 100 | ∞** | 0.88* |
| Yuen CK, et al（2012）[22] 肩甲下筋腱損傷 | NR | 43 | 71 | 1.5 | 0.8 |
| 　　回旋筋腱板全層損傷 | NR | 39 | 74 | 1.51 | 0.82 |
| Alqunaee M, et al（2012）[23] 筋力低下 | NR | 42 | 97 | 16.47 | 0.59 |
| Barth JR, et al（2006）[26] | NR | 17.6 | 100 | ∞** | 0.82* |
| Ostor AJ, et al（2004）[14] | kappa＝0.28-0.32 | NR | NR | NA | NA |

NR：報告なし，NA：該当なし
　*報告されている値から算出
　**正確には特異度が100％のため計算は不能であるが，限りなく100％に近い値と考え解を擬似的に想定した

## 5）Belly press test（Abdominal compression test, Napoleon test）

このテストの目的は肩甲下筋損傷の評価である．

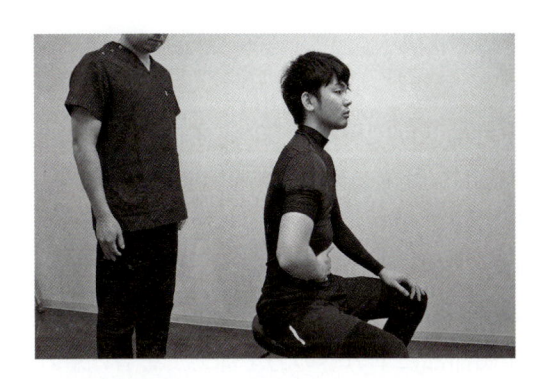

①患者は立位，または座位で肘関節90°屈曲位にし，手掌を腹部に置く．
②肩関節を内旋させ，手掌を腹部に押しつける．

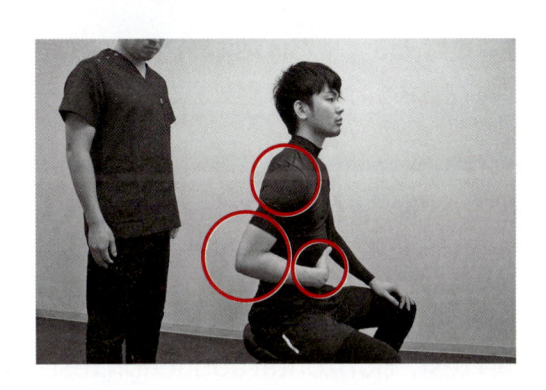

③手掌を腹部に十分に押しつけることができない，または肩関節内旋の代償のため，肘関節を屈曲させる，肩関節伸展のために肘関節が後方へ移動する，手関節が30°以上屈曲するなどが観察されれば陽性とする．

**表12 ● Belly press test の診断学的有用性**

| 著者 | 信頼性 | 感度 | 特異度 | 陽性尤度比 | 陰性尤度比 |
|---|---|---|---|---|---|
| Micheroli R, et al (2015)[21] | Kappa=0.24 | 73 | 72 | 2.61* | 0.38* |
| Lasbleiz S, et al (2014)[18] 肩甲下筋腱炎・痛み | NR | 50 | 74.3 | 1.94 | 0.67 |
| 　肩甲下筋腱炎・筋力低下 | NR | 0 | 91.4 | 0 | 1.09 |
| 　肩甲下筋全層損傷・痛み | NR | 40 | 73.5 | 1.51 | 0.82 |
| 　肩甲下筋全層損傷・筋力低下 | NR | 60 | 100 | ∞ | 0.4 |
| Yoon JP, et al (2013)[25] | NR | 27.8 | 99.4 | 46.33* | 0.73* |
| Yuen CK, et al (2012)[22] 　肩甲下筋腱損傷 | NR | 43 | 93 | 6 | 0.62 |
| 　回旋筋腱板全層損傷 | NR | 17 | 90 | 1.72 | 0.92 |
| Barth JR, et al (2006)[26] | NR | 40 | 97.9 | 19.05* | 0.61* |

NR：報告なし，NA：該当なし
*報告されている値から算出

## 5 肩鎖関節損傷

### 1）Bell-van Riet test

このテストの目的は肩鎖関節損傷の評価である．

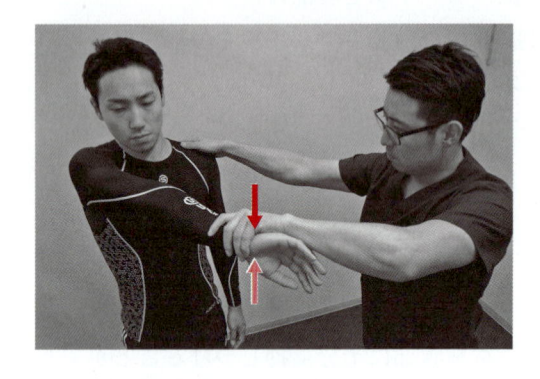

①患者は立位で肩関節90°屈曲・最大内転・内旋位，肘関節伸展位，前腕回内位にする．
②検者は正面に立って検査側の手関節部を把持し，体幹回旋による代償を防ぐために反対側の肩甲帯を支える．
③手関節部に下方への力を加え，患者はそれに抵抗する．
④痛みを訴える，または肩関節屈曲・内転位が保持できなければ陽性とする．

**表13 ● Bell-van Riet test の診断学的有用性**

| 著者 | 信頼性 | 感度 | 特異度 | 陽性尤度比 | 陰性尤度比 |
|---|---|---|---|---|---|
| van Riet RP, et al (2011)[27] | NR | 98 | NR | NA | NA |

NR：報告なし，NA：該当なし

### 2）Cross-body adduction test (Scarf test, Horizontal adduction test)

このテストの目的は肩鎖関節損傷の評価である．

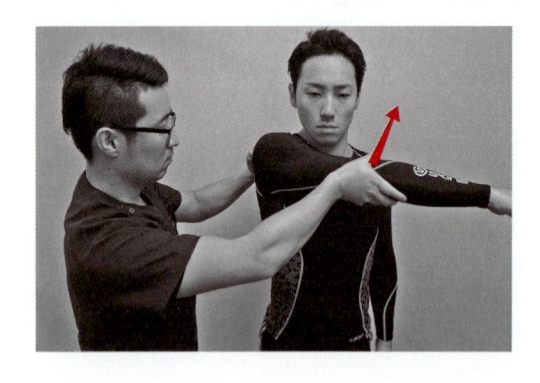

①患者は立位で肩関節90°屈曲・最大内転位にする．
②検者は肘と肩甲帯を支えて肩関節を最終域まで水平内転させる．その肢位からさらに水平内転方向に圧迫を加える．
③肩関節上面，肩鎖関節付近に痛みを訴えれば陽性とする．

**表14 ● Cross-body Adduction test の診断学的有用性**

| 著者 | 信頼性 | 感度 | 特異度 | 陽性尤度比 | 陰性尤度比 |
|---|---|---|---|---|---|
| Micheroli R, et al (2015)[21] | Kappa=0.40 | 38 | 96 | 9.50* | 0.65* |
| Cadogan A, et al (2013)[28] | NR | 64 | 26 | 0.86 | 1.39 |
| van Riet RP, et al (2011)[27] | NR | 67 | NR | NA | NA |
| Park HB, et al (2005)[13] | NR | 22.5 | 82 | 1.25 | 2.67* |
| Chronopoulos E, et al (2004)[29] | NR | 77 | 79 | 3.67* | 0.29* |

NR：報告なし，NA：該当なし　*報告されている値から算出

## 6 上腕二頭筋長頭腱炎

### 1) Speed's test (Palm up test, Biceps test, Straight-arm test)

このテストの目的は上腕二頭筋長頭腱炎の評価である．

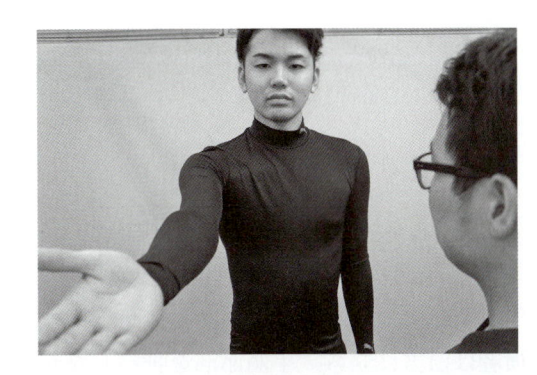

①患者は立位で肩関節 90°屈曲位，最大外旋位，肘関節伸展位，前腕回外位にする．

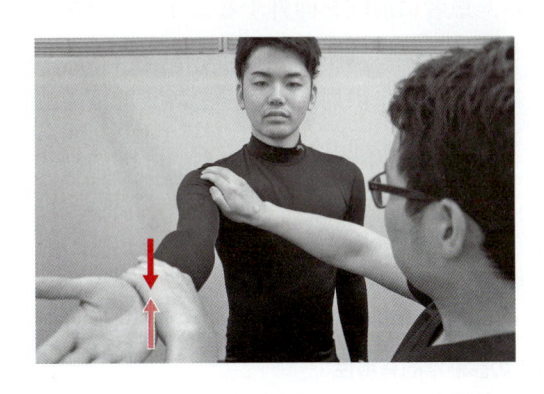

②検者は前方に立ち，上腕骨結節間溝を触診しながら，もう片方の手で上肢の遠位部に下方向の力を加え，患者はそれに抵抗する．
③上腕骨結節間溝部に限局した痛みを訴えれば陽性とする．

表15 ● Speed's test の診断学的有用性

| 著　者 | 信頼性 | 感　度 | 特異度 | 陽性尤度比 | 陰性尤度比 |
|---|---|---|---|---|---|
| Micheroli R, et al (2015)[21] | Kappa=0.19 | 47 | 75 | 1.88 | 0.71 |
| Lasbleiz S, et al (2014)[18] | NR | 83.3 | 36.4 | 1.3 | 0.46 |
| Gill HS, et al (2007)[30] | NR | 50 | 67 | 1.51 | 0.75* |
| Ardic F, et al (2006)[31] | NR | 69.2 | 60 | 1.73* | 0.51* |
| Ostor AJ, et al (2004)[14] | kappa=0.17-0.32 | NR | NR | NA | NA |

NR：報告なし，NA：該当なし
*報告されている値から算出

## 2）Yergason's test

このテストの目的は上腕二頭筋長頭腱炎の評価である．

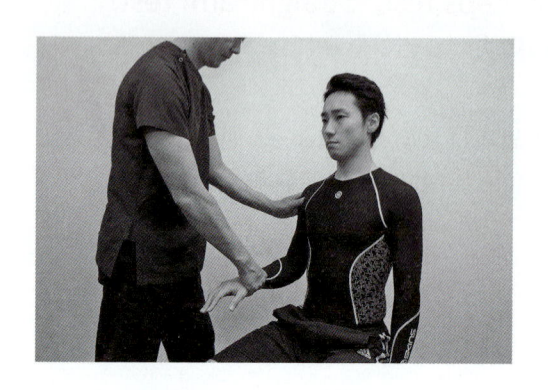

①患者は立位または座位で，上肢は体側に沿わせたまま肘関節 90°屈曲位，前腕回内位にする．

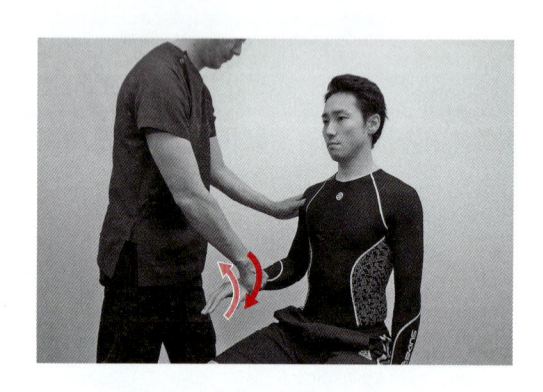

②検者は前方に立ち，手関節部を把持しながら，患者に前腕を回外するように指示を出し，それに抵抗する．

③結節間溝部に限局した痛みを訴えれば陽性とする．

**表 16 ● Yergason's test の診断学的有用性**

| 著　者 | 信頼性 | 感　度 | 特異度 | 陽性尤度比 | 陰性尤度比 |
|---|---|---|---|---|---|
| Micheroli R, et al (2015)[21] | Kappa=0.19 | 32 | 88 | 2.67* | 0.77* |
| Lasbleiz S, et al (2014)[18] | NR | 66.7 | 81.8 | 3.7 | 0.41 |
| Ostor AJ, et al (2004)[14] | kappa=0.28 | NR | NR | NA | NA |

NR：報告なし，NA：該当なし
*報告されている値から算出

## 7 胸郭出口症候群

### 1) Hyperabduction test（Wright's test）

このテストの目的は胸郭出口症候群（過外転症候群）の評価である．

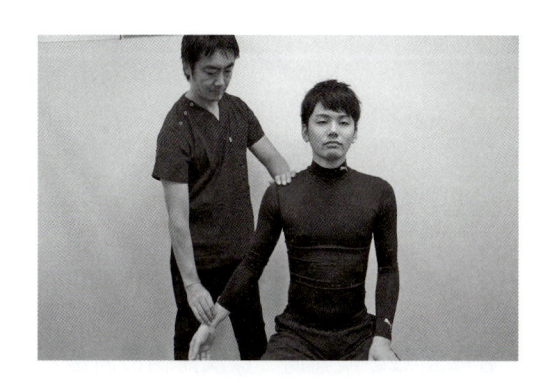

①患者は背中をまっすぐにして座る．検者はこの肢位で橈骨動脈の拍動を確認する．

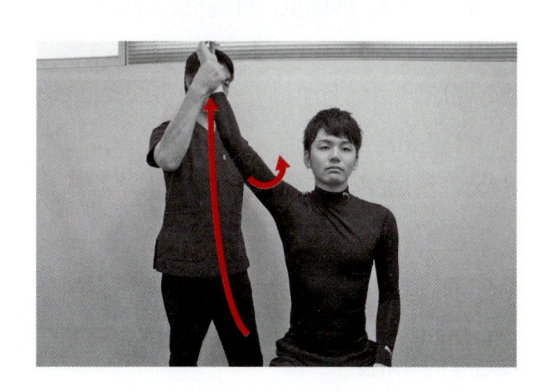

②患者は頸部を中間位に保持し，検者は肩関節を90°以上外転させ，最終域まで外旋させる．この肢位を1分間保持する．
③橈骨動脈の拍動と手のしびれなどの神経症状の有無を確認する．
④橈骨動脈の拍動の減弱や消失，もしくは神経症状を訴えれば陽性とする．

表17 ● Hyperabduction test の診断学的有用性

| 著者 | 信頼性 | 感度 | 特異度 | 陽性尤度比 | 陰性尤度比 |
|---|---|---|---|---|---|
| Gillard J, et al (2001)[32] 脈拍消失 | NR | 52 | 90 | 5.2* | 0.53* |
| 症状再現 | NR | 84 | 40 | 1.4* | 0.4* |
| Rayan GM, et al (1995)[33] 脈拍減少または消失 | NR | NR | 43 | NA | NA |
| 神経症状 | NR | NR | 83.5 | NA | NA |

NR：報告なし，NA：該当なし
*報告されている値から算出

## 2）Allen's test（modified Wright's test）

このテストの目的は胸郭出口症候群の評価である．

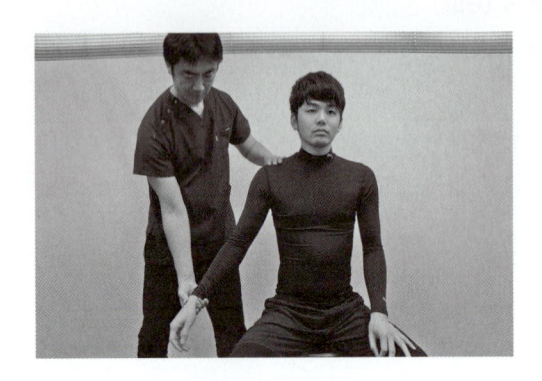

①患者は背中をまっすぐにして座る．検者はこの肢位で橈骨動脈の拍動を確認する．

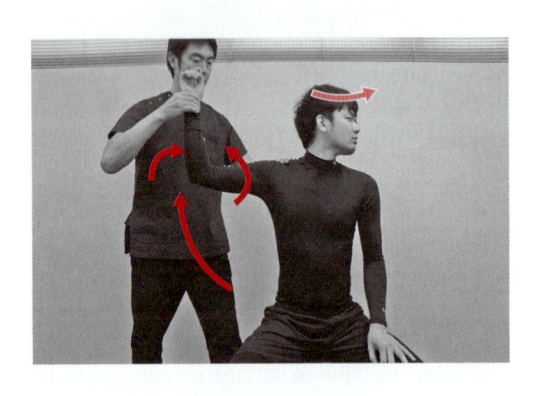

②患者は頸部を検査側とは反対側に回旋させ，肩関節90°外転位，外旋位，肘関節90°屈曲位にする．
③橈骨動脈の拍動と手のしびれなどの神経症状の有無を確認する．
④橈骨動脈の拍動の減弱や消失する，もしくは神経症状を訴えれば陽性とする．

表18 ● Allen's test の診断学的有用性

| 著　者 | 信頼性 | 感　度 | 特異度 | 陽性尤度比 | 陰性尤度比 |
|---|---|---|---|---|---|
| Marx RG, et al（1999）[34] | NR | 18.0-43.0 | NR | NA | NA |

NR：報告なし，NA：該当なし

### 3）Adson's test

このテストの目的は胸郭出口症候群（斜角筋症候群）の評価である．

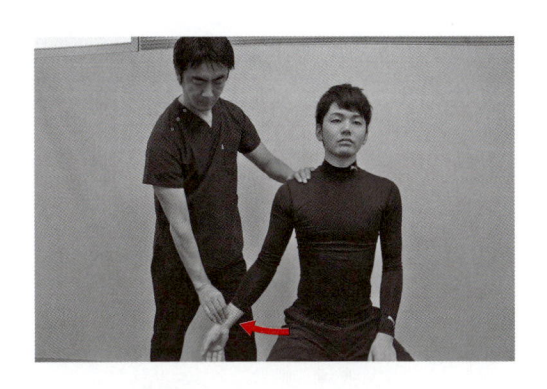

①患者は背中をまっすぐにして座り，肩関節15°外転位にする．検者はこの肢位で橈骨動脈の拍動を確認する．

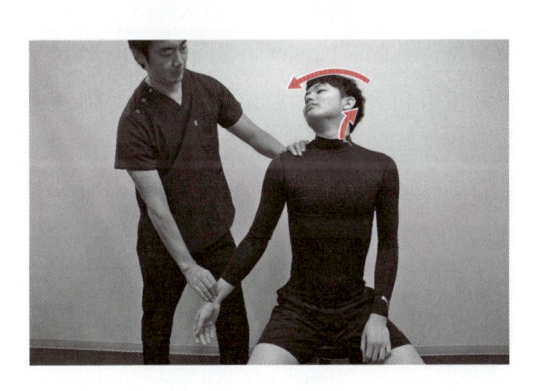

②顎が検査側を指すように頸部を伸展・検査側と同側回旋させ，深く息を吸い込んで息を止めてもらう．
③橈骨動脈の拍動と手のしびれなどの神経症状の有無を確認する．
④橈骨動脈の拍動の減弱や消失する，もしくは神経症状を訴えれば陽性とする．

**表19 ● Adson's test の診断学的有用性**

| 著　者 | 信頼性 | 感　度 | 特異度 | 陽性尤度比 | 陰性尤度比 |
|---|---|---|---|---|---|
| Gillard J, et al（2001）[32] | NR | 79 | 76 | 3.29* | 0.28* |
| Rayan GM, et al（1995）[33] 脈拍減少または消失 | NR | NR | 86.5 | NA | NA |
| 　　神経症状 | NR | NR | 98 | NA | NA |

NR：報告なし，NA：該当なし
*報告されている値から算出

## 4）Costoclavicular test（Eden's test, Military brace test）

このテストの目的は胸郭出口症候群（肋鎖症候群）の評価である．

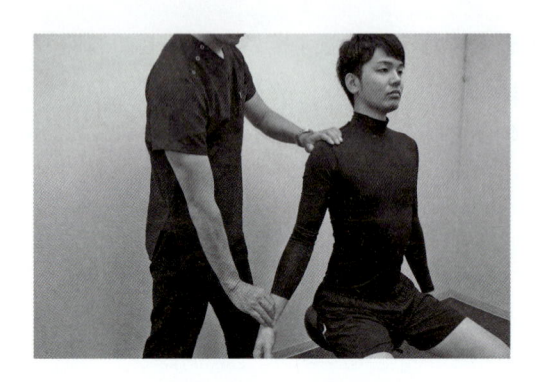

①患者は胸を張って背中をまっすぐにして座る．検者はこの肢位で橈骨動脈の拍動を確認する．

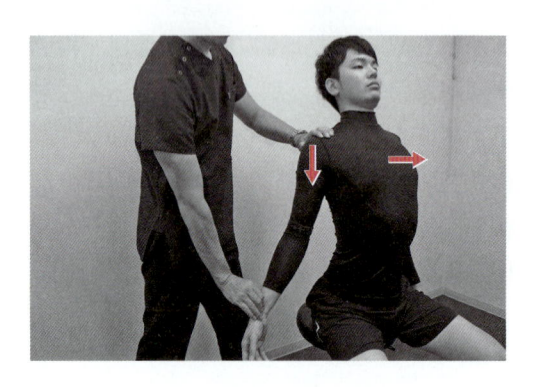

②肩甲帯を下制・内転させ胸を突き出すようにしてもらう．この肢位を1分間保持させる．
③橈骨動脈の拍動や手のしびれなどの神経症状の有無を確認する．
④橈骨動脈の拍動の減弱や消失，もしくは神経症状を訴えれば陽性とする．

**表20 ● Costoclavicular test の診断学的有用性**

| 著　者 | | 信頼性 | 感　度 | 特異度 | 陽性尤度比 | 陰性尤度比 |
|---|---|---|---|---|---|---|
| Rayan GM, et al（1995）[33] | 脈拍減少または消失 | NR | NR | 53 | NA | NA |
| | 神経症状 | NR | NR | 90 | NA | NA |

NR：報告なし，NA：該当なし

## 8 上腕骨内・外側上顆炎

### 1）Cozen's test

このテストの目的はテニス肘とも呼ばれる上腕骨外側上顆炎の評価である．

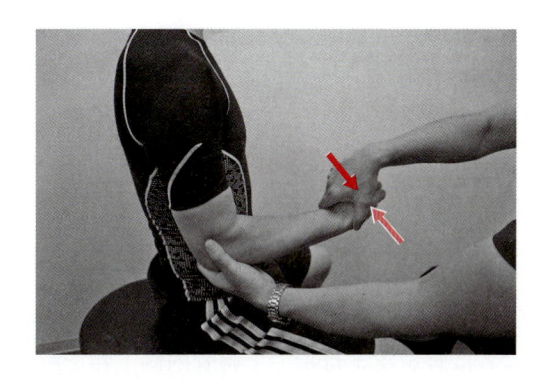

① 患者は座位または立位で肘関節 90°屈曲位，前腕回内位，手関節橈屈位で拳をつくる．
② 検者は肘を支え母指で上腕骨外側上顆を触診し，もう一方の手で手背部を把持する．
③ 手関節を背屈してもらい，検者はそれに抵抗する．
④ 上腕骨外側上顆周辺に痛みが再現できれば陽性とする．

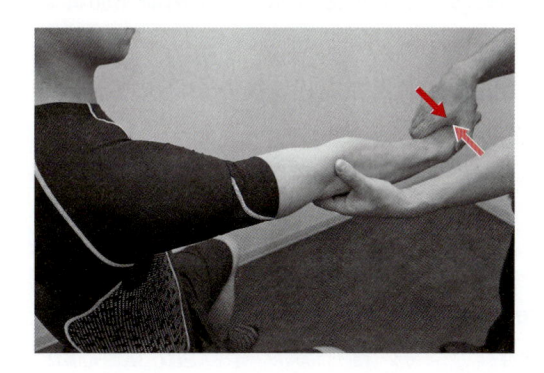

⑤ 肘関節伸展位で行う場合は，Thomsen's test と呼ばれる．

表21 ● Cozen's test の診断学的有用性

| 著　者 | 信頼性 | 感　度 | 特異度 | 陽性尤度比 | 陰性尤度比 |
|---|---|---|---|---|---|
| Cook CE, et al（2011）[35] | NR | NR | NR | NA | NA |
| MacDermid JC, et al（2006）[36] | NR | NR | NR | NA | NA |
| Magee DJ（2002）[37] | NR | NR | NR | NA | NA |

NR：報告なし，NA：該当なし

## 2) Golfer's elbow test

このテストの目的はゴルフ肘とも呼ばれる上腕骨内側上顆炎の評価である．

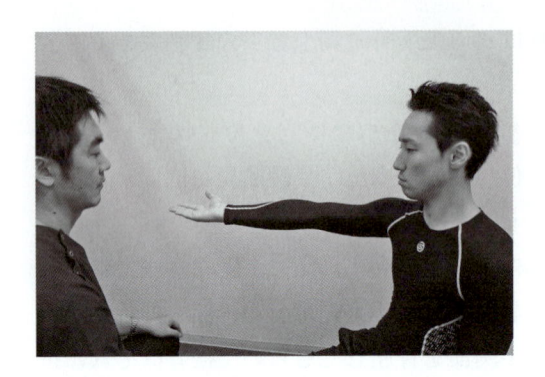

① 患者は座位または立位で肩関節 90°屈曲位，肘関節伸展位，前腕回外位にする．

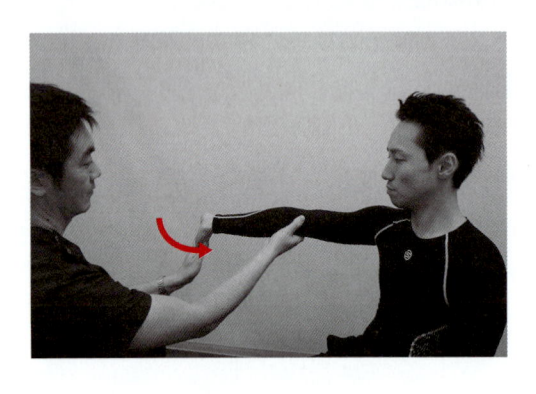

② 検者は肘を支え母指で上腕骨内側上顆を触診し，もう一方の手で手掌部を把持する．
③ 他動的に手関節を背屈し，手関節屈筋群を伸張させる．
④ 上腕骨内側上顆周辺に痛みが再現できれば陽性とする．

表22 ● Golfer's elbow test の診断学的有用性

| 著 者 | 信頼性 | 感 度 | 特異度 | 陽性尤度比 | 陰性尤度比 |
|---|---|---|---|---|---|
| Day R, et al (2009)[38] | NR | NR | NR | NA | NA |

NR：報告なし，NA：該当なし

## 9 肘関節不安定性

### 1）Moving valgus stress test

このテストの目的は肘関節内側側副靱帯損傷の評価である．

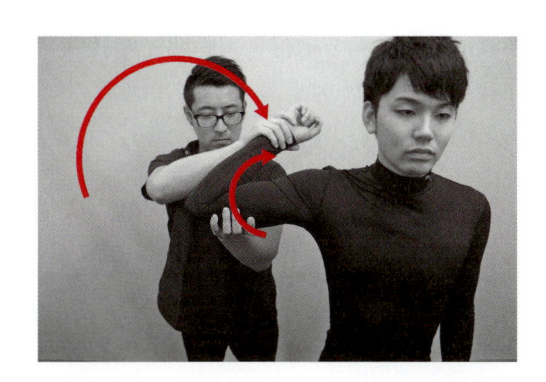

①患者は立位で肩関節90°外転位にする．
②検者は上腕部と手関節部を把持し，肘関節を最大屈曲させ，肩関節が最大外旋位をとるまで肘関節の外反方向に適度な力を加える．

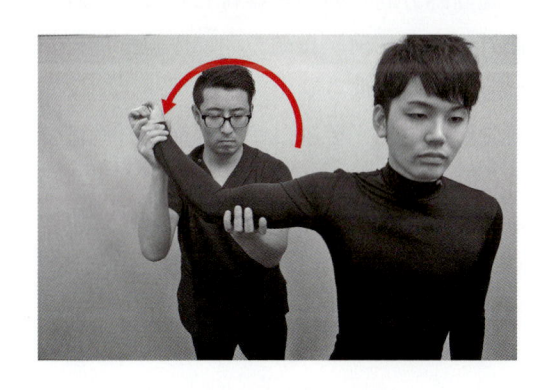

③肘関節外反方向への力は維持したまま，速やかに肘関節を約30°まで伸展させる．
④この動作で肘関節内側部（内側側副靱帯部）に痛みが生じ，肘関節屈曲約70〜120°で不安感を伴う痛みが増強すれば陽性とする．

表23 ● Moving valgus stress test の診断学的有用性

| 著　者 | 信頼性 | 感　度 | 特異度 | 陽性尤度比 | 陰性尤度比 |
|---|---|---|---|---|---|
| O'Driscoll SW, et al（2005）[39] | NR | 100 | 75 | 4.0* | 0.0* |

NR：報告なし
*報告されている値から算出

## 2）Elbow lateral pivot shift test（Posterolateral rotatory instability test）

このテストの目的は肘関節後外側回旋不安定性の評価である．

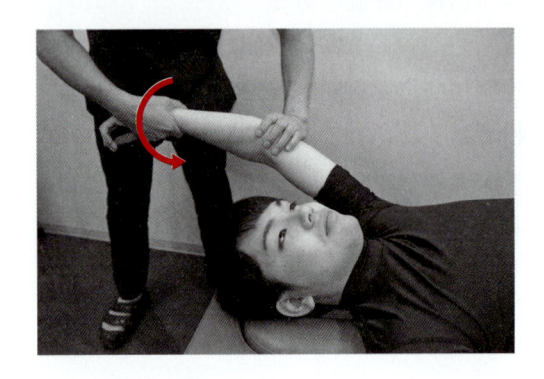

①患者は背臥位で肩関節屈曲位にする．
②検者は肘と前腕を把持し，肘関節伸展位を保持したまま前腕を最終域まで回外させる．

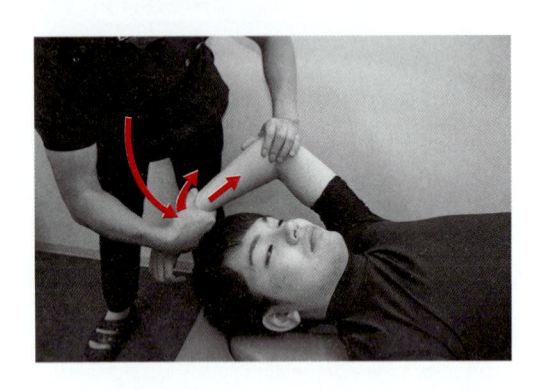

③前腕回外方向への力を維持したまま，肘関節外反方向，前腕長軸方向に圧迫を加えつつ肘関節を屈曲させていく．
④橈骨頭の脱臼・亜脱臼が肘関節後外側に骨性の隆起として認められれば陽性とする．そのまま肘関節を屈曲させていくと屈曲40°を越えたあたりに突然「コクッ」と感じられ，整復が認められる．

表24 ● Elbow lateral pivot shift test の診断学的有用性

| 著者 | 信頼性 | 感度 | 特異度 | 陽性尤度比 | 陰性尤度比 |
|---|---|---|---|---|---|
| Day R, et al（2009）[38] | NR | NR | NR | NA | NA |
| Magee DJ（2002）[37] | NR | NR | NR | NA | NA |
| O'Driscoll SW, et al（1991）[40] | NR | NR | NR | NA | NA |

NR：報告なし，NA：該当なし

## 10 肘部管症候群

### 1）Shoulder internal rotation elbow flexion test

このテストの目的は肘部管症候群の評価である．

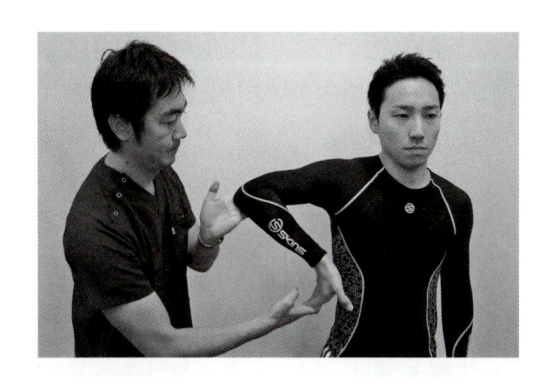

① 検者は一方の手を肘頭または上腕骨内側上顆におき，もう一方の手は手指を把持する．

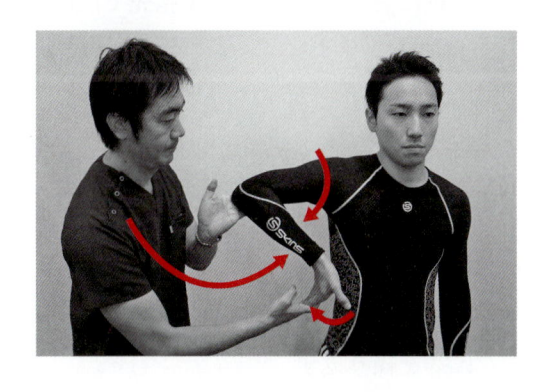

② 肩関節 90°外転位・10°屈曲位・最大内旋位，肘関節最大屈曲位，前腕最大回外位，手関節・手指最大伸展位にし，5秒間保持する．

③ 5秒以内に尺骨神経支配領域における痛み，不快感の再現，悪化，尺骨神経症状の訴えがあれば陽性とする．

表25 ● Shoulder internal rotation elbow flexion test の診断学的有用性

| 著者 | 信頼性 | 感度 | 特異度 | 陽性尤度比 | 陰性尤度比 |
|---|---|---|---|---|---|
| Ochi K, et al（2012）[41] | NR | 87 | 98 | 53.7* | 0.13* |

NR：報告なし
*報告されている値から算出

## 2) Elbow scratch collapse test

このテストの目的は肘部管症候群の評価である．

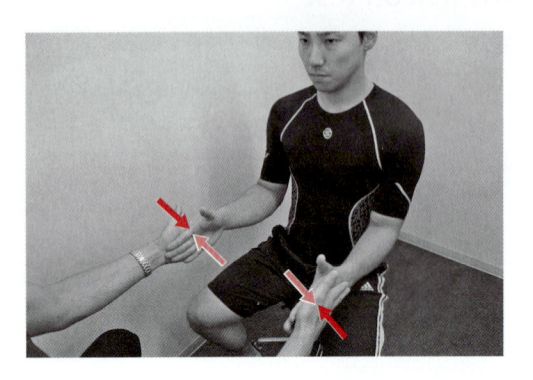

①患者は座位で肘関節 90°屈曲位，手関節中間位にし，手部は大きく開いておく．
②検者は手関節部背側に手をあて，左右同時に肩関節内旋方向に力を加え，患者はそれに抵抗する．肩関節外旋筋力の左右差をみる．

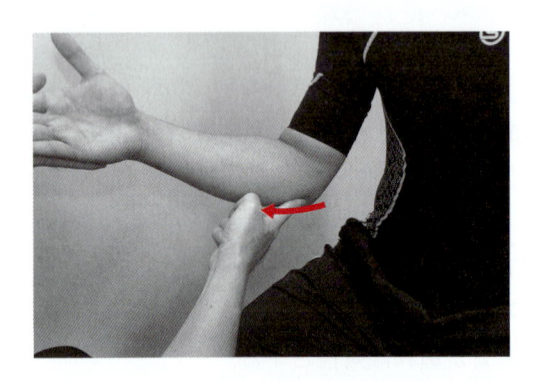

③次に圧迫を受けていると考えられる尺骨神経の走行に沿って，肘部管上を指先で「ひっかく（scratch）」または「なぞる（swipe）」．

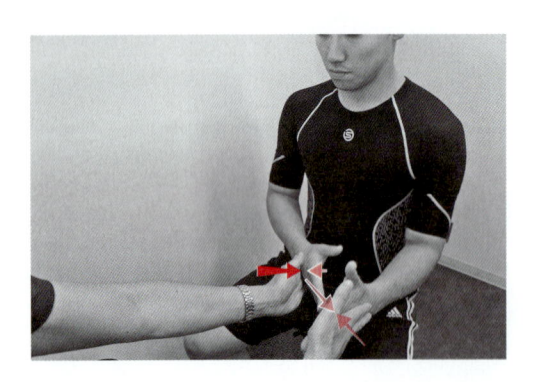

④すぐに②を繰り返す．
⑤一時的に外旋筋力が低下すれば陽性とする．

表26 ● Elbow scratch collapse test の診断学的有用性

| 著者 | 信頼性 | 感度 | 特異度 | 陽性尤度比 | 陰性尤度比 |
|---|---|---|---|---|---|
| Cheng CJ, et al (2008)[42] | NR | 69 | 99 | 69.0* | 0.31* |

NR：報告なし
*報告されている値から算出

## 11 手根管症候群

### 1）Phalen's test（Wrist flexion test）

このテストの目的は手根管症候群の評価である．

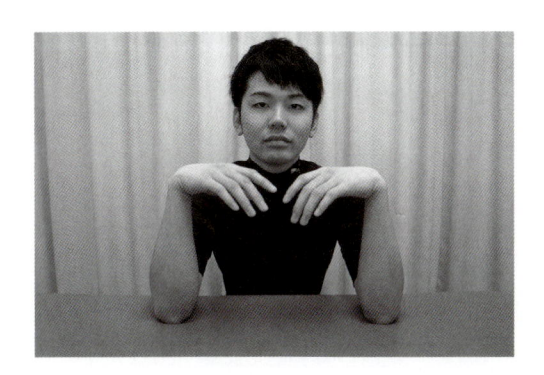

①患者は座位で両肘をテーブルにおき，前腕を垂直に立てる．
②手関節を自然に垂らし，手関節掌屈位をとり，約1分間保持する．
③正中神経症状が再現されれば陽性とする．

表27 ● Phalen's test の診断学的有用性

| 著者 | 信頼性 | 感度 | 特異度 | 陽性尤度比 | 陰性尤度比 |
|---|---|---|---|---|---|
| de Jesus Filho AG, et al（2014）[43] | NR | 88.6 | NR | NA | NA |
| Ma H, et al（2012）[44] | NR | 84.4 | 86.7 | 6.35* | 0.18* |
| Boland RA, et al（2009）[45] | NR | 64 | 75 | 2.54 | 0.49 |
| El Miedany Y, et al（2008）[46] | NR | 47 | 17 | 0.57* | 3.12* |
| LaJoie AS, et al（2005）[47] | NR | 92 | 88 | 7.67* | 0.09* |
| Wainner RS, et al（2005）[48] | kappa=0.79 | 77 | 40 | 1.3 | 0.58 |
| Hansen PA, et al（2004）[49] | NR | 34 | 74 | 1.31* | 0.89* |
| MacDermid JC, et al（2004）[50] | NR | 68 | 73 | 2.52* | 0.44* |

NR：報告なし，NA：該当なし
*報告されている値から算出

## 2) Carpal compression test（Median nerve compression test, Durkan's test）

このテストの目的は手根管症候群の評価である．

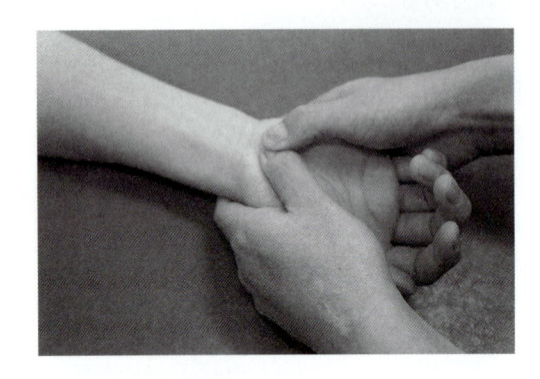

①患者は座位で肘関節を0〜30°屈曲位，前腕回外位，手関節中間位にする．

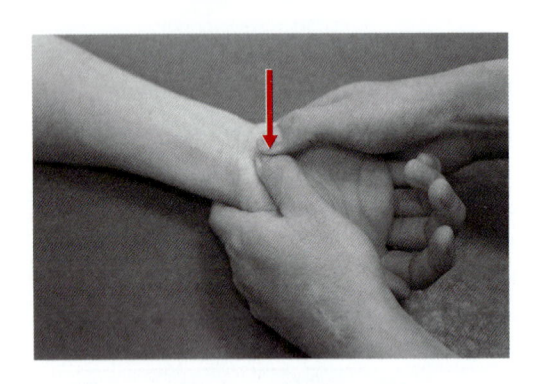

②検者は両手で手関節部を支え，横手根靱帯（屈筋支帯）上に両母指を重ね，30秒間手根管を圧迫する．

③手根管遠位に痛みや正中神経領域の感覚障害や感覚鈍麻が再現されれば陽性とする．

表28 ● Carpal compression test の診断学的有用性

| 著者 | 信頼性 | 感度 | 特異度 | 陽性尤度比 | 陰性尤度比 |
|---|---|---|---|---|---|
| de Jesus Filho AG, et al（2014）[43] | NR | 85.7 | NR | NA | NA |
| Ma H, et al（2012）[44] | NR | 84.4 | 82.2 | 4.74* | 0.19* |
| El Miedany Y, et al（2008）[46] | NR | 46 | 25 | 0.61* | 2.16* |
| Wainner RS, et al（2005）[48] | kappa=0.77 | 64 | 30 | 0.91 | 1.2 |
| MacDermid JC, et al（2004）[50] | NR | 64 | 83 | 3.76* | 0.43* |
| Kaul MP, et al（2001）[51] | NR | 52.5 | 61.8 | 1.37* | 0.77* |

NR：報告なし，NA：該当なし
*報告されている値から算出

## 12 手根不安定性

### 1）Scaphoid shift test（Watson's test）

このテストの目的は舟状骨不安定性の評価である．

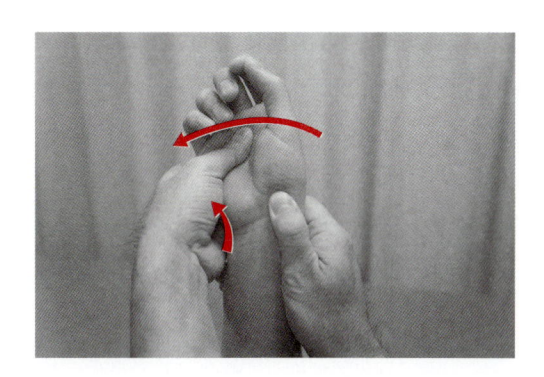

① 患者は座位で肘をテーブルにおき，前腕軽度回内位にする．
② 検者は検査側と同じ側の手で（右手の検査なら右手）橈側から手関節を把持し，母指を舟状骨結節におく．もう一方の手は，手関節の動きをコントロールできるように中手骨を把持し，手関節尺屈位・軽度背屈位にする．
③ 舟状骨結節を母指で圧迫しながら，ゆっくりと手関節橈屈・軽度掌屈していく．正常ならば舟状骨によって母指は押し返される． 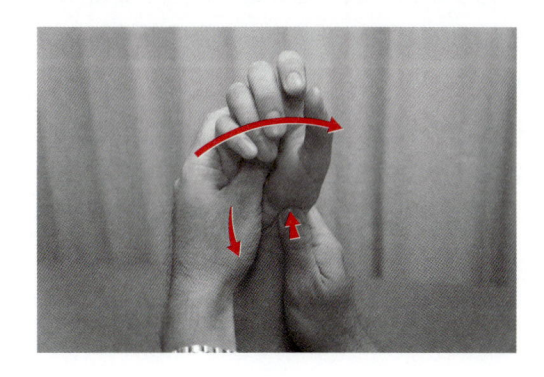
④ 母指が舟状骨に押し返されず亜脱臼が感じられたり，最終肢位で舟状骨結節への圧迫を緩めていくと背側へ偏位していた舟状骨が「ガクッ」という音とともに元の位置に戻ったり，痛みを訴えれば陽性とする．

表29 ● Scaphoid shift test の診断学的有用性

| 著者 | 信頼性 | 感度 | 特異度 | 陽性尤度比 | 陰性尤度比 |
|---|---|---|---|---|---|
| Prosser R, et al（2011）[52] | NR | 79.7* | 72.3* | 2.88 | 0.28 |
| LaStayo P, et al（1995）[53] | NR | 69 | 66 | 2.03* | 0.47* |

NR：報告なし
*報告されている値から算出

## 2）Ulnomeniscotriquetral dorsal glide test

このテストの目的は三角線維軟骨複合体（TFCC：Triangular Fibrocartilage Complex）損傷や三角骨の不安定性の評価である．

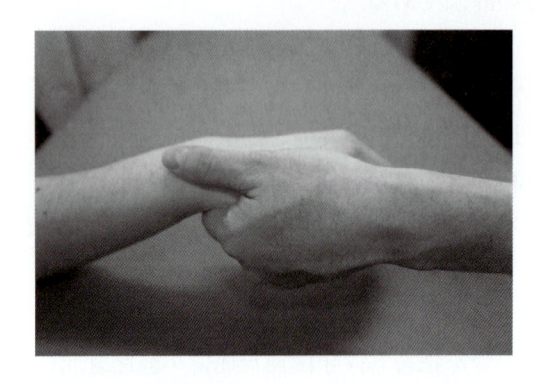

①患者は座位または背臥位で肘をテーブルにおき，前腕回内外中間位にする．
②検者は検査側とは反対の母指を（右手の検査なら左手の母指）尺骨頭の背側におき，示指のPIP関節の橈側部で豆状骨と三角骨の複合体を掌側から押さえる．

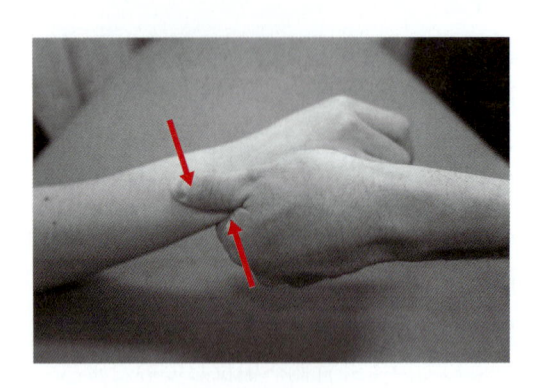

③母指と示指を絞り込むように力を加え，尺骨頭上で豆状骨三角骨の複合体を背側へ滑らせる．
④痛みの再現，尺骨豆状骨三角骨部の過剰な緩みがあれば陽性とする．

表30 ● Ulnomeniscotriquetral dorsal glide test の診断学的有用性

| 著者 | 信頼性 | 感度 | 特異度 | 陽性尤度比 | 陰性尤度比 |
|---|---|---|---|---|---|
| Prosser R, et al（2011）[52] | NR | 65.5* | 65.2* | 1.88 | 0.53 |
| LaStayo P, et al（1995）[53] | NR | 66 | 64 | 1.83* | 0.53* |

NR：報告なし
*報告されている値から算出

## 13 手関節・手指の腱損傷

### 1）Eichhoff's test

このテストは de Quervain（ドケルバン）病（長母指外転筋腱と短母指伸筋腱の狭窄性腱鞘炎）の評価を目的としており，1927年に Eichhoff によって報告された．de Quervain 病の評価には1930年に Finkelstein によって報告された Finkelstein test がよく知られているが，臨床や指導マニュアルでは Eichhoff's test が用いられていることが多い．Eichhoff が報告した方法が誤って Finkelstein test という呼称で広く用いられていたため，両テストは混同されることが多い．

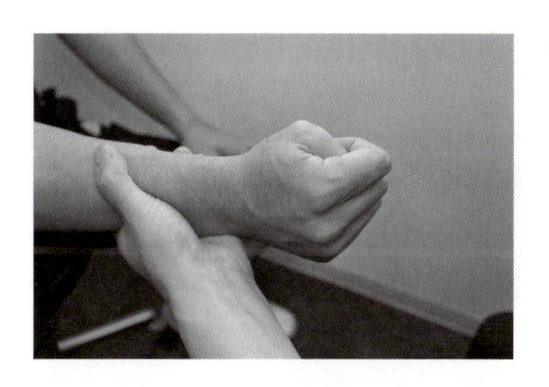

①患者は座位で前腕回内外中間位にて母指を対立させ，そのほかの4指で母指を握り込む．

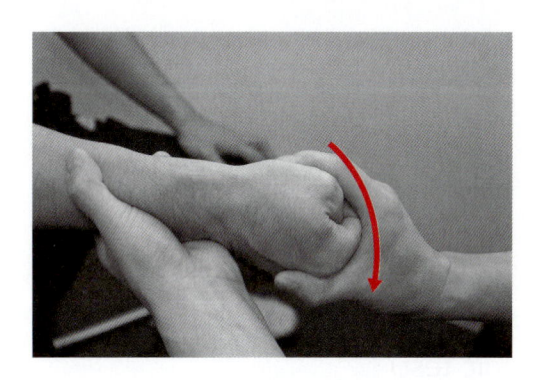

②検者は患者と向かい合い，前腕と手部を把持し，他動的に手関節を尺屈させていく．
③橈骨茎状突起部付近に痛みを訴えれば陽性とする．

**表31 ● Eichhoff's test の診断学的有用性**

| 著者 | 信頼性 | 感度 | 特異度 | 陽性尤度比 | 陰性尤度比 |
|---|---|---|---|---|---|
| Goubau JF, et al (2014)[54] | NR | 89 | 14 | 1.04 | 0.75 |

NR：報告なし

## 2）Jersey finger sign（Sweater finger sign）

このテストの目的は深指屈筋腱断裂の評価である．

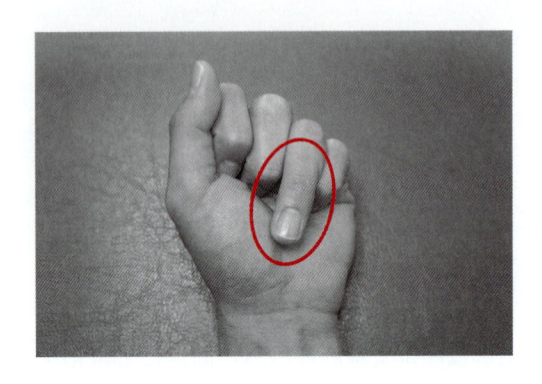

①患者は座位で手掌の中に指を入れていくように拳をつくる．
②DIP関節が十分に屈曲できず，指先が拳をつくる位置にいかなければ陽性とする．4指のうち，環指に最も起こりやすい．

表32 ● Jersey finger sign の診断学的有用性

| 著　者 | 信頼性 | 感　度 | 特異度 | 陽性尤度比 | 陰性尤度比 |
|---|---|---|---|---|---|
| Day R, et al（2009）[38] | NR | NR | NR | NA | NA |
| Magee DJ（2002）[37] | NR | NR | NR | NA | NA |

NR：報告なし，NA：該当なし

## 14 上肢の神経障害

### 1）ULNT（Upper limb neurodynamic test）

このテストは肩関節，肘関節，前腕，手関節，手指の肢位を変えることで特定の神経にストレスをかけ，神経症状を誘発させることを目的としている．その肢位や目標とする神経によって4つの検査に分けられる．

いずれの検査も開始肢位は背臥位で以下に記載する順序で他動的に上肢を動かしていく．テストは最終可動域まで行い，症状が再現されたら陽性とする．最後に頸部，肩甲帯，手関節を動かすことで神経に対する伸張ストレスを増加（感作動作）または軽減（解放動作）させることで症状が増減するか確認する．

## a．ULNT_MEDIAN(1)　正中神経，前骨間神経バイアス

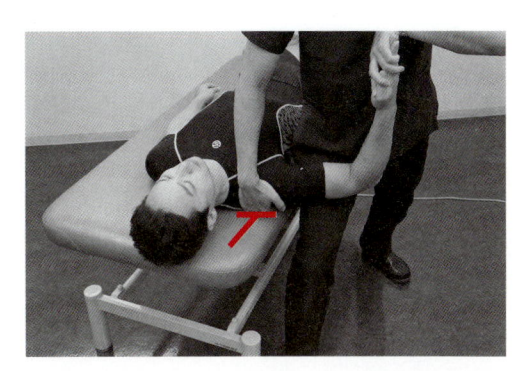

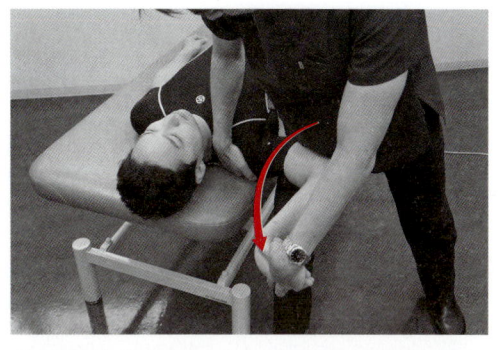

①肩甲帯固定．

④肩関節外旋．

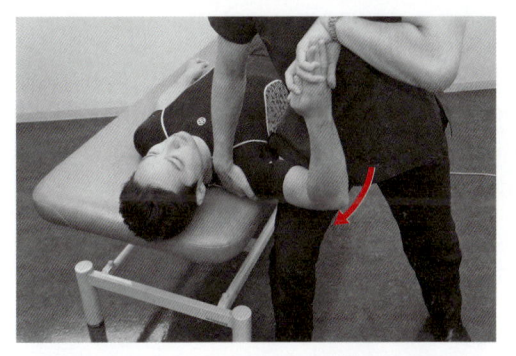

②肩関節外転（110°）．

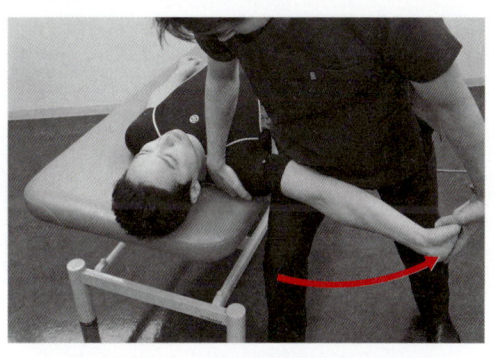

⑤肘関節伸展．

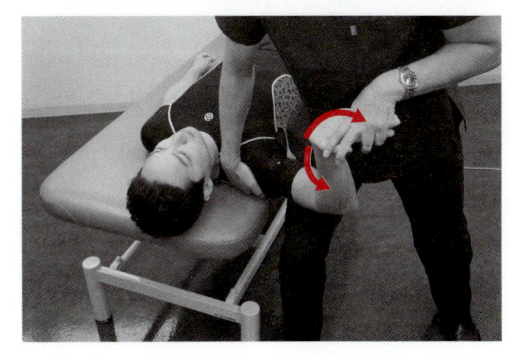

③手関節・手指伸展，前腕回外．

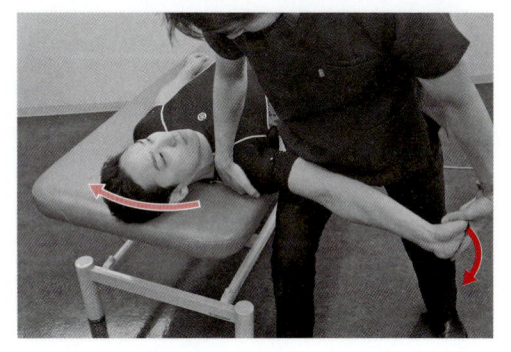

⑥感作・解放動作
感作：頸椎対側側屈．
解放：手関節伸展を緩める．

表33　ULNT_MEDIAN(1)の診断学的有用性

| 著者 | 信頼性 | 感度 | 特異度 | 陽性尤度比 | 陰性尤度比 |
|---|---|---|---|---|---|
| Schmid AB, et al（2009）[55] | kappa＝0.54 | NA | NA | NA | NA |
| Wainner RS, et al（2003）[56] | kappa＝0.76 | NA | NA | NA | NA |

NA：該当なし

### b．ULNT<sub>MEDIAN(2a)</sub>　正中神経，筋皮神経，腋窩神経バイアス

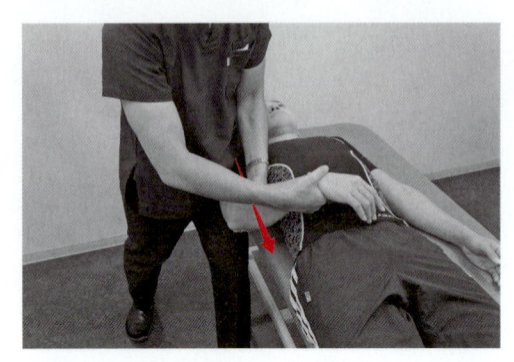

①肩甲帯下制．

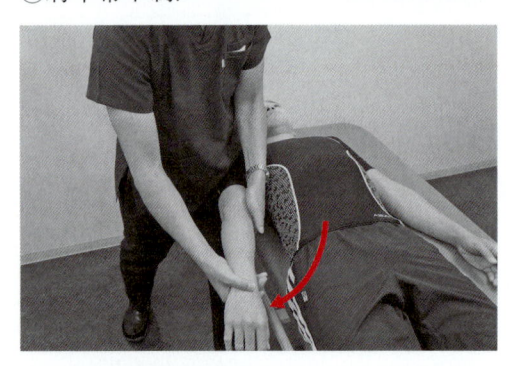

②肘関節伸展．

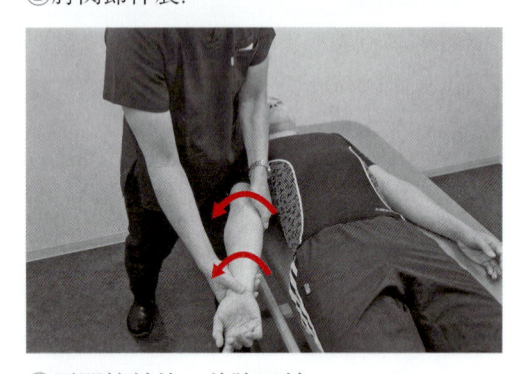

③肩関節外旋，前腕回外．

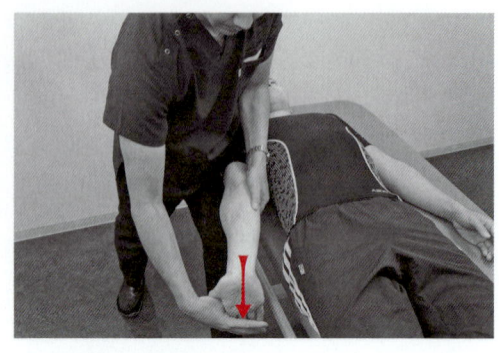

④手関節・手指伸展．

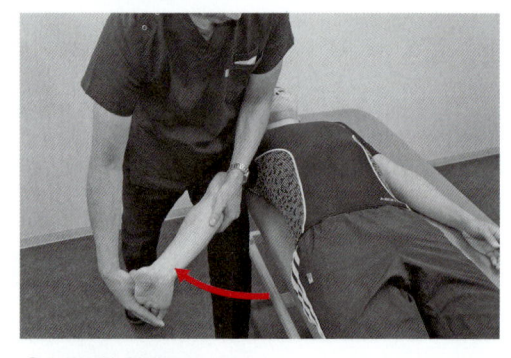

⑤肩関節外転．

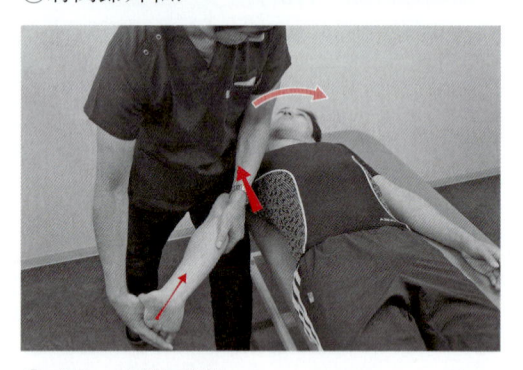

⑥感作・解放動作
感作：頚椎対側側屈．
解放：肩甲骨下制をわずかに緩める．手関節伸展を緩める．

表34 ● ULNT<sub>MEDIAN(2a)</sub>の診断学的有用性

| 著　者 | 信頼性 | 感　度 | 特異度 | 陽性尤度比 | 陰性尤度比 |
|---|---|---|---|---|---|
| Schmid AB, et al (2009)[55] | kappa＝0.46 | NA | NA | NA | NA |

NA：該当なし

### c．ULNT_RADIAL(2b)　橈骨神経バイアス

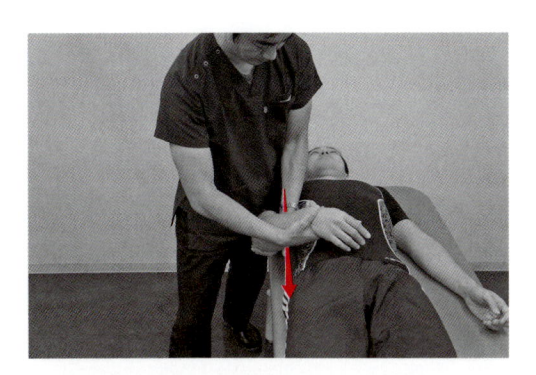

①肩甲帯下制．

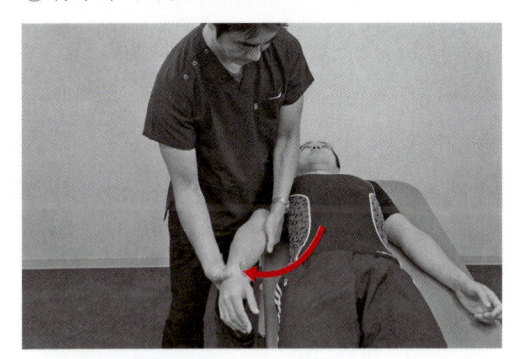

②肘関節伸展．

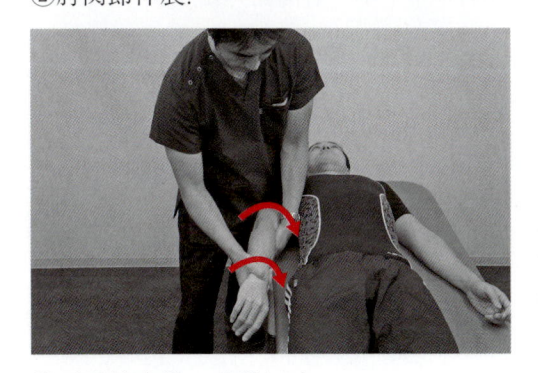

③肩関節内旋，前腕回内．

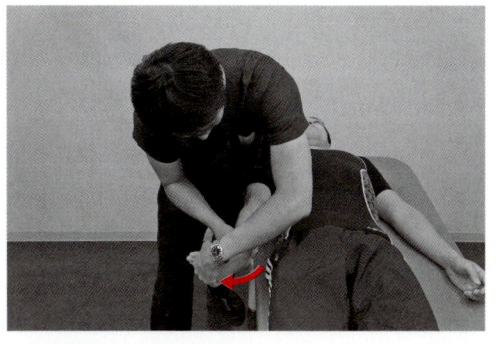

④手関節・手指屈曲．

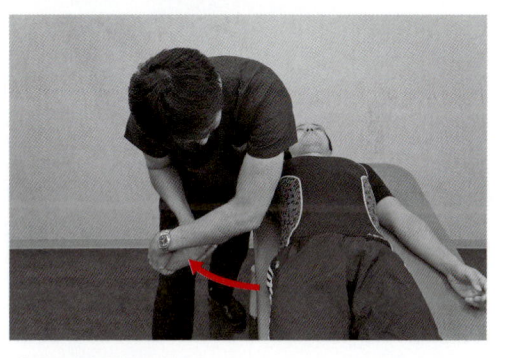

⑤肩関節外転．

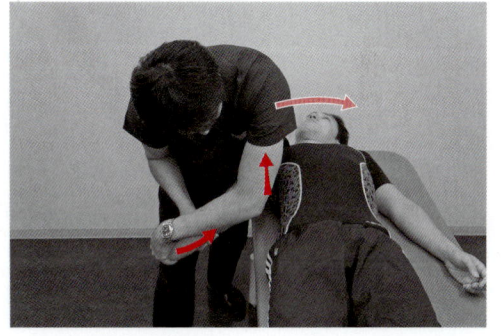

⑥感作・解放動作
感作：頸椎対側側屈．
解放：肩甲帯下制をわずかに緩める．手関節屈曲を緩める．

**表 35　ULNT_RADIAL(2b)の診断学的有用性**

| 著者 | 信頼性 | 感度 | 特異度 | 陽性尤度比 | 陰性尤度比 |
|---|---|---|---|---|---|
| Schmid AB, et al (2009)[55] | kappa=0.44 | NA | NA | NA | NA |
| Wainner RS, et al (2003)[56] | kappa=0.83 | NA | NA | NA | NA |

NA：該当なし

### d．ULNT_ULNAR(3)　尺骨神経バイアス

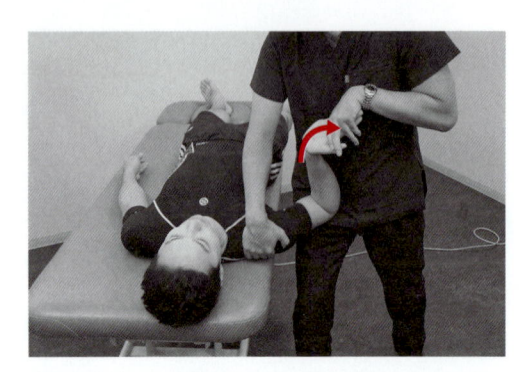

①手関節・手指伸展．

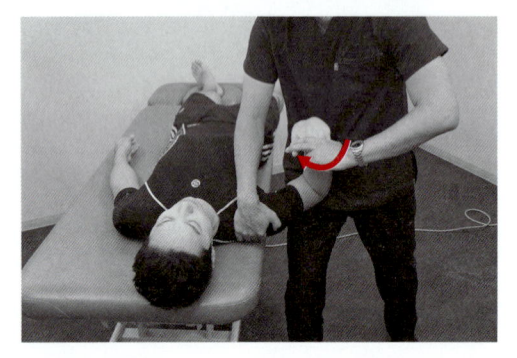

②前腕回内．

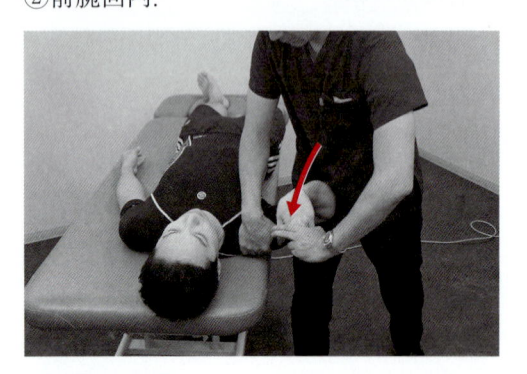

③肘関節屈曲．

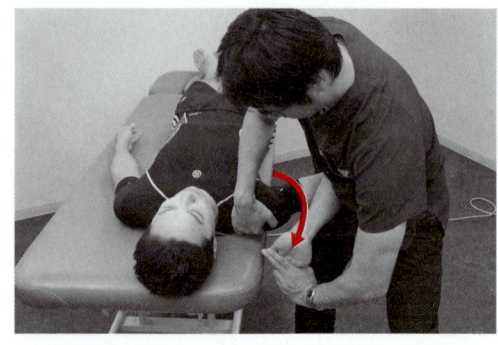

④肩関節外旋．

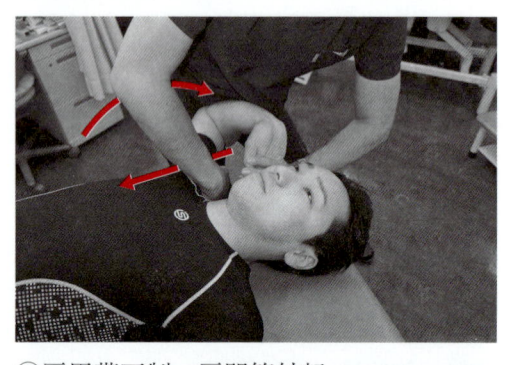

⑤肩甲帯下制，肩関節外転．

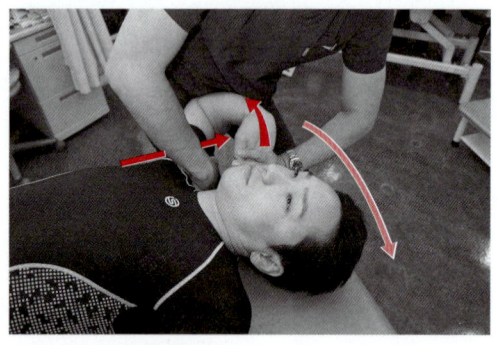

⑥感作・解放動作
感作：頚椎対側側屈．
解放：肩甲帯下制をわずかに緩める．手関節伸展を緩める．

表36　ULNT_ULNAR(3)の診断学的有用性

| 著者 | 信頼性 | 感度 | 特異度 | 陽性尤度比 | 陰性尤度比 |
|---|---|---|---|---|---|
| Schmid AB, et al (2009)[55] | kappa＝0.36 | NA | NA | NA | NA |

NA：該当なし

## 文献

1) 対馬栄輝：SPSS で学ぶ医療系データ解析. 東京図書, 2007, pp195-214
2) Cleland J, et al：Netter's orthopaedic clinical examination：an evidence-based approach 2nd ed, Saunders, 2010
3) Simel D, 他（著）, 竹本　毅（訳）：JAMA 版論理的診察の技術—エビデンスに基づく診断のノウハウ. 日経 BP, 2010, pp1-19
4) Kim SH, et al：Biceps load test II：A clinical test for SLAP lesions of the shoulder. *Arthroscopy* **17**：160-164, 2001
5) van Kampen DA, et al：Diagnostic value of patient characteristics, history, and six clinical tests for traumatic anterior shoulder instability. *J Shoulder Elbow Surg* **22**：1310-1319, 2013
6) Farber AJ, et al：Clinical assessment of three common tests for traumatic anterior shoulder instability. *J Bone Joint Surg Am* **88**：1467-1474, 2006
7) Lo IK, et al：An evaluation of the apprehension, relocation, and surprise tests for anterior shoulder instability. *Am J Sports Med* **32**：301-307, 2004
8) Cook C, et al：Diagnostic accuracy of five orthopedic clinical tests for diagnosis of superior labrum anterior posterior（SLAP）lesions. *J Shoulder Elbow Surg* **21**：13-22, 2012
9) Oh JH, et al：The evaluation of various physical examinations for the diagnosis of type II superior labrum anterior and posterior lesion. *Am J Sports Med* **36**：353-359, 2007
10) Ebinger N, et al：A new SLAP Test：The Supine Flexion Resistance Test. *Arthroscopy* **24**：500-505, 2008
11) Guanche CA, et al：Clinical testing for tears of the glenoid labrum. *Arthroscopy* **19**：517-523, 2003
12) Michener LA, et al：Reliability and Diagnostic Accuracy of 5 Physical Examination Tests and Combination of Tests for Subacromial Impingement. *Arch Phys Med Rehabil* **90**：1898-1903, 2009
13) Park HB, et al：Diagnostic Accuracy of Clinical Tests for the Different Degrees of Subacromial impingement Syndrome. *J Bone Joint Surg Am* **87**：1446-1455, 2005
14) Ostor AJ, et al：Interrater reproducibility of clinical tests for rotator cuff lesions. *Ann Rheum Dis* **63**：1288-92, 2004
15) Calis M, et al：Diagnostic values of clinical diagnostic tests in subacromial impingement syndrome. *Ann Rheum Dis* **59**：44-47, 2000
16) MacDonald PB, et al：An analysis of the diagnostic accuracy of the Hawkins and Neer subacromial impingement signs. *J Shoulder Elbow Surg* **9**：299-301, 2000
17) Nobuhara K：The Shoulder：Its Function and Clinical Aspects. World Scientific, 2003
18) Lasbleiz S, et al：Diagnostic value of clinical tests for degenerative rotator cuff disease in medial practice. *Ann Phys Rehabil Med* **57**：228-243, 2014
19) Walch G, et al：The 'dropping' and 'hornblower's' signs in evaluation of rotator-cuff tears. *J Bone Joint Surg Br* **80**：624-628, 1998
20) Villafane JH, et al：The diagnostic accuracy of five tests for diagnosing partial-thickness tears of the supraspinatus tendon：A cohort study. *J Hand Ther* **28**：247-252, 2015
21) Micheroli R, et al：Correlation of findings in clinical and high resolution ultrasonography examinations of the painful shoulder. *J Ultrason* **15**：29-44, 2015
22) Yuen CK, et al：The validity of 9 physical tests for full- thickness rotator cuff tears after primary anterior shoulder dislocation in ED patients. *Am J Emerg Med* **30**：1522-1529, 2012
23) Alqunaee M, et al：Diagnostic Accuracy of Clinical Tests for Subacromial Impingement Syndrome：A Systematic Review and Meta-Analysis. *Arch Phys Med Rehabil* **93**：229-236, 2012
24) Kim E, et al：Interpreting Positive Signs of the Supraspinatus Test in Screening for Torn Rotator Cuff. *Acta Med Okayama* **60**：223-8, 2006
25) Yoon JP, et al：Diagnostic value of four clinical tests for the evaluation of subscapularis integrity. *J Shoulder Elbow Surg* **22**：1186-1192, 2013
26) Barth JR, et al：The Bear-Hug Test：A New and Sensitive Test for Diagnosing a Subscapularis Tear. *Arthroscopy* **22**：1076-1084, 2006
27) van Riet RP, et al：Clinical evaluation of acromioclavicular joint pathology：Sensitivity of a new test. *J Shoulder Elbow Surg* **20**：73-76, 2011

28) Cadogan A, et al：Shoulder pain in primary care：diagnostic accuracy of clinical examination tests for non-traumatic acromioclavicular joint pain. *BMC Musculoskelet Disord* **14**：, 2013
29) Chronopoulos E, et al：Diagnostic value of physical tests for isolated chronic acromioclavicular lesions. *Am J Sports Med* **32**：655-661, 2004
30) Gill HS, et al：Physical examination for partial tears of the biceps tendon. *Am J Sports Med* **35**：1334-40, 2007
31) Ardic F, et al：Shoulder impingement syndrome：relationships between clinical, functional, and radiologic findings. *Am J Phys Med Rehabil* **85**：53-60, 2006
32) Gillard J, et al：Diagnosing thoracic outlet syndrome：contribution of provocative tests, ultrasonography, electrophysiology, and helical computed tomography in 48 patients. *Joint Bone Spine* **68**：416-424, 2001
33) Rayan GM, et al：Thoracic outlet syndrome：Provocative examination maneuvers in a typical population. *J Shoulder Elbow Surg* **4**：113-117, 1995
34) Marx RG, et al：What do we know about the reliability and validity of physical examination tests used to examine the upper extremity?. *J Hand Surg Am* **24**：185-93, 1999
35) Cook CE, et al：Orthopedic Physical Examination Tests：An Evidence-Based Approach. 2nd ed. Prentice Hall, 2011
36) MacDermid JC, et al：Examination of the Elbow：Linking Diagnosis, Prognosis, and Outcomes as a Framework for Maximizing Therapy Interventions. *J Hand Ther* **19**：82-97, 2006
37) Magee DJ：Orthopedic Physical Assessment. SAUNDERS, 2002
38) Day R, et al：Neuromusculosketal clinical test. Churchill Livingstone, 2009
39) O'Driscoll SW, et al：The "moving valgus stress test" for medial collateral ligament tears of the elbow. *Am J Sports Med* **33**：231-239, 2005
40) O'Driscoll SW, et al：Posterolateral rotatory instability of the elbow. *J Bone Joint Surg Am* **73**：440-446, 1991
41) Ochi K, et al：Shoulder internal rotation elbow flexion test for diagnosing cubital tunnel syndrome. *J Shoulder Elbow Surg* **21**：777-781, 2012
42) Cheng CJ, et al：Scratch collapse test for evaluation of carpal and cubital tunnel syndrome. *J Hand Surg Am* **33**：1518-1524, 2008
43) de Jesus Filho AG, et al：Comparative study between physical examination, electroneuromyography and ultrasonography in diagnosing carpal tunnel syndrome. *Rev Bras Ortop* **49**：446-451, 2014
44) Ma H, et al：The diagnostic Assessment of Hand Elevation Test in Carpal Tunnel Syndrome. *J Korean Neurosurg Soc* **52**：472-475, 2012
45) Boland RA, et al：Assessing the accuracy of a combination of clinical tests for identifying carpal tunnel syndrome. *J Clin Neurocsi* **16**：929-933, 2009
46) El Miedany Y, et al：Clinical diagnosis of carpal tunnel syndrome：old tests-new concepts. *Joint Bone Spine* **75**：451-7, 2008
47) LaJoie AS, et al：Determining the sensitivity and specificity of common diagnostic tests for carpal tunnel syndrome using latent class analysis. *Plast Reconstr Surg* **116**：502-507, 2005
48) Wainner RS, et al：Development of a Clinical Prediction Rule for the Diagnosis of Carpal Tunnel Syndrome. *Arch Phys Med Rehabil* **86**：609-618, 2005
49) Hansen PA, et al：Clinical utility of the flick maneuver in diagnosing carpal tunnel syndrome. *Am J Phys Med Rehabil* **83**：363-367, 2004
50) MacDermid JC, et al：Clinical diagnosis of carpal tunnel syndrome：a systematic review. *J Hand Ther* **17**：309-319, 2004
51) Kaul MP, et al：Carpal compression test and pressure provocative test in veterans with median-distribution paresthesias. *Muscle Nerve* **24**：107-111, 2001
52) Prosser R, et al：Provocative wrist tests and MRI are of limited diagnostic value for suspected wrist ligament injuries：a cross-sectional study. *J Physiother* **57**：247-253, 2011
53) LaStayo P, et al：Clinical Provocative Tests Used in Evaluating Wrist Pain：A Descriptive Study. *J Hand Ther* **8**：10-17, 1995
54) Goubau JF, et al：The wrist hyperflexion and abduction of the thumb（WHAT）test：a more specific and sensitive test to diagnose de Quervain tenosynovitis than the Eichhoff's Test. *J Hand Surg Eur* **39**：286-292, 2014

55) Schmid AB, et al：Reliability of clinical tests to evaluate nerve function and mechanosensitivity of the upper limb peripheral nervous system. *BMC Musculoskelet Disord* 10：, 2009
56) Wainner RS, et al：Reliability and diagnostic accuracy of the clinical examination and patient self-report measures for cervical radiculopathy. *Spine* **28**：52-62, 2003
57) Bushnell BD, et al：The Bony Apprehension Test for Instability of the Shoulder：A Prospective Pilot Analysis. *Arthroscopy* **24**：974-982, 2008
58) Walton J, et al：Diagnosis Values of Tests for acromioclavicular Joint Pain. *J Bone Joint Surg Am* **86A**：807-812, 2004
59) Regan W, et al：Prospective evaluation of two diagnostic apprehension signs for posterolateral instability of the elbow. *J Shoulder Elbow Surg* **15**：344-346, 2006
60) Brown JM, et al：Scratch Collapse Test Localizes Osborne's Band as the Point of Maximal Nerve Compression in Cubital Tunnel syndrome. *Hand* **5**：141-147, 2010
61) Valdes K, et al：The value of provocative tests for the wrist The value of provocative tests for the wrist and elbow：A literature review. *J Hand Ther* **26**：32-42, 2013
62) Valdes K, et al：Erratum to "The value of provocative tests for the wrist and elbow/A literature review." [J Hand Ther 2013；**26**（1）：32-43]. *J Hand Ther* **28**：86, 2015
63) Forman TA, et al：A Clinical Approach to Diagnosing Wrist Pain. *Am Fam Physician* **72**：1753-1758, 2005
64) Jain NB, et al：Clinical examination of the rotator cuff. *PM R* **5**：45-56, 2013
65) Sollero CE, et al：Scratch Collapse Test：a new clinical test for peripheral nerve compression. *Ar Neuropsiquiatr* **73**：64, 2015
66) Vanti C, et al：Relationship between interpretation and accuracy of the upper limb neurodynamic test 1 in carpal tunnel syndrome. *J Manipulative Physiol There* **35**：54-63, 2012
67) Blok RD, et al：Diagnosis of carpal tunnel syndrome：interobserver reliability of the blinded scratch- collapse test. *J Hand Microsurg* **6**：5-7, 2014
68) Hill AM, et al：The clinical assessment and classification of shoulder instability. *Curr Orthop* **22**：208-225, 2008
69) Vanti C, et al：The Upper Limb Neurodynamic Test 1：intra- and intertester reliability and the effect of several repetitions on pain and resistance. *J Manipulative Physiol There* **33**：292-299, 2010
70) Gerber C, et al：Isolated rupture of the tendon of the subscapularis muscle. Clinical features in 16 cases. *J Bone Joint Surg Br* **73**：389-94, 1991
71) Nee RJ, et al：The Validity of Upper-Limb Neurodynamic Tests for Detecting Peripheral Neuropathic Pain. *J Orthop Sports Phys There* **42**：413-424, 2012
72) Charalambous CP, et al：Posterolateral rotatory instability of the elbow. *J Bone Joint Surg Br* **90**：272-279, 2008
73) Su CY, et al：Physician practices in the diagnosis of carpal tunnel syndrome at a medical center in southern Taiwan. *Kaohsiung J Med* **20**：106-114, 2004
74) Calvert E, et al：Special physical examination tests for superior labrum anterior posterior shoulder tears are clinically limited and invalid：a diagnostic systematic review. *J Clin Epidemiol* **62**：558-563, 2009
75) Petty NJ（著），中山 孝（監訳）：神経筋骨格系の検査と評価．医歯薬出版，2010
76) 松野丈夫，他（編）：標準整形外科学第 12 版．医学書院，2014
77) Jia X, et al：Examination of the shoulder：the past, the present, and the future. *J Bone Joint Surg Am* **91**：10-8, 2009
78) Itoi E：Rotator cuff tear：physical examination and conservative treatment. *J Orthop Sci* **18**：197-204, 2013
79) ジョセフ J. シプリアーノ（著），斎藤明義（監訳）：写真で学ぶ整形外科テスト法 増補改訂新版．医道の日本社，2007
80) Shacklock M（著），齋藤昭彦（訳）：クリニカル・ニューロダイナミクス．エンタプライズ，2007

# 第4章

上肢機能評価に活かす
脳画像の読み方

# 第4章

# 上肢機能評価に活かす脳画像の読み方

## 1 上肢機能評価における脳画像の意義

### 1 臨床症状を理解し，残存機能の見落としを防ぐ

　脳損傷患者の臨床症状は，①病前の機能，②脳損傷による一次障害，③廃用症候群などの二次障害，④発症後の機能回復の4要素で説明できる．脳画像はこのうちの②脳損傷による一次障害を理解するための有用なツールである．患者の臨床症状と画像所見を照合することで症状を正しく理解し，残存機能の見落としを防ぐことができる．たとえば，理学療法士が指示しても手を動かせず重度右片麻痺にみえた患者の脳画像で，皮質脊髄路の残存と上縦束の損傷が確認されたとする．皮質脊髄路の残存は運動麻痺が重度ではないことを，上縦束の損傷は観念運動失行を示唆するため，患者が手を動かせなかった原因は麻痺ではなく失行と考えられる．このように脳画像は現象の背景を探るきっかけを与えてくれる．

### 2 予後予測の材料とする

　脳画像は予後予測の材料となる．留意すべきポイントを3つあげる．

#### 1）完全損傷か不全損傷か

　皮質脊髄路の完全損傷では不全損傷よりも運動麻痺の回復は不良となる．被殻出血では血腫の内包後脚への進展が部分的であれば皮質脊髄路は不全損傷であるが，血腫が内包後脚を貫通して視床に至っていれば皮質脊髄路は完全損傷されている可能性が高い．

#### 2）可逆的か不可逆的か

　梗塞や血腫によって壊死した脳組織は不可逆的な状態である．一方，浮腫や周辺組織からの圧迫によって一時的な機能障害を起こした脳組織は可逆的な状態である．

#### 3）機能代償を担う領域が残存しているか否か

　片側皮質脊髄路が損傷された場合，運動前野・補足運動野からの下降路や対側大脳半球からの同側性下降路が機能代償を担うと考えられており[1]，これらの領域が残存しているか否かによっても機能予後は左右される．

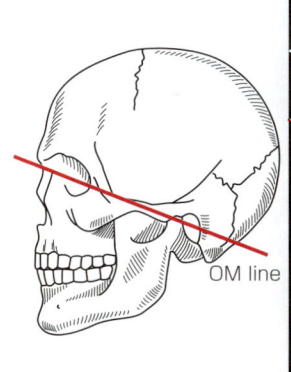

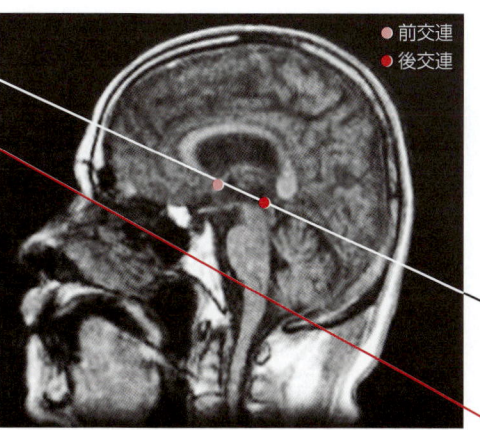

a．CT 軸位断像の基準線　　　b．MRI 軸位断像の基準線

**図1　軸位断像の基準線**（文献2）より改変引用）

## 2　脳画像の基本

### 1　断層像の基準線

　頭部のコンピューター断層撮影（CT：Computed Tomography）画像および磁気共鳴画像（MRI：Magnetic Resonance Imaging）を得る方向には矢状断，冠状断，軸位断の3つがあるが，臨床上最も使用頻度が高いのは軸位断である．頭部 CT の軸位断像は眼窩中点と外耳孔中点を結ぶ線（OM line：Orbitomeatal Line）を基準線として得ることが多い．OM line は水平面よりもやや後傾している（図1a）．MRI 軸位断像の基準線には前交連（AC：Anterior Commissure）の上端と後交連（PC：Posterior Commissure）の中心を結ぶ線（AC-PC line）と，鼻根部と橋延髄移行部を結ぶ線がよく用いられる（図1b）．AC-PC line は OM line よりも約4°前傾するため，断層像を CT 画像と比較するうえでは不利であるが，脳以外の頭部構造に左右されないという利点がある．一方，鼻根部と橋延髄移行部を結ぶ線は OM line とほぼ平行であり，断層像を CT 画像と比較するうえで有利である．手指運動野は後方に丸く突出する特徴的な構造（precentral knob）をしており，OM line や鼻根部と橋延髄移行部を結ぶ線を基準とした軸位断像で大脳半球中央付近に位置する一方で，AC-PC line を基準とした軸位断像ではより後方に位置する（図2）．

### 2　脳梗塞，脳出血の CT 画像・MRI の特徴

　白い領域は CT 画像では高吸収域，MRI では高信号域と呼ばれ，黒い領域は

a．鼻根部と橋延髄移行部を結ぶ線を基準　　b．AC-PC line を基準とした MRI 軸位断
　　線とした MRI 軸位断像　　　　　　　　　　像

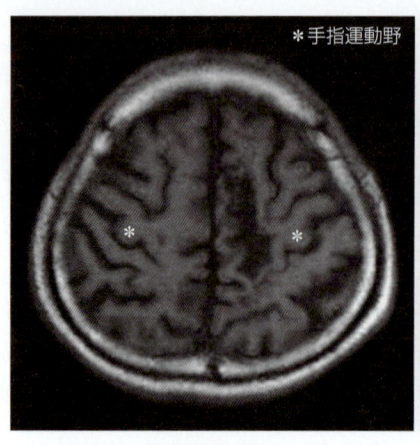

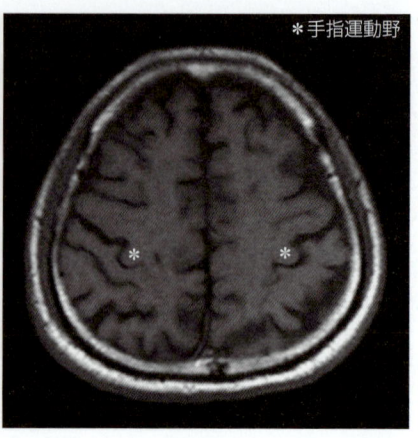

図2 ● MRI 軸位断像の基準線による手指運動野の位置の違い（文献2）より改変引用）

CT 画像では低吸収域，MRI では低信号域と呼ばれる．
　図3に左中大脳動脈領域の出血性脳梗塞を呈した患者の CT・MRI 軸位断像と磁気共鳴血管画像（MRA：Magnetic Resonance Angiography）を示す．
　CT 画像は脳脊髄液と梗塞巣が低吸収域になる画像である．
　T1 強調画像（T1WI：T1 Weighted Image）は CT 画像よりも解像度が高く，脳回・脳溝の形状を捉えやすい反面，梗塞巣が目立たないという欠点がある．
　T2 強調画像（T2WI：T2 Weighted Image）は脳実質が低信号，脳脊髄液と梗塞巣が高信号になる画像であり梗塞巣を捉えやすい．しかし，脳表で高信号を呈する脳脊髄液が大脳皮質を部分的に隠すため，脳萎縮による脳溝拡大を過大評価しやすい．また，脳脊髄液と梗塞巣が共に高信号を呈するために両者の鑑別が難しい．
　水抑制画像（FLAIR：Fluid Attenuated Inversion Recovery Image）は脳脊髄液が低信号，梗塞巣が高信号になる画像である．脳回・脳溝の形状が把握しやすく，脳脊髄液と梗塞巣の鑑別も容易である．
　CT 画像，T1WI，T2WI，FLAIR は発症6時間以内の脳梗塞の検出は難しい．拡散強調画像（DWI：Diffusion Weighted Image）は解像度が低いが，発症1時間後から脳梗塞を検出できる．
　CT 画像では脳梗塞発症2〜3週（14〜21日）頃に梗塞巣が不明瞭になる fogging effect という現象がみられるため注意が必要である（図4）．
　脳出血の診断では CT 画像を用いることが多い．CT 画像上の血腫は急性期に高吸収域となる．血腫は発症1〜3週頃にかけて，辺縁部から徐々に低吸収域に変化して目立たなくなる．この現象はあくまでも画像上の色調の変化であり，血腫

第 2 節 脳画像の基本 93

|  | CT 画像 | T1WI | T2WI |
|---|---|---|---|
| 発症 3 時間後 | | | |
| 発症 3 日後 | | | |

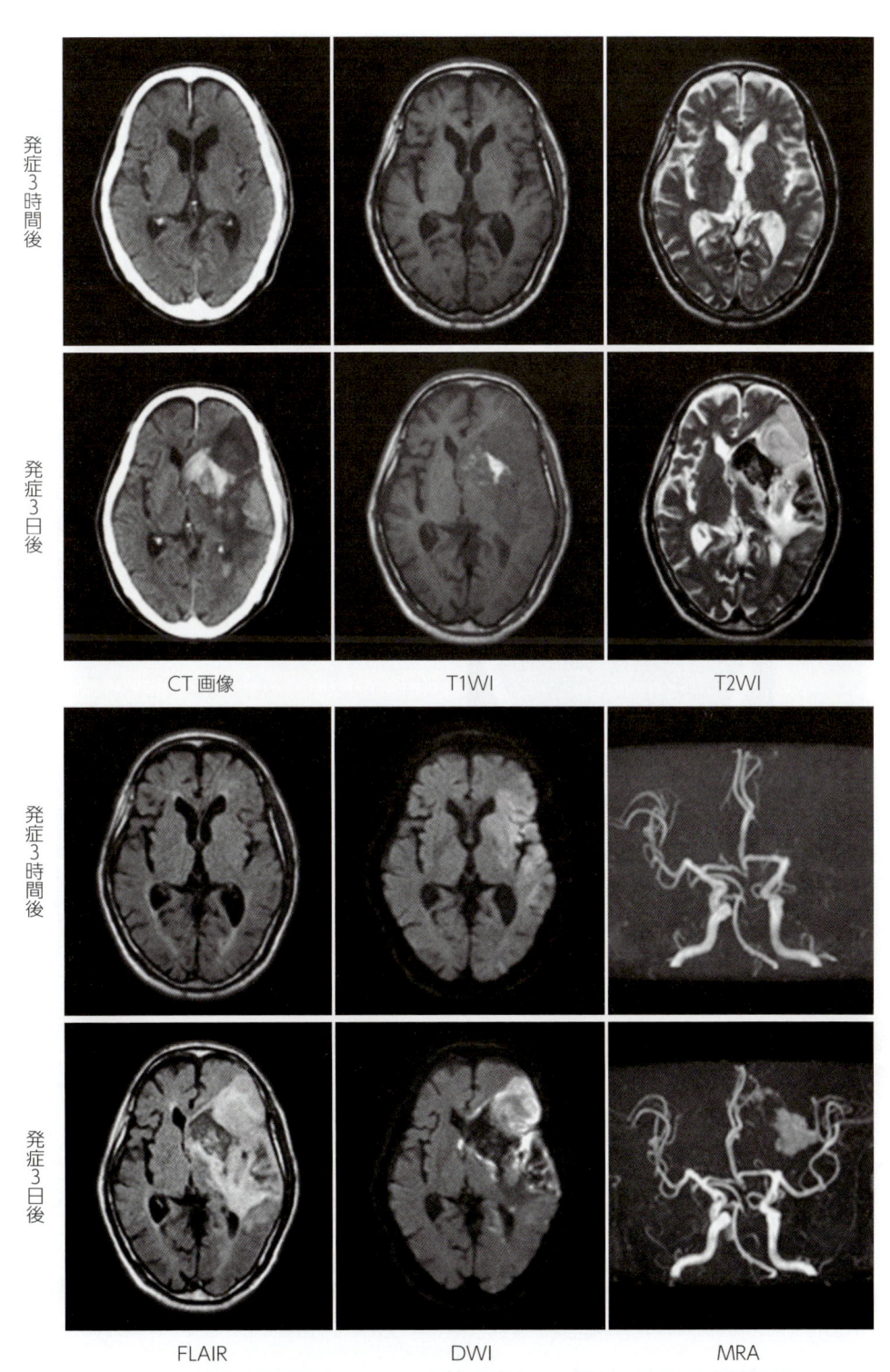

|  | FLAIR | DWI | MRA |
|---|---|---|---|
| 発症 3 時間後 | | | |
| 発症 3 日後 | | | |

**図 3 ● 出血性脳梗塞患者の CT・MRI 軸位断像と MRA**（文献 2）より改変引用）

・発症 3 時間後：MRA にて左中大脳動脈起始部の閉塞を認めるが，DWI 以外の CT・MRI 軸位断像では明らかな所見はない．
・発症 3 日後：MRA にて左中大脳動脈の再開通を認め，CT・MRI 軸位断像では出血性梗塞を認める

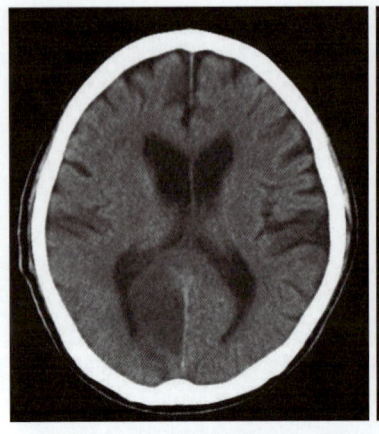

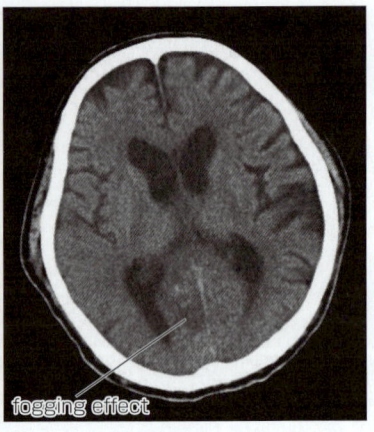

a．発症 3 日後   b．発症 17 日後

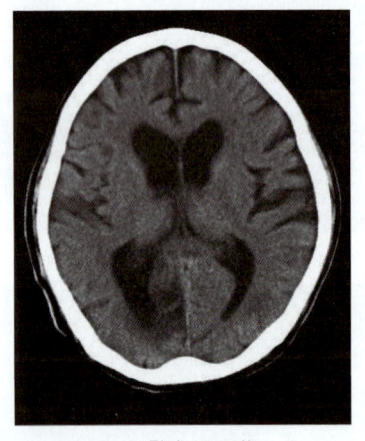

c．発症 39 日後

**図4 ● 脳梗塞亜急性期の fogging effect**
脳梗塞発症 2〜3 週（14〜21 日）頃に撮影した CT 画像（b）では梗塞巣が不明瞭化する（fogging effect）

の消失を意味するものではないので注意が必要である（図5）．

## 3 脳画像における上肢機能障害の責任病巣の同定

### 1 内包後脚の正確な同定

　CT 画像では内包後脚は低吸収域（黒）になるが，その中でも特に低吸収となるのが皮質脊髄路の通過部位である．逆に，MRI の FLAIR では内包後脚における皮質脊髄路の通過部位は高信号（白）となり，淡蒼球は低信号（黒）を呈する（図6）．この違いを知らないと，MRI では淡蒼球を内包後脚と見誤りやすい．

### 2 運動麻痺の責任病巣

　運動麻痺の責任病巣（皮質脊髄路）を図7に示す．手指の運動を担う経路は「①

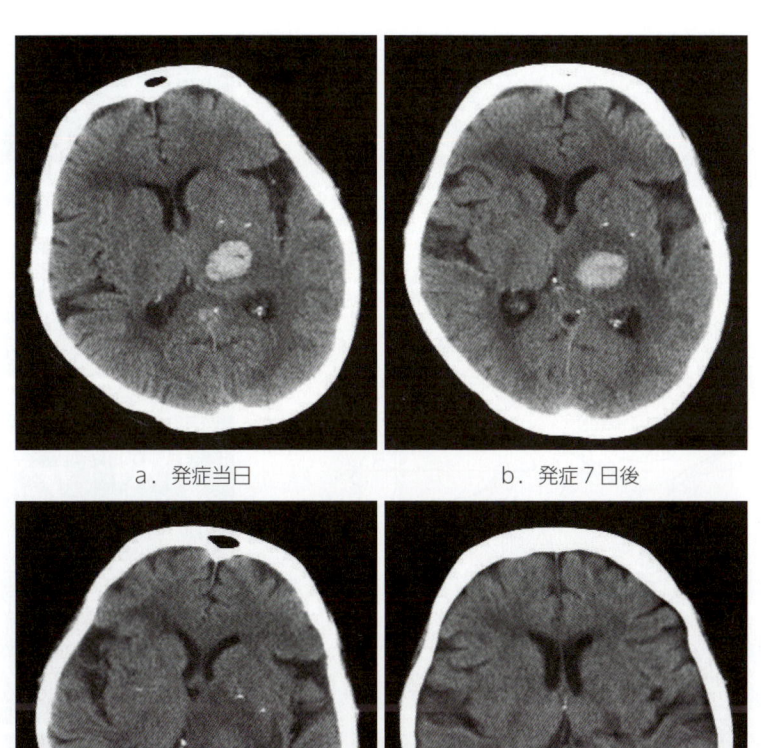

第3節 脳画像における上肢機能障害の責任病巣の同定 95

図5 ● 脳出血における血腫の経時的変化（CT画像）

a．発症当日
b．発症7日後
c．発症18日後
d．発症3カ月後

a．発症当日：高吸収域の血腫がみられる
b．発症7日後：血腫の周囲に低吸収域の浮腫がみられる．この時期に頭蓋内圧亢進により意識障害が増悪することがある
c．発症18日後：血腫はCT画像上は等吸収域となり目立たなくなっているが，決して消失しておらず，脳浮腫も著明である
d．発症3カ月後：血腫は吸収され脳浮腫は消失している

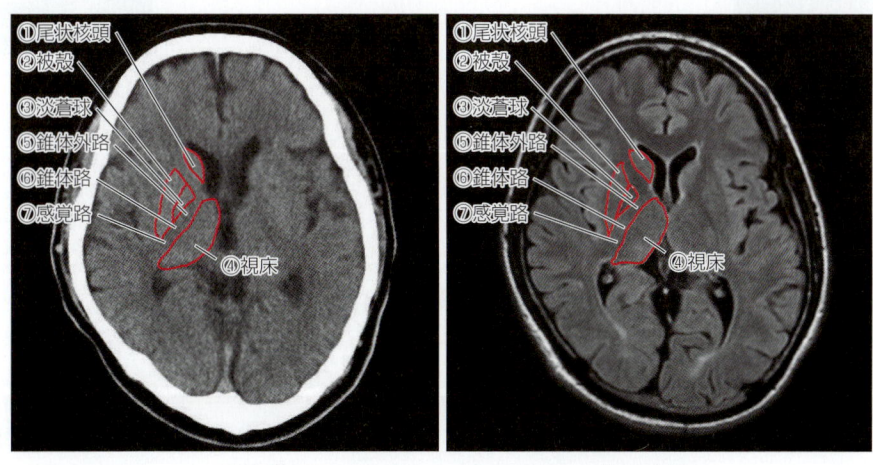

① 尾状核頭
② 被殻
③ 淡蒼球
⑤ 錐体外路
⑥ 錐体路
⑦ 感覚路
④ 視床

a．CT画像
b．FLAIR

図6 ● CT画像とMRIでみる内包後脚

内包後脚の前部は錐体外路，中央部は錐体路（皮質脊髄路，皮質延髄路），後部は感覚路が通過する．内包後脚は淡蒼球と比べてCT画像（a）では黒い（低吸収域）が，FLAIR（b）では白い（高信号）

図7 ● 皮質脊髄路（FLAIR）

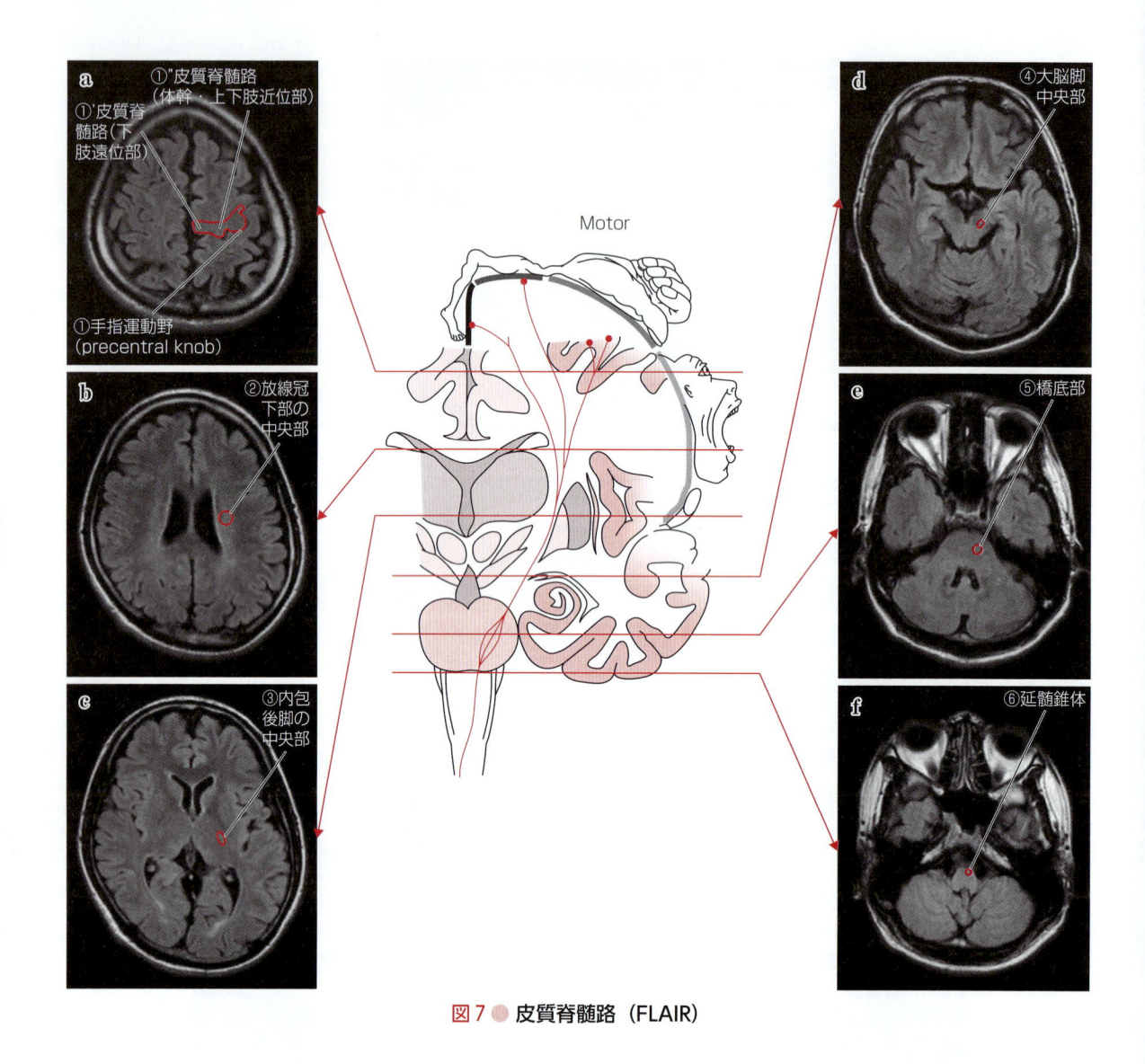

手指運動野→②放線冠下部の中央部→③内包後脚の中央部→④大脳脚中央部→⑤橋底部→⑥延髄錐体」となる．内包後脚における錐体路の通過部位は文献によって記載が異なるが，「内包後脚の中央部」が正しい[3]．

### 3 感覚障害の責任病巣

　体性感覚の経路は複数あるが，ここでは最も上肢機能と関係が強い深部感覚・識別性の触覚の伝導路を図8に示す．手指の深部感覚・識別性の触覚を担う経路は「①〜③（延髄・橋・中脳の）内側毛帯→④視床後外側腹側核→⑤内包後脚の後部→⑥放線冠下部の後部→⑦手指感覚野」となる．

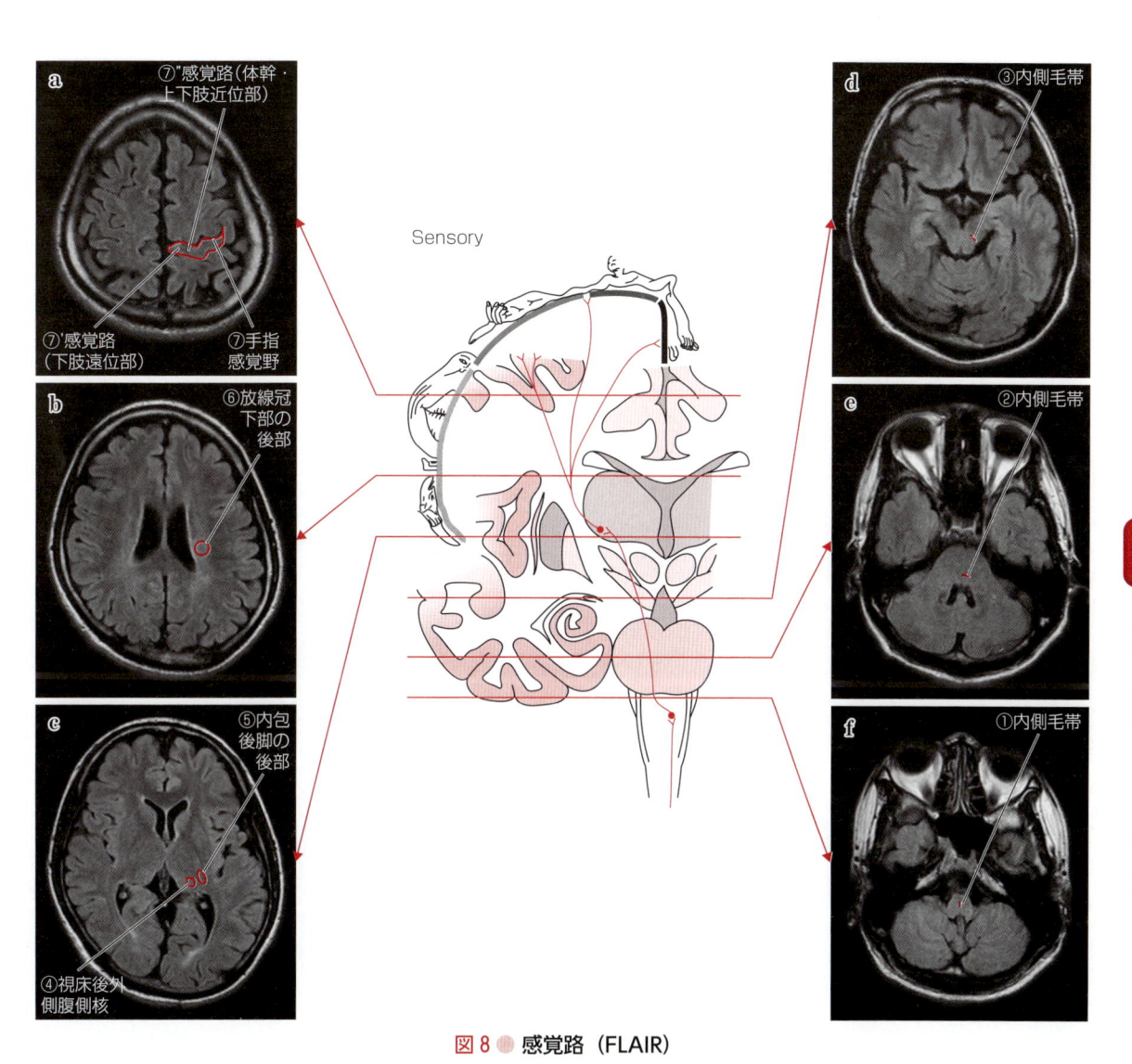

第3節 脳画像における上肢機能障害の責任病巣の同定 97

図8 ● 感覚路（FLAIR）

## 4 小脳失調の責任病巣

　小脳失調は「運動前野で作成された運動プログラムを小脳に送り，小脳で処理された情報を運動野に送るまでの流れ」，すなわち「①運動前野→②放線冠下部の前部→③内包後脚の前部→④大脳脚内側部→⑤橋核→⑥橋小脳線維（橋で交叉して⑦中小脳脚を経由）→⑧小脳半球の⑨プルキンエ細胞→⑩歯状核→⑪上小脳脚→⑫上小脳脚交叉→⑬視床外側腹側核（→⑭放線冠中央部→⑮運動野）」という経路の障害で生じる．ただし，⑭⑮の損傷では運動麻痺が前面に出るために小脳失調はみられない．小脳失調の責任病巣を小脳皮質はピンク色，小脳皮質に向かう

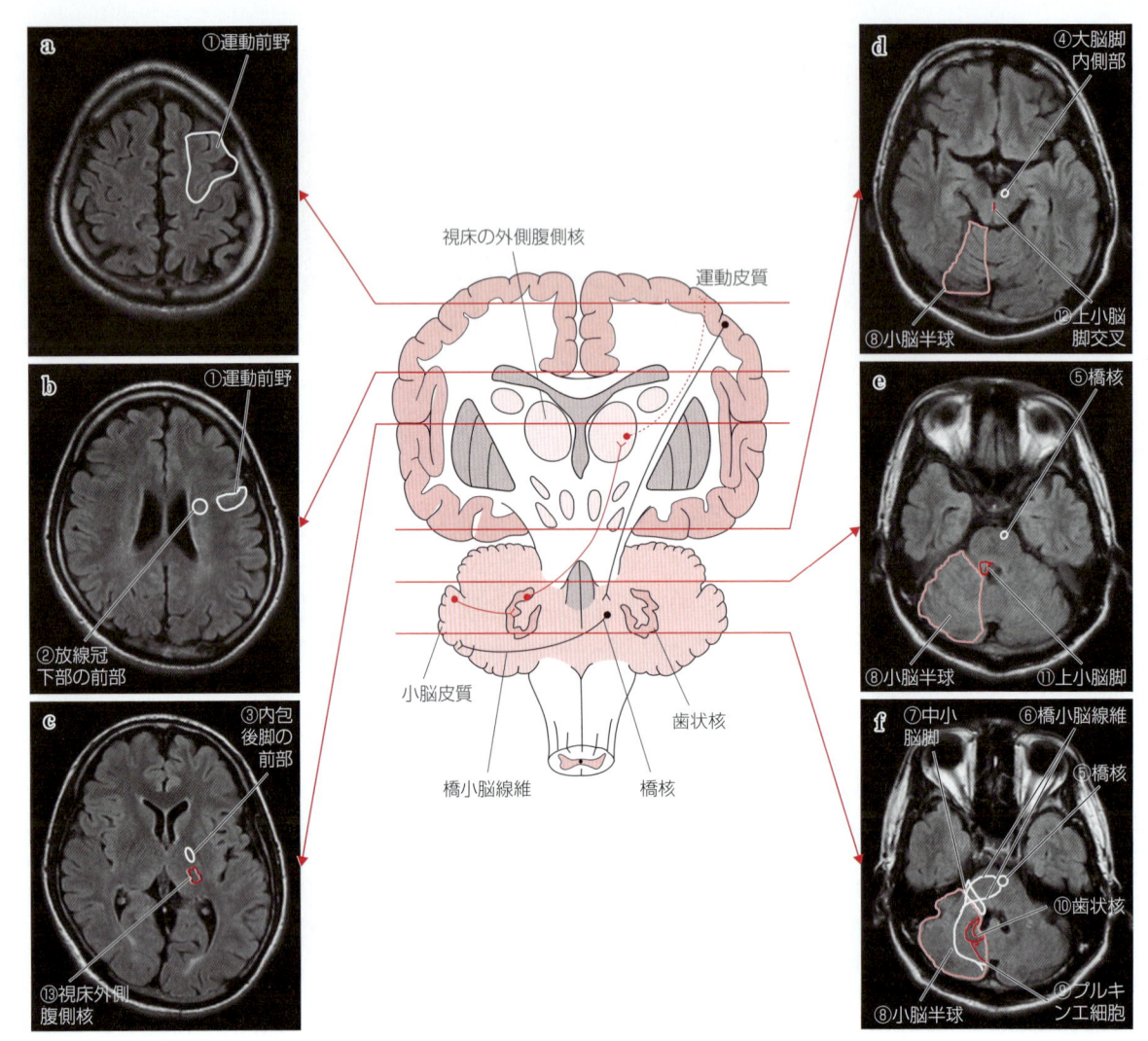

図9 ● 小脳失調の責任病巣（FLAIR）

経路は白色，小脳皮質から出る経路は赤色として図9に示す．

## 5 観念運動失行の責任病巣

　観念運動失行は，自発的運動が可能であるにもかかわらず口頭指示・模倣による運動が困難になる症状である．責任病巣は優位半球の上頭頂小葉，縁上回，上縦束，運動前野である．また，脳梁の損傷では左上下肢にのみ観念運動失行が生じる．観念運動失行の責任病巣を図10に示す．

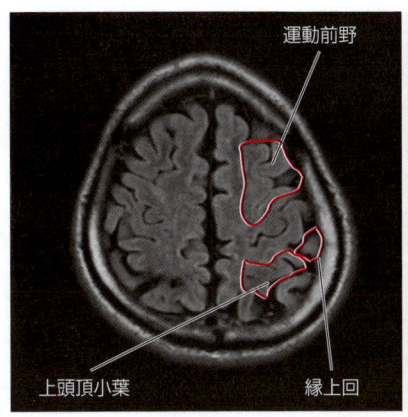

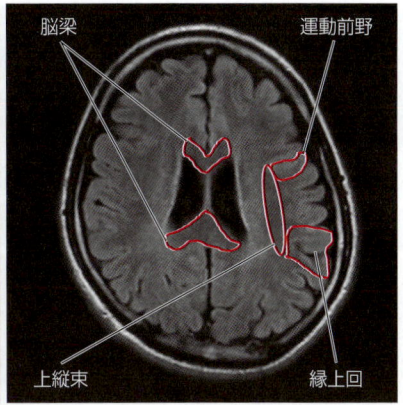

a．手指運動野のレベル　　　　b．放線冠下部のレベル
図10 ● 観念運動失行の責任病巣（FLAIR）

# 4 脳梗塞・脳出血における脳画像読影のポイント

## 1 脳動脈解剖

　　大脳皮質を栄養する血管には前大脳動脈（ACA：Anterior Cerebral Artery），中大脳動脈（MCA：Middle Cerebral Artery），後大脳動脈（PCA：Posterior Cerebral Artery）がある．ACAからはホイブナー反回動脈（RAH：Recurrent Artery of Heubner），MCAからはレンズ核線条体動脈（LSA：Lenticulostriate Artery），PCAおよび後交通動脈からは視床を栄養する動脈群が脳深部を栄養する穿通枝として出る．内頸動脈からは前脈絡叢動脈（AChA：Anterior Choroidal Artery）が穿通枝として出る．それぞれの軸位断上の支配領域を図11に示す．

## 2 ACA領域梗塞における脳画像読影のポイント

　　ACAの皮質枝は前頭葉・頭頂葉の内側部，帯状回，脳梁を栄養し，穿通枝（RAH）は尾状核頭を栄養する．手指運動野はMCAの支配領域であるため，手指の運動麻痺はACA領域の脳梗塞では生じないのが原則である．肩の運動野はACAとMCAの境界領域であり，ACA領域梗塞での損傷の程度はMCAからの側副血行路の発達の程度によって異なる．また，脳梁損傷によって左上下肢の観念運動失行を呈することがある．ACA領域梗塞患者のFLAIRを図12に示す．

## 3 MCA領域梗塞における脳画像読影のポイント

　　MCAの皮質枝は前頭葉・頭頂葉・側頭葉の外側部を栄養し，穿通枝（LSA）は

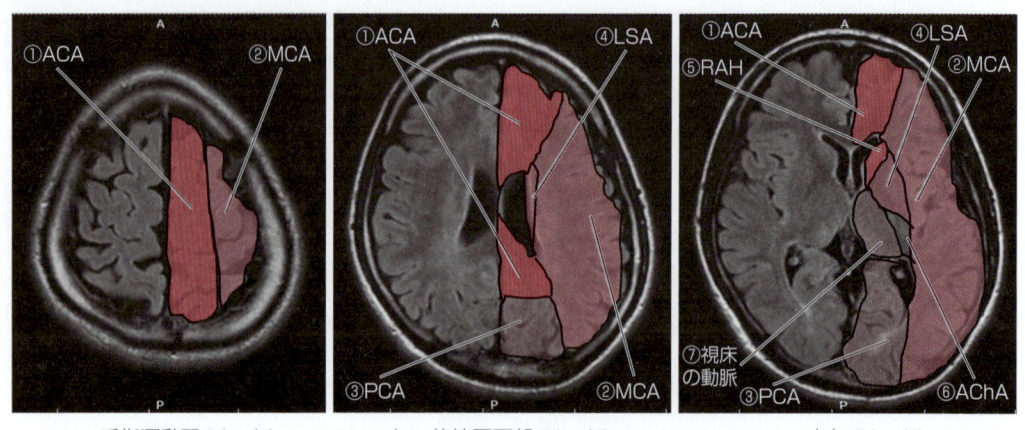

図11 ● 軸位断像上の脳動脈支配領域

a．手指運動野のレベル　　b．放線冠下部のレベル　　c．内包のレベル

① ACA：前大脳動脈，② MCA：中大脳動脈，③ PCA：後大脳動脈，④ LSA：レンズ核線条体動脈，⑤ RAH：ホイブナー反回動脈，⑥ AChA：前脈絡叢動脈

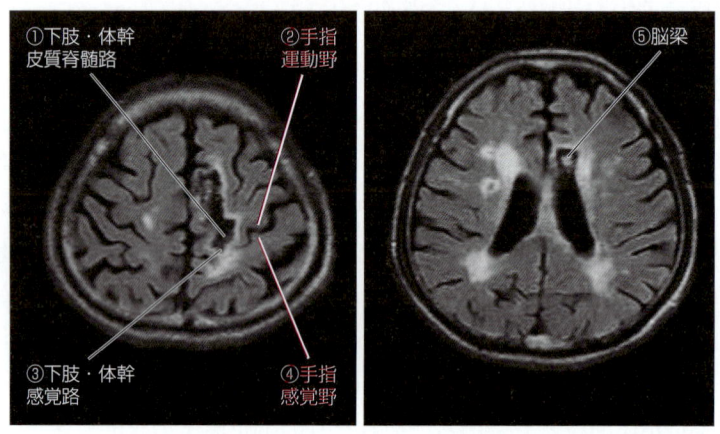

a．手指運動野のレベル　　b．放線冠下部のレベル

図12 ● ACA 領域梗塞（陳旧性）患者の FLAIR

- FLAIR では梗塞巣は通常高信号を示すが，陳旧性脳梗塞で脳軟化を起こした領域は低信号を示す．前頭葉内側部に病変があることから ACA 領域梗塞だとわかる．
- ②手指運動野・④感覚野は残存しているが，下肢・体幹の①皮質脊髄路・③感覚路の損傷がみられる．
- ⑤脳梁の一部が損傷されており，左上下肢の観念運動失行を呈する

内包上部から放線冠下部にかけての大脳白質とレンズ核を栄養する．「MCA は運動野の上肢領域を栄養するため，この領域の脳梗塞では上肢に強い運動麻痺が生じる」といわれることがあるが，実際には上肢の運動野は ACA からも血流を受けるため，MCA の閉塞による脳梗塞で大きく損傷されることは少ない．MCA 領

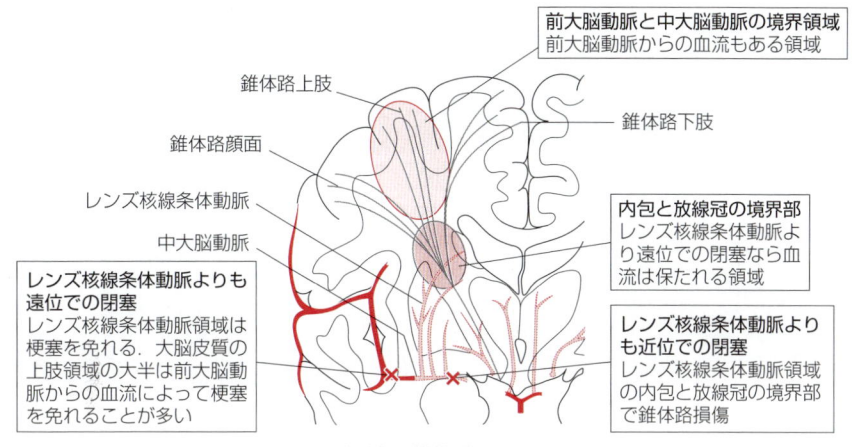

### 図13 ● MCA領域と錐体路（文献2）より引用

- 前大脳動脈と中大脳動脈の境界領域：前大脳動脈からの血流もある領域
- 錐体路上肢
- 錐体路顔面
- 錐体路下肢
- レンズ核線条体動脈
- 中大脳動脈
- 内包と放線冠の境界部：レンズ核線条体動脈より遠位での閉塞なら血流は保たれる領域
- レンズ核線条体動脈よりも遠位での閉塞：レンズ核線条体動脈領域は梗塞を免れる．大脳皮質の上肢領域の大半は前大脳動脈からの血流によって梗塞を免れることが多い
- レンズ核線条体動脈よりも近位での閉塞：レンズ核線条体動脈領域の内包と放線冠の境界部で錐体路損傷

a．手指運動野のレベル　①手指運動野
b．放線冠下部のレベル　②放線冠中央部
c．内包のレベル　③被殻　④内包後脚中央部

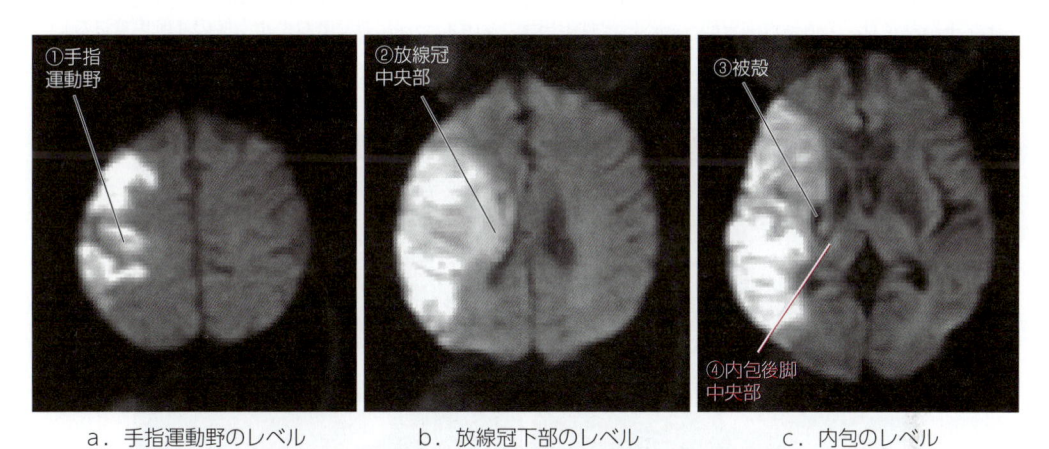

### 図14 ● MCAがLSAよりも近位で閉塞した患者のDWI

- DWIにてMCA領域の高信号の梗塞巣に加え，③被殻の後部に低信号の血腫がみられる．LSA動脈よりも近位でのMCA閉塞による脳梗塞（出血性）である．
- ①手指運動野が損傷されている．
- ②放線冠中央部で皮質脊髄路が損傷されている．
- ④内包後脚中央部の損傷はないが，②放線冠中央部損傷のため，上下肢ともに重度の左片麻痺を呈する

域梗塞患者の運動麻痺の重症度を決定づけるのは，穿通枝であるLSAによって栄養される放線冠下部の皮質脊髄路損傷の程度である．LSAよりも近位で血管が閉塞した場合は放線冠下部にて皮質脊髄路が損傷され，運動麻痺は上下肢ともに重度となる．一方，LSAよりも遠位で血管が閉塞した場合は放線冠下部の血流は保たれるため，皮質脊髄路は損傷を免れる（図13）．MCAがLSAよりも近位で閉塞した患者のDWIを図14に，LSAよりも遠位で閉塞した患者のDWIを図15に示す．

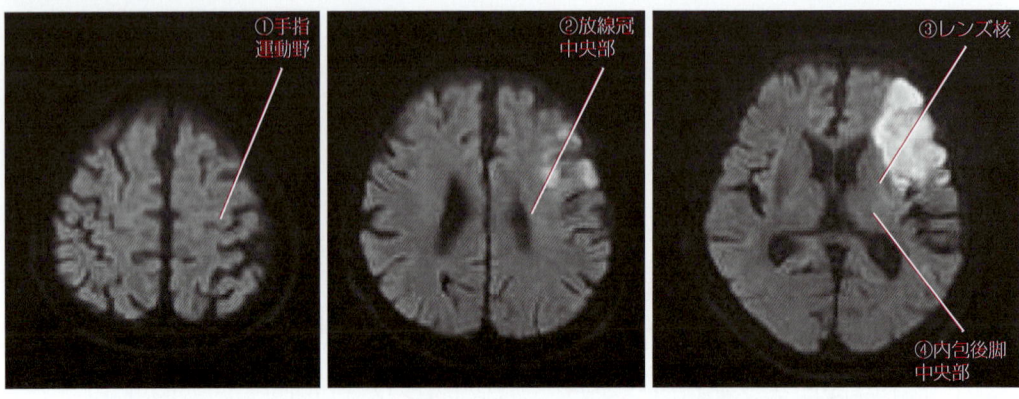

a．手指運動野のレベル　　　b．放線冠下部のレベル　　　c．内包のレベル

**図15 ● MCA が LSA よりも遠位で閉塞した患者の DWI**

・DWI にて前頭葉腹外側部に高信号の梗塞巣がみられる．
・③レンズ核に梗塞がみられないことから，LSA よりも遠位での MCA 閉塞による脳梗塞と考えられる．
・①手指運動野，②放線冠中央部，④内包後脚中央部がいずれも保たれており，上下肢の運動麻痺はない

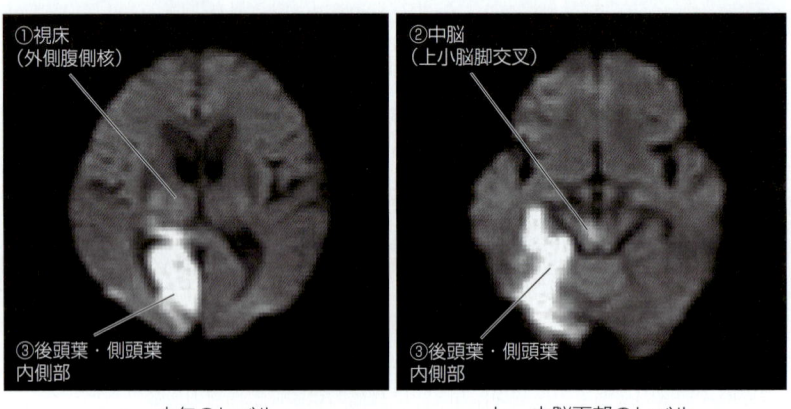

a．内包のレベル　　　b．中脳下部のレベル

**図16 ● 右 PCA 領域梗塞患者の DWI**

・DWI にて①視床，②中脳，③後頭葉・側頭葉内側部に高信号の梗塞巣がみられ，PCA 近位部閉塞による脳梗塞と考えられる．
・①は視床外側腹側核，②は上小脳脚交叉であり，左上下肢の小脳失調を呈する

## 4 PCA 領域梗塞における脳画像読影のポイント

　　PCA の皮質枝は後頭葉と側頭葉内側部を栄養し，穿通枝は中脳と視床を栄養する．中脳の上小脳脚交叉や視床外側腹側核の梗塞では対側肢の小脳失調を呈する．中脳と視床を含む PCA 領域梗塞患者の DWI を図16 に示す．

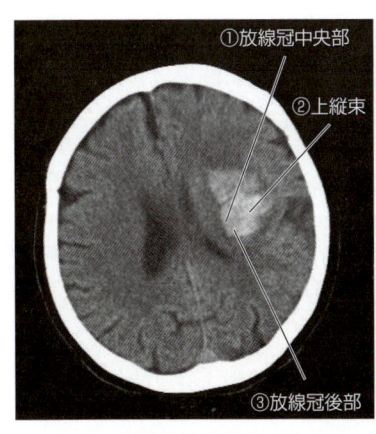

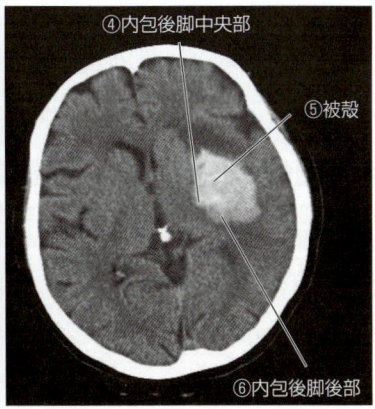

**図17** 左被殻出血患者のCT画像
a．放線冠下部のレベル
b．内包のレベル

①放線冠中央部
②上縦束
③放線冠後部
④内包後脚中央部
⑤被殻
⑥内包後脚後部

・血腫の中心に⑤被殻があることから被殻出血のCT画像だとわかる．
・①放線冠中央部と④内包後脚中央部の損傷により運動麻痺を呈する．
・③放線冠後部と⑥内包後脚後部の損傷により感覚障害を呈する．
・優位半球の②上縦束の損傷により観念運動失行を呈する．

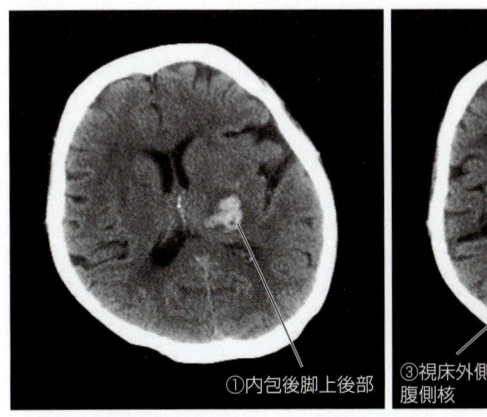

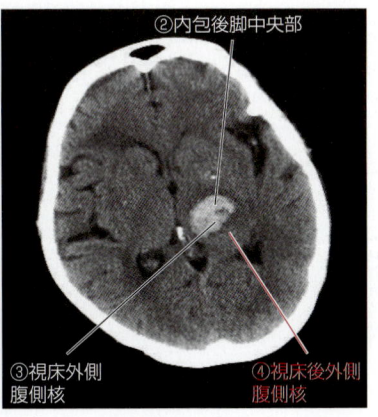

**図18** 左視床出血患者のCT画像
a．内包上部のレベル
b．内包のレベル

①内包後脚上後部
②内包後脚中央部
③視床外側腹側核
④視床後外側腹側核

・血腫の中心に③視床外側腹側核があることから視床出血のCT画像だとわかる．
・体性感覚の中継核である④視床後外側腹側核の損傷は明らかでないが，①内包後脚上後部の感覚路が損傷されており，体性感覚障害を呈する．
・②内包後脚中央部の損傷により運動麻痺を呈する．
・③視床外側腹側核が損傷されており，小脳失調が想定される．運動麻痺が重度のうちは小脳失調は表面化しないが，運動麻痺の改善とともに小脳失調が表面化する可能性がある．

## 5 被殻出血における脳画像読影のポイント

　被殻出血では血腫が内包後脚に進展すると皮質脊髄路や感覚路の損傷による運動麻痺や感覚障害が生じる．血腫が内包後脚を貫通して視床まで進展すると運動

麻痺や感覚障害はより重度となる．内包後脚の損傷がなくとも放線冠の損傷が重篤であれば運動麻痺は重度となる．優位半球の上縦束は観念運動失行の責任病巣として重要である．被殻出血患者のCT画像を図17に示す．

## 6 視床出血における脳画像読影のポイント

視床出血では視床外側腹側核の損傷で小脳失調が，視床後外側腹側核や内包後脚後部の損傷で感覚障害が，内包後脚中央部の損傷で運動麻痺が生じる．視床出血患者のCT画像を図18に示す．

#### 文献
1) 加藤宏之，他：脳機能再構築に関する脳機能画像診断の実際．理学療法科学 **22**：7-12，2007
2) 酒向正春（監），大村優慈（著）：コツさえわかればあなたも読める リハに役立つ脳画像．メジカルビュー，2016，p11，17，115
3) Yagishita A, et al：Location of the corticospinal tract in the internal capsule at MR imaging. *Radiology* **191**：455-60，1994

# 第5章

## 各疾患への理学療法アプローチ

## 第1節　中枢神経疾患

# 1 脳卒中片麻痺①低緊張・亜脱臼

## 基礎　疾患をみるための知識の整理

### 1 病態と要因

　脳卒中片麻痺患者（以下，片麻痺患者）に比較的多くみられる合併症として，肩関節亜脱臼（以下，亜脱臼）がある．片麻痺患者における亜脱臼は肩関節周囲筋の麻痺が関節機能の低下を引き起こし，上腕骨頭の下方または前下方への逸脱を生じさせる．また，亜脱臼を有する患者は肩痛を訴えることが多く日常生活活動（ADL）の阻害因子となることも多いが，亜脱臼そのものが疼痛を知覚させるわけではない．疼痛の原因として，亜脱臼がある状態で過度な運動を行うことにより関節包や靱帯などの軟部組織が損傷されて炎症を引き起こす場合や，上腕骨頭が下方または前下方へ偏位することで，その直下を走行する腋窩神経が損傷されて強い疼痛を引き起こす場合が考えられる．そのため，片麻痺患者の亜脱臼は可及的速やかに対処すべき問題といえる．

　亜脱臼の発症要因としては肩甲上腕関節周囲筋の麻痺と肩甲胸郭関節の不良肢位の関与が考えられる．健常者の安静座位または立位では，上腕骨頭に関節包の上部構造組織（上関節包靱帯，烏口上腕靱帯，棘上筋腱）と肩甲骨の適度な上方回旋による安定メカニズムが働いている．肩甲骨の適度な上方回旋が保持されたうえで関節包上部による張力ベクトルと重力による下方へのベクトルが上腕骨頭をしっかりと関節窩に押しつけ，下方に逸脱することを防いでおり（ロッキング機構），関節唇の働きも加わり関節内を陰圧に保っている[1]．また棘上筋と三角筋がつくる力のベクトルが前述の関節包上部がつくるベクトルとほぼ並行して働くことで，肩甲上腕関節に対して二次的な安定性を与えている[2]．一方で，片麻痺患者では棘上筋や三角筋などの肩甲上腕関節周囲筋の麻痺，筋緊張低下により，上腕骨頭を関節窩に押しつける力が低下する．また，肩甲骨の上方回旋筋である僧帽筋や前鋸筋などの麻痺や脊柱のアライメント不良により肩甲骨下方回旋位を呈することが多い．さらに全身的には低緊張状態であっても，大胸筋などの部分的

な筋緊張亢進により上腕骨頭が下方かつ前方へ偏位する場合もある．これらにより前述のロッキング機構が破綻し，結果として上腕骨頭の下方または前下方への亜脱臼を招く．また，半側空間無視，身体失認などの高次脳機能障害を呈する患者は寝返りや起き上がり動作の際に麻痺側の上肢を誤用することで関節包や靱帯などを損傷し，痛みにつながることがあるため，肩関節の状態だけではなく日常生活内での動作や高次脳機能障害の状態などを含めて，全身的に問題点を捉える必要がある．

## 2 医学的診断と理学療法機能診断

### 1 画像診断のポイント

#### 1）脳画像の評価

頭部 MRI や CT 画像で病巣の大きさや障害されている部位をできるかぎり詳細に評価する．そのうえで今後の麻痺の改善や到達するであろう ADL の予後予測を行う．

#### 2）肩峰骨頭間距離（図1）

肩峰骨頭間距離（AHI：Acromio-humeral Interval）とは，単純 X 線画像上で肩峰下端から上腕骨頭までの距離を非麻痺側と比べて評価する方法である（AHI 比）．また，非麻痺側を基準として上腕骨頭の関節窩からの逸脱の割合を骨頭下降率として算出する方法も有用とされている[3]．

骨頭下降率
$$\frac{B}{A} \times 100\%$$

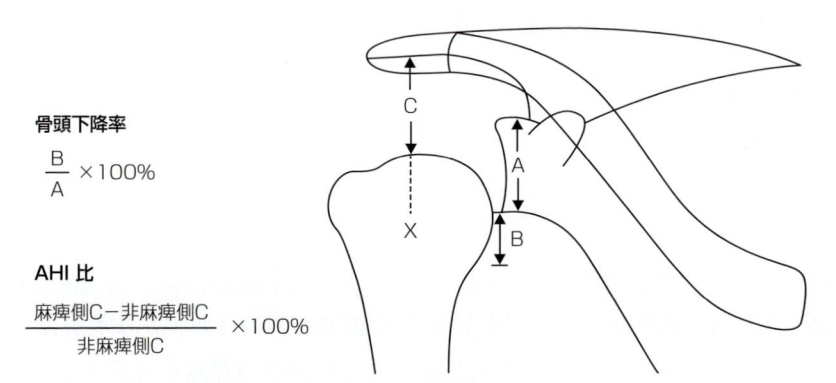

AHI 比
$$\frac{麻痺側C－非麻痺側C}{非麻痺側C} \times 100\%$$

**図1 ● 肩峰骨頭間距離（AHI）と骨頭下降率**（文献3）より引用）
骨頭下降率は上腕骨頭が関節窩より逸脱した距離（B）を関節窩の縦径（A）で除して表す．
AHI 比は麻痺側の AHI（C）から健側の AHI を引いた値を健側の AHI で除して表す

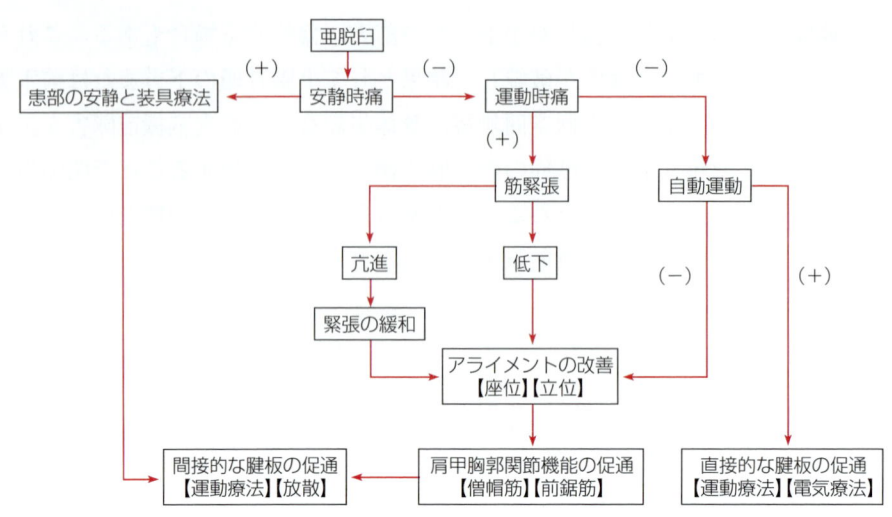

図2 ● 評価と治療方針決定のためのフローチャート

## 2 類似する疾患・症状との鑑別

　　肩関節に併存疾患や既往歴があるかどうかを確認する．特に発症前の回旋筋腱板の機能は重要である．

## 3 機能的診断のための徒手検査とその選択基準

　　片麻痺患者の亜脱臼の背景には局所の問題だけでなく全身的な問題も多く潜んでいる．上肢機能は重要であるが，運動麻痺や亜脱臼が重度な場合は下肢や体幹機能の評価と治療の観点から全身のアライメントを改善し，肩甲胸郭関節を良好な肢位に保つことが非常に重要となる．亜脱臼の評価から考えられる治療の方向性を図2に示す．

## 4 一般的な理学療法評価項目

### 1）局所機能障害を把握するための評価

#### a．触　診

　　画像所見は重要だが，臨床場面ではより簡便な触診が一般的である．触診による評価と前述したAHIの間には相関があり，臨床上有用な評価である[4]．検者は肩峰下端と上腕骨頭を母指で触診し，その間隙が何横指分に相当するかで評価する．0横指であれば「亜脱臼なし」，1横指であれば「わずかな亜脱臼」，2横指であれば「完全な亜脱臼」と判定し経時的な亜脱臼の程度を評価する．

#### b．痛　み

　　安静時痛，圧痛，運動痛の有無をVAS（Visual Analogue Scale）で評価する．

痛みが局所の炎症由来で限局しているのか，もしくは腋窩神経などの圧迫による末梢神経麻痺症状を有するのか，混在しているのかなどに注意し，痛みを生じさせている組織を特定することが重要である．

#### c．運動麻痺

上肢の随意性をBrunnstrom Recovery Stage（BRS）の回復段階や上田による12段階グレードを用いて評価する．随意性はアプローチの選択にも影響するため経時的に評価する．

#### d．感覚障害

表在覚，深部覚の状態を評価する．特に深部覚は起居動作の際の麻痺側上肢の扱いに影響を及ぼし，その動作による機械的刺激が痛みの原因ともなるので十分に注意する．

#### e．関節可動域，筋緊張

肩関節周囲筋の緊張亢進による関節可動域の低下は拘縮や不良肢位を招き，疼痛発現に影響を及ぼす．筋緊張はアシュワース尺度変法（MAS：modified Ashworth Scale）を用いて評価する．また関節可動域の最終域感（end feel）を評価し，制限因子を特定して治療を進める．

#### f．肩関節周囲筋機能評価

武富[5]は，肩甲骨の回旋を重力に抗して調整する僧帽筋上部線維の機能を反映した肩峰挙上距離の重要性を述べている．この距離は上肢運動麻痺の回復段階における亜脱臼と相関があると報告されており，機能回復の予後予測にも有用なため経時的に評価する．

### 2）ADLやQOL，全身運動の変化を把握するための評価

#### a．体幹機能

片麻痺患者における体幹機能の重要性は周知されているが，亜脱臼に対しても重要である．麻痺側の腹斜筋群や脊柱起立筋の弱化は脊柱と骨盤帯のコントロール不良につながり，結果として肩甲胸郭関節の不良肢位を招く．そのため座位バランスに着目した体幹運動機能評価法であるTIS（Trunk Impairment Scale）[6]などを用いて評価する．

#### b．姿　勢

片麻痺患者では下肢や体幹筋の麻痺により，骨盤の過度な傾斜や回旋，胸椎の過度な後弯などの不良姿勢を生じやすい．それに伴い，肩甲骨の下方回旋や過剰な外転などを引き起こすことが考えられる．そのため，肩関節以外にも目を向けて全身の姿勢の特徴を捉え，下肢・体幹から肩甲帯への二次的な影響があるかどうかを評価する必要がある．

### c．動作分析
#### （1）起居動作分析
　寝返り動作で麻痺側肩甲帯が過度に後退し，肩甲上腕関節が強制伸展位になると肩甲上腕関節の前方の関節包や上腕二頭筋長頭腱に疼痛を生じる可能性がある．そのため，肩甲帯および骨盤帯の後退の程度や非麻痺側下肢の過剰な伸展運動の有無を評価する．

#### （2）歩行分析
　歩行時の荷重応答期における体幹の異常な前傾や側屈の代償の有無を評価する．体幹の代償運動に伴い肩甲帯，上腕骨頭の下方への牽引ストレスが生じることが考えられるため，代償を生じさせる原因を推察することが重要である．また，麻痺側上肢の重みが姿勢・アライメントを変化させることもある．このような代償的なパターンをどこまで許容するかは個々の状態に応じて判断する必要がある．

## 3　医学的治療

### 1　装具療法

　脳卒中の亜脱臼に対しては，運動療法に加えて適切な装具療法を積極的に取り入れることで相乗効果が得られる．脳卒中発症早期の弛緩性麻痺の時期は，寝返りなどの動作時に麻痺側上肢を巻き込んでしまうなど肩関節を痛める可能性が高い．そのため，関節保護を目的としてアームスリングを用いることは有用である．注意点として，漫然と装着し続けるのではなく，運動麻痺の回復段階，関節可動域制限，疼痛や腫脹の有無を経時的に評価して未装着とする時期を検討する必要がある．また，亜脱臼を可能なかぎり整復し，翼状肩甲や肩甲骨の過度な下方回旋位を防ぐ目的で熊本大学式肩甲骨装具（KS バンド，Kumamoto University scapula band）などの肩装具の装着も有効だと報告されている[7]．

### 2　注射療法

　亜脱臼で疼痛が出現している患者に対して，肩甲上腕関節腔内や肩峰下滑液包内にステロイド剤と局所麻酔剤を注射することで消炎鎮痛効果が期待できる．また，腋窩神経に対するブロック注射も効果的であり，鎮痛効果が持続している間に運動療法を実施していくことが望ましい．

> **症例** 肩甲胸郭関節へのアプローチにより脳卒中患者の肩関節亜脱臼が改善した症例

## 1 アプローチのポイントとサマリー

　本症例は右片麻痺による右肩関節亜脱臼を呈し，上肢下垂時および起居動作時に右肩関節痛を訴えていた．亜脱臼の背景には肩関節周囲筋の麻痺による上腕骨頭の求心位保持能力の低下があったが，下肢，体幹の機能低下による脊柱のアライメント不良に起因した肩甲骨の位置異常も大きな原因になっていた．さらに，起居動作時に肩甲帯と骨盤帯の後退が認められた．

　プログラムとして，固有受容性神経筋促通法（PNF）の概念[8]に則り，ポジティブアプローチの考え方や放散などの手技を用いて，①肩甲骨の可動性および固定性向上，②不良姿勢に対する麻痺側体幹筋，股関節周囲筋の促通，③肩関節外転筋群の促通，④疼痛の原因になっている基本動作の運動学習を重点的に行った．その結果，肩甲帯と脊柱のアライメントが改善し，上肢下垂時および起居動作時の疼痛軽減につながった．

### ▶▶ココが重要！

　片麻痺患者の亜脱臼の改善には，肩甲胸郭関節のアライメントを良好に維持するための体幹筋や股関節周囲筋の機能が重要となる．座位や立位時に麻痺側への体幹側屈や骨盤帯の前方偏位により脊柱のアライメントが崩れ，肩甲骨が下方回旋すると亜脱臼を助長する可能性がある．そのため，局所的な評価に加え座位や立位における全身の姿勢を分析し，肩甲胸郭関節のアライメントに影響を与えている機能障害を推察することが必須である．

## 2 一般情報

年齢・性別：64歳，男性．
診断名（障害分類）：広範な左脳梗塞（中大脳動脈領域）による重度右片麻痺．
既往歴：高血圧症．
NEED・HOPE：肩痛の軽減，屋内歩行自立．

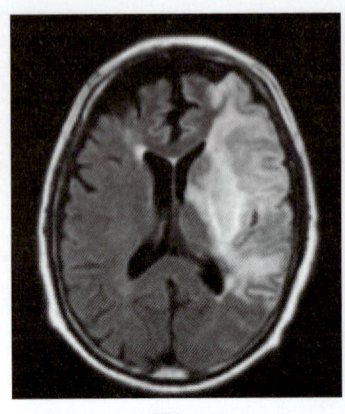

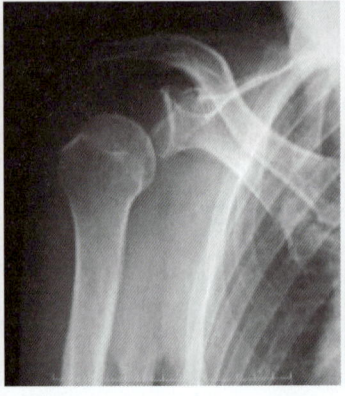

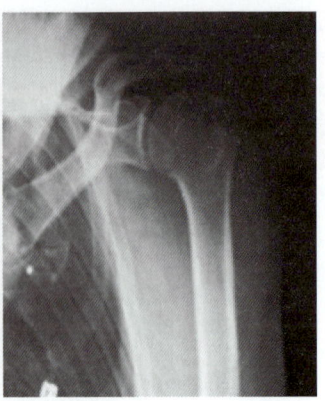

a. 頭部 MRI　　　　b. 麻痺側肩関節単純 X 線画像　　　c. 非麻痺側肩関節単純 X 線画像

**図3 ● 発症時の頭部 MRI と両側肩関節単純 X 線画像**

## 3 現病歴

　　12月下旬に自宅で発症．発症早期より亜脱臼を認めたが，肩痛は訴えていなかった．積極的な理学療法を開始した2週後より，起居動作時の右肩関節痛が生じ，次第に疼痛が増強し安静座位や立位時も疼痛を訴えるようになった．

## 4 画像所見

　　頭部 MRI で中大脳動脈領域の広範な梗塞巣を認めた．錐体路の障害は重度であり，今後の劇的な運動麻痺の改善は見込めないと予想された．また，AHI の比較で右肩関節亜脱臼を認めた（図3）．

## 5 局所機能障害に対するアプローチ

### 1）局所機能障害に対する理学療法評価

- 触診：およそ1.5横指の前下方への亜脱臼を認めた．
- 疼痛：安静座位での右上肢下垂時および起居動作時の右肩関節痛あり（VAS 6）．
- 運動麻痺：上肢 BRS Ⅱ．
- 関節可動域：右肩関節の外転制限があり疼痛も出現．
- 筋緊張：右大胸筋で亢進（MAS 2）．
- 筋機能評価：肩峰挙上距離2.0 cm であり，右肩関節の挙上に伴って反対側への体幹側屈および頚部の過伸展による代償を認めた．

### 2）局所機能障害における問題点

①右大胸筋の筋緊張亢進による肩甲骨および上腕骨の不良肢位．
②僧帽筋上部線維，肩関節外転筋群の運動麻痺により助長された亜脱臼．

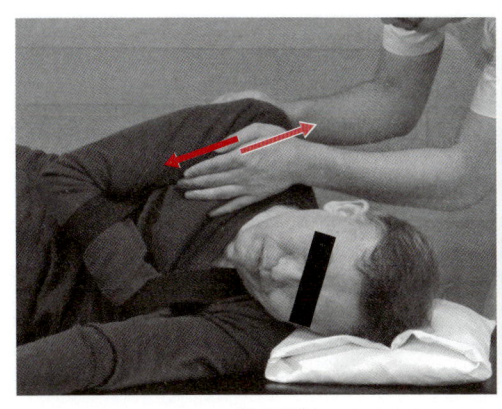

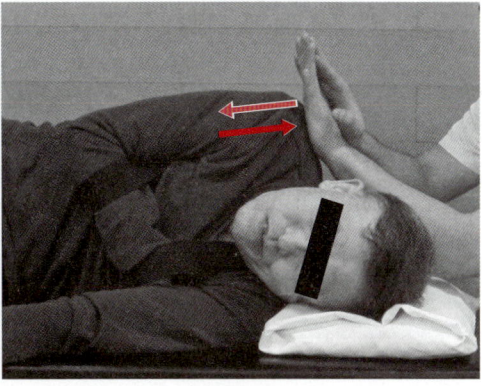

a．前方下制　　　　　　　　　　　　b．後方挙上

**図4● 肩甲帯のパターン**
(赤矢印：運動方向, 白フチ矢印：抵抗)

### 3) 局所機能障害に対する治療プログラムと治療後の変化（図4）

- ①に対して：右大胸筋の緊張亢進に対し，肩甲骨前方下制のPNF運動パターン（肩甲骨下制，外転，下方回旋）を用いて大胸筋のリラクセーションと肩甲帯の過度な外転位の改善を図った．
- ②に対して：大胸筋の筋緊張が抑制された状態で肩甲骨後方挙上パターン（肩甲骨挙上，内転，上方回旋）を用いて僧帽筋上部線維の促通を行い，肩甲骨の上方回旋を促した．

これらのプログラムにより大胸筋の緊張の抑制と肩峰挙上距離は若干改善したが，不良姿勢や著明な疼痛の改善は認められなかった．そのため，より全身的な視点で評価，治療を行っていく必要があった．

## 6 局所機能と全身運動を結びつけるインタラクティブ・アプローチ

### 1) 局所以外の部位に対する理学療法評価

- 運動麻痺：下肢BRS Ⅱ．
- 体幹機能：TISは9/23点であった．減点項目は非麻痺側への側屈動作不良や上下部体幹回旋時の左右非対称性であった．これらから麻痺側体幹の立ち直り反応の低下や協調性の低下が示唆された．
- 座位姿勢：骨盤後傾位，過度な胸椎後弯，体幹右側屈位，右肩甲骨過外転位，右股関節外旋位を呈していた．
- 立位姿勢：著明なスウェイバック（sway back）姿勢[注]であり左荷重優位，体幹右側屈，右肩甲骨の過外転位，軽度の右股関節外旋位を呈していた．

---

注）股関節が前方へ偏位し胸部を潰すような姿勢で重心線が骨盤より後方に位置している　⇒　不良姿勢．

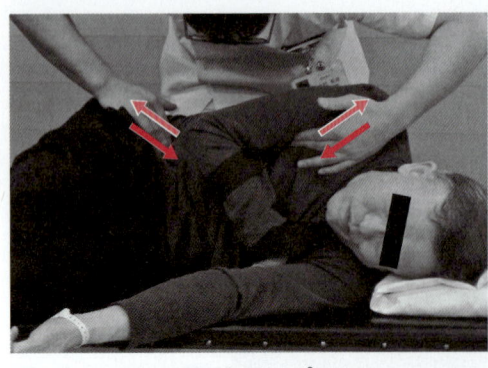

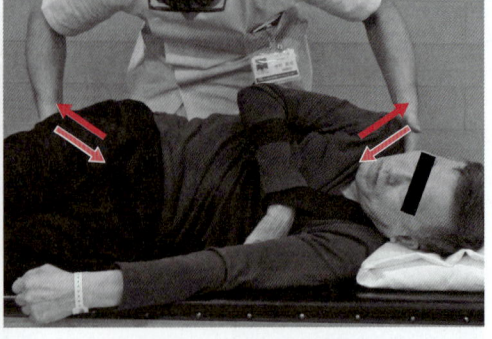

a．mass flexion パターン　　　　　　b．mass extension パターン

**図5　骨盤帯と肩甲帯に対するPNF**
（赤矢印：運動方向，白フチ矢印：抵抗）

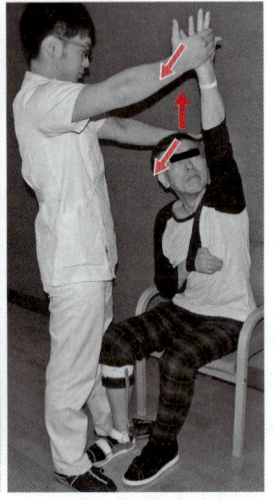

a．肩甲帯から　　b．非麻痺側上肢と頚部から体幹の抗重力姿勢の促通

**図6　座位姿勢の修正**
（赤矢印：運動方向，白フチ矢印：抵抗）

- 起居動作：見守りレベル．寝返り動作では，肩甲帯および骨盤帯の後退が認められ，非麻痺側の下肢を使用した全身の伸展を認めた．起き上がり時も同様に骨盤帯，肩甲帯の後退を認めた．寝返り時，起き上がり時ともに右肩関節痛の訴えがあり自発的に離床することは少なかった．
- 歩行：軽介助レベルであり，右下肢の荷重応答期から立脚中期にかけて体幹の前傾と麻痺側への側屈を認めた．右肩関節痛の訴えもあり，積極的に歩行練習を取り入れることは困難であった．

### 2）局所以外の問題点

①体幹機能の低下による不良姿勢と起居動作時の肩甲帯，骨盤帯の後退．
②麻痺側股関節周囲筋の筋力低下による歩行立脚期の不安定性．

### 3）ADLやQOL，全身運動を改善する治療プログラムと治療後の変化

- ①に対して：不良な脊柱のアライメントや起居動作を引き起こしている体幹筋の機能低下に対して肩甲帯前方下制と骨盤帯前方挙上（骨盤後傾，挙上，前方回旋）の組み合わせである集団屈曲（mass flexion）パターン，肩甲帯後方挙上

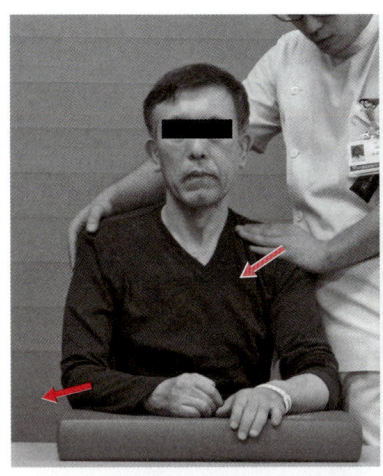

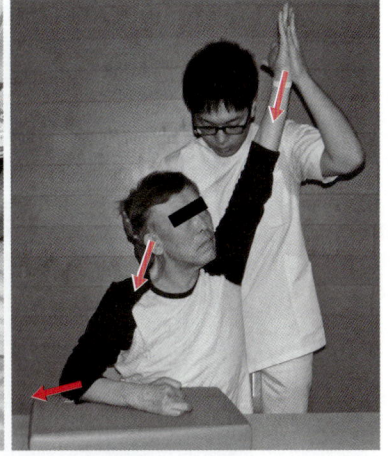

a．非麻痺側肩甲帯から麻痺側肩関節
外転筋群への放散

b．非麻痺側上肢と頚部から麻痺側肩
関節周囲筋群への放散

**図7　on elbow 肘位での麻痺側肩外転筋群の促通**
(赤矢印：運動方向，白フチ矢印：抵抗)

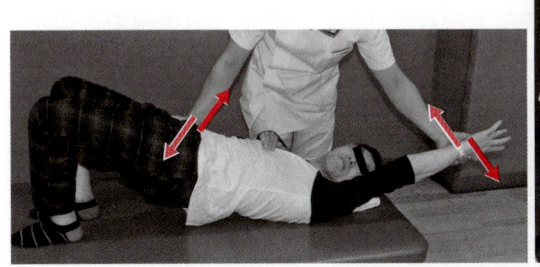

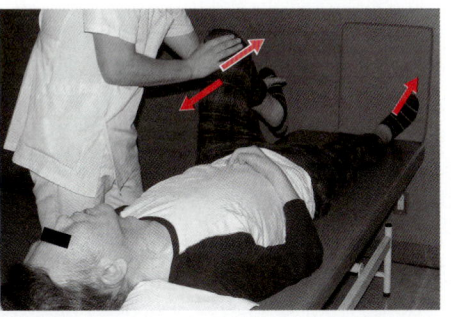

a．非麻痺側上肢からの放散による麻痺側股関節伸展
筋促通

b．非麻痺側股関節から麻痺側股関節伸展促
通

**図8　放散を利用した麻痺側股関節伸展筋群の促通**
(赤矢印：運動方向，白フチ矢印：抵抗)

と骨盤帯後方下制（骨盤前傾，下制，後方回旋）の組み合わせである集団伸展（mass extension）パターンを行い体幹の屈筋と伸筋の強化を図った（図5）．また，座位で肩甲帯非麻痺側上肢と頚部からの放散を利用して脊柱の抗重力肢位を促した（図6）．さらに，良好な座位姿勢で on elbow 肢位での麻痺側肩外転筋群の促通を実施した（図7）．

- ②に対して：麻痺側股関節周囲筋の機能低下により，歩行立脚期が不安定となっていた．歩行安定の準備運動として，背臥位で非麻痺側上肢屈曲・外転・外旋パターンと頚部の伸展パターンの組み合わせや非麻痺側下肢屈曲・外転・内旋パターンによる放散を利用して，麻痺側股関節伸展筋群の促通を行った（図8）．

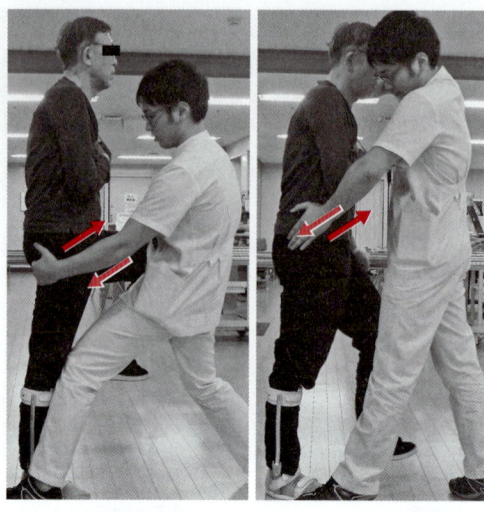

a．片脚立位　　b．ステップ動作
**図9 ● 立位での麻痺側股関節伸展筋群の促通**
（赤矢印：運動方向，白フチ矢印：抵抗）

　その後，体幹を抗重力位に保ちながら片脚立位やステップ練習を行った（図9）．以上により，座位および立位姿勢，起居動作時の骨盤帯，肩甲帯の後退が改善し肩甲胸郭関節の不良肢位も改善した．その結果，亜脱臼は0.5横指と改善し肩関節痛は消失した．また，起居動作時の肩関節痛が消失したことで自発的な離床回数が増え活動性が向上した．さらに積極的な歩行練習が可能となり，初期にみられた右下肢の荷重応答期から立脚中期にかけて体幹の前傾と麻痺側への側屈が軽減し，右下肢の立脚相の安定性が向上，病棟内歩行が自立した．

### 文献

1) Neumann DA（著），嶋田智明，他（監訳）：筋骨格系のキネシオロジー　原著第2版．医歯薬出版，2012，pp159-160
2) Basmajian JV, et al：Factors preventing downward dislocation of the adductor shoulder joint. *J Bone Joint Surg Am* **41**：1182-1186, 1959
3) 猪飼哲夫：骨・関節合併症の予防と治療．*MB Med Reha* **13**：22-28, 2002
4) Paci M, et al：Glenohumeral subluxation in hemiplegia：An overview. *J Rehabili Res Dev* **42**：557-568, 2005
5) 武富由雄：脳卒中片麻痺における肩関節の亜脱臼と運動機能回復段階に関する一考察．肩関節 **16**：218-220, 1992
6) Verheyden G, et al：The Trunk Impairment Scale：a new tool to measure motor impairment of the trunk after stroke. *Clin Rehabili* **18**：326-334, 2004
7) 大串　幹，他：脳卒中の肩・肘装具の実際．*MB Med Reha*（97）：31-37, 2008
8) Adler SS, et al：PNF in Practice-An Illustrated Guide Fourth Edition. Springer, 2013, pp1-13

## Column　one point lecture

### 三角巾とバストバンドの適応基準

　肩関節の亜脱臼の原因として多いのは，①棘上筋を中心とした腱板機能の低下，②大胸筋や上腕二頭筋の短縮による骨頭前方への牽引，③関節包などの軟部組織への持続牽引による組織変化，④肩甲骨の下方回旋による骨頭の不安定があげられる．三角巾やバストバンドを使用する際には，肩甲骨周辺にある「肩甲骨を動かしたり固定するための筋肉」「肩甲骨から腕を動かす筋肉」の役割を考慮し，対処する必要がある．

　肩関節疾患の急性期に三角巾やバストバンドでの安静保持が不十分なことにより，肩関節外旋可動域の制限を助長していることがある．この場合，肘や手関節，手指に二次的な問題が起こることがあり，それが肩関節に影響を及ぼすという悪循環となることもある．また，三角巾やバストバンドの使用方法を誤ると炎症を助長してしまう．

　三角巾装着時の不良姿勢は，肩甲骨の下制と外転，肩関節の内旋，肘関節の屈曲，前腕の回内，手関節の掌屈・尺屈，手指屈曲位が多い．

　三角巾を用いた固定の二次的合併症として，関節拘縮による肘関節伸展制限や肩の血流不全で起こる上肢遠位の浮腫，肩こり，腰痛があげられる．最適な肢位は肩関節のみを良肢位に保持でき，ほかの部位は活動性を維持できることである．良肢位で固定するための対処方法を**表**に示す．

#### 表　亜脱臼の原因と対処

| 原因 | ①棘上筋を中心とした腱板機能の低下 | ②大胸筋や上腕二頭筋の短縮による骨頭の前方への牽引 | ③肩甲骨の下方回旋による骨頭の不安定 | ④関節包などの軟部組織への持続牽引による組織変化 |
|---|---|---|---|---|
|  | 棘上筋などの回旋筋腱板は上腕骨を肩甲骨に引きつけて安定させる働きをしているため，腱板機能の低下は動作時の関節包の働きに影響する | 大胸筋は上腕骨と鎖骨・肋骨をつなぐ働きをしており，上腕二頭筋は，前腕から肩甲骨へかけてつながり，肘関節，肩関節をまたぐ二関節筋である．肘側では前腕の橈骨に付着し，上腕二頭筋は肘を曲げるだけでなく手を回外させる働きもある | 肩甲骨の下方回旋の原因として，肩甲骨の挙上と下制に関係している「肩甲骨を動かしたり固定するための筋肉」である僧帽筋の低緊張状態や，胸椎の後弯によりその原因が増強され，関節窩を下向きに回旋させてしまうため骨頭が安定しにくい状態 | 持続牽引による関節包などの軟部組織の組織変化 |
| 対処 | 「肩甲骨から腕を動かすための筋肉」を固定させておく | 「肩甲帯から腕を動かすための筋肉」の固定三角巾などで肘も固定する場合，前腕が回外位だと上腕二頭筋の過緊張を促してしまうので注意が必要 | 肩甲骨を固定する | 持続的な牽引をしない |

①②③ → 三角巾＋バストバンド
④ → 三角巾のみ

## 第1節　中枢神経疾患

# 2　脳卒中片麻痺②　高緊張

## 基礎　疾患をみるための知識の整理

### 1　病態と要因

　脳卒中片麻痺において麻痺側上肢が高緊張・拘縮を伴う要因にはいくつかの点が考えられる．その一つとして，インナーマッスルとアウターマッスルの活動パターンが障害される点があげられ，麻痺側上肢は強力で広範な付着をもつアウターマッスルの筋活動が優位となった結果，アウターマッスルが過緊張となってしまう．また，インナーマッスルが働かないことで肩関節運動時の上腕骨頭が関節窩の中心部からずれ，拘縮の一因となってしまう．

　特に，脳卒中片麻痺の上肢はウェルニッケマン肢位に代表されるように，屈筋が優位となり異常な連合反応の結果，肩関節内旋，内転に加えて肩甲骨内転，下制となるパターンが多い．そして，その上肢のアライメント異常により肩峰下インピンジメントを引き起こし疼痛が誘発されてしまう．麻痺側上肢で内旋位となりやすい要因としては大胸筋など大きな筋の運動単位が多く働きやすい点や，仰臥位において外的な刺激に対して表面の筋群が働きやすい環境にある点などが考えられる．また，腱板疎部（棘上筋腱と肩甲下筋腱の間隙で腱板が疎になっている部分）は烏口上腕靱帯が緊張する肩関節の外旋位では縮小し内旋位では拡大するが，内旋位で癒着すると棘上筋と肩甲下筋の滑動性が減少し，さらに烏口上腕靱帯との癒着によって著明な関節可動域制限を生じてしまう（第2章p28，図6参照）．

### 2　医学的診断と理学療法機能診断

#### 1　画像診断のポイント

　脳画像の所見から錐体路障害の有無を確認することが重要である．錐体路は大

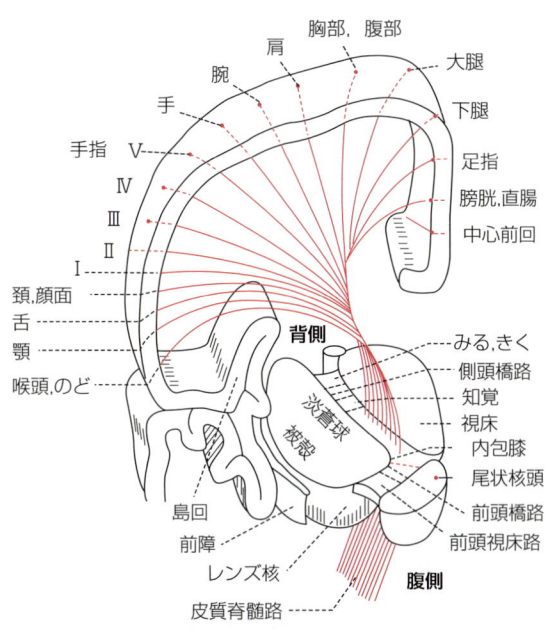

図1 ● 錐体路の走行―放線冠と内包（文献1）より引用）

　脳皮質の中心前回から放線冠，内包後脚，大脳脚，橋底部，延髄錐体を下降し，上下肢の麻痺に違いが出るのは機能局在がはっきりしている大脳皮質-放線冠レベルの障害であることが多い．運動野から始まる錐体路の走行から，放線冠レベルでは外側から，内包後脚では腹側から順番に顔面，手指，上肢，体幹，下肢の順に神経線維が通過する[1]（図1）．画像よりどの部位に麻痺が強く出るのかを予測し，治療の方針を早期から組み立てることが重要である．

## 2 類似する疾患・症状との鑑別

　麻痺側上肢の肩関節において肩関節周囲炎を併発することが多く，時期によって理学療法の手段が異なる点が特徴である．肩関節周囲炎の病期は凍結進行期・凍結完成期・寛解期があり，凍結進行期には安静，ポジショニングなどが基本的な治療方針となり，積極的なストレッチや運動は凍結完成期以降より行うべきである．鑑別としては主症状である運動時痛，夜間時痛，安静時痛（重症例）などの疼痛を伴っているか，関節可動域制限が全方向にあるか，関節造影所見で関節腔の縮小（関節内容量の減少，腋窩陥凹の縮小）があるかなどを確認する．

## 3 一般的な理学療法評価項目

### 1）局所機能障害の変化を把握するための評価

　評価項目としては，関節可動域，随意性，疼痛，筋緊張，筋収縮のパターン，

**表1** アシュワース尺度変法（文献2）より引用）

| アシュワース尺度変法 |
|---|
| 筋緊張の亢進なし |
| 動作時に引っかかるような感じの後に，その感じが消失する．または最終域でわずかな抵抗感を認める |
| 筋緊張は軽度亢進し，可動域の1/2以下の範囲で引っかかるよう感じの後にわずかな抵抗感を認める |
| 可動域全域で筋緊張は亢進するが，他動運動は簡単に可能である |
| 筋緊張はさらに亢進し，他動運動は困難である |
| 四肢は固く，他動運動は不可能である |

**表2** Stroke Impairment Assessment Setの一部（文献3）より改変引用）

| 段階 | 上肢または下肢の筋緊張 |
|---|---|
| 0 | 筋緊張が著明に亢進している |
| 1A | 筋緊張が中等度（はっきりと）亢進している |
| 1B | 他動的筋緊張の低下 |
| 2 | 筋緊張が軽度（わずかに）亢進している |
| 3 | 正常．非麻痺側と同じ |

肩のライン，肩甲骨の位置（胸椎棘突起と肩甲棘，肩甲骨下角それぞれとの距離，座面から肩甲骨下角までの距離），上腕骨頭の偏位，鎖骨の傾きなどがあげられる．特に脳卒中片麻痺の治療方針を決定するうえでは，運動麻痺と筋緊張の程度を把握することが重要になる．本項では，筋緊張の評価についてのみ述べる．

#### a．筋緊張

評価の際には過剰な緊張を避けるために，精神的緊張や恐怖心が最も減少する姿勢や肢位を確かめ，治療の開始姿勢と肢位を設定する必要がある．最も安定する姿勢を見極めることは，患者が有している潜在的な機能を引き出すことにつながる．

また，筋の緊張を触診しend feelの確認を行うことで，治療可能な拘縮なのか鑑別することが重要である．筋緊張を緩和する手段としては，ある程度の随意性があれば，主動作筋の収縮により拮抗筋の弛緩を狙う方法やホールド・リラックス[4]などの手段もあるが，同時収縮が起こる場合にはスタティックストレッチ（Ib抑制を利用した持続伸張）が適応になる．

①アシュワース尺度変法（MAS）：筋肉を他動的に伸張したときの抵抗感から段階に分けて評価する（**表1**）．
②脳卒中機能評価法（SIAS：Stroke Impairment Assessment Set）：脳卒中片麻痺患者の機能評価法であり，筋緊張の評価について点数化している（**表2**）．

### 2）ADLやQOL，全身運動の変化を把握するための評価

#### a．静的な姿勢

臥位，座位，立位における四肢と体幹のアライメントと背部，殿部，足底など支持基底面における荷重量を評価する．脳卒中片麻痺では麻痺側下肢の支持性の低下や感覚鈍麻，バランス能力の低下などにより，連合反応として上肢屈筋群の過活動がみられることが多い．

### b．動作時の麻痺側上肢

実用性に加え動作に伴う筋緊張の変化を確認することが重要であり，静的な評価と動的な評価を結びつけていくことが重要である．臨床において，徒手的な治療や物理療法を行うことで安静時の筋緊張は一時的に緩和するものの，動作に伴い筋緊張が亢進してしまうことは多い．治療は安静時の筋緊張を緩和することが目的ではなく，円滑な動作を獲得するための手段であるということを忘れてはならない．

## 3 医学的治療

筋緊張の亢進状態である痙縮に対する医学的治療としては，ボツリヌス毒素を用いたボツリヌス治療が適応される．この治療では筋緊張と疼痛の緩和を期待できるが，関節可動域や随意性の改善には理学療法を併用する必要がある．毒素の臨床効果は3～4カ月間とされており，定期的に筋緊張を含めた身体機能の評価を行う必要がある．

# 症例 脳梗塞後の体幹機能とバランス能力の低下により動作時に上肢の過緊張が生じた症例

## 1 アプローチのポイントとサマリー

　脳梗塞発症後に上肢の高緊張，拘縮が残存した症例である．上肢のBRSはⅣであり，肩関節内転，内旋筋群の緊張がMAS 2と亢進していた．全身の評価としては体幹機能とバランス能力が低下しており，上半身のアライメントが崩れていた．
　アプローチのポイントは，①上肢機能の改善による姿勢制御能力の改善，②体幹機能の改善による上肢機能の改善である．この点に対して治療を行うことで動作時における上肢の過緊張が改善し，基本動作能力を含めたパフォーマンスが向上した．

### ▶▶ココが重要！

　上肢の筋緊張亢進や疼痛により筋紡錘が適切に働かないことで姿勢制御のバリエーションが減少し，間違った運動パターンを学習してしまうことで異常な筋緊張や疼痛が慢性化してしまう恐れがある．全身のパフォーマンスを上げるためにも上肢に対して適切に評価，治療を行うことが重要になる（図2）．
　上肢のリーチングや支持機能などを十分に発揮するためには，体幹の動的安定性が必要になる．そのためには上肢の運動に先行して体幹の姿勢制御が必要であり，体幹と下肢を含めた全身から肩関節に対して評価，アプローチする必要がある．また，各部位のアライメントが崩れると筋群に持続的な筋収縮が起こり，釣り合いをとるために拮抗筋群に慢性的な筋収縮が起こる．姿勢保持のために同時収縮が常に引き起こされる状態は上肢の疼痛やバランス能力の低下を誘発してしまうため，アライメントに対してのアプローチが必要である．

## 2 一般的情報

年齢・性別：61歳，男性．
診断名（障害分類）：脳梗塞（左中大脳動脈閉塞）．
合併症や既往歴：特記なし．
趣味などの活動性：入院前は自営業をしており，料理が趣味．

→ 体幹機能→上肢機能→パフォーマンス
→ 上肢機能→姿勢制御能力→パフォーマンス

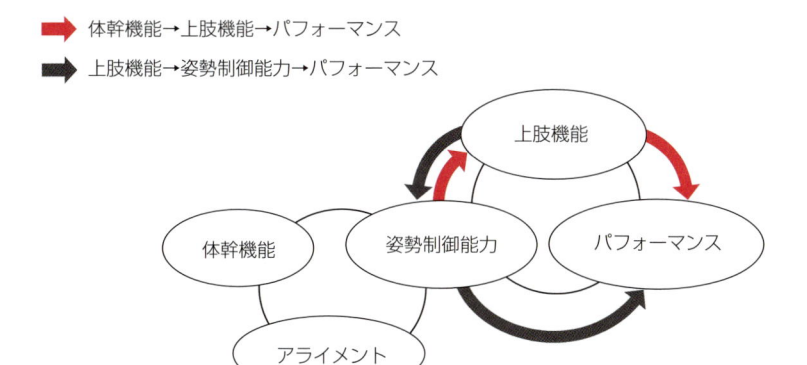

図2 ● **上肢機能，姿勢制御能力から考えるパフォーマンス向上**

HOPE・NEED：転ばずに歩けるようになりたい．

## 3 現病歴

早朝の起床時にめまいと嘔吐があり近医を受診し，その後，当院に救急搬送された．意識レベルはJCS（Japan Coma Scale）Ⅱ-10と低下しており重度な麻痺を認めた．意識障害は数日後に改善し，理学療法は病棟内ADL自立を目的に進めた．

## 4 画像所見

MRIのT2強調画像で左中大脳動脈領域に高信号を認め，MRAで左中大脳動脈の分岐部に閉塞が確認された．

## 5 局所機能障害に対するアプローチ

### 1）局所機能障害に対する理学療法評価

上肢BRSはⅣであった．肩甲骨は下方回旋，下制，内転位であり，他動的な関節可動域は肩関節屈曲，外転の最終域と2ndポジションでの外旋時に疼痛による制限を認めていた．筋緊張は肩関節内旋筋，肘関節屈曲が優位でありMAS2であった．

### 2）局所機能障害における問題点

①肩関節の外旋制限：臨床的に肩関節内旋筋群が脳卒中後の麻痺側上肢で優位であり，外旋は肩関節の機能回復の最後の領域の一つとなることが多い．肩関節内旋，内転に寄与する筋は肩甲下筋，大胸筋，大円筋，広背筋があるが，特に本症例においては肩甲下筋，大胸筋の緊張が高く，外旋筋や前鋸筋が収縮しにくい状況であった．

②肩甲骨のアライメント異常：僧帽筋上部線維と前鋸筋の筋収縮の不足と小胸

筋の短縮などにより肩甲骨のアライメント異常が引き起こされており，肩関節運動時の制限を引き起こす要因となっていた．小胸筋は烏口突起付近で烏口上腕靱帯との線維性のつながりがあることから，烏口上腕靱帯との癒着により肩関節の可動域制限を引き起こすとともに短縮に伴い肩甲骨を前傾させ円背姿勢を引き起こす要因となる．また，小胸筋はアナトミー・トレイン（解剖列車）の経線のうち深前腕線〔小胸筋-烏口突起-上腕二頭筋（短頭）-橈骨骨膜-母指球筋〕の一部であり[5]，前方運動配列の一部でもある（第2章p41，図21）．よって，脳卒中片麻痺において短縮している場合も多く，本症例のように高緊張を伴う拘縮では上腕二頭筋，小胸筋ともに短縮している患者が多いため注意が必要である．

### 3）局所機能障害に対する治療プログラムと治療後の変化

　肩甲骨と上肢の重さをコントロールできない状態では上半身のアライメントが崩れ，持続的な筋収縮が他部位に起こる．また上肢の異常運動はバランスを崩す刺激となり必要以上に体幹，下肢の協調性が求められる．安定した姿勢を獲得するために上肢に対するアプローチは重要である．

- 問題点①に対して：物理療法（温熱，寒冷による筋緊張の緩和，拮抗筋に対する電気刺激療法による痙縮の抑制）を実施した．
- 問題点①②に対して：肩甲下筋，大胸筋，小胸筋を中心として，スタティックストレッチ，リラクセーションを実施し，筋肉が弛緩した状態で棘上筋の促通を図った．小胸筋の停止部は烏口突起であるため，上腕骨に対してではなく肩甲骨にアプローチを実施した（図3）．
- 問題点①②に対して：臥位にて前鋸筋を促通し肩甲骨のアライメント修正を図った後に側臥位で上肢，肩甲骨を把持してアウターマッスルの過緊張を抑制した状態で肩甲骨の外転，上方回旋と肩甲上腕リズムに合わせた肩関節運動を実施した（図4）．

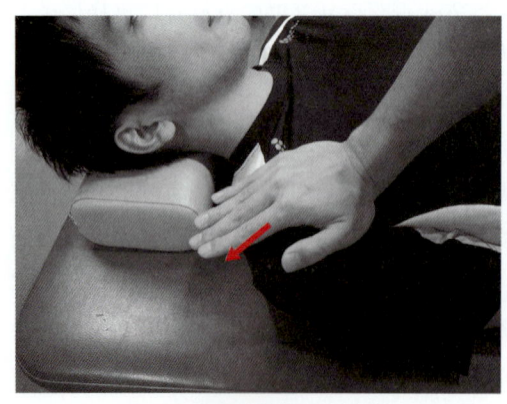

図3 ● 小胸筋のストレッチ

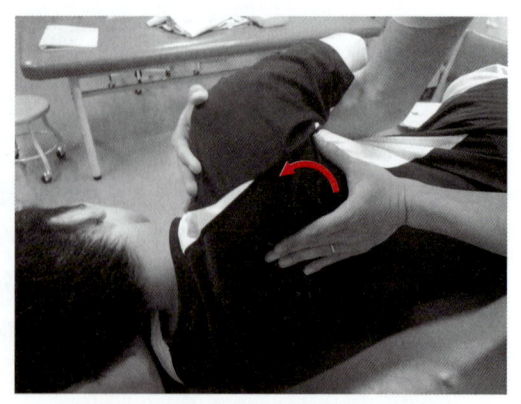

図4 ● 正常な肩甲上腕リズムの誘導

- 問題点②に対して：座位にて非麻痺側で麻痺側を把持した状態で肩甲骨挙上を行い，非麻痺側の感覚フィードバックを利用しながら麻痺側の促通を図った．この治療により肩甲骨の上方回旋と挙上の複合運動を引き出し，肩関節運動時の臼蓋に対する骨頭の求心運動の改善を図った．

これらの治療により肩甲骨のアライメントが正常な状態に近づき，肩関節外旋時の疼痛と関節可動域が改善したことで，肩関節の最終域までの屈曲，外転が可能となった．

## 6 局所機能と全身運動を結びつけるインタラクティブ・アプローチ

### 1）局所以外の部位に対する理学療法評価

- 筋緊張：麻痺側上肢の筋緊張は動作に伴い亢進し，肩甲骨・上肢の運動を引き出すために必要な体幹機能が不十分であった．
- 麻痺：麻痺側下肢の随意性は BRS Ⅴでハムストリングスが短縮しており，腸腰筋が伸張位であった．
- 姿勢：座位姿勢のアライメントは頭部が前方に偏位し，骨盤後傾位の円背姿勢であった．

立位姿勢は非麻痺側優位に荷重しており，麻痺側の肩甲帯や骨盤が後方へ偏位したアライメントとなっていた．また，上肢のリーチングや閉脚立位保持能力などバランス能力が低下していた．

### 2）局所以外の問題点

①動作に伴う上肢の筋緊張亢進：立位姿勢において体幹筋や四肢の近位筋の筋活動が不十分になり，麻痺側下肢への荷重や姿勢の保持が困難となっていた．そのため，上肢では連合反応として屈筋群の筋緊張が亢進しており，動作に伴いさらに上肢は過緊張となっていた．

②骨盤後傾位での円背姿勢：ハムストリングスの短縮により骨盤が後傾しており，体幹機能の低下に伴い円背姿勢となっていた．本症例のように体幹が前屈した円背姿勢は上肢を挙上するうえで不利になるため注意が必要である．

③体幹機能の低下に伴う前鋸筋の機能低下：肩甲骨の外転運動に作用する前鋸筋は外腹斜筋と解剖学的につながりがあり，同側の外腹斜筋が収縮することで体幹が安定し前鋸筋の収縮が誘発される．つまり，上肢機能を高めるためには前鋸筋の起始部が外腹斜筋の収縮により固定されている必要があるため，外腹斜筋が機能的に働くために体幹のローカルマッスル[注]へのアプローチが必要になる．

④頭部の前方偏位．脳卒中片麻痺では体幹筋の機能低下や異常筋緊張などにより円背姿勢となり，頭部が前方へ偏位している患者が多い．本症例においても頭部が前方に偏位することで頚部後面から肩甲帯が硬化し，姿勢の調整を他部位で

代償するため全身のパフォーマンスが低下していた．平衡感覚は前庭（静止状態），視覚，三半規管（加速），全身にある筋紡錘の4つの情報を統合して重心や重力線の方向を認知している．このように姿勢に関わる感覚の統合部位が頭部に数多くあるため，重心を感知するためには頭部の位置と筋紡錘の状態が重要になる．

### 3）ADLやQOL，全身運動を改善する治療プログラムと治療後の変化

#### a．臥位での体幹機能に対するアプローチ

- 問題点①〜④に対して：呼吸練習と筋肉の脱力

　横隔膜呼吸を練習することで呼吸補助筋としての外腹斜筋の活動が最小限になるように配慮し，その状態でストレッチを行った．余計な刺激が重心の変化前から存在していると微妙な重心の動きを感知できないため，筋紡錘をセンサーとして有効に働かせるためには，できるだけストレッチを十分に行い筋肉が脱力している必要がある．

- 問題点①〜④に対して：腹横筋の促通

　仰臥位で上前腸骨棘の内下方にある腹横筋を触診し促通を図った（図5）．体幹に対するアプローチは臥位から行い，抗重力筋としてのグローバルマッスルの収縮を最小限に抑えた状態でローカルマッスルの活動を促通することが重要である．

- 問題点④に対して：頸部後面に対するアプローチ

　触診にて頸部後面の筋緊張亢進部位を特定し，その部位に対して垂直方向に持続的な圧迫を加えた．そして，ホールド・リラックスとして頸部後面を最大位に伸張した肢位で等尺性収縮を行い，リラクセーションを図った．そして，頸部後面の筋群を十分に弛緩した状態で座位での練習へと展開し，頭部の前方偏位を口頭指示と徒手誘導で修正した．

#### b．座位で行う練習

- 問題点①〜④に対して：体幹機能の改善

　骨盤を良肢位にして坐骨結節に荷重する．このようにグローバルマッスルの活動を抑制した状態でローカルマッスルの収縮により姿勢を保持するよう練習した．これらのアプローチの際は触診でグローバルマッスルの弛緩を確認した（図6）．

- 問題点①③に対して：上肢の支持練習

　上肢の支持（on hand）練習を行い，前鋸筋，外腹斜筋の固定性向上と保護伸展

---

注）ローカルマッスルとグローバルマッスル
　ローカルマッスルを構成するのは腹横筋，多裂筋など腰椎そのものに付着する筋群であり，グローバルマッスルを構成する筋群は腸骨稜，胸郭など周辺に付着する筋群である．この2つの筋群が協調して働くことにより体幹機能は保たれるが，グローバルマッスルが働くためにはローカルマッスルにより分節的な制御が確立される必要がある．

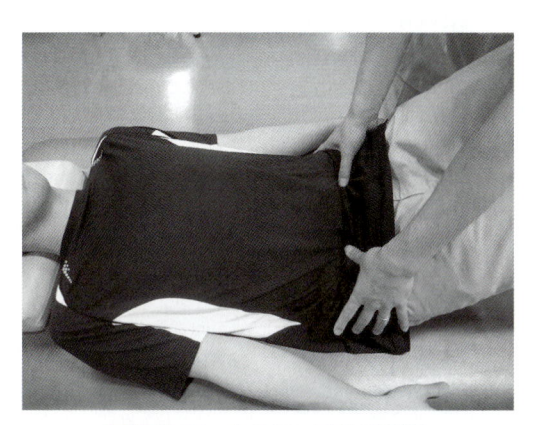

図5 ● ローカルマッスルの促通

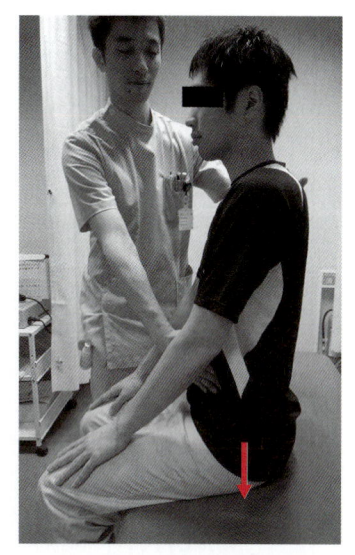

図6 ● ローカルマッスルによる姿勢保持練習

反応による伸筋群の促通とバランス能力の向上を図った．
- 問題点①〜④に対して：骨盤のアライメント改善

良肢位の坐骨結節の荷重を意識するために骨盤の分離運動と骨盤を良肢位にした状態での骨盤帯，肩甲帯からの外乱刺激に対する保持練習を実施し，同時に脊柱の伸展を誘導した．このように座位において骨盤の良肢位を獲得し，肩甲帯からの抵抗を座面に対して行うことで体幹筋と肩甲帯周囲の筋活動を促した．

### c．立位での練習

- 問題点①③に対して：上肢の荷重練習

上肢へのアプローチとして前鋸筋の収縮を促すための壁を押す動作と肩関節外旋位での上肢の荷重練習を実施した（図7）．上肢の荷重練習は手すりを把持すると上肢の屈筋群の収縮を誘発してしまうため，平行板などを使用し手指が伸展した状態で行うよう配慮した．

- 問題点①③に対して：麻痺側下肢への荷重練習

さまざまなステップ位で骨盤に刺激を与えながら下肢への荷重練習を実施することにより，股関節周囲や体幹筋の筋活動の改善を図った．下肢のバランス能力の改善に伴い上肢の連合反応が抑制された（図8）．このように麻痺側下肢への荷重を促し，体幹のローカルマッスルや四肢の近位筋の収縮が起こりやすい環境をつくり，上肢の異常筋緊張を抑制することが重要である．

前述のa〜cのアプローチにより体幹が安定し，外乱刺激に対する姿勢制御を下肢，体幹でできるようになり，上肢の異常筋緊張の緩和と全身のパフォーマン

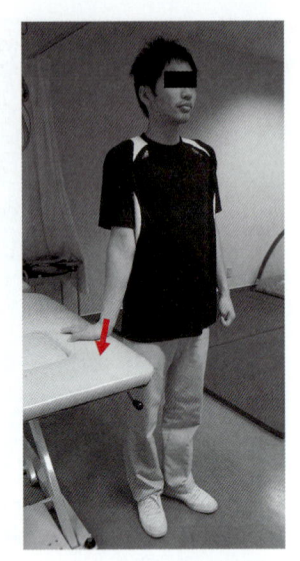

図7 ● 上肢の荷重練習

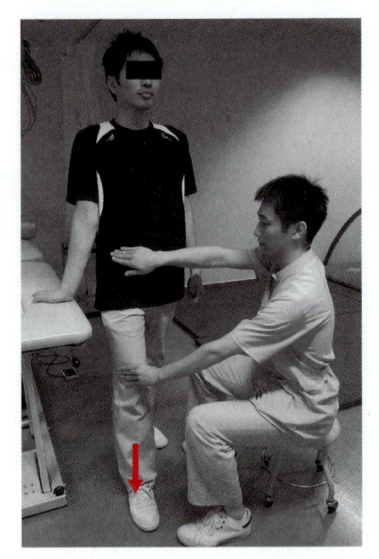

図8 ● ステップ位での荷重練習

スの向上につながった．このように解剖的に無理がなく効率のよいアライメントになることにより四肢，体幹が連動して力を伝達できることにつながるため，局所のみに注目するのではなく全身として捉えていくことが重要である．また，動作練習を行う前に実施するコンディショニングや疼痛へのアプローチは，正しく筋紡錘が働くための準備として重要であり，環境を整えたうえで，上肢機能，姿勢制御に対しアプローチすることで円滑に全身のパフォーマンス向上につなげることができる．

文献
1) 半田 肇，他：運動系．半田 肇（監訳）：神経局在診断その解剖，生理，臨床．改訂第4版．文光堂，1999，pp39-90
2) Bohannon RW, et al：Interrater reliability of a modified ashworth scale of muscle spasticity. *Phys Ther* **67**：206-207, 1987
3) 千野直一，他：脳卒中機能評価法（SIAS）．千野直一（編）：脳卒中の機能評価—SIASとFIMの実際．シュプリンガー・フェアラーク東京，1997，pp17-42
4) 柳澤 健，他：特殊テクニック．柳澤 健，他（編）：PNFマニュアル 改訂第3版．南江堂，2011，pp135-139
5) 松下松雄：腕線．松下松雄（訳）：アナトミー・トレイン—徒手運動療法のための筋筋膜経線．医学書院，2009，pp141-165

## Column  one point lecture

### 上肢が平衡機能に与える影響①

　上肢が平衡機能に与える影響に関しては以下のことが考えられる．一つは上肢の重量を平衡の維持に生かすことであり，もう一つは上肢の随意運動が外乱負荷として平衡の維持に影響を与えることである．上肢の重量を平衡の維持に生かすものとして，その代表的なものに釣り合い重り（カウンターウエイト）がある．また，上肢の随意運動時の平衡の維持に影響する因子として，その影響を小さくするための予測的姿勢制御が知られている．これらのことに簡単に触れてみよう．

　身体の平衡を維持するための上肢の釣り合い重りとしての働きを考える．ここでは，椅子に座った状態で身体の右側方にある対象物に手を伸ばす（リーチする）動作を例にあげる．対象物が上肢長よりも短い距離のところにある場合，体幹をあまり動かすことなくリーチすることが可能である．次に対象物が上肢長よりもやや長い距離のところにある場合，右側の坐骨結節に体重を移しながらリーチする．そして，対象物が上肢長よりもかなり長い距離のところにある場合，右側の坐骨結節に体重を移し，体幹を右側に傾けながら右体側を伸ばす（右凸の側屈をする）ことに加えて，左肩関節を外転させて左上肢を伸ばしながら右へのリーチをする．

すなわち，右上肢を右側へ大きく伸ばす場合には，左上肢を左側に伸ばすことにより右上肢に対する釣り合い重りとして機能し，これによりリーチ時の体幹の安定性が維持される．

　次に，上肢の随意運動時の予測的姿勢制御の機能的な意味について考えてみよう．上肢の重量は体重の約8％であることが知られており，両側合わせると約16％となる．ここで，小学校時代に誰もが経験した「前へならえ」を思い出してほしい．この動作を遂行することは，体重の約16％の重量物を肩関節から前方で水平に維持することとなる．それゆえ，上肢を水平に拳上することは，足関節を中心として体全体を前方に倒そう（回転させよう）とする力として作用することになる．そのため，この力の影響を極力少なくして拳上時の姿勢を安定させるために，脊柱起立筋やハムストリングスなどの背面筋の筋活動が上肢の水平拳上のための主動作筋である三角筋の活動開始時点よりも先行する．これが予測的姿勢制御といわれるものである．この三角筋に対する先行活動のタイミングおよび筋活動量は常に一定ではなく，上肢の拳上時の種々の環境要因によっても変わることが知られている．

## 第1節　中枢神経疾患

# 3　脳卒中片麻痺③ 麻痺側肘・手・手指

## 基礎　疾患をみるための知識の整理

### 1　病態と要因

　脳卒中片麻痺では，運動麻痺・筋緊張障害・感覚障害が生じる．脳卒中後の脳機能の障害により，大脳皮質の機能不全や各神経線維の伝導路が遮断されさまざまな機能障害が生じる．

#### 1　運動麻痺

　錐体路の起源は，大脳皮質の中心前回および前頭葉が主で側頭葉，後頭葉からの線維も含まれる．これらの線維群は放線冠から内包を通る．腕・手・指に関連する運動線維は，内包後脚にあるといわれている．延髄部で線維の80％は交叉し反対側の運動ニューロンに終止する[1]．この錐体路の大脳皮質から延髄の間で神経損傷が起こると運動麻痺が生じる．

　脳卒中片麻痺では，身体の一側上下肢の運動麻痺が出現する．運動麻痺を生じる障害部位として，前述のとおり大脳皮質・皮質下・内包・基底核領域，脳幹部，延髄錐体交叉部がある．その中で内包付近の脳血管障害によるものが最も多い[1]．

#### 2　筋緊張異常

　筋緊張は，安静時の関節を他動的に動かして筋を伸長する際に生じる抵抗感である[1]．通常は，$\alpha$および$\gamma$運動ニューロンの興奮を上位中枢の大脳でコントロールしている．この上位中枢のコントロールが障害されると筋緊張異常が出現する．

　肘から手指にかけて筋緊張が亢進すると，屈曲パターンでは肘関節屈曲・前腕回外・手関節掌屈・手指屈曲となる．特に手指の関節は拘縮が起きやすいので注意が必要となる．筋緊張が亢進し手指が屈曲位となると離握手が困難となる．筋緊張が亢進した手指の機能は，方法によって物体の把持が可能であり補助手となる場合がある．反対に筋緊張の低下が起こると手指による物体の把持が難しく廃

用手となることが多い．

### 3 感覚障害

　温痛覚は脊髄視床路を通り視床後腹側核，内包後脚を通過して大脳皮質感覚野に終わる．触覚・深部覚・圧覚は脊髄後索を上行し延髄の後索核で二次ニューロンとなって毛帯交叉で反対側へ行き，視床，大脳皮質感覚野に終わる．延髄より中枢部の障害で中枢性の感覚障害が生じる[1]．

## 2 医学的診断と理学療法機能診断

### 1 類似する疾患・症状との鑑別

　類似する疾患として末梢神経麻痺や損傷による肘・手関節，手指の運動機能障害，感覚障害がある．また，頸髄損傷などの疾患でも，上肢に運動機能障害，感覚障害が出現する．初期のパーキンソン病では半身の固縮により円滑な動作が制限されることで片麻痺を呈していることがある．また，運動失調による巧緻動作の障害も片麻痺と診断される場合もある[1]．

　障害の出現の機序が違うため，運動障害，感覚障害の特徴を理解することが重要である．またこれらは反射検査，筋緊張検査などを行い鑑別することが可能である．

　運動障害は脳卒中片麻痺では発症初期は弛緩性の麻痺を呈し筋緊張が低下する場合が多い．その後，他部位の筋収縮に合わせ筋緊張が亢進する連合反応が出現し，特徴的なパターンの共同運動へ移行する．そして分離した運動が可能となっていく．感覚障害は病巣と反対側の上下肢に出現する．トレムナー反射，ホフマン反射などの病的反射検査では，病巣と反対側が陽性となり，腱反射検査は反対側が亢進する．

　機能障害の程度は患者の重症度により変わるため，一連の特徴を把握する必要がある（表1）．

### 2 機能診断のための徒手検査とその選択基準（図1）

　上肢機能障害が生じた場合，運動障害は主に3種類に分けることができる．「力が入りにくい，手を動かしにくい」などは脳卒中や頸髄疾患などの中枢神経障害が主となり，筋緊張は低下し，腱反射は亢進する．同時に感覚障害を生じることも多いが，脳卒中では上肢全体に出現し特に末梢で強くなる場合が多く，頸髄疾患ではデルマトームに沿って出現する場合が多い．「細かい動きが難しい，手が震

表1 ● 上肢機能障害が出現する疾患と特徴

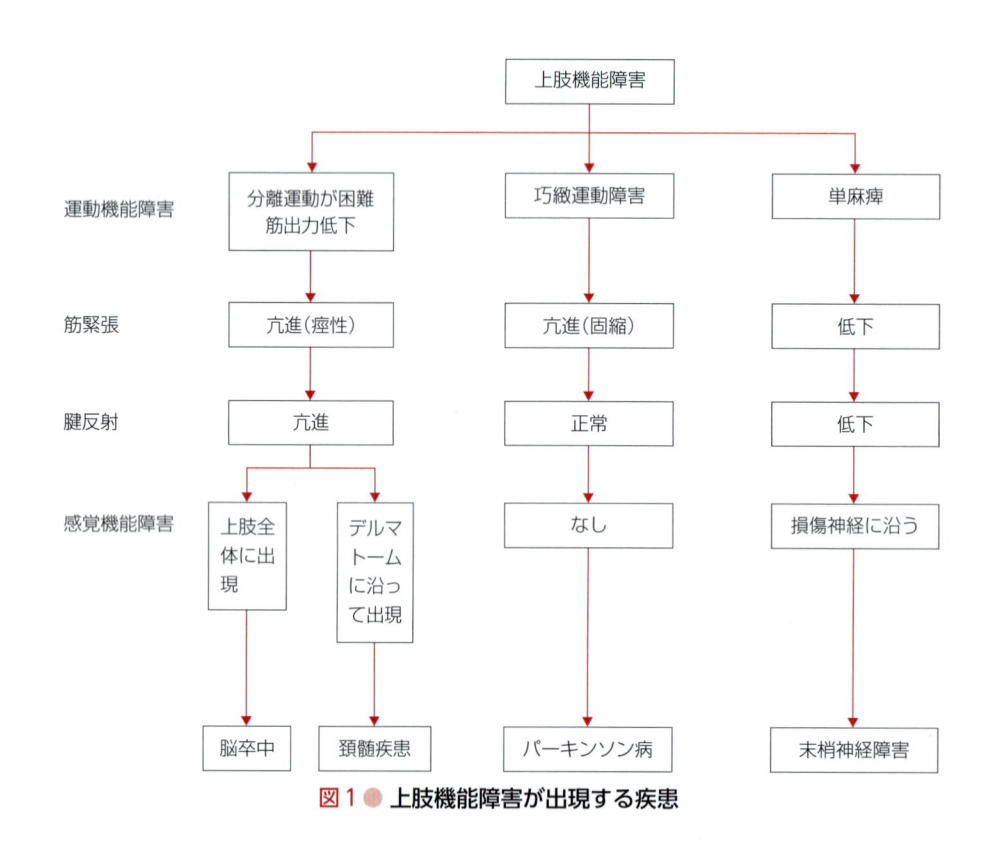

|  | 脳卒中片麻痺 | パーキンソン病 | 頸髄損傷・頸椎症 | 末梢神経障害 |
|---|---|---|---|---|
| 運動麻痺 | 一側上下肢に出現 | 一側性の巧緻障害 | 損傷脊髄の部位に出現 | 一部分に出現<br>損傷神経に由来する |
| 筋緊張 | 低下，亢進（痙性） | 亢進（固縮） | 亢進 | 低下 |
| 感覚障害 | 上肢全体で障害される<br>末梢のほうが強い傾向がある | なし | デルマトームに沿って出現 | 障害された神経の支配領域に出現<br>※運動神経のみの損傷では生じない |
| 腱反射 | 低下または亢進 | 正常 | 亢進 | 低下 |
| 病的反射 | 陽性 | 陰性 | 陽性 | 低下 |

図1 ● 上肢機能障害が出現する疾患

える」などの障害はパーキンソン病が，上肢の一部分の運動が困難な単麻痺の場合は末梢神経障害が疑われる．

## 3 一般的な理学療法評価項目

　上肢機能をみる検査は多数あり，どの機能に焦点をあてるかによって分類法や検査内容が大きく異なる．患者のどのような機能を評価したいのか考え検査を選

択していくことが重要である．以下に代表的な検査の例をあげる．

### 1）局所機能障害の変化を把握するための評価

#### a．Brunnstrom recovery stage（BRS）

麻痺の回復過程を6段階の評定尺度で評価するものである．本評価のstage Ⅲ〜Ⅴの段階では動作パターンが提示されているため，各人の動作パターンの多様性を見逃す恐れがある[2]．そのため，患者ごとに可能な運動を把握するとADL動作などに生かすことができる．

#### b．段階片麻痺回復グレード法

BRSの問題点が修正され，回復の経過をより詳細に評価できる構成となっている．手指機能は12グレードで評価する[2]．

#### c．簡易上肢機能検査

簡易上肢機能検査（STEF：Simple Test for Evaluating Hand Function）は，上肢の運動能力，特に動きの速さを客観的に短時間で把握できるという特徴がある．幼児から老人まで年齢階級別に健常者における正常域が示されており，それと比較してどのような機能であるかを判定する[3]．また，検査の結果と同時に検査の経過を観察することで潜在的な動作の異常パターンの出現を確認することができる[2]ため，点数のみでなく実施中の動作観察を行うことも重要である．

#### d．関節可動域

脳卒中片麻痺後には筋緊張の亢進や不動により，関節可動域制限が二次的に起こることがある．特に手指は関節が小さく制限が起こりやすい．脳卒中片麻痺後の関節可動域測定では解剖学的肢位をとることを意識する必要がある．たとえば，屈筋群の筋緊張が亢進している例では肩関節は屈曲および内旋，肘関節は屈曲，前腕は回内，手関節は掌屈位となりやすい．その姿勢では手指の正確な可動域測定は困難である．測定関節以外の関節はストレッチを行いながら解剖学的肢位に近い位置で固定し測定することが重要である．その際に過剰に力を加えると骨折や筋など軟部組織の損傷が起こる危険性があるので愛護的に実施すべきである．

また，end feelの確認も重要である．前述のとおり筋緊張が亢進する例では筋緊張の亢進による制限と実際の最大可動域は異なることが多い．end feelの異なる二種類の関節可動域を測定すると患者の状態を把握しやすくなる．

### 2）ADLやQOL，全身運動の変化を把握するための評価

#### a．脳卒中機能評価法

脳卒中機能評価法（SIAS）は，脳卒中片麻痺の機能評価セットで，脳卒中機能障害の評価として必要最小限の項目を含むこと，検者一人で容易に評価できること，各項目が単一のテストによって評価できることが基本原則となっている[4]．9種類の機能障害に分類される22項目から成り，各項目とも3あるいは5点満点

で評価する[4]．上肢機能の評価は運動機能，筋緊張，腱反射，握力などが含まれている．

### b．Fugl-Meyer 評価法

総合的身体機能評価法の一つで，運動機能は上肢，手指・手関節，下肢の3項目，さらに関節可動域，疼痛，感覚，バランスより成る．各項目はいくつかのサブテストにより構成され，それらを加算して合計得点を求めるようになっている．総得点は226点で，高得点ほど機能障害は軽度である[5]．BRSと高い相関があり，stage Ⅲではさらに細かい評価が可能といわれている[5]．また，Barthel index（BI）とも高い相関関係を有し，Fugl-Meyer評価が中等度の得点以上であればADLの必要最低限を満たすことができるレベルになるといわれる[5]．

### c．Barthel index

できるADLを10項目で評価する方法である．満点は100点で点数が高いほうが自立度が高い．

### d．機能的自立度評価表

機能的自立度評価表（FIM：Functional Independence Measure）は，しているADLを運動項目，認知項目合わせて13項目で評価する方法である．満点は126点で点数が高いほうが自立度が高い．

### e．SF-36®

SF-36®（MOS 36-Item Short-Form Health Survey）は，QOLの評価法で8つの項目から成る．得点が高いほうがQOLが高い．

## 3 医学的治療

上肢麻痺に対する主な治療法には，①薬物療法，②非侵襲的脳刺激，③装具療法，④電気刺激療法，⑤抑制療法，⑥促通反復療法，⑦感覚障害に対するアプローチなどさまざまな方法がある．それぞれに適応があるので，適応と効果を理解し行う必要がある．

### 1 薬物療法

痙縮の軽減を目的に実施する．さまざまな薬が使用されており，使用後の痙縮の軽減や上肢機能の向上が報告されている[6,7]．治療適応は，痙縮に伴いADL障害がみられる患者や攣縮により疼痛が出現した患者である[7]．

経口抗痙縮薬としてミオナール®，テルネリン®，ダントリウム®などがあり，またボトックス®やフェノール，バクロフェンなどの注射による投与法もある．運動機能の向上には痙縮を軽減するだけでなく薬物療法後の運動療法が重要である．

## 2 非侵襲的脳刺激

　非侵襲的脳刺激法（NIBS：Non-invasive Brain Stimulation）には反復性経頭蓋磁気刺激（rTMS）や経頭蓋直流電気刺激法（tDCS：transcranial Direct Current Stimulation）がある[8]．それぞれ頭皮上から刺激を行うことで脳皮質の興奮性を変化させ治療効果を狙うものである[8]．

　この治療方略は2つあり，脳卒中により活動性の低下した病巣側の皮質の活動性の促進および非病巣側の抑制であり，慢性期患者の軽度から中等度の運動麻痺に効果があるとされている[8]．主に痙縮があり，肘関節・手関節・手指の分離運動が難しい患者では分離運動が改善され上肢機能が向上するといわれる．刺激中の固定などが必要なため，患者への説明と本治療について理解可能な認知機能が必要となる．

## 3 装具療法

　痙縮に対する持続伸張の効果は一般的に認知され臨床的に広く用いられている．持続伸張は急速な筋伸展を避け，相反性神経支配の効率を高めることにより効果を増す[9]．主に使用される装具は静的装具で，パンケーキ型などがある．

　装具使用の際は変形や拘縮予防なども効果として期待できるが，疼痛や不快感などに配慮して持続的に使用できるよう本人に適した装具の作成が必要である．

## 4 電気刺激療法

　筋再教育を目的に低周波刺激が用いられており，適切な量の電気刺激は麻痺肢の回復を促すとされている[10]．

　HANDS（Hybrid Assistive Neuromuscular Dynamic Stimulation）療法とは，随意運動介助型電気刺激装置（IVES：Integrated Volitional Control Electrical Stimulator）とwrist-hand splintを日中8時間，麻痺側に着用して日常生活における麻痺側上肢の使用を促す治療法である．機能的肢位を保持したスプリント装着により屈筋群の緊張を抑制し，手指伸展運動をより促通した状態で随意的な手指伸展運動をIVESによる刺激で介助する．慢性期脳卒中患者に使用し，手指機能，痙縮，上肢実用性に関して有意な改善を認めたと報告されている[10]．その機序は，使用頻度の増加による学習された不使用の解消，電気刺激，装具装着による脊髄レベルでの相反性抑制の改善による痙縮の改善，随意運動と電気刺激による中枢性の機能再構築とされている[10]．

## 5 抑制療法

CI療法とは，非麻痺側上肢を三角巾などで抑制し，強制的に麻痺側上肢の使用を促す治療である．手関節・手指の自動伸展が可能な軽度の麻痺患者が対象である[11]．

方法は報告によってさまざまであるが1日6時間，2週間にわたり療法士が難易度を調整しながら，段階的に日常生活における麻痺側上肢の使用を促していく．

CI療法はさまざまな研究があり高いエビデンスレベルで効果が確認された治療法であるが，適応の範囲が限られること，長時間の個別訓練が可能な施設が限られること，患者のストレスなど適応には限りがあるのが現状といわれている[10,11]．

## 6 促通反復療法

促通反復療法とは，川平ら[12]により開発された新たな促通法で，意図した運動の実現と反復による運動性下行路の再建・強化を通じて麻痺の回復を図るものである．

これは，発症から1年以上経過した脳卒中片麻痺患者でも，共同運動から分離した運動が可能であれば麻痺を改善させ上肢実用性を向上させることができるとされている．しかし，自動介助運動を患者が実施できるだけの認知機能や意欲，上肢機能が必要であり，重度障害の患者には適応とはならないことに注意が必要である．

## 7 感覚障害に対するアプローチ

複合感覚や深部感覚に対する再教育が施行されている．それらの方法では，視覚のフィードバックを利用することが多い[13]．

## 症例　座位姿勢に対するアプローチにより麻痺側の感覚障害や食事動作能力が改善した症例

### 1 アプローチのポイントとサマリー

　本症例は，右視床出血により重度感覚障害と意識障害を呈した患者である．麻痺側上下肢の感覚障害により非麻痺側上下肢に筋緊張亢進を認め，食事動作は重度介助であった．

　食事時は車椅子に乗車しオーバーテーブルを使用，両肘関節はオーバーテーブルの上に置いていた．食事開始時は非麻痺側でスプーンを使用し自力摂取が可能であったが，時間の経過とともに体幹は非麻痺側へ傾き，また上肢の筋緊張の亢進によって自力摂取が困難となった．運動麻痺は比較的軽度でありBRS評価では麻痺側上肢も実用手になりうると思われたが，実際の動作では姿勢不安定による筋緊張亢進があり動作上はほぼ廃用手に近いと思われた．

　アプローチのポイントとして，感覚障害による非麻痺側の努力的な使用から姿勢が崩れたと考え，麻痺側上下肢の感覚入力と姿勢保持に対するアプローチを実施した．麻痺側上肢へは座位を保持させて上肢支持による感覚入力を，下肢へは足底感覚を刺激するようなマット使用による感覚入力を行った．また，食事時の姿勢を両足底接地とし骨盤傾斜を改善し重心をコントロールすることで，30分程度の自力摂取が可能となった．動作時の過剰な筋緊張亢進が緩和されたことで麻痺側上肢は一部補助手としての機能を回復できたと思われる．

#### ▶▶ココが重要！

　動作時の上肢の使用に困難がみられる場合に，姿勢や反対側の機能障害が原因となることがある．また麻痺側の感覚障害や運動障害により座位姿勢が崩れることで，非麻痺側上肢の運動や筋緊張にも影響が及ぶため，動作障害の原因を局所のみで評価するのではなく動作全体を分析することが重要である．

### 2 一般的情報

年齢・性別：70歳代，男性，発症前はADL全自立であった．
診断名（障害分類）：右脳出血（視床）．
合併症や既往歴：脳出血発症後に胆のう炎を合併．

活動性：日中はベッド上で過ごすことが多く，リハビリテーション介入時や昼食時のみ離床していた．日中自発的な活動はほとんどなかった．
HOPE・NEED：帰りたい．

## 3 現病歴

4月中旬自宅で倒れた音がして家族が見に行くと，左体側を下にした状態で床に倒れているところを発見した．少しぼーっとした様子だったが，回復し話せるようになった．しかし，呂律が回らず，歩行困難であったため，病院外来を受診し様子観察のため入院となる．同日CT画像にて視床出血と診断された．保存的治療後4月下旬に回復期リハビリテーション病棟へ転棟したが，5日後に胆のう炎の疑いで急性期病棟へ転棟．

## 4 画像所見

発症時，右被殻後内側および右視床に長い径7mmの出血あり（CT画像）．

## 5 局所機能障害に対するアプローチ

### 1）局所機能障害に対する理学療法評価

・意識障害：JCS：Ⅰ-2，GCS（Glasgow Coma Scale）：E4V4M6（＝合計14点，開眼しているが見当識障害がある）．
・運動麻痺：BRS（左）上肢Ⅴ-手指Ⅴ-下肢Ⅴ．
　左肘関節は随意的に屈伸は可能．前腕は回内外が可能．手指は分離した屈曲・伸展が可能であったが，座位動作時は筋緊張が亢進し肘関節屈曲，前腕回内，手指は集団屈曲位で補助手としての使用も困難であった．
・筋緊張：臥位では上下肢にて亢進（主に伸筋群），座位では上下肢にて亢進（主に屈筋群）．
・感覚：表在覚は左上下肢軽度鈍麻，深部覚は左上下肢中等度鈍麻．

### 2）局所機能障害における問題点

①左上下肢運動麻痺により，自動運動が困難．
②左上下肢感覚障害により，左右の感覚入力が不均等．

### 3）局所機能障害に対する治療プログラムと治療後の変化

・問題点①に対して：座位姿勢での両側へのリーチ練習．輪投げなどを目印として用いリーチの距離を変更することで難易度を調整した．理学療法士が患者の上肢を誘導し自動介助で実施し，その際に体幹や下肢の運動を観察しながら行った．
・問題点②に対して：端座位保持時に麻痺側上下肢への荷重を促した．台を用い，麻痺側下肢のみ足底接地とし，麻痺側上肢を支持に使用し座位保持練習を実施し

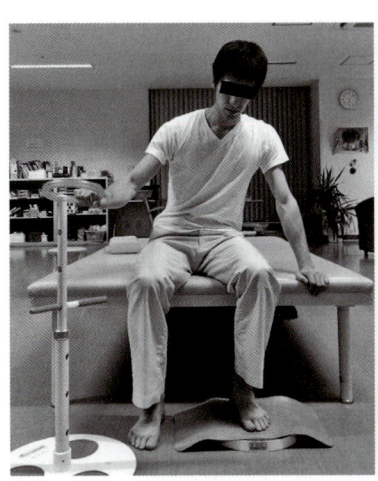

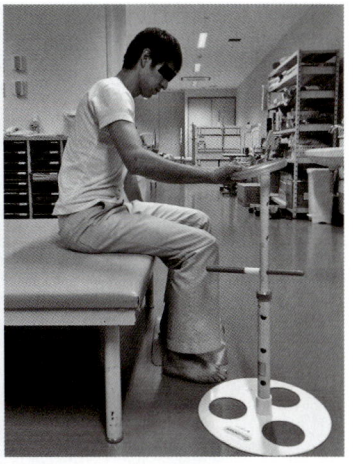

a．前額面　　　　　　　　　　　　b．矢状面
**図2 ● 座位での練習**
端座位で左上肢はベッド端を把持させ，左下肢の下に台を置き右下肢より荷重しやすく設定した．その状態で右前方に目標を置き，骨盤・腰椎の動きと左右の分離の運動を促した

た（図2）．
※①②のアプローチすべてで視覚による代償を使用するために姿勢鏡を患者正面に設置した．

治療直後は，端座位保持時の姿勢の傾きは修正され，非麻痺側上肢の肩関節屈曲，肘関節屈伸の自動運動が可能となった．しかし，端座位では麻痺側および非麻痺側上肢による物品操作は困難であった．

## 6 局所機能と全身運動を結びつけるインタラクティブ・アプローチ

### 1）局所以外の部分に対する理学療法評価

- 非麻痺側粗大筋力：MMT5．
- 非麻痺側筋緊張：臥位では上下肢にて亢進（主に伸筋群），座位では上下肢にて亢進（主に伸筋群）．
- 基本動作：ほぼ不可能．
- 座位姿勢（端座位）：理学療法士が姿勢を整えると5秒程度保持可能．非麻痺側上肢は押すような動作，下肢は蹴るような動作があり麻痺側への姿勢崩れが起こる．
- 食事動作：車椅子に乗車し非麻痺側上肢でのスプーン操作が困難のため重度介助．2〜3分で姿勢の崩れがあり，麻痺側および非麻痺側とも上肢操作は困難．

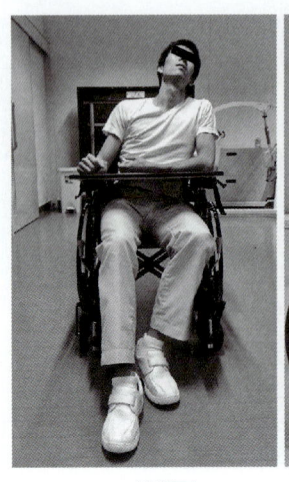

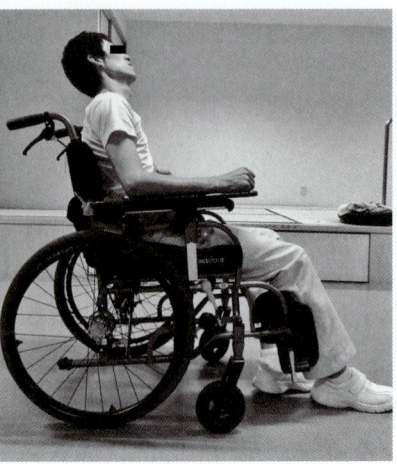

a．前額面　　　　　b．矢状面
**図3　介入前の食事姿勢**
左側の感覚障害により，右上下肢を押すような姿勢となっている．右足は後方に蹴るようになっている．それにより，右上肢は支持となり運動は困難となる．また，伸筋群の筋緊張が高く頚部も伸展位となる

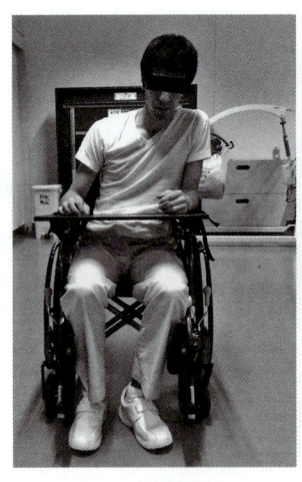

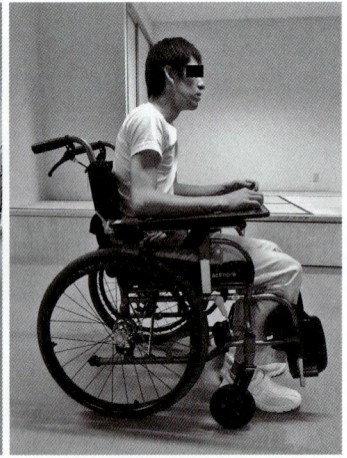

　　　a．前額面　　　　　b．矢状面
**図4　介入後の食事姿勢**
両下肢を屈曲位に修正し，骨盤を起こす．左肘関節は屈曲位，前腕をオーバテーブルに接置した．これらの修正により左上下肢で支持が可能となった．右上下肢の支持がなくなり，運動が可能となり食事動作能力が向上した

### 2）局所以外の問題点
①非麻痺側上下肢の筋緊張亢進．
②座位保持能力の低下．

③食事動作能力の低下.

### 3）ADL や QOL，全身運動を改善させる治療プログラムと治療後の変化

- 問題点①に対して：端座位での非麻痺側上肢自動運動.
- 問題点②に対して：足底不接地での座位保持練習（局所症状に対する治療プログラムと治療後の変化と同時に実施）.
- 問題点③に対して：食事時の座位姿勢を調整した（図3, 4）．両足部は足底接地で軽度膝関節屈曲位にし，骨盤前傾および体幹前傾を行いやすいようにした．また，軽度左傾斜にして麻痺側の殿部への荷重を促し非麻痺側の荷重を減らすように調整した．

これらにより食事動作時の姿勢崩れが改善し，支持に使用していた非麻痺側上肢での食事動作が可能となったことにより自力摂取の量が増加した．姿勢調整前と比較して，姿勢保持・動作時の屈曲共同運動パターンでの筋緊張亢進は抑制され，補助手として机上の食器を押さえられるようになった．

#### 文献
1) 細田多穂, 他（編）：理学療法ハンドブック 改定第3版. 協同医書出版社, p481, 2000
2) 金子 翼：片麻痺の上肢機能検査法. 総合リハ **22**：1025-1032, 1994
3) 前田 直, 他：上肢機能障害の評価. 総合リハ **35**：1297-1302, 2007
4) 道免和久：脳卒中片麻痺患者の機能評価法 Stroke Impairment Assessment Set の信頼性および妥当性の検討（1）. リハ医学 **32**：113-122, 1995
5) 赤星和人, 他：Fugl-Meyer 評価法による"脳血管障害の総合的身体機能評価"に関する検討. リハ医学 **29**：131-136, 1992
6) 木村彰男, 他：A 型ボツリヌス毒素製剤（Botulinum Toxin Type A）の脳卒中後の上肢痙縮に対する臨床評価—プラセボ対照二重盲検群間比較試験ならびにオープンラベル反復投与試験. *Jpn J Rehabil Med* **47**：714-727, 2010
7) 塚本 愛, 他：痙縮に対するボツリヌス療法. 神経内科 **82**：505-509, 2015
8) 万治淳史：脳機能回復とトップダウンアプローチ. PT ジャーナル **49**：795-802, 2015
9) 秋谷典裕, 他：上肢装具による痙縮抑制. 総合リハ **30**：1279-1282, 2002
10) 藤原俊之：脳卒中片麻痺. 総合リハ **35**：1303-1308, 2007
11) 里宇明元：片麻痺上肢に対する新たなリハビリテーション手法の開発. 神経内科 **82**：499-504, 2015
12) 川平和美, 他：ファシリテーションテクニック. 総合リハ **35**：1199-1204, 2007
13) 染矢富士子：麻痺側上肢の感覚障害. 総合リハ **22**：1019-1023, 1994

## 第1節　中枢神経疾患

# 4 脳卒中片麻痺④手指・手関節拘縮

## 基礎　疾患をみるための知識の整理

### 1 病態と要因

　関節可動域制限の発生要因には加齢的影響に加え，痛みや痙性などといったほかの症状，罹病期間などが関与する．つまり，不動の期間が長くなるほど関節可動域制限が著しくなる．特に脳卒中患者の関節拘縮（以下，拘縮）は運動麻痺や長期間の安静姿位の保持，痛みなどに伴う関節の不動化によって発生し，ADLを阻害することになる[1]．拘縮は皮膚，骨格筋，関節包，靱帯などの関節周囲軟部組織が器質的に変化し，変性部位によって皮膚性拘縮，筋性拘縮，関節性拘縮などに分けられるが，実際はこれらが同時に発生していることが多い．特に筋性拘縮や関節性拘縮の要素が強い場合は，筋内膜コラーゲン線維網の配列変化に伴い腱や筋間腱移行部の短縮が不可逆的な状態となる．整形外科手術によって関節可動域の改善を図る際は，腱や筋間腱移行部の延長や関節包の切開が行われる．脳卒中患者への腱延長術の適用は，BRSの重症度によって決まるわけではないが，弛緩性麻痺では術後の筋収縮を引き出すことが困難と考えられている．また，発症初期に手術を行うのではなく，症状が固定されてから実施することが望ましいとされている[2]．

　痙性麻痺のある筋は動かす頻度が減ることによって筋のポンプ作用による体循環が低下し，浮腫が出現することが多い．浮腫は線維素の浸潤や組織の線維化を促進するため，痙性や加齢による筋の変性が重なるとさらなる拘縮を助長する．そのため，浮腫の予防として患肢挙上位保持や弾性包帯の使用，等尺性収縮運動などが重要と考えられている．疼痛は筋の防御収縮や筋痙縮の原因となり，筋の短縮や血流阻害により拘縮を助長する．疼痛のコントロールは重要で，局所の炎症による場合には消炎鎮痛剤も使用される．脳卒中患者でも持続的な痙性による筋痛や肩関節亜脱臼による疼痛などの慢性痛の発生が報告されており，不活動の影響がさらなる拘縮へとつながっていくと考えられている[3]．**図1**に脳卒中患者

における拘縮の発症要因を示す．

拘縮が下肢に出現すると歩行に直接影響するが，上肢の拘縮は歩行時の上肢の振りや体幹の回旋を減少させる．その結果，歩行や立位時のバランス，姿勢制御において，体幹の立ち直り反応に影響を及ぼす．腱の延長術を行うことでわずかでも随意性が得られ，その収縮が上行性の刺激となり，上肢・体幹の筋緊張を変化させることがある．それにより歩行時の上肢の振りや体幹の回旋が出現しやすくなり，歩容の改善や姿勢制御が変化することがある．上肢のどの部位の関節拘縮が歩行やADLに二次的に影響を与えているのかを判断することが理学療法評価には必要である[4]．

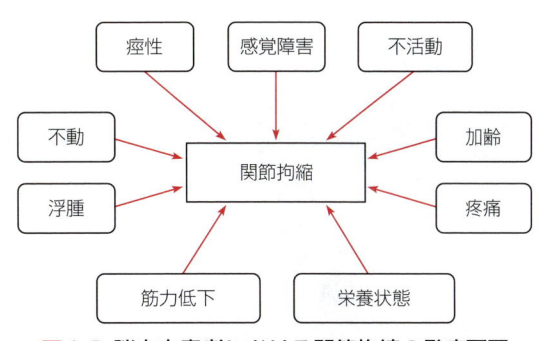

**図1● 脳卒中患者における関節拘縮の発症要因**
関節拘縮はさまざまな要因が複合して出現する

## 2 医学的診断と理学療法機能診断

### 1 画像診断のポイント

#### 1）正面撮影

各関節の関節可動域練習を実施する際には，事前に単純X線画像にて骨棘の形成や骨折，脱臼など，関節の構造上問題がないか確認する（図2）．

### 2 機能診断のための徒手検査とその選択基準

選択的なモビライゼーションを実施するため，手術する筋を選択するために関節可動域制限に関わる筋を精査することは重要である．1つの方法だけでなく，さまざまな検査を用いて総合的に判断する必要がある．end feelを確認しながら行う筋のタイトネスの検査は特に重要となる．

手関節掌屈位で変形・拘縮がある場合，手術する筋は手関節掌屈作用のある長掌筋や橈側手根屈筋，尺側手根屈筋などが選択される．手術時の延長量を決める際にも，橈側手根屈筋と尺側手根屈筋とでどちらの筋のほうが制限因子となっているか鑑別することは重要である（図3）．また，浅指屈筋，深指屈筋の影響を調べるために手指伸展位での手関節背屈を確認する（図4）．

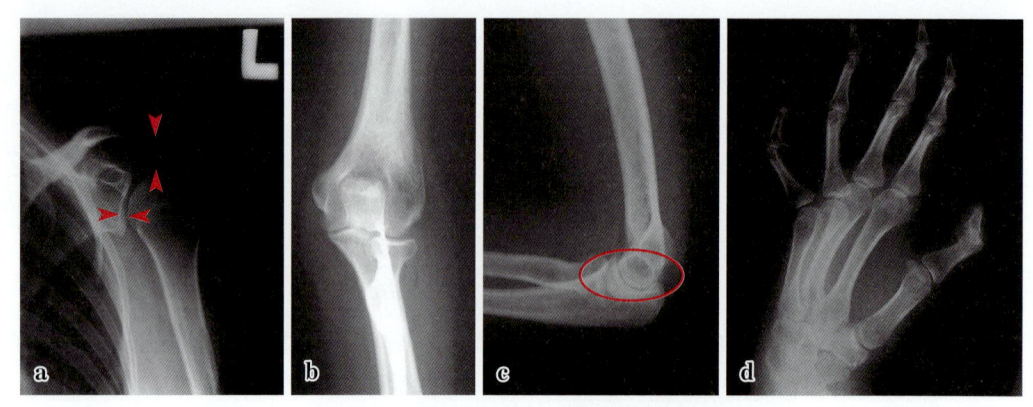

144　第5章　各疾患への理学療法アプローチ

**図2● 肩関節，肘関節，手関節の単純X線**
肩関節脱臼の程度(a)，肘関節関節裂隙の状態(b)，骨棘形成の有無(c)，骨の状態(d)を把握する

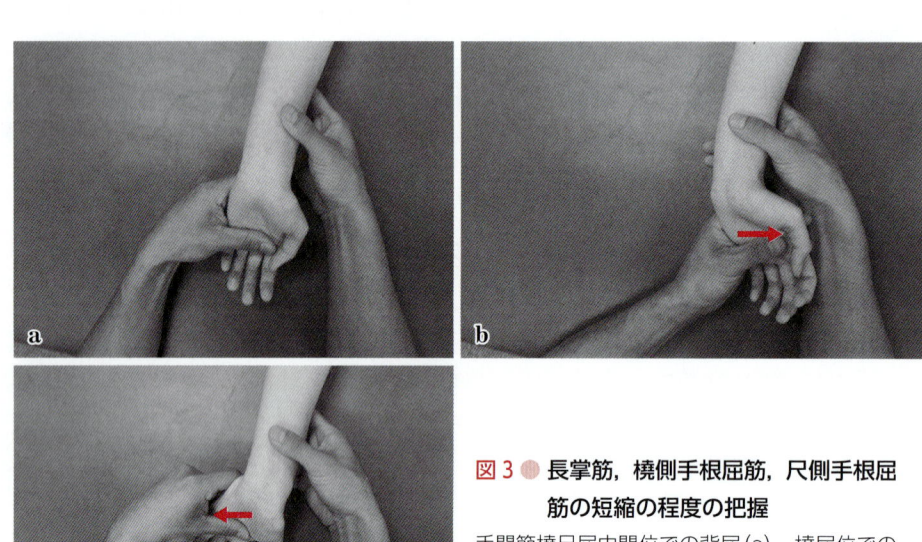

**図3● 長掌筋，橈側手根屈筋，尺側手根屈筋の短縮の程度の把握**
手関節橈尺屈中間位での背屈(a)，橈屈位での背屈(b)，尺屈位での背屈(c)を行い，長掌筋や橈側手根屈筋，尺側手根屈筋の伸張性を確認する．この時，手指の屈曲を観察することで，手指にまたがる筋のタイトネスも評価する

## 3　一般的な理学療法評価項目

### 1）局所機能障害を把握するための評価

#### a．視診・触診

　動作時に目的とした筋の収縮が得られているか，関節周囲の同時収縮が起きているかによって術後の機能変化は大きく異なる．たとえば，手関節掌屈変形が強い場合，手術する筋は手関節掌屈作用のある長掌筋や橈側手根屈筋，尺側手根屈

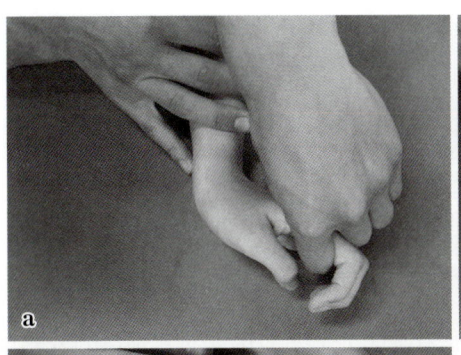

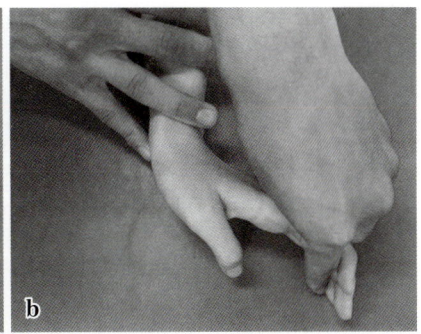

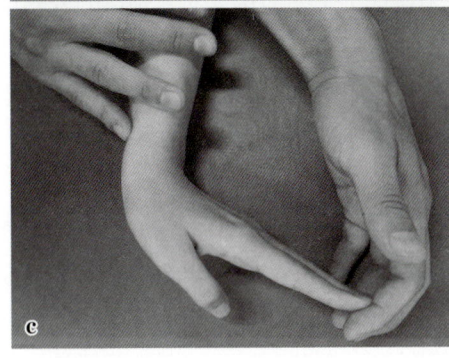

**図4** 虫様筋，浅指屈筋，深指屈筋の短縮の程度の把握

一定の手関節背屈位にて中手指節関節を伸展させ虫様筋(a)を，近位指節間関節を伸展させ浅指屈筋(b)を，遠位指節間関節を伸展させ深指屈筋(c)の伸張性を確認する

筋などが選択されるが，術前から手関節背屈筋の収縮が得られない場合は術後に自動での背屈動作が獲得されることは少ない．

### b．関節可動域

肘関節屈曲拘縮や前腕回内拘縮，手関節掌側変形はリーチ機能や床上動作における支持機能を妨げる．肩関節亜脱臼や疼痛，各種動作との関連をみるうえでも全身の状態を把握する．

### c．筋 力

中枢神経系の疾患であるが，麻痺側上肢で荷物を持つ，物を押さえる動作をする場合やそれらの動作を獲得することが予想される場合は必ず実施する．術後の機能変化を把握するためにも，可能であればMMTではなく徒手筋力計にて単関節ごとの発揮筋力を評価する．握力計やピンチ計で同様に手指の力を計測する．

### d．筋緊張

筋の被動性検査であるMASやAshworth Scaleを使用し，安静時の筋緊張を評価する．また，動作時の筋緊張の変動を観察し，安静時の筋緊張の評価結果と照らし合わせ，総合的に捉える．

## 2）ADLやQOL，全身運動の変化を把握するための評価

### a．Brunnstrom recovery stage

上肢のBRSがⅢ・Ⅳの場合とⅤ・Ⅵの場合とでは中枢性の運動麻痺の程度が大

きく異なる．そのため，術後の機能変化や後療法にも違いが出る．動作時の視診や触診とともに判断する．

### b．痛 み
上肢に痛みがある場合，前腕や手関節周囲の筋緊張が亢進し，動作の妨げになることがある．肩関節亜脱臼による疼痛の有無や強度，頻度，種類などを評価する．

### c．動作分析
手術部位周囲の筋緊張は大きく変化するため，目的とする動作のみでなく，立ち上がりや歩行時などの粗大運動時の各部位の状態を把握する．歩行時の術側上肢の振りや歩行時の全体的なバランスが変化することがある．また，姿勢によって肢節のアライメントに変化があるか把握する．

### d．ADL
術後にリーチ機能が改善すれば，日常生活での麻痺側上肢の使用頻度が増加する．更衣や入浴，調理など日常生活上の麻痺側上肢の使用状態を把握する．

## 3 医学的治療

### 1 保存療法

理学療法の中で関節可動域の維持や肩関節亜脱臼の予防，さまざまな動作練習が行われる．手関節掌屈変形の予防としてカックアップスプリントの使用がある．肩関節亜脱臼による疼痛が上肢全体の筋緊張を増悪させている場合は，三角帯や三角巾の使用を考える．

### 2 観血的治療

脳卒中患者の拘縮やさまざまな上肢障害に対してストレッチが行われているが，その改善効果は不明である[5]．短縮した筋に対する治療として整形外科的選択的痙性コントロール手術（OSSCS：Orthopaedic Selective Spasticity-control Surgery）が行われている．OSSCS は多関節筋の選択的解離により過度な筋緊張を軽減させ，単関節筋を温存し，抗重力性や巧緻性を賦活させることを目的としており，古くから脳性麻痺患者の下肢筋に対して行われていた．近年では上肢筋への手術も行われるようになり，その対象は脳卒中患者へと広がっている．

上肢筋に対する OSSCS は，リーチ機能や呼吸機能，疼痛の改善を目的に肩・肘・前腕・手関節・手掌部で行われている．歩行可能な運動機能の者では，歩行時に前腕回内外中間位での平行棒や歩行器の把持が困難な場合や肩甲帯の後方へ

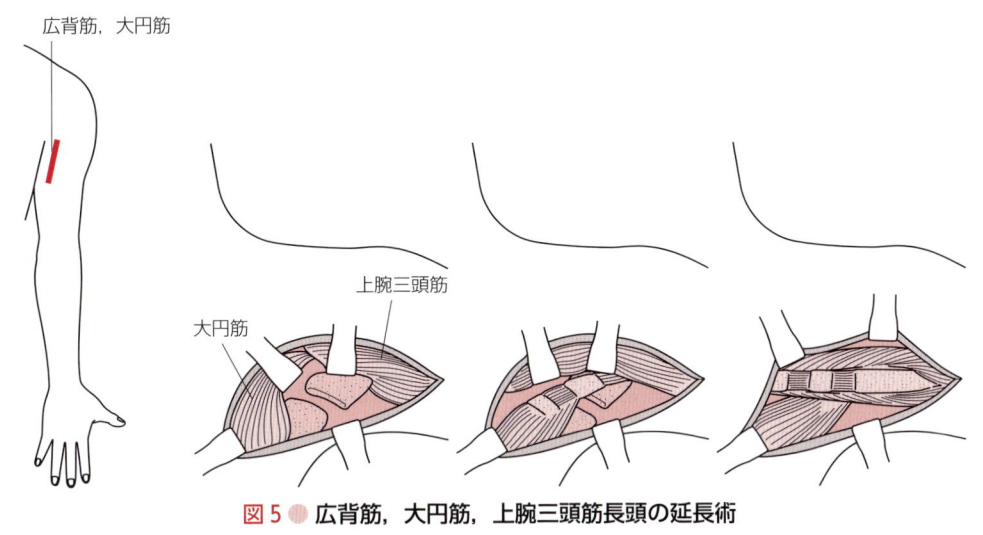

第1節　中枢神経疾患　147

**図5　広背筋，大円筋，上腕三頭筋長頭の延長術**
広背筋は切離，大円筋と上腕三頭筋長頭は筋間腱延長（FL）している

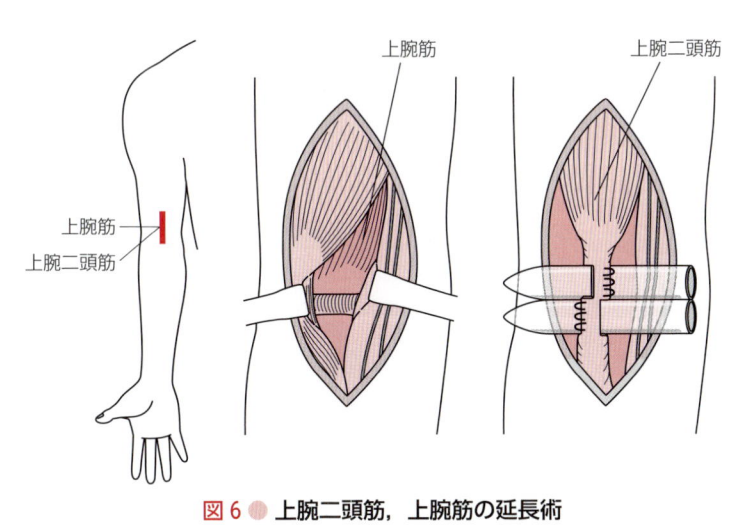

**図6　上腕二頭筋，上腕筋の延長術**
上腕二頭筋腱はスライド延長（SL），上腕筋は筋間腱延長（FL）している

の引きで歩行時のバランスを崩す場合，日常生活で肩が挙げにくい，衣服の着脱が困難，洗顔動作がうまく行えない，結髪動作や結帯動作などの両手動作を改善したい場合などが手術の適応と考えられる[2,6]．

　肩後方部皮切で広背筋，大円筋，上腕三頭筋長頭の解離，肘関節伸展側の皮切で肘部の上腕三頭筋の解離を行う．肘関節屈曲側の皮切で上腕二頭筋，上腕筋の解離，前腕部皮切で円回内筋，橈側手根屈筋，尺側手根屈筋，長掌筋の解離を行う．筋によって延長方法が異なり，広背筋では切離，大円筋と上腕三頭筋では筋

間腱延長が行われる（**図5**）．各患者，各筋ごとに延長する部位は異なり，肘関節屈曲が優位な場合や肘関節伸展が優位な場合，肘関節の拘縮はなく屈筋伸筋に同程度の緊張がある場合など，状態に合わせて肩関節と肘頭の1/2～遠位2/5レベル，肩関節と肘頭の遠位1/4レベル，遠位1/3レベルで延長するなど工夫がされている[6]．これらの工夫は手関節周囲での長母指屈筋や浅指屈筋，深指屈筋，長掌筋，方形回内筋，手内での虫様筋や背側骨間筋，掌側骨間筋などの延長術でも同様に行われており，スライド延長や筋間腱延長，切離などが組み合わされて行われている（**図6**）．

術後固定はスライド延長を行った筋の過延長を防止するために，上腕から手指先までのシリンダーキャスト固定を肘関節80～90°屈曲位，前腕回外位にて2週間行う[5]．

# 症例 手関節の腱延長術と全身への理学療法アプローチにより拘縮やADL動作に改善がみられた外傷性クモ膜下出血患者

## 1 アプローチのポイントとサマリー

　本症例は外傷性クモ膜下出血後後遺症による左片麻痺により，日常生活は自立しているが左上肢を使用することがなくなった患者である．
　アプローチのポイントは，①術後の血腫，浮腫によって神経麻痺が起こる可能性があるため全身状態の確認，②手術した筋に対する拮抗筋の筋出力強化，③手術部位を中心とした動作練習，④手術部位以外を中心とした動作練習，⑤セルフストレッチの指導である．脳卒中患者の歩行機能には麻痺側上肢の動きが関係する．①～⑤によって日常生活上の麻痺側上肢の使用頻度が上がり，麻痺側上肢の動きが改善したことで歩行が安定した症例である．

### ▶▶ココが重要!

　術後の機能改善は手術のみでも見込めるが，多くの場合，術後にリハビリテーション治療を実施することでさらなる効果が得られる．上肢手術後のリハビリテーション治療では，局所症状の変化を全身に波及させるために手術部位へのアプローチ以外に上肢と体幹の協調運動や上肢と下肢を同時に動かす運動を実施し，歩行時の体幹回旋や上肢の振りにつなげる必要がある．

## 2 一般的情報

年齢・性別：43歳，女性，右利き．
診断名（障害分類）：外傷性クモ膜下出血の後遺症による左片麻痺．
合併症や既往歴：左手関節骨折．
趣味・活動性：夫や息子との外出，買い物が好き．ADLは自立していた．
HOPE・NEED：左手をもっと使用したい，たくさん外出したい．

## 3 現病歴

　交通事故に遭い外傷性クモ膜下出血を受傷．10カ月間入院し退院時には買い物や家事なども含めて日常生活は自立し，自宅にて夫，息子と生活していた．前腕回内，手関節掌屈，手指屈筋の筋緊張が強く，他動にて前腕回外，手関節背屈，

表1 ● 侵襲筋の内容

| | 延長量 | | 延長量 |
|---|---|---|---|
| 円回内筋 | FL | 背側骨間筋Ⅰ | FL |
| 長母指屈筋 | 15 mmSL | Ⅱ | FL |
| 橈側手根屈筋 | 20 mmSL | Ⅲ | FL |
| 尺側手根屈筋 | 15 mmSL | Ⅳ | FL |
| 長掌筋 | cut | 掌側骨間筋Ⅰ | FL |
| 横手根靱帯 | 一部cut | Ⅱ | FL |
| 浅指屈筋Ⅰ | FL | Ⅲ | FL |
| Ⅱ | FL | 虫様筋Ⅰ | FL |
| Ⅲ | FL | Ⅱ | FL |
| Ⅳ | FL | Ⅲ | cut |
| 深指屈筋Ⅰ | FL | Ⅳ | cut |
| Ⅱ | FL | | |
| Ⅲ | FL | | |
| Ⅳ | FL | | |

FL：筋間腱延長，SL：スライド延長，cut：切離

手指伸展制限が強かった．手指の握りこみが強く，自動で手指を伸展すると前腕の筋全体に同時収縮が起こった．また，立ち上がり動作や歩行時に肘関節屈曲，手関節の握りこみが増強した．BRSは上肢がⅣ，手指がⅣ，下肢がⅤだった．日常生活において，長い距離を歩いた時は下部腰椎に鈍痛が出現した．受傷から8年目に局所の拘縮改善，筋緊張軽減，歩行機能改善を目的に円回内筋解離術，手関節周囲筋解離術を施行した．侵襲した筋を**表1**に示す．

## 4 画像所見

単純X線画像に特記すべき所見なし．

## 5 局所機能障害に対するアプローチ

### 1）術前の局所機能障害に対する理学療法評価

- 随意運動：上肢はBRS Ⅳであり，手を腰の後ろに回すことは不可で，肩関節屈曲は90°，肩関節外転は60°を超えると体幹回旋の代償動作が出現した．代償を伴うと肩関節屈曲は150°，肩関節外転は130°可能．代償動作の出現と同時に肘関節屈曲，母指の屈曲内転が増強していた．前腕回外動作は肘関節90°屈曲位にて60°可，回内動作は肘関節屈曲位では困難で肘関節伸展を伴うことで20°まで行えた．手指はBRS Ⅳであり，示指・中指・環指の集団屈曲が部分的に可能で集団伸展は示指と環指が可能だった．母指はCMC関節，MP関節が常時屈曲内転しており自動運動はほぼなかった．
- 関節可動域と筋のタイトネス：大胸筋の短縮があり，肘関節は他動にて伸展0°，前腕回内90°，回外75°だった．手関節中間位にて母指の各関節は伸展0°で内

外転中間位まで，手関節掌屈位にて母指の各関節は軽度伸展，軽度外転位まで動いた．手指屈曲位での手関節背屈 50°，手指伸展位での手関節背屈 25° だった．

### 2）術前の局所機能障害における問題点
①手指，手関節屈筋の短縮・タイトネス．
②動作時肘関節屈筋，手関節屈筋群の筋緊張亢進．

### 3）局所機能障害に対する治療プログラムと治療後の変化
- 問題点①に対して：円回内筋解離術，手関節周囲筋解離術を施行した．各種筋解離術後は，延長した筋の過延長を予防するために上腕から指先までのシリンダーキャスト固定を 2 週間行った．シリンダーキャスト固定期間中の理学療法は，肩甲帯周囲の関節可動域練習と筋出力強化，痛みのない範囲での自動介助での手指屈曲-伸展，前腕回内外運動を行った．
- 問題点①②に対して：シリンダーキャスト固定除去後は，術創部の癒着に注意しながら個々の筋に対してマッサージやストレッチを行った．術後に新たに獲得した関節可動域での自動介助運動から自動運動へと移行し，侵襲筋と拮抗筋双方の筋出力の強化を図った．再拘縮を予防するために前腕回外，手関節・手指伸展のセルフストレッチを合わせて指導した．

これらのプログラムによって前腕筋の短縮・タイトネスは改善されたが，術後 1 カ月時点では侵襲筋に対する拮抗筋の収縮は弱かった．継続してプログラムを実施したことで術後 2 カ月にて自動での示指から小指の屈伸が可能となった．

## 6 局所機能と全身運動を結びつけるインタラクティブ・アプローチ

### 1）術前の局所以外の部位に対する理学療法評価
- 痛み：安静時痛なし．家族で 1 日外出すると下部腰椎に NRS（Numerical Rating Scale）3 の鈍痛が出現した．疼痛は翌日には消失することが多かった．
- 立位姿勢：麻痺側の肩峰が非麻痺側と比べ一横指下がっており，麻痺側肩甲骨は外転・下方回旋位だった．
- 動作分析：歩行は初期接地（IC：Initial Contact）が足尖接地で，荷重応答期（LR：Loading Response）にかけて踵接地とともに反張膝が出現していた．体幹回旋はなく麻痺側骨盤は挙上位であり，麻痺側下肢の振り出しにて体幹が後屈し，麻痺側骨盤の挙上は増強していた．麻痺側上肢の振りはなく，肘関節・手関節軽度屈曲位，母指・小指屈曲位にて常に体幹前面に固定していた．歩行の下肢振り出し時に手指・手関節屈曲が強まり，肘関節屈曲も増強していた．
- ADL：調理の際に大きな物を固定する時に麻痺側上肢を使用していた．

### 2）術前の局所機能障害における問題点
①骨盤帯の可動性低下．

②下肢・骨盤帯の協調的な筋活動低下.
③歩行時の上肢屈筋の筋緊張亢進.

### 3）局所機能障害に対する治療プログラムと治療後の変化

- 問題点①に対して：上肢のシリンダーキャスト固定期間中から継続して端座位，立位，ステップ位にて前後左右の重心移動練習や骨盤帯の分離運動練習を行った.
- 問題点②に対して：ステップ位や低い段差の歩行練習にて立脚前期におけるLRや下肢関節の蹴り出し動作練習を行った.
- 問題点③に対して：ステッピング動作や歩行時に肘関節伸展運動を意識し，上肢全体を固定しないように行った.

これらのアプローチによって，術後2カ月にて麻痺側下肢の振り出しにて体幹後屈，麻痺側骨盤の挙上が減少した．歩行時に上肢が振れるようになり，体幹回旋がわずかに行えるようになった．また，歩行時重心移動が左右にも出現し，長時間の活動にて出現していた腰痛はみられなくなった．調理時に押さえられる食材が増えた．

#### 文献
1) 笹沼直樹, 他：運動麻痺と筋萎縮・関節拘縮. *Brain Nursing* **22**：510-516, 2006
2) 池田啓一, 他：痙性に対する整形外科的アプローチ―整形外科的選択的痙性コントロール手術. *Jpn J Rehabil Med* **46**：176-185, 2009
3) 林 裕子：脳神経疾患患者における痛みの種類. *Brain Nursing* **26**：1254-1260, 2010
4) 楠本泰士：発達障害児の整形外科手術後の理学療法と生活指導. PTジャーナル **48**：111-117, 2014
5) 森山英樹, 他：運動器疾患に対するストレッチングの効果 システマティックレビューとメタアナリシスによる検討. 理学療法学 **38**：1-9, 2011
6) 松尾 篤, 他：肩・肘・前腕部整形外科的選択的痙性コントロール手術（OSSCS）を行う際の当院での工夫. 脳性麻痺の外科研究会誌 **22**：43-49, 2012

## Column clinical application

### 上肢が平衡機能に与える影響②

　座位での側方リーチ動作における身体の平衡を維持するための上肢の釣り合い重り（カウンターウエイト）としての働きは，平衡反応としてリーチ動作の中に組み込まれているものである．リーチ距離などの環境要因の違いによりこの反応の出現の様相は異なる．脳卒中片麻痺患者の治療場面において，座位姿勢の安定性を高めるための理学療法は必ず行われる．その際，リーチ動作を用いることが多く，なかでも麻痺側上肢を介助して麻痺側へのリーチ動作および両手を組んで前方へのリーチ動作の頻度は高いものと思われる．

　ここで提案だが，非麻痺側へのリーチ動作をこれまで以上に積極的に行ってみてはいかがであろうか？　非麻痺側へのリーチ動作をするためには，麻痺側の自律的な動きの関与が必要である．そのため，麻痺側の筋は強い随意性を求められることなく，自動的な関与をすると考えられる．

　具体的な方法は以下のとおりである．

　①上肢長よりも短い距離のところにある対象物にリーチすることから始める．この距離でのリーチ動作が安定して行うことができるようになれば，リーチ距離を徐々に伸ばしていく．

　②対象物を上肢長よりもやや長い距離のところにセットする．この場合には，麻痺側の骨盤をやや引き上げることにより，非麻痺側の坐骨結節に荷重を移してリーチする．この骨盤を引き上げる動作は，平衡反応に基づく自動的な運動である．骨盤の引き上げを確認しながら同じ距離で繰り返し行う．骨盤の引き上げを行いながらリーチ動作が安定してできるようになれば，リーチ距離を再び延ばしていくこととする．

　③対象物を②で設定した位置よりも遠位にセットする．この距離では，骨盤の引き上げ動作に加えて，体幹の非麻痺側凸の側屈をすることが必要になる．これは，麻痺側骨盤の引き上げを②の時よりも大きくする必要があり，これに伴い麻痺側股関節にも外転・内旋の動きが加わる．

　④対象物を③で設定した位置よりもさらに遠位にセットする．すなわち，対象物が上肢長に相当する距離よりもかなり遠い位置にある場合，③での麻痺側の動きに加えて麻痺側肩関節を外転させて麻痺側上肢を伸ばし，麻痺側上肢を釣り合い重りとして機能させることにより体幹を安定させながらリーチする．

　以上のことから考えると，片麻痺患者において非麻痺側へのリーチ距離が伸びるということは，リーチ動作に伴う麻痺側の機能も改善していることを意味するに違いない．

## 第1節　中枢神経疾患

# 5　パーキンソン病

## 基礎　症例をみるための知識の整理

### 1　病態と要因

　錐体外路（系）とは，解剖学的に特定の部位を指すものではなく，錐体路以外で運動を制御している経路を意味して使われてきた言葉である[1]．本項では，大脳基底核に直接関連する中枢性運動システムが障害された疾患を錐体外路疾患とした[2]．錐体外路疾患の中でも50～60歳以降の高齢に発症することが多く，有病率は10万人対100～150人程度と特定疾患の中でも比較的発生率の高いパーキンソン病の症例について提示する[3]．

　大脳基底核に直接関連するパーキンソン病の病態は，中脳黒質緻密部，青斑核などの脳幹部のメラニン含有神経細胞の変性・脱落を病変とする進行性変性疾患である．黒質緻密部のドーパミン細胞の変性脱落は大脳基底核の入力部である線条体からD1受容体を介した直接路への興奮性の入力とD2受容体を介した間接路への抑制性入力を減少させる．その結果，大脳基底核の出力部である淡蒼球内節は過剰興奮をきたし，大脳皮質に投射する視床の抑制が増大し，無動や寡動を引き起こすと考えられている[4～6]．

　また，黒質網様部は中脳歩行誘発野や脚橋被蓋核への過剰な抑制性入力によって，筋強剛や歩行リズムの障害を引き起こす．近年，Braakの仮説が提唱され，パーキンソン病の病理変化は迷走神経背側核と嗅球に出現し，その後下部脳幹，中脳黒質へ進展して運動症状を発現させる．さらに前脳基底部，側頭葉皮質，大脳新皮質へと拡大して，精神症状などさまざまな非運動症状に関係すると考えられている[4,5,7]．

　パーキンソン病の要因としてはαシヌクレインという蛋白質の関与が示されてきている．パーキンソン病の脳内に溜まってくるレビー小体の主たる構成成分がαシヌクレインであることが判明し，遺伝歴を示さない孤発性の発生機序と密接に関連することが示唆されている[7,8]．

## 2 医学的診断と理学療法機能診断

### 1 画像診断のポイント

　パーキンソン病を特異的に診断できる検査法はなく，画像診断，臨床症候，臨床経過を組み合わせて診断を行う[9]．パーキンソン病の診断基準として**表1**がある．

#### 1）MRI
　脳血管性パーキンソニズム，多系統萎縮症，進行性核上性麻痺，正常圧水頭症など，ほかのパーキンソニズムと鑑別するために行われることがある．

#### 2）MIBG 心筋シンチグラフィ
　パーキンソン病では MIBG（メタヨードベンジルグアニジン）の心筋への取り込み低下が高率にみられるため，補助診断として有用である．

### 2 類似する疾患・症状との鑑別

　パーキンソニズムを呈する疾患でパーキンソン病以外のものをパーキンソン症候群という[1]．パーキンソン症候群は神経の変性疾患によるものと要因の明らかな二次性のものに大別される（**表2**）[1,11]．

### 3 機能診断のための徒手検査とその選択基準

　パーキンソン病に対する上肢機能障害の評価として，疾患由来の一次性機能障害と長期の投薬による副作用を考慮したうえで，二次性機能障害を評価する必要がある．パーキンソン病の重症度ごとの上肢の理学療法（**図1**）と上肢機能障害の

**表1** 診断基準〔平成 27 年 1 月 1 日施行の指定難病（新規）〕（文献 10）より引用）

&lt;診断基準&gt;
以下の診断基準を満たすものを対象とする（疑い症例は対象としない）
1　パーキンソニズムがある（注 1）
2　脳 CT または MRI に特異的異常がない（注 2）
3　パーキンソニズムを起こす薬物・毒物への曝露がない
4　抗パーキンソン病薬にてパーキンソニズムに改善がみられる（注 3）
　以上 4 項目を満たした場合，パーキンソン病と診断する
　なお，1, 2, 3 は満たすが，薬物反応を未検討の症例は，パーキンソン病疑い症例とする
注 1　パーキンソニズムの定義は，次のいずれかに該当する場合とする
　（1）典型的な左右差のある安静時振戦（4〜6 Hz）がある
　（2）歯車様筋固縮，動作緩慢，姿勢反射障害のうち 2 つ以上が存在する
注 2　脳 CT 又は MRI における特異的異常とは，多発脳梗塞，被殻萎縮，脳幹萎縮，著明な脳室拡大，著明な大脳萎縮などほかの原因によるパーキンソニズムであることを明らかに示す所見の存在をいう
注 3　薬物に対する反応はできるだけドパミン受容体刺激薬又は L-dopa 製剤により判定することが望ましい

表2 ● パーキンソン症候群の原因疾患 （文献11）より改変引用）

1．神経変性疾患
　①レビー小体型認知症（DLB：Dementia with Lewy Bodies）
　②線条体黒質変性症（SND：Striatonigral Degeneration）
　　現在は，多系統萎縮症（MSA：Multiple System Atrophy）の一病型（MSA-P）
　③進行性核上性麻痺（PSP：Progressive Supranuclear Palsy）
　④大脳皮質基底核変性症（CBD：Corticobasal Degeneration）
　⑤そのほか〔パーキンソン認知症複合（PDC）など：グアム島，紀伊半島のPDC〕
2．二次性パーキンソン症候群
　①薬剤性パーキンソン症候群
　②脳血管性パーキンソン症候群
　③脳炎後パーキンソン症候群
　④中毒後遺症：一酸化炭素（CO）中毒，マンガン中毒
　⑤脳外傷後パーキンソン症候群（ボクサー認知症・パーキンソン症候群など）
　⑥そのほか

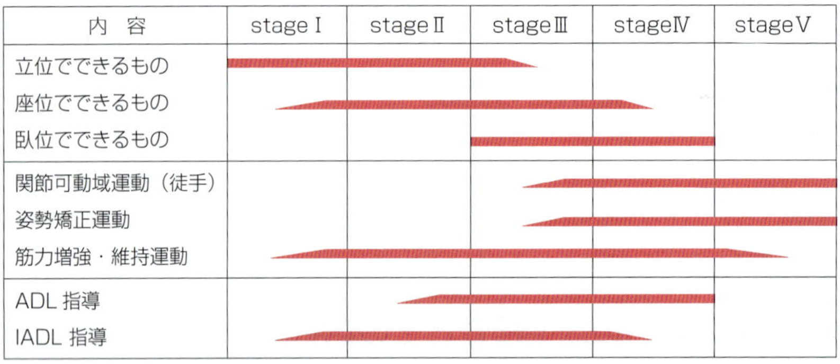

| 内　容 | stage Ⅰ | stage Ⅱ | stage Ⅲ | stage Ⅳ | stage Ⅴ |
|---|---|---|---|---|---|
| 立位でできるもの | | | | | |
| 座位でできるもの | | | | | |
| 臥位でできるもの | | | | | |
| 関節可動域運動（徒手） | | | | | |
| 姿勢矯正運動 | | | | | |
| 筋力増強・維持運動 | | | | | |
| ADL指導 | | | | | |
| IADL指導 | | | | | |

図1 ● パーキンソン病の各stageにおける上肢の理学療法内容 （文献12）より改変引用）

評価と治療の手段（図2）について示す．

## 4　一般的な理学療法評価項目

### 1）局所機能障害の変化を把握するための評価

①UPDRS（Unified Parkinson's Disease Rating Scale）．
②振戦，筋強剛，無動，姿勢反射障害．
③すくみ足：FOGQ（Freesing of Gait Questionnaire）．
④注意障害：WCST（Wisconsin Card Sorting Test），TMT（Trail Making Test）．
⑤関節可動域．
⑥筋力．
⑦歩行能力：歩行速度，歩幅，ケイデンス．
⑧バランス能力：Pull test，FBS（Functional Balance Scale），TUG（Timed Up and Go test），FRT（Functional Reach Test）．

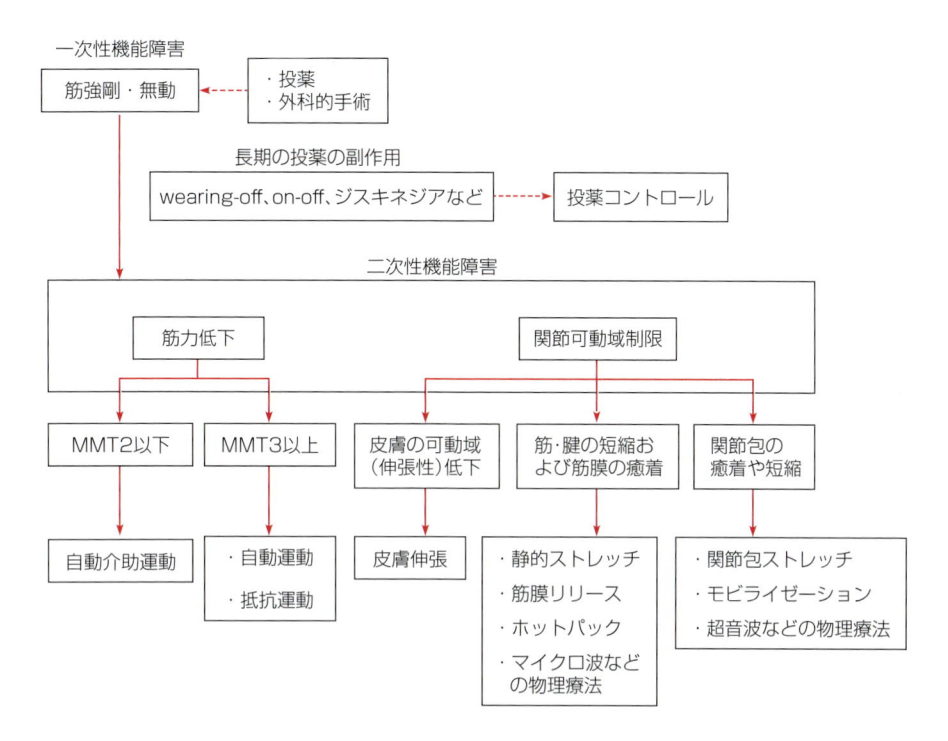

```
一次性機能障害
┌─────────┐     ┌─────────┐
│ 筋強剛・無動 │ ←--- │ ・投薬    │
└─────────┘     │ ・外科的手術 │
                └─────────┘
         長期の投薬の副作用
         ┌──────────────────────┐    ┌──────────┐
         │ wearing-off、on-off、ジスキネジアなど │ ---→ │ 投薬コントロール │
         └──────────────────────┘    └──────────┘
              二次性機能障害
```

図2 パーキンソン病の上肢機能障害の評価と治療方針決定のためのフローチャート

⑨転倒歴.

## 2) ADL や QOL，全身運動の変化を把握するための評価

①FIM（Functional Independence Measure），BI（Barthel lndex）.
②PDQ-39（Parkinson's Disease Questionnaire），PDQL（Parkinson's Disease Quality of Life Questionnaire）.
③6 分間歩行.

# 3 医学的治療

病勢の進行そのものを止める治療法は現在までのところ開発されていない．すべての治療は対症療法であるので，症状の程度によって適切な薬物療法や手術療法を選択する．

## 1 薬物治療[7,13,14]

2011 年に日本神経学会から『パーキンソン病治療ガイドライン 2011』[14]が発表された時点では大きく分けて 8 グループの治療薬が使われている．それぞれに特徴があり，必要に応じて組み合わせて服薬する．最も効果的な抗パーキンソン病

薬はL-dopaであるが，長期服薬により運動合併症が起こる．早期にはそれを回避する対策をとる必要があり，進行期にはそれを軽減する方法を講じるべきと述べられている．ガイドラインの発表以降にドパミンアゴニストの除放剤，経皮吸収型の製剤や皮下投与可能なレスキュー薬が発売された．また，wearing off現象の短縮効果が確認されて，世界で初めて日本で承認されたアデノシン受容体拮抗薬が発売された．2014年にはレボドパ・DCI配合剤・COMT阻害薬の3成分の配合剤が発売された．

## 2 手術療法 [7,15]

通常，視床，淡蒼球，視床下核が治療のターゲットになる．視床と淡蒼球は凝固術も脳深部刺激療法（DBS：Deep Brain Stimulation）も可能である．一方，視床下核を破壊するとバリズムと呼ばれる激しい不随意運動が出現するので，視床下核は調節性のあるDBSのみが行われる．わが国では2000年4月から保険適応が認められている．DBSは組織を破壊する凝固術に比べると副作用が少ない．しかし，異物が体内に残るため感染や断線のリスクがある．また，術後の刺激条件の調整や刺激装置の電池交換が必要である．手術療法も症状を緩和する対症療法であって，病勢の進行そのものを止める治療法ではないが，服薬とは異なり持続的に治療効果を発現させることができる．

## 3 非薬物療法

日本神経学会による『パーキンソン病治療ガイドライン2011』[14]では「リハビリテーションは運動症状改善に有効か」というクリニカルクエスチョンに対して「運動療法が身体機能，健康関連QOL，筋力，バランス，歩行能速度の改善に有効である」がグレードA，「外部刺激，特に聴覚刺激による歩行訓練で歩行は改善する」がグレードA，「運動療法により転倒が減少する」がグレードBと記載されている．

日本理学療法士協会『理学療法診療ガイドライン』[16]での理学療法介入の推奨グレードとエビデンスレベルは以下のとおりである．

### 1）理学療法全般（複合的運動）

種々の介入方法を組み合わせた複合的な介入により，歩行速度，バランス能力，筋力，関節可動域，健康関連QOLなどに有意な改善がみられ，パーキンソン病には複合的な運動療法が強く勧められる（推奨グレードA，エビデンスレベル1）．

### 2）筋力増強運動

筋力増強がパーキンソン病の運動機能全般，歩行速度，バランス能力，健康関連QOL，転倒などの改善に有効とする報告がある．しかし，筋力増強運動のみで

検討した報告は少ない（推奨グレードB，エビデンスレベル2）．

### 3）バランス運動

バランス運動により，バランス能力，転倒数，歩行速度などに改善が認められるが，ほかの介入との比較によるバランス運動単独の効果は不十分である（推奨グレードB，エビデンスレベル2）．

### 4）全身運動

有酸素運動はパーキンソン病患者の運動耐容能改善に効果が認められる（推奨グレードB，エビデンスレベル2）．

### 5）トレッドミル歩行

パーキンソン病患者に対するトレッドミルを用いた運動は，歩行速度，歩幅，歩行距離，UPDRSの運動機能，転倒恐怖感などを短期的に改善するという強いエビデンスがあり，強く勧められる．なお，トレッドミル歩行に関する多くの研究では，Hoehn-Yahr分類stage Ⅲまでの歩行可能な患者を対象としている．また，トレッドミル歩行練習には，体重の部分免荷，後ろ向き歩行など種々の形態がある（推奨グレードA，エビデンスレベル1）．

### 6）ホームプログラム，在宅運動療法

歩行速度やバランスの改善には，ホームプログラムや在宅での運動療法が勧められる．ホームプログラムや在宅での運動療法では，適切な指導や運動への働きかけが必要とされる（推奨グレードB，エビデンスレベル2）．

### 7）感覚刺激

視覚，聴覚，体性感覚によるキューイング（cueing，手がかり）により，歩行速度，歩幅，歩行転換時間，すくみ足などの改善がみられる（推奨グレードB，エビデンスレベル2）．

### 8）太極拳，ダンス

太極拳やダンスにより，バランス能力や歩行速度の改善が認められ，運動として推奨される（太極拳：推奨グレードC1，エビデンスレベル2．ダンス：推奨グレードB，エビデンスレベル2）．

## 症例　上肢の筋力低下，関節可動域制限を有するパーキンソン病患者に対する理学療法アプローチ

### 1 アプローチのポイントとサマリー

　本症例はHoehn-Yahr分類stage Vの在宅で生活しているパーキンソン病患者であり，錐体外路症状である無動による低活動や筋強剛による関節運動の減少によって，二次性の機能障害である上肢の筋力低下，関節可動域制限をきたしていた．また，姿勢異常による円背や座位姿勢の崩れが肩関節の可動域やリーチ動作に影響を及ぼしていた．

　局所に対するアプローチとして，筋強剛を認める筋に静的なストレッチを行い，他動運動で伸張が困難な場合は自動運動・自動介助運動で随意的な筋収縮を促し関節可動域の改善を図った．上肢の自動運動の際には無動により十分な筋収縮が得られにくいため視覚刺激などの外的刺激を利用した．錐体外路症状を考慮し上肢の関節可動域運動・筋力強化運動を実施することでより効果的に上肢機能は維持・改善した．

　全身に対するアプローチとして，姿勢異常に対し姿勢鏡を用いて自らの姿勢を認識・修正してもらい，その姿勢を維持できるようポジショニングを行った．また，他動的に腹筋群や腹部の皮膚を伸張し，体幹筋の筋収縮を促して姿勢の改善を図った．その結果，骨盤後傾位，胸椎の後弯姿勢，肩甲帯の前方突出が改善し肩関節の可動域が向上した．

#### ▶▶ココが重要！

　疾患由来の錐体外路症状の特徴を踏まえ，外部からの視覚刺激などの感覚刺激を用いることは上肢の自動運動の際に筋出力を向上させることに有効である．姿勢（体幹）が上肢に及ぼす影響を考慮し二次性機能障害である局所の筋力低下・関節可動域制限に対しアプローチしていくことが必要である．

### 2 一般的情報

　年齢・性別：82歳，女性．
　診断名（障害分類）：パーキンソン病（Hoehn-Yahr分類stage V）．
　合併症や既往歴：慢性糸球体腎炎．

趣味などの活動性：テレビ視聴，音楽を聴くこと．デイサービスを週3回，訪問リハビリテーションを週2回（理学療法を週1回，作業療法・言語聴覚療法を隔週で1回），訪問診療を月2回利用．日中は端座位，椅子座位，車椅子座位，ベッド上臥位を数十分〜数時間おきに変えて過ごす．

HOPE・NEED：このまま自宅で生活していきたい．家族は，少しでも移動がスムーズにできるようになってほしい，頻回に姿勢変換が必要で大変なため動けるようになってほしい，デイサービスには通い続けてほしい．

## 3 現病歴

発症してから，通院し内服治療を行っていた．発症18年後より外来リハビリテーションが開始となるが，通院が困難となり同年に訪問リハビリテーションに移行となった．内服薬はメネシット®，ビ・シフロール®，アーテン®である．

## 4 局所機能障害に対するアプローチ

### 1）局所機能障害に対する理学療法評価

- 振戦：両上下肢遠位に4〜5 Hz程度の安静時振戦あり．下肢の振戦は右へ傾いた姿勢を正中位に修正することで静止した．
- 無動，動作緩慢：表情は比較的豊かである．食事や整容動作の際に動作緩慢が認められる．
- 筋強剛：四肢，体幹に鉛管様の筋強剛があるが他動運動は可能．特に上肢で強い．
- 姿勢反射障害：座位では右側に傾いてくることが多い．
- すくみ足：以前歩行していた際にはみられた．
- ジスキネジア：なし．
- ジストニア：眼瞼が閉じることが多い．
- wearing off現象，on-off現象，delayed on現象なし．
- 疼痛：安静時より肩甲挙筋，僧帽筋上部線維にあり．姿勢が崩れると仙骨部，坐骨部にあり．
- 関節可動域（右/左）：肩関節屈曲120°/125°，外転120°/120°，内外旋制限なし．肘関節10°〜145°/10°〜145°，手関節背屈60°/65°，掌屈65°/60°，手指MP関節伸展30°．
- 筋力：上肢MMT2〜3，下肢2．

### 2）局所機能障害における問題点

パーキンソン病の一次性機能障害としての筋強剛や無動による二次性機能障害として，以下の①〜③があげられた．

①手指，手関節，肩関節の可動域制限．
②両上肢の筋力低下．
③肩甲挙筋，僧帽筋上部線維の疼痛．

### 3）局所機能障害に対する治療プログラムと治療後の変化

- 問題点①②に対して：ポジショニング，リラクセーションを行い，筋緊張の亢進を軽減させたうえで運動を実施した．胸鎖関節，肩鎖関節のモビライゼーション，肩甲胸郭関節の可動域運動を実施したうえで肩甲上腕関節の[注1]自動運動を行ってもらい，最終域で他動的に静的ストレッチを行った．自動運動を行う際は[注2]外的刺激を利用した（図3）．肩関節屈曲の可動域は一時的に10°〜15°の改善を認め，直近の1年半は関節可動域制限の進行は認めていない．
- 問題点③に対して：崩れている姿勢をポジショニングで調整し椅子などとの接触面を多くすることで，姿勢が崩れることで亢進していた筋緊張の軽減を図った．そのうえで，肩甲挙筋や僧帽筋上部線維に対しストレッチやマッサージを行った．

## 5 局所機能と全身運動を結びつけるインタラクティブ・アプローチ

### 1）局所以外の部位に対する理学療法評価

- 姿勢：骨盤後傾位で胸椎の後弯が強く，肩甲帯が前方突出位となっている．右に体が傾きやすい（図4，5）．
- 体幹の筋力：腹部，腰背部に筋収縮が起こりにくく，呼気や咳嗽の力も低下している．
- 体幹の可動域：脊柱の可動性低下があり体幹の回旋制限，伸展制限がある．腹筋群，皮膚の伸張性低下がある．
- 認知機能：改訂長谷川式簡易知能評価スケール（HDS-R）12/30点．

### 2）局所以外の問題点

①姿勢異常により，骨盤後傾，胸椎後弯，肩甲帯前方突出位で体が右に傾いた姿勢になりやすい．
②体幹の筋力低下，可動域低下．
③認知機能低下のため，患者自身で継続的に姿勢を意識することや自主練習を行うことが難しい．

---

注1）筋強剛のため他動運動に対しては抵抗感が強いが，意識的な自動運動では比較的筋緊張亢進が少ないため．
注2）無動の影響で筋出力が得られにくい場合があり，上肢を挙上する目標点を理学療法士が示すこと，物品を使用すること（視覚刺激）やリズミカルな声かけを行うこと（聴覚刺激），動かしてほしい部位をタッピングすること（体性感覚刺激）などの外的な刺激を利用することで運動開始を促した．本症例では単独では視覚刺激が最も効果的であったが，患者ごとに効果的な外的刺激が異なるためそれぞれ試してみる必要がある．

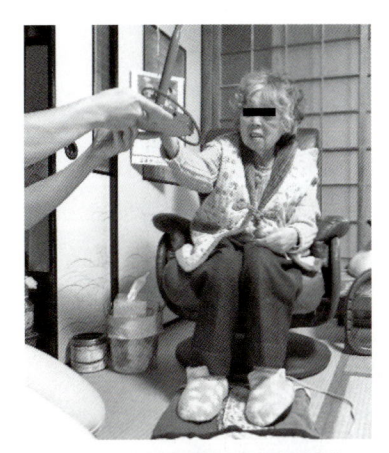

図3 ● 自動運動時の視覚刺激

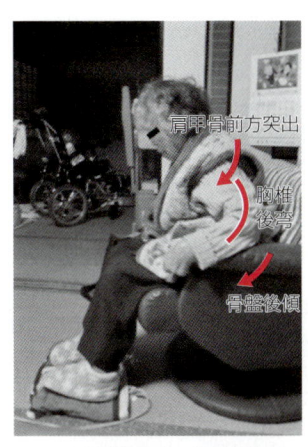

図4 ● 姿勢異常（骨盤後傾，胸椎後弯，肩甲骨前方突出）

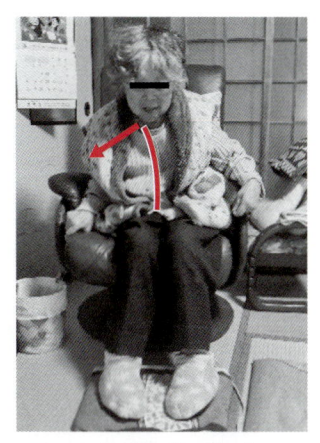

図5 ● 姿勢異常（右側への傾き）

### 3）ADLやQOL，全身運動を改善する治療プログラムと治療後の変化

- 問題点①に対して：鏡で傾いた姿勢を患者に認識させ，修正してもらい，不十分なところは理学療法士が他動的に修正した．さらに，クッションやタオルを使用し患者が楽で良い姿勢となるようにポジショニングを行い，家族にも指導した．

  また，普通型の車椅子からチルト・リクライニング車椅子に変更し，車椅子上での姿勢保持を行いやすいようにした．

- 問題点②に対して：徒手的に腹筋群，皮膚を伸張したうえで，患者の後方から他動的に体幹伸展を行った．また，介助下での起立練習を通して体幹の腹筋群の伸張を行った．上肢の挙上運動やリーチ動作，深呼吸を通して体幹のローカルマッスルの活動を促した．また，体幹の回旋制限に対しては他動的なストレッチに加え，回旋を伴ったリーチ動作を行った（図6）．

- 問題点③に対して：複雑な運動を行うのではなく，「バンザイ」という声かけで上肢挙上や物品の操作を取り入れることで運動を行いやすくなった（図7）．家族に自主練習の内容を伝え，デイサービスでも運動を行ってもらうようにした．また，前方から腋窩を介助し「1, 2, 1, 2」と声をかけて歩行することで全身運動を行った．

直近の1年半でUPDRSの変化はなく，更衣動作や整容・食事動作の介助量は増加していない．起立，移乗は全介助から重度介助に軽減し，定期的にデイサービスや買い物などの外出ができ在宅生活を継続できている．

パーキンソン病患者の上肢の筋力低下，関節可動域制限に対して，安心して運動ができるよう姿勢の改善を図り，全身のリラクセーションを行い，肩甲帯・体

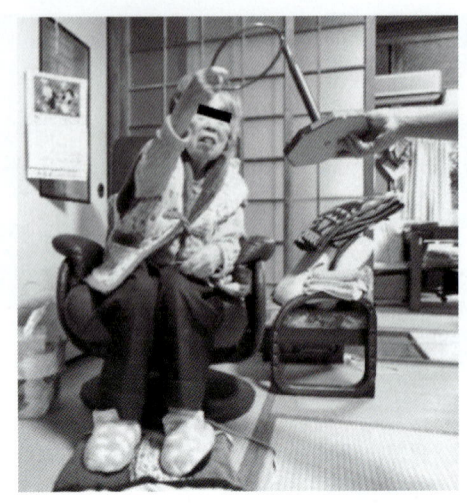

図6 ● リーチ動作による体幹回旋運動

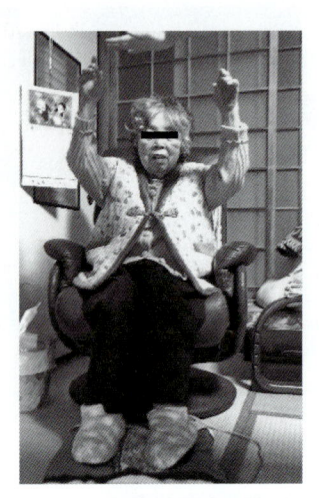

図7 ● 自動運動時の聴覚刺激と視覚刺激

幹・骨盤の可動性改善を図ってから運動することで効果的に上肢の理学療法を実施できたのではないかと考える．また，上肢の挙上運動や前方へのリーチ動作を通して脊柱起立筋の活動を促すことができたのではないかと考える．

文献

1) 三井良之，他：運動の調整．医療情報科学研究所（編）：病気が見える vol.7 脳・神経．メディックメディア，2011，pp182
2) 望月 久：パーキンソン病・パーキンソン症候群・錐体外路系疾患による姿勢異常に対する理学療法．理学療法 **24**：196-202，2007
3) 望月 久：パーキンソン病 理学療法診療ガイドライン．理学療法学 **42**：196-205，2015
4) 堀場充哉：パーキンソン病患者における姿勢と歩行．PTジャーナル **49**：29-37，2015
5) 野尻晋一，他：パーキンソン病に対する理学療法の考え方．理学療法 **25**：1514-1519，2008
6) 高草木薫：大脳基底核による運動の制御．臨床神経学 **49**：325-334，2009
7) 難病情報センター：パーキンソン病．http：www.nanbyou.or.jp/entry/314（2016年2月25日閲覧）
8) 武田 篤：パーキンソン病講座 発症の要因．難病と在宅ケア **20**：33-35，2015
9) 三井良之，他：Parkinson病．近畿大医誌 **35**：125-133，2010
10) 厚生労働省：6 パーキンソン病 http://www.mhlw.go.jp/file/06-Seisakujouhou-10900000-Kenkoukyoku/0000089954.pdf（2016年2月25日閲覧）
11) 下濱 俊：パーキンソン症候群の臨床．日老医誌 **44**：564-567，2007
12) 大久保智明，他：慢性期・維持期のパーキンソン病の評価・理学療法のポイント．理学療法 **23**：603-612，2006
13) 野元正弘：パーキンソン病講座 薬物治療．難病と在宅ケア **21**：35-38，2015
14) 日本神経学会（監），「パーキンソン病治療ガイドライン」作成委員会（編）：パーキンソン病治療ガイドライン2011．医学書院．2011，pp2-44，pp139-142
15) 藤本健一：パーキンソン病講座 外科的治療と遺伝子治療．難病と在宅ケア **21**：31-34，2015
16) 日本理学療法士協会：理学療法診療ガイドライン．http://www.japanpt.or.jp/academics/establishment_guideline2011/（2016年2月25日閲覧）

## Column one point lecture

### 上肢の運動が脳可塑性に与える影響①

　脳は学習，発達，環境，障害などにより構造および機能を柔軟に変化させる．つまり，脳可塑性とは内的あるいは外的な刺激に反応して神経システムの相互作用を再組織化する適応特性であり，機能的な神経ネットワークの維持，形成を方向づけている[1]．神経系において，神経ネットワークやシナプスがその機能および形態を変化させることを示し，学習や記憶，脳損傷後の機能回復の基盤であるだけでなく病態の形成にも重要な役割を果たしている．

　シナプス可塑性は最も重要な神経可塑性の様式であり，大きく2つに分けられる．一つは損傷前には機能していなかったシナプス結合が働くようになるシナプスの顕在化（unmasking），神経線維の発芽（sprouting）や側芽形成，シナプス新生や消失などによる形態変化を伴うシナプス接続の可塑性であり，もう一つは，シナプス伝達が長期間増強する長期増強作用（LTP：Long-term Potentiation）や長期間抑制される長期抑制作用（LTD：Long-term Depression）によるシナプス伝達の可塑性である．シナプス発芽，新生は発現に数日を要するが，長期増強などのシナプス可塑性は短時間で発現し数日間持続するといわれている．このように神経ネットワークに変化がもたらされると脳の機能的構造が変わり皮質の脳地図に変化が現れる．

　脳地図は細分化されており，皮質内の線維の密なネットワークを介した内部連絡により，脳地図の対応した領域はダイナミックに変化することができる[2]．運動や行動学的な経験は脳可塑性に変化をもたらすことができ，量的，質的な運動経験に基づいて脳は適切な方法だけでなく不適切な方法においても新形態を生じる．

　上肢の運動による脳可塑性を直接的に報告した研究としてNudoら[3]の研究が有名である．彼らはリスザルにペレット取り課題を訓練させた後，手指の運動野に人工的に脳梗塞を作成し，指の運動麻痺を出現させた．脳梗塞後，ペレット取り課題を再訓練したリスザルの指の機能は実用上の目的を果たせる程に回復を認めた．訓練を続けるうちに，一次運動野の手指を動かす領域の近隣の手首を支配する領域が手指を動かす指令も行うようになり，手の運動に関わる領域が拡大することを報告した．この報告は，損傷された脳機能が手を使う訓練を行うことで脳可塑性により回復することを示しており，運動と脳可塑性に関する研究を飛躍的に発展させた．

#### 文献

1) Murphy TH, et al：Plasticity during stroke recovery：from synapse to behaviour. *Nat Rev Neurosci* **10**：861-872, 2009
2) Nudo RJ：Recovery after brain injury：mechanisms and principles. *Front Hum Neurosci* **7**：887, 2013
3) Nudo RJ, et al：Neural substrates for the effects of rehabilitative training on motor recovery after ischemic infarct. *Science* **272**：1791-1794, 1996

# 第2節　末梢神経疾患

## 1　腕神経叢麻痺

### 基礎　疾患をみるための知識の整理

#### 1　病態と要因

　腕神経叢は，第5～8頸神経と第1胸神経の前肢によって構成される神経叢で，斜角筋間隙と鎖骨・第1肋骨の間を通って腋窩に至る（図1）[1]．腕神経叢が障害を受ける要因としては外傷，分娩麻痺，悪性腫瘍の浸潤，特発性の炎症などが知られている[2]が，呈する症状，予後，治療法は損傷領域・部位により異なる．損傷した神経の回復の見込めない節前損傷（引き抜き損傷）と損傷の程度によって回復の見込まれる節後損傷（叢部損傷），さらに遠位の神経根・幹・束での損傷に区別できる（図2）．C5-7が障害されることで肩関節の外転・外旋と肘関節屈曲が主に制限され，肩関節を内転・内旋，肘関節を伸展，前腕を回内，手関節を掌屈・尺屈，手指を屈曲させた典型的な肢位（Waiter's tip position）を呈する上位型（Erb麻痺），C8-T1が障害されることで主に手関節から遠位に麻痺がある全型麻痺不

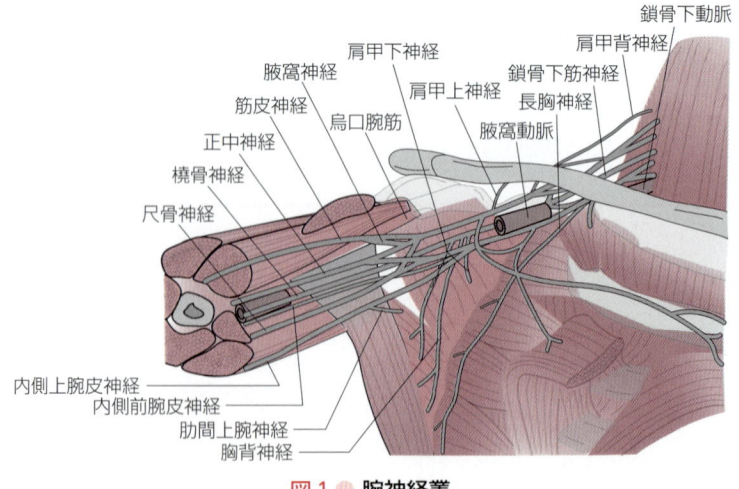

図1　腕神経叢

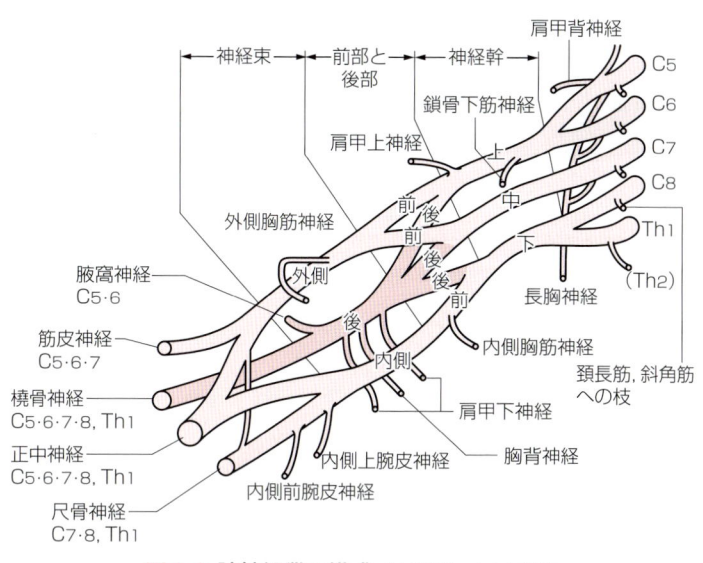

図2 ● **腕神経叢の構成**（文献1）より引用）

表1 ● **損傷高位による分類と特徴**

|  | 損傷高位 | 運動麻痺 | 感覚麻痺 | 機能障害 | そのほかの特徴 |
|---|---|---|---|---|---|
| 上位型<br>（Erb麻痺） | C5-7 | C5, 6損傷：菱形筋，肩甲挙筋，前鋸筋，棘上筋，棘下筋，三角筋，上腕三頭筋，腕橈骨筋，回外筋，手指伸筋群 | 上肢の外側，母指，示指 | 肩関節挙上・外旋，肘関節屈曲，前腕回外手指伸筋が保たれていれば背屈可能 | Waiter's tip position |
|  |  | C5-7損傷： | 上記に加えて中指を含む | 上記に加えて肘関節，手指の伸展が不能 |  |
| 全型麻痺不完全回復型（下位型）<br>（Klumpke麻痺） | C8-Th1<br>時にC7の一部を含む | C8-Th1の損傷：正中神経・尺骨神経麻痺と部分的橈骨神経麻痺 | 前腕尺側，環指，小指<br>C7が損傷された場合には中指を含む | 手関節屈曲，手指屈曲・伸展障害，固有筋群の麻痺 | ホルネル徴候<br>鷲手変形（橈骨神経が損傷を免れた場合） |
| 全型 | C5-Th1 | 上肢全体の筋 | 上肢全体の感覚 | 上肢全体が動かず，完全弛緩性麻痺を呈するTh1の損傷を免れた場合は手指の屈曲のみ可能 | ホルネル徴候 |

完全回復・下位型（Klumpke麻痺），上肢全体の運動と感覚が障害され，ホルネル徴候（Horner's syndrome, 眼瞼下垂・縮瞳・眼球陥凹）を伴う全型に分類される．損傷高位による分類と特徴を表1に示す．節後損傷では神経の損傷の程度により神経回復の期待できる一過性神経虚脱（neurapraxia）と軸索損傷（axonotmesis），回復の見込めない神経断裂（neurotmesis）に分類されるが（表2，図3），これも治療法と予後を左右する[2,3]．神経叢に対する栄養は鎖骨下動脈とその分枝によっ

表2 ● 損傷の程度による分類

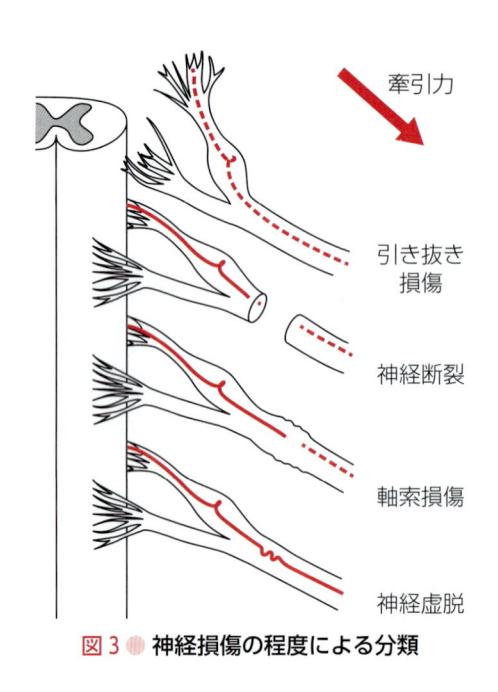

| | 軸索の連続性 | 上膜の連続性 | Tinel 徴候 | 手術適応 |
|---|---|---|---|---|
| 引き抜き損傷<br>(avulsion) | × | × | × | 神経・筋移行術<br>(DFMT 法など) |
| 神経断裂<br>(neurotmesis) | × | × | ○ | 神経移植・神経剥<br>離術など |
| 軸索損傷<br>(axonotmesis) | × | ○ | ○ | 神経剥離術 |
| 一過性神経虚脱<br>(neurapraxia) | ○ | ○ | × | なし |

図3 ● 神経損傷の程度による分類

て行われており，神経叢損傷時に同時に血管損傷が起きていないかも，予後や治療方針の決定において非常に重要である[4]．

## 2 医学的診断と理学療法機能診断

### 1 画像診断のポイント

　鎖骨や肩関節の骨折に付随して引き起こされることも多いため，単純 X 線画像にて，骨折を含む骨の異常が障害を引き起こしていないかを確認する．
　引き抜き損傷に対しては CT ミエログラフィや MR ミエログラフィが用いられ，脳脊髄液を強調し，脊髄，神経根を描出する．引き抜き損傷であるか否かの

判断が治療方法を左右するため，非常に重要な所見である．ほかの撮像法や造影を加えることで脊髄自体の損傷の有無や脊柱傍筋の脱神経所見なども付加情報として得られる．またMRIは腫瘍や神経炎，放射線治療による神経への影響などを画像化するうえで有用である．

　これに対して節後損傷では，MRIや超音波断層を用いた断片的な報告はあるものの，末梢神経に特異性の高い描出法がない．特に損傷時には周囲組織からの鑑別が困難となることや，走行が三次元的に変化するため単一画面で描出できないなどといった問題のため臨床現場では有用性に欠ける．

　さらに，末梢神経の画像化に共通する根本的な問題として，描出した形態からだけでは軸索変性や脱髄という病態を判別できないという点があり，これらを克服する画像診断法の開発が待たれる[5,6]．

## 2 類似する疾患との鑑別

　腕神経叢障害による機能障害としては，上肢の疼痛，筋力低下，感覚障害，自律神経障害などがあげられる．頸椎椎間板ヘルニアや頸椎症性神経根症といった頸椎関連疾患との鑑別は治療方針の展開において非常に重要である．そのため，頸椎の画像診断と合わせて各部位に対する徒手検査を用い，頸椎由来の症状であることを棄却できるかが重要となる．また，絞扼性神経障害である胸郭出口症候群とも鑑別が必要である．

## 3 機能診断のための徒手検査とその診断基準

　腕神経叢は前述のように複数の神経から構成されており，非常に複雑な構造であるため，損傷によって呈する症状は患者ごとに多様である．画像診断や電気生理学的所見が確定診断に重要になるが，臨床現場で必ずしもそういった情報が得られるとは限らず，われわれ理学療法士としては徒手検査・測定によって病態を追求していく姿勢が求められる．関節可動域制限などにより実施が困難な場合もあるが，ほかの疾患を鑑別していく過程を図4に示す．

## 4 一般的な理学療法評価項目

### 1）局所機能障害の変化を把握するための評価

#### a．関節可動域
外傷に伴う拘縮による可動域制限がある場合には他動運動での関節可動域測定

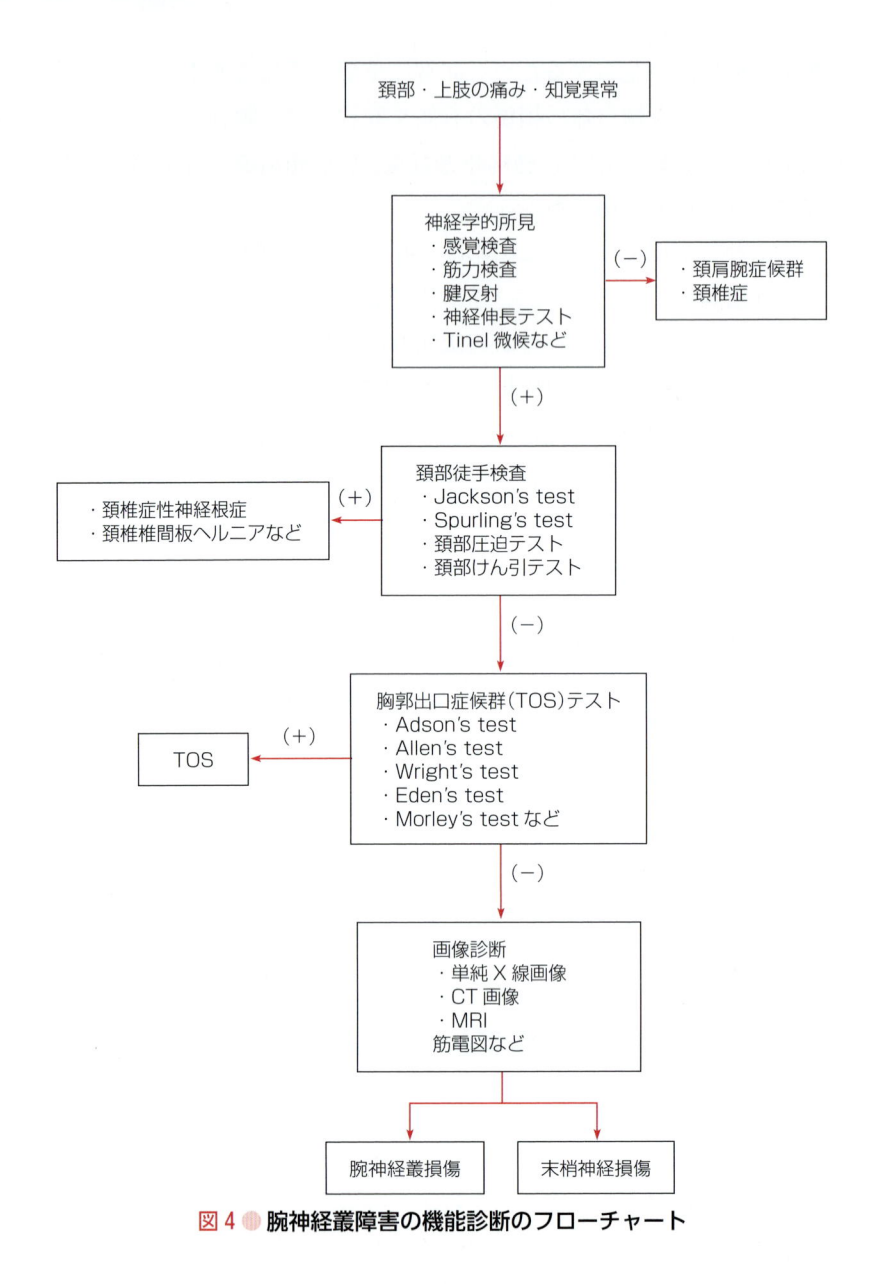

```
┌─────────────────────────┐
│  頚部・上肢の痛み・知覚異常  │
└─────────────────────────┘
              ↓
┌─────────────────────┐
│ 神経学的所見          │      ┌──────────────┐
│  ・感覚検査          │ (−)  │ ・頚肩腕症候群 │
│  ・筋力検査          │─────→│ ・頚椎症      │
│  ・腱反射            │      └──────────────┘
│  ・神経伸長テスト     │
│  ・Tinel 徴候など     │
└─────────────────────┘
              ↓ (+)
┌──────────────────────┐
│                      │
│ ・頚椎症性神経根症    │ (+)  ┌─────────────────────┐
│ ・頚椎椎間板ヘルニアなど│←────│ 頚部徒手検査         │
│                      │      │  ・Jackson's test    │
└──────────────────────┘      │  ・Spurling's test   │
                              │  ・頚部圧迫テスト    │
                              │  ・頚部けん引テスト  │
                              └─────────────────────┘
                                       ↓ (−)
                              ┌─────────────────────┐
                              │ 胸郭出口症候群(TOS)テスト│
              ┌─────┐   (+)  │  ・Adson's test      │
              │ TOS │←──────│  ・Allen's test       │
              └─────┘        │  ・Wright's test     │
                              │  ・Eden's test       │
                              │  ・Morley's test など │
                              └─────────────────────┘
                                       ↓ (−)
                              ┌─────────────────────┐
                              │ 画像診断             │
                              │  ・単純 X 線画像     │
                              │  ・CT 画像           │
                              │  ・MRI               │
                              │ 筋電図など           │
                              └─────────────────────┘
                                   ↓          ↓
                           ┌──────────┐  ┌──────────┐
                           │腕神経叢損傷│  │末梢神経損傷│
                           └──────────┘  └──────────┘
```

**図4 腕神経叢障害の機能診断のフローチャート**

を必要とするが，神経損傷による影響を確認するうえで自動運動との可動性の差異に注意を払う必要がある．

### b. 筋　力

損傷高位や部位に応じて選択的な筋力低下が認められる．画像所見がある場合には理学所見が一致するか，画像所見がない場合には損傷の高位・部位を特定するためにも分節ごと，神経ごとの評価が重要である．大まかには C5：肩関節外転筋力，C5,6：さらに肘関節屈曲筋力，C5-7：手関節背屈筋力の低下をきたしてい

るかを判断する．

#### c．感　覚
筋力検査と同様に，損傷高位の鑑別において重要な評価項目である．また，治療経過の中で神経麻痺の回復の有無や過程を知るうえでも非常に重要であり，Tinel 徴候が認められ，時間の経過とともに遠位へと進展しているかを確認する．

#### d．腱反射
損傷高位に応じて腱反射の減弱あるいは消失が認められる．

### 2）ADL や QOL，全身運動の変化を把握するための評価

#### a．自律神経機能検査
①発汗テスト：ブロモフェノールブルーを含んだテスト紙を用いて発汗部位の発色をみる方法やヨードデンプン法とアミノ酸を検出するニンヒドリン法やコバルトクロライド法などがある[7]．

②しわテスト：40℃のお湯に30分間手をつけると正常な皮膚ではしわができるが脱神経された部位にはしわができない．幼児や小児に有用である[3]．

## 3 医学的治療

### 1 保存療法

前述の neurapraxia と axonotmesis であれば神経の自然回復が期待できるため，保存療法が選択される．時間経過とともに麻痺の回復を見極めながら，神経障害性疼痛に対する疼痛管理が重要となる[4]．

#### 1）薬物療法
非ステロイド性抗炎症剤（NSAIDs）に加え，プレバガリン，ビタミン $B_{12}$，副腎皮質ステロイド剤などが疼痛に応じて処方される．

#### 2）ブロック注射
鎮痛薬で十分な効果が得られない症例では，局所麻酔薬と水溶性ステロイド剤による腕神経叢ブロックや頚部交感神経節である星状神経節に対する星状神経節ブロックが施行される．

#### 3）装具療法
麻痺が残存する症例に対しては，麻痺の状態に応じたスプリントを作成し，上肢機能の補助を行う．

## 2 観血的治療

　麻痺の型，損傷高位，重症度によって選択される治療法は異なる．また，発症時の年齢や発症からの期間なども術後の回復経過を左右する要因になるため，観血的治療の是非に関わる．

　節前損傷では早期に，節後損傷で麻痺の回復が見込めない症例では受傷後3～6カ月頃までに観血的治療が選択される．まず，腕神経叢展開術によって神経の損傷レベルや部位を直視および術中電気生理検査（体性感覚誘発電位〔SEP：Somatosensory Evoked Potentials〕，脊髄誘発電位〔SCEP：Spinal Cord Evoked Potentials〕）で確認する．損傷の状態に応じて以下の術式から選択される[4,8,9]．

### 1）神経移植
　神経の損傷を受けた部分を切除し，身体のほかの部位から正常な神経を採取し，切除した部分に移植する．

### 2）神経移行術
　脊髄から引き抜かれた神経に支配される筋の機能再獲得のため，脊髄との連続性の保たれている正常な神経のうち比較的重要でないものを選択して麻痺した筋へ移行する．主に副神経や肋間神経が選択される．

### 3）筋移行術
　神経移行術と同様に，身体の他部位（主に薄筋など）から筋組織を移行し，血管と神経を接合する．

### 4）Double Free Muscle Transfer（DFMT）法
　全型麻痺の引き抜き損傷において，肩・肘機能だけでなく，手指屈伸機能まで再建が可能なDFMT法が広く用いられている．

### 5）神経剥離術
　有連続性神経障害の中で，外傷などにより瘢痕で神経が絞扼されている状況を神経周囲の瘢痕から神経を剥離して解除する手技である．瘢痕が神経内にまで及ぶ場合もあり，神経束の除圧のために神経内に切開を加えることもある[10]．

　そのほか，硬膜外腔に刺激電極を留置しゲートコントロール理論に基づいて疼痛を軽減する脊髄硬膜外持続電気刺激や，深部覚や触覚を障害せずに脊髄後角の痛覚神経細胞を破壊する脊髄後根侵入帯破壊術などが神経ブロックなどでも鎮痛効果が得られない難治例に対して用いられることがある．

## 症例 右上腕骨頚部粉砕骨折に対する ORIF 術後，腕神経叢後神経束の障害が示唆された症例への理学療法アプローチ

### 1 アプローチのポイントとサマリー

　本症例は骨折後の腕神経叢障害による右上肢の疼痛と可動域制限で ADL が著明に制限されいた症例である．治療経過の中で，肩関節の他動運動可動域は徐々に改善が認められたが，腋窩神経領域と橈骨神経領域の感覚障害と筋力低下，自動運動制限が残存しており，また夫の介護でリフティング（持ち上げ）動作などを繰り返すと上腕二頭筋の過緊張による疼痛が発生するという状態が受傷後 1 年を経過しても繰り返していた．

　アプローチのポイントは，①肩関節挙上筋の麻痺による頚部・肩甲帯の筋の過緊張の改善，②頚部・肩甲帯周囲筋の過緊張による肩甲骨の位置異常の改善，③骨折と固定術に伴う肩関節の拘縮改善，④第 1 肋骨と第 2 肋骨の下制による斜角筋間隙，肋鎖間隙の緊張改善，⑤腕神経叢・血管のモビライゼーションによる癒着の改善と，それによる損傷部位への栄養供給を改善し炎症を抑制である．本来修復可能な神経損傷であっても，炎症状態にあると損傷した軸索から炎症応答によって軸索再生阻害因子が産生され，修復を妨げる[11,12]．栄養血管の血流を改善することで新生された側副血行による炎症を抑制し，神経再生因子の輸送を速やかにし修復を促通させること，神経と周囲組織の癒着をとり神経の滑走性を改善することで神経の機能を回復させることが期待できる．①〜⑤によって拘縮による関節可動域制限のみでなく付随して起きていた神経麻痺が改善し，自動運動での関節可動域が大幅に改善し ADL が自立した症例である．

#### ▶▶ ココが重要！

　腕神経叢などの神経損傷を伴う外傷では，局所の拘縮のみでなく神経滑走障害や運動麻痺による運動制限が問題となる．しかし外傷後のリハビリテーションにおいて，急性期の疼痛が強い時期は感覚障害や筋力低下の原因が神経由来か否かの判断が困難な場合がある．よって本症例でも疼痛の改善に伴い再度神経の滑走性を含めた病態・機能評価を行い，神経の機能を最大限回復させることを目的にアプローチした[13,14]．

## 2 一般情報

年齢・性別：76歳，女性．
診断名（障害分類）：右上腕骨頚部骨折術後．
合併症や既往歴：なし．
趣味などの活動性：ビーズでの人形づくり．
HOPE・NEED：夫の介護ができるようになりたい．

## 3 現病歴

　　駅のホームで転倒し，停車していた電車の乗降口に右肩を強打して受傷．当日は歩いて帰宅し，翌日当院受診．上腕骨頚部粉砕骨折の診断にて5日後に総合病院で観血的整復固定術を施行．受傷29日後（術後23日後），当院にてリハビリテーションを開始．

## 4 画像所見

　　骨折時，骨片の転移と上腕骨頭の降下が認められ，腕神経叢に過剰な牽引力が加わっていたことが示唆されるが（**図5a**），術後には骨片の転移，骨頭の位置ともに整復されていることが確認できる（**図5b**）．

## 5 局所機能障害に対するアプローチ

### 1）局所機能障害に対する理学療法評価

- 視診：右前腕から手指末梢にかけての腫脹と発赤が認められた．
- 疼痛：安静時，頚部・肩甲帯・肩関節〜上肢の手指末梢（背側）に至るまで常に疼痛〔NRS（8/10）〕があり，臥位ではさらに増悪するため夜間はソファに座って睡眠をとっていた．
- 感覚検査：腋窩神経支配の上腕近位外側三角筋領域（3/10），橈骨神経支配領域（5/10）に感覚鈍麻が認められた．
- 関節可動域：骨折とその固定術により，右肩関節に著明な可動域制限を生じていた．疼痛の影響もあり肩甲帯は屈曲し，肩甲骨外転挙上・上方回旋・前傾位であり，また，頚部から肩甲骨周囲筋の過緊張が生じており，肩甲胸郭関節の可動性も著明に低下していた．
- 筋力：肩関節屈曲・外転・伸展・外旋と肘関節伸展と手関節の背屈がいずれもMMT2レベルであった．

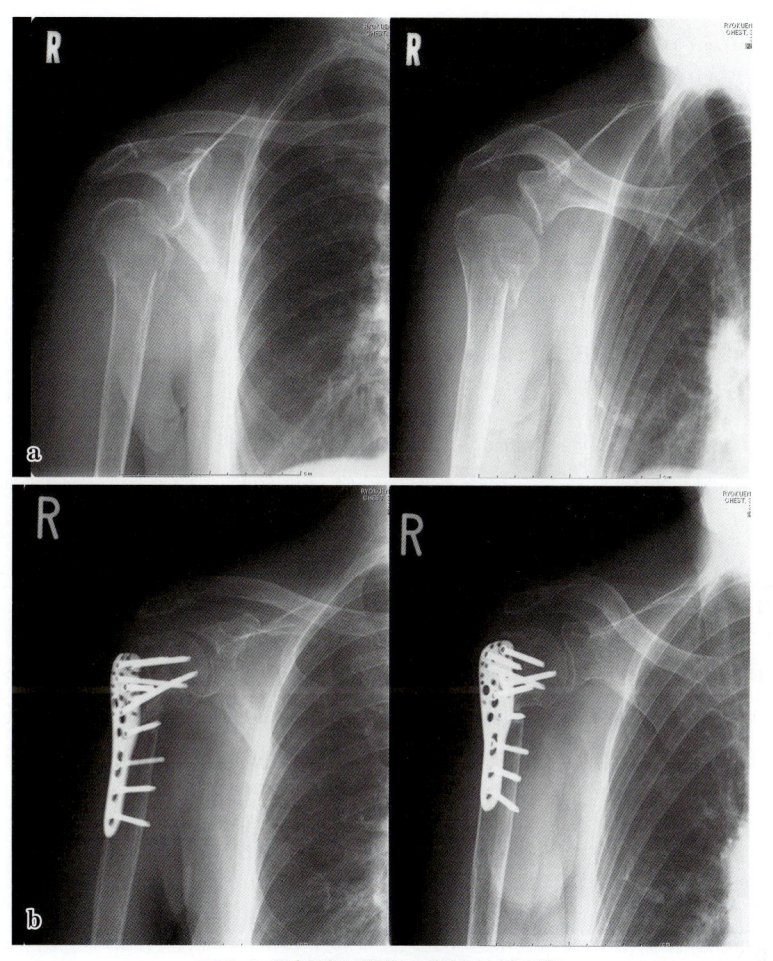

**図5 骨折時と術後の単純X線画像**
a. 骨折時, b. 術後

- 姿勢：肩甲帯は屈曲し，肩甲骨挙上・上方回旋・前傾位，頸部前方突出位であった．胸椎の後弯は増大しており軽度円背傾向であった．
- 筋緊張：頸部，肩甲骨周囲，肩関節周囲筋の緊張が著明に亢進していた．

上記の評価より，腕神経叢の上位麻痺に分類される後神経束の障害が示唆された．

## 2）局所機能障害における問題点

①肩関節周囲の疼痛と前腕から手指にかけての腫脹と疼痛により適切な睡眠がとれず交感神経優位の興奮状態にあり，さらに疼痛を助長するというサイクルに陥っていた．

②骨折による肩関節の拘縮．

③頸部・肩甲帯の過緊張とそれによる肩関節，肩甲胸郭関節の関節可動域制限．

④腋窩神経領域，橈骨神経領域の感覚と筋の筋力低下．

### 3）局所機能障害に対する治療プログラムと治療後の変化

- 問題点①に対して：肩関節周囲や腕神経叢に対してストレスのかからないポジショニングを枕やバスタオルなどを用いて指導.
- 問題点②③に対して：問題点①で指導したポジショニングを保持した状態で,浅筋膜のモビライゼーションから実施.疼痛に応じて段階的に筋のモビライゼーションへと進めていき,上昇したコンパートメント内圧を軽減させることにより問題点①に対して疼痛緩和を期待するとともに,問題点④の神経麻痺の回復の阻害要因である循環障害の改善を図った.また問題点②に対して関節包のモビライゼーションも行った.初回の治療翌日から臥位で就寝できるようになり,前腕の腫脹も軽減し,安静時の疼痛は改善傾向に向かった.肩関節の他動運動可動域も改善してきたが,腋窩神経領域と橈骨神経領域の感覚鈍麻と筋力低下による自動運動可動域は受傷後1年を経過しても制限が残存した.

## 6 局所機能と全身運動を結びつけるインタラクティブ・アプローチ

### 1）局所以外の部位に対する理学療法評価

- 神経の滑走性：神経の滑走性とは長軸方向の運動というよりもむしろ,上肢の肢位の変化に合わせて神経（上膜）が筋膜内を平行移動できる能力が重要である.癒着などによってその可動性が失われると,上肢の運動の際に神経に過剰な張力・牽引力が加わることで痛みや可動域制限が生じる[15,16].しかしながら,滑走性の障害は損傷を被った局所のみでなく,その神経の末梢までの他部位で絞扼されている場合が多々ある.ここでは患者を背臥位で両膝関節を屈曲させた膝立て背臥位（hook lying position）にし,解剖学的に硬膜の付着する蝶形骨を保持して下肢を左右に倒すことで硬膜（上膜）のシステムとしての滑走性の評価を行うとともに[17],橈骨神経伸張テストの肢位を用い,神経をたどりながら滑走障害部位を特定した.蝶形骨の右側から左側への可動性が低下しており,蝶形骨を保持して下部体幹を左回旋した際に蝶形骨の右側が牽引されるのが確認された.また,橈骨神経を遠位から伸張させていくことで,伸筋支帯,回外筋,上腕三頭筋,四辺形間隙,鎖骨下でそれぞれ滑走性の低下が認められた.
- 姿勢と肩甲骨の位置：受傷後の疼痛回避姿勢から肩甲骨外転挙上,上方回旋,前傾位で肩甲帯が下制した状態であった.相対的に第1,第2肋骨は挙上位で,肋鎖間隙は狭小化しており,軸索の再生において不利な状況であると推察できた.
- 上腕二頭筋の疼痛：不良姿勢による肩甲帯と肩関節の安定性低下により,夫を介護する際のリフティング動作などを繰り返すことで,右上腕二頭筋に過収縮が生じており,動作時痛と圧痛を認めた.

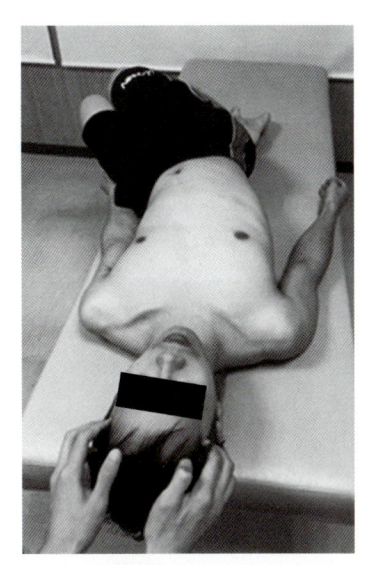

**図6** 蝶形骨のファンクショナルモビライゼーション™

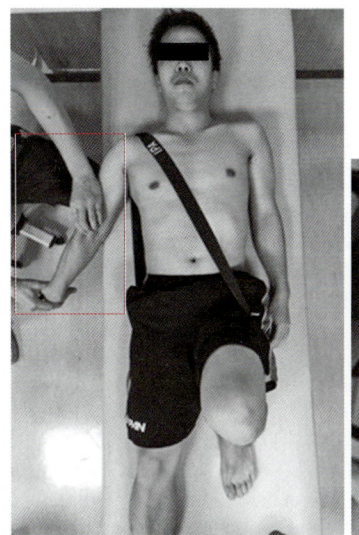

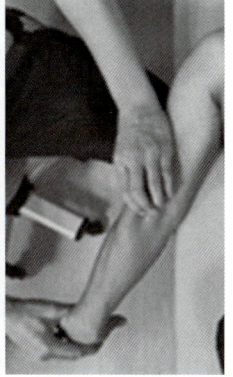

**図7** 神経の滑走障害に対するファンクショナルモビライゼーション™

### 2）局所以外の問題点

①蝶形骨の可動性低下．
②橈骨神経，腋窩神経の滑走性低下による神経伸張痛と上肢の関節可動域制限．
③不良姿勢と肩甲骨の位置異常による循環障害．
④肩関節機能低下による上腕二頭筋の過緊張と疼痛．

### 3）ADLやQOL，全身運動を改善する治療プログラムと治療後の変化

- 問題点①に対して：蝶形骨の可動性を得るために，頭部の各縫合から下部体幹の回旋を用いたファンクショナルモビライゼーション™によって可動性の改善を図った[18]．縫合の制限が解放された段階で，蝶形骨に対しても同様にファンクショナルモビライゼーション™を適用することで，硬膜・神経上膜の滑走性が改善された（図6）．

- 問題点②に対して：ベルトを用いて肩甲帯を下制位に保持した状態で，評価によって腋窩神経と橈骨神経の走行に沿って滑走障害の認められた部位で絞扼している組織を把持し，アクティブに手関節の掌・背屈運動を行うことで滑走性の改善が得られた（図7）．

- 問題点③④に対して：上肢からの放散を用いて肩関節と肩甲骨のインナーマッスルの同時収縮を促通し，アウターである上腕二頭筋の活動の抑制を図った．上記①～④を行った結果，介護時のリフティングを繰り返しても上腕二頭筋の過収縮が起こらないように運動を行えるようになり，ADL動作でも制限のあった洗髪動作と結髪が可能になった．

## 文献

1) 坂井建雄, 他（編）：人体の正常構造と機能　第1版. 2008, pp8-13
2) 池田修一：腕神経炎の病態と治療. 難病と在宅ケア **19**：13-16, 2014
3) 金谷文則：末梢神経損傷の治療. *Jpn J Rehabil Med* **51**：52-60, 2014
4) 土井一輝：腕神経叢麻痺（外傷性腕神経叢麻痺）. 関節外科 **31**：39-43, 2012
5) 沖永修二, 他：腕神経叢損傷におけるMRI画像診断. 関節外科 **27**：425-430, 2008
6) Yamazaki H, et al：Computerized tomography myelography with coronal and oblique coronal view for diagnosis of nerve root avulsion in brachial plexus injury. *J Brachial Plex Peripher Nerve Inj* **2**：16, 2007
7) 柳澤　健（編）：理学療法学ゴールド・マスターテキスト4—整形外科系理学療法学. 2009, pp273-276
8) Monreal R：Steindler flexorplasty to restore elbow flexion in C5-C6-C7 brachial plexus palsy type. *J Brachial Plex Peripher Nerve Inj* **2**：15? 1-5, 2007
9) 山本真一, 他：神経・筋疾患（末梢神経麻痺を含む）. 整形外科 **65**：1388-1395, 2014
10) 池田和夫：神経剥離術. 関節外科 **28**：347-353, 2009
11) 木原博資, 他：損傷神経生存・修復の分子メカニズム. 蛋白質核酸酵素 **45**：1309-1317, 2000
12) Gaudet AD, et al：Wallerian degeneration：Gaining perspective on inflammatory events after peripheral nerve injury. *J Neuroinflammation* **8**：1-13, 2011
13) Stevanto G, et al：Chronic post-traumatic neuropathic pain of brachial plexus and upper limb：a new technique of peripheral nerve stimulation. *Neurosurg Rev* **37**：473-479, 2014
14) 神田　隆：末梢神経の再生；末梢神経の内部環境を改変する. 臨床神経学 **48**：1028-1030, 2008
15) 三浦雅文：上肢の運動時における正中神経の運動解析. 理学療法科学 **30**：273-277, 2015
16) 三浦雅文：個別的手指屈曲運動における正中神経の横断的運動について. 理学療法科学 **30**：247-250, 2015
17) Shi ZS, et al：Middle Cranial Fossa Sphenoidal Region Dural Arteriovenous Fistulas：Anatomic and Treatment Considerations. *AJNR Am J Neuroradiol* **34**：373-380, 2013
18) Donatelli RA, et al：Orthopedic Physical Therapy 4th Edition. Johnson G：Soft Tissue Mobilization. Churchill Livingstone, London, 2010

## Column　clinical application

### 上肢の運動が脳可塑性に与える影響②

　脳損傷後の運動が脳可塑性や運動機能に与える影響に関しては動物モデルや人を対象とした多くの報告がある．動物モデルによる研究では，簡単に獲得できるようなやさしい運動課題の繰り返しでは脳の運動地図に変化を生じないことがわかっている．つまり，少し難しい課題特異的（task-specific）な学習課題を行ったほうが脳機能地図に変化をもたらす[1]．人でも同様なことが報告されており，今できることより少し難しい課題に挑戦することが，脳の可塑性を誘導することになる．

　脳梗塞の場合，すでに梗塞になってしまった核（コア）は元に戻ることが難しいがその周辺部の虚血状態にあるが救命可能で可塑性の要素をもつペナンブラ領域，あるいはほかの部位が機能を代行することにより運動機能の回復を示す．脳の運動地図は運動の質や量に依存して常に変化しており，上肢の運動麻痺に対して機能回復訓練が適切に行われないと不使用による機能低下が生じる．いわゆる「学習された不使用」となり，障害肢の残存機能を担っていた脳の運動地図も結果的に縮小してしまう．そのため，脳可塑性の誘導にはできるかぎり患者自身が自発的に動かそうとする意志をもった随意運動を行うことが重要である．

　脳卒中後の脳可塑性を誘導する上肢への治療としては，CI療法がある．これは，麻痺肢にある程度の運動機能が残っているにもかかわらず，不使用に慣れてしまっている慢性期の脳卒中患者を対象に，健常な手を拘束して麻痺のある手を強制的に使用させる治療法である．使用頻度を高めることにより脳の運動地図の再構成を促通できる．また，促通反復療法も脳可塑性を誘導する手指や上肢の治療介入として注目されている．これは，さまざまな反射を用いて標的となる神経回路の興奮水準を高めることにより損傷された神経回路に代わる新たな神経回路を再建強化する治療法である[2]．

　最後に，脳梗塞ラットを用いた基礎研究では，前肢でエサをとるリーチトレーニングを単独で行うよりもトレッドミル運動を用いた有酸素運動を併用した群が運動スキルの向上が促進され，脳可塑性に関係する因子や神経栄養因子の発現増加が認められると報告されている[3]．これは課題特異的な学習課題に加え全身運動を行うことでさらに脳可塑性を誘導することを示唆しており，ヒトにおいても少し難しい上肢運動課題のみを行うのではなく，全身的な有酸素運動を併用することにより脳可塑性をさらに誘導できるかもしれない．

#### 文献
1) Schaechter JD：Motor rehabilitation and brain plasticity after hemiparetic stroke. *Prog Neurobiol* **73**：61-72, 2004
2) 川平和美：片麻痺のための運動療法―川平法と神経路強化的促通療法の理論. 医学書院, 2006, pp14-21
3) Ploughman M, et al：The effects of poststroke aerobic exercise on neuroplasticity：A systematic review of animal and clinical studies. *Transl Stroke Res* **6**：13-28, 2015

## 第2節　末梢神経疾患

# 2　胸郭出口症候群

## 基礎　疾患をみるための知識の整理

### 1　病態と要因

　　胸郭出口症候群（TOS：Thoracic Outlet Syndrome）は腕神経叢や鎖骨下動脈，鎖骨下静脈が胸郭における出口付近で頚肋，鎖骨，第1肋骨などの骨や，前斜角筋，中斜角筋，小胸筋などの筋によって圧迫・牽引されることで生じる疾患である．これらの神経や血管が通過する部位（間隙）として斜角筋間隙，肋鎖間隙，小胸筋下間隙などがある（図1）．発症要因は先天性と後天性に分かれ，不良な姿勢に伴うアライメントの異常が影響していることも少なくない（図2）．スポーツ選手や重量物を扱う労働者は筋肥大や筋硬結により血管や神経が圧迫される圧迫型TOSが多く，痩身でなで肩の女性は牽引型TOSを発症しやすい．**表1**にTOSの発症要因をまとめる．

### 2　医学的診断と理学療法機能診断

#### 1　画像診断のポイント

##### 1）頚椎・上位胸椎正面撮影

　　まず単純X線画像にて，頚肋の有無やその形状を確認することが重要である．頚肋は第7頚椎の横突起の前方部で確認することができ，その形態は個体差が大きい．また画像上で頚肋が確認できた場合でも，直接的な原因となるのは10〜20%程度といわれ，頚肋と第1肋骨の間に線維性索状物の存在が影響する（図3）．また，頚椎横突起の肥大，第1肋骨の形態異常，なで肩の特徴的所見である鎖骨の水平化，ハの字形化した鎖骨，相対的に隆起している上位肋骨の有無などの所見を確認する．

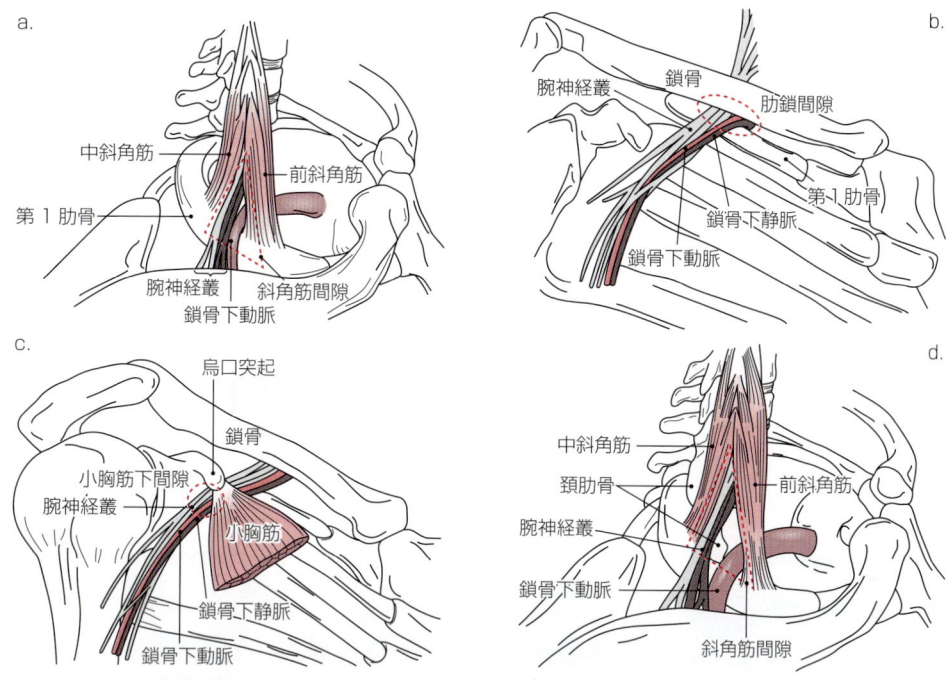

**図1** 胸郭出口症候群（TOS）に関係する胸郭出口の構造
（工藤慎太郎：運動器疾患の「なぜ？」がわかる臨床解剖学．医学書院，2012，pp2-5 より引用）
a. 斜角筋間隙の構造，b. 肋鎖間隙の構造，c. 小胸筋下間隙の構造，d. 頚肋（骨）

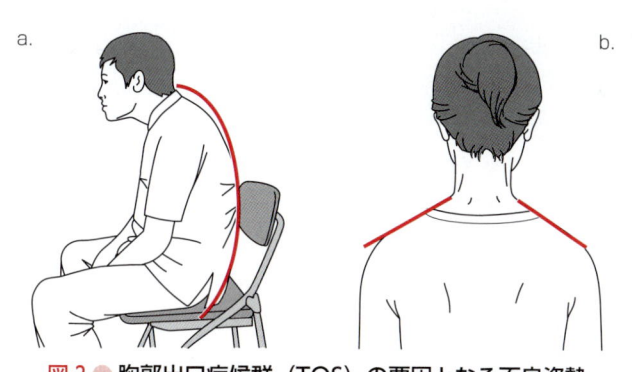

**図2** 胸郭出口症候群（TOS）の要因となる不良姿勢
a. 頭部前方姿勢（forward head posture），b. なで肩（牽引型TOS）

## 2）頚椎側面撮影

　なで肩に代表されるアライメント不良や前・中斜角筋の緊張・攣縮状態によって頚椎前弯の減少・消失あるいは後弯などの症状を呈している場合は，上位胸椎まで撮像することも多い（**図3**）．頚椎椎間板ヘルニアなどでも同様の所見を呈することがあるため，側面の前・後屈機能撮影にて各椎間の可動状況を確認し，症状から頚椎椎間板ヘルニアが疑われる場合にはMRI検査を実施することも重要である．

表1 ● 発症要因分類

| 解剖学的異常 | 筋のタイトネス | 姿勢または生活・労働環境 |
|---|---|---|
| 第1肋骨・鎖骨の骨性異常<br>頚肋<br>斜角筋異常<br>線維性索状物<br>鎖骨下動脈の異常 | 前斜角筋<br>小胸筋<br>鎖骨下筋<br>中斜角筋 | 不良姿勢<br>上肢頭上挙上労働<br>重量物挙上 |
| 外　傷 | そのほか | |
| 斜角筋損傷<br>腕神経叢の牽引損傷<br>鎖骨・肋骨骨折<br>鞭打ち損傷<br>上肢または脊椎の外傷<br>スポーツ外傷 | 腫瘍・炎症<br>胸郭または上肢手術<br>IVHによる血栓<br>動揺肩・下垂肩 | |

IVH：中心静脈栄養

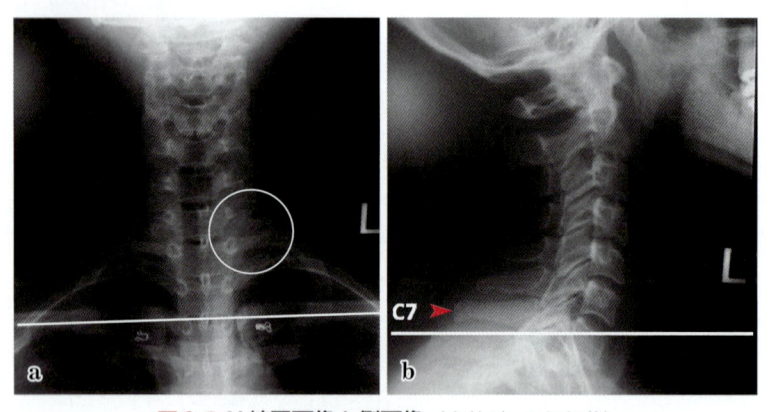

図3 ● X線正面像と側面像（文献2）より転載）
a. 頚肋（第7頚椎からの肋骨）が存在，b. 第7頚椎横突起が大きい

## 2 類似する疾患・症状との鑑別

　TOSの確定診断には画像診断のほか，血管撮影，サーモグラフィ，指尖容積脈波，体性感覚誘発電位などが行われる．また，TOSは広義の頚肩腕症候群（頚背部-肩甲骨部-上肢-手指の疼痛や運動・知覚・循環の障害）の原因の一つとして解釈されるため，まずは前述した器質的な変化や症状の有無により鑑別を行う（表2）．さまざまな臨床所見，理学所見によってTOSなどの機能診断がなされず，心理的ストレスが起因しているものを狭義の頚肩腕症候群と呼ぶ．

## 3 機能診断のための徒手検査とその選択基準

　TOSは頚肩腕症候群と症状が類似しているため，頚椎および周辺組織に由来

表2 ● 胸郭出口症候群（TOS）と頸肩腕症候群の鑑別

|  | 発症要因 | 神経症状 | 検査所見 | 誘発テスト |
|---|---|---|---|---|
| 胸郭出口症候群 | 鎖骨，胸郭変形，なで肩 | 高度の例では上肢尺側の神経麻痺を伴う | 頸肋，鎖骨や胸郭の変形，血管造影の動脈狭窄所見 | Wright's test, Eden's test 陽性，頸肋では同部にTinel's 徴候陽性 |
| 頸肩腕症候群 | 長時間精神的緊張を要する上肢作業に従事 | 境界不明瞭な軽度の知覚障害 | 検査所見での明白な異常がないこと | 圧痛点多数．過労，心理的ストレスによって増悪．易再発性 |

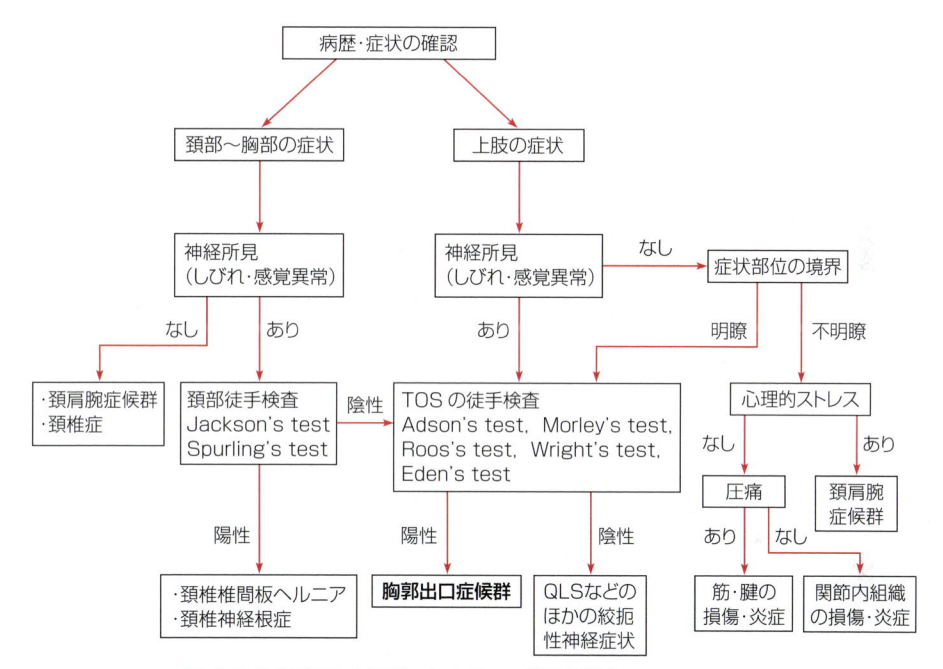

図4 ● 胸郭出口症候群（TOS）の機能診断フローチャート

QLS：四辺形間隙

する疾患との鑑別が重要である．また単独の検査で判断するのではなくさまざまな検査を用いて統合的に解釈する必要があり，特に徒手検査は重要である．TOSは主に以下の4つの症候群を総括した名称である．類似する疾患との鑑別診断のためのフローチャートを図4に示す．

TOSが疑われる場合，以下の検査を実施し，その要因を判別する．

①斜角筋症候群（scalenus syndrome）：Morley's test, Adson's test（鎖骨上窩の前・中斜角筋部の圧痛）．

②頸肋症候群（cervical rib syndrome）：Roos's test, Adson's test〔頸肋先端部の圧痛，神経圧迫症状（手指の冷汗，チアノーゼ，上肢腫脹，橈骨動脈触知不良）〕

などの症状.
③肋鎖症候群（costoclavicular syndrome）：Eden's test, Halsted's test（神経・血管圧迫症状）.
④過外転症候群（hyperabduction syndrome）：Wright's test（小胸筋の烏口突起付着部の圧痛）.

また，絞扼される部位によって肩甲骨周囲の放散痛や鈍痛（主に斜角筋隙）や前腕のしびれや鈍痛，知覚の異常を呈することがある．よって，どの部位（間隙）での絞扼なのか，神経症状なのか，それとも末梢血管が圧迫されることで生じている自律神経症状なのかを分けて考えることが適切な評価・治療につながる．

## 4 一般的な理学療法評価項目

### 1）局所機能障害を把握するための評価

#### a．関節可動域

肩関節のみならず肩甲胸郭関節の可動性や脊椎（特に胸椎）の可動性を評価することが重要である．また慢性的な姿勢の不良に伴って発症しているケースにおいては腰部骨盤帯や股関節の可動性に障害があることも少なくない．

#### b．筋 力

一般的な抑止テスト（break test）による上肢のMMTのみでなく，筋収縮の耐久性や持続時間（肩をすくめるような動作を何秒間行うと症状が強くなるか）や脊椎や肩甲骨のアライメントを変化させた状態で筋力の変化を評価することが重要である．またTOSは姿勢の不良に伴い，脊椎や肩甲骨のアライメント不良とそれに起因する体幹の筋力・固定性の低下を生じる．よって，体幹の筋力やコアの安定性，肩甲骨の固定性などを評価する必要がある．

#### c．痛 み

TOSは患者によって痛みの表現が異なることが多い．びりびりするようなしびれに近いような痛みもあれば，詰まるような感じ，冷たくなるような痛みなど，さまざまな痛みの症状がある．痛みの程度や持続時間，誘発される肢位や負荷などと併せて評価することが重要である．

### 2）ADLやQOL，全身運動の変化を把握するための評価

#### a．姿 勢

前述したように，牽引型のTOSは立位や座位の姿勢不良と密接に関係している．また特定の肢位（上肢挙上位など）で症状が出る場合にはその肢位の姿勢評価を行うことで，体幹や肩甲骨の固定性の問題なども評価することが可能である．

#### b．動作分析

重量物の運搬などの職業に就いている患者の場合はその動作を再現させ，肩甲

帯のみならず体幹の側屈や回旋の代償の有無を評価する．またスポーツ選手の場合も症状が出る動きを再現させることが重要であり，そのためにはその種目特有の動きを理解する必要がある．一般的にオーバーヘッド競技といわれる野球や水泳，バレーボールなどの基本動作は知っておくことが望ましい．

## 3 医学的治療

### 1 保存療法

#### 1）薬物療法

TOSに対しては非ステロイド性抗炎症薬（NSAIDs）が処方されることが多いが，効果が認められない場合は神経障害性疼痛薬や抗不安薬，自律神経調整薬が効果的な場合もある．

#### 2）装具療法

肩甲骨挙上位の保持を目的としたKSバンドである．患者自身が不良姿勢の改善に努めると同時に，正しい姿勢を習慣にできるよう指導する．通常3～4週で離脱が可能である．

#### 3）神経ブロック注射

①斜角筋ブロック：血管内に誤注入さえしなければ比較的安全な治療法である．少量の塩酸メピバカインを，牽引型であれば斜角筋三角の頂点付近の圧痛部位に注入すると有効である．

②腕神経叢ブロック：腕神経叢造影とともに行う診断的側面と治療的側面を併せ持つ方法で，腕神経叢圧迫型TOSに対してはその治療方針決定に非常に重要な検査法であり治療である．

③星状神経節ブロック：上肢の循環障害や痛みに対して第6頸椎横突起基部骨面前面に少量の局所麻酔（5cc程度）を注射する方法が標準であるが，上肢の症状が強い場合には第7頸椎横突起基部周囲へ少し多め（8～10cc）に注射するとよい．

### 2 観血的治療

保存療法で効果が出なかった場合にのみ手術を行うが，手術適応になるケースは稀で，術式としては第1肋骨切除術や前斜角筋部分切除術および神経剥離術がある．

## 症例　上肢運動時の体幹固定性を高めるエクササイズによりTOSによる症状が改善した競泳選手

### 1 アプローチのポイントとサマリー

　　　本症例は圧迫型のTOSにより全力で泳ぐ（上肢を動かす）と頸部から三角筋，場合によっては手指に痛みやしびれが生じる競泳選手である．
　　　理学療法アプローチのポイントは，①腰部・骨盤帯の可動性の改善，②胸椎-胸郭の可動性の改善，③肩甲骨とその周囲筋の選択的な運動の学習，④肩周囲の筋の疲労回復の徹底による筋硬結の予防，である．TOSは頸椎や胸椎，鎖骨，胸郭，肩甲骨などのわずかなアライメントの変化によって症状が変化する．今回，①〜④によって胸郭の可動性や肩甲骨の固定性が改善し，持続的な筋収縮時や疲労が蓄積した際にも症状が現れなくなった症例である．

#### ▶▶ココが重要!

　症状が出現する運動方向や負荷（重さや時間）を適切に評価すると同時に，その際の体幹や肩甲骨の固定が適切か評価することが重要である．

### 2 一般的情報

年齢・性別：21歳，女性．
診断名（障害分類）：胸郭出口症候群（圧迫型）．
合併症や既往歴：なし．
趣味などの活動性：競泳現役選手（主に自由形とバタフライの短距離）．
効き手：右だが自由形の際は左優位
HOPE・NEED：全力で泳ぎたい．

### 3 現病歴

　10月頃より，泳いでいると左肩甲骨周囲から三角筋を通り親指までのしびれや切れそうな痛みあり．特に自由形で水をかき始める動作（キャッチ）時に痛みが出現．全力で泳ぐとすぐに症状が現れる．軽く泳ぐ際も練習の後半で症状が出てくる．日常生活ではまったく問題なし．

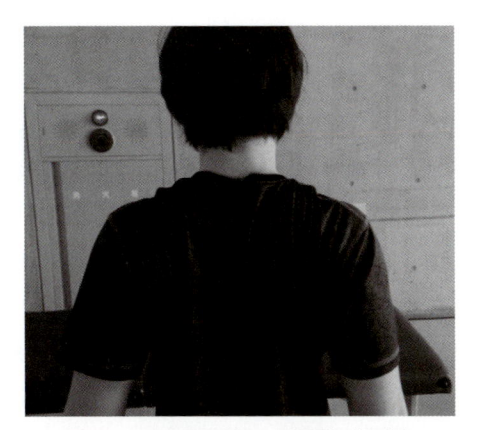

**図5** 肩甲骨を寄せる運動（内転）
左の肩関節の伸展により肩甲骨の動きを代償しているため，左肩甲骨の前傾が生じている

## 4 画像所見

単純X線画像，MRI，神経伝導検査において異常なし．徒手的な検査，そのほかの所見を総合的に判断し，胸郭出口症候群と診断．

## 5 局所機能障害に対するアプローチ

### 1）局所機能障害に対する理学療法評価

- 痛み：安静時痛なし．左僧帽筋（肩すくめ）や左三角筋（上肢90°外転）の持続的な筋収縮で頚部から肩峰にかけての痛みとしびれが出現（10秒程度）．
- Adson's test，Eden's test，Wright's test，いずれも左側のみ陽性．
- 関節可動域：左右とも肩関節は自動・他動ともにすべての方向で問題なし．左右差もなし．左の肩甲骨の内転と下方回旋が不十分で肩甲骨を寄せる運動時に肩関節の伸展の代償運動が出現（図5）．
- 筋力：左棘上筋と三角筋（前・中・後部ともに），僧帽筋上部の筋力低下あり．左前鋸筋の筋力低下あり（上肢肩甲骨面挙上位での徒手抵抗時に肩甲骨内側縁が浮く）．数秒間のMMT時には痛みは出現しない．
- 筋硬結・タイトネス：僧帽筋や三角筋のみならず上腕二頭筋，上腕三頭筋などのアウターマッスルと肩甲下筋や大円筋，小円筋に著明なタイトネス・筋硬結あり．

### 2）局所機能障害における問題点

①持続的な筋収縮で生じる頚部から三角筋，手指にかけての痛みとしびれ．
②肩周囲筋の筋力低下とタイトネス・筋硬結．
③前鋸筋の筋力低下（肩甲骨の固定性低下）．

### 3）局所機能障害に対する治療プログラムと治療後の変化

- 問題点①②に対して：①の要因は TOS の症状そのものであるが，持続的な筋収縮によって生じていたことにより圧迫型である可能性が高かった．これらの症状には②であげた筋のタイトネスが大きく関係しているため，個々の筋に対してストレッチやマッサージを行った．
- 問題点③に対して：背臥位にて錘を持ったまま上肢を挙上させ，肩甲帯の後退（protraction）のエクササイズを行った．

これらのプログラムによって肩甲骨の固定性と筋のタイトネス・筋硬結は改善されたが，自由形で30〜60秒，レースペース（全力に近い強度）で泳ぐことは痛み・しびれの出現により不可能であった．

## 6 局所機能と全身運動を結びつけるインタラクティブ・アプローチ

### 1）局所以外の部位に対する理学療法評価

- コアの筋力：座位で骨盤を正中位に保った状態で股関節屈曲が行えない（骨盤後傾の代償．左右とも股関節屈曲 MMT4 レベルだが右のほうが弱い．）．
- 座位姿勢：骨盤後傾位，胸椎後弯位．著明ななで肩ではない．
- 体幹-骨盤帯の可動性：座位，背臥位ともに骨盤の前後傾を行わせると胸腰椎移行部の屈伸の代償が出現し，選択的に骨盤の前後傾が行えない．
- 複合的な筋力：座位で2kgの錘を持ち，肩甲骨面上に90°挙上位を保持させると左上肢は体幹正中位を保持しながら挙上するが，10秒程度で痛みやしびれが生じる．一方，右上肢挙上時は下位胸椎を中心に体幹をわずかに左側屈させ，左の広背筋や背柱起立筋，腹斜筋や腹横筋を収縮させながら挙上しており，症状の訴えもない．左挙上時には肩甲骨の挙上，前方傾斜も生じており，僧帽筋や肩甲挙筋が強く働いている．

コアの筋力の低下とこれらの結果から，右挙上時には左の上部体幹からコアを1つのユニットとして効果的に収縮させ上肢挙上の土台となっているが，左挙上時にはこのような働きがなく，肩関節に加わるストレスが大きくなっていることが予想された（図6，第2章 p43 も参照）．

### 2）局所以外の問題点

①自由形の泳ぎの際に全力で上肢を動かせず，練習で十分に泳ぎ込めない．試合でも良いパフォーマンスを発揮できない．
②不良姿勢と腰部-骨盤帯の可動性の低下．
③左上肢の運動時に体幹やコアが土台として機能してない．

### 3）ADL や QOL，全身運動を改善する治療プログラムと治療後の変化

- 問題点①に対して：上肢への負担を軽減するためにコーチと相談の結果，症状

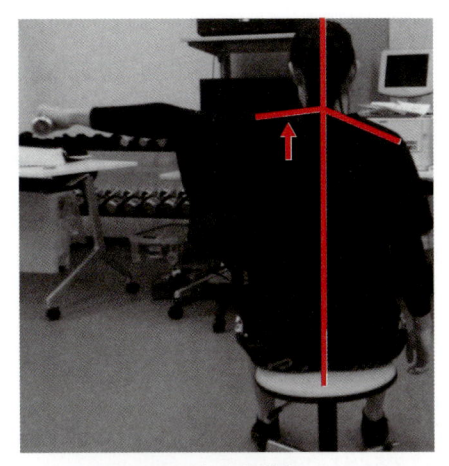

a．左上肢挙上

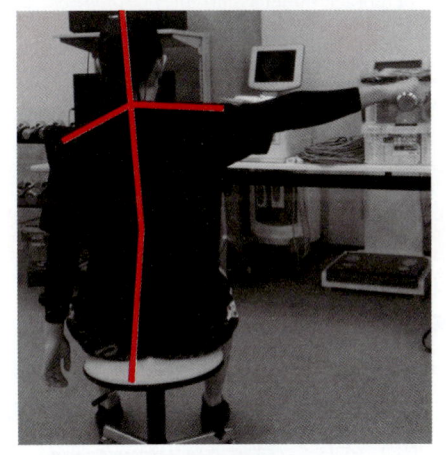

b．右上肢挙上

**図6 ● 上肢挙上と体幹のアライメント**
右上肢挙上時は下位胸椎を中心に体幹を左に側屈させ，左の広背筋や背柱起立筋，腹斜筋や腹横筋を収縮させているが，左挙上時はこのような働きがなく，肩甲骨の挙上と前方傾斜も生じている．そのため肩周囲の負担が増加している

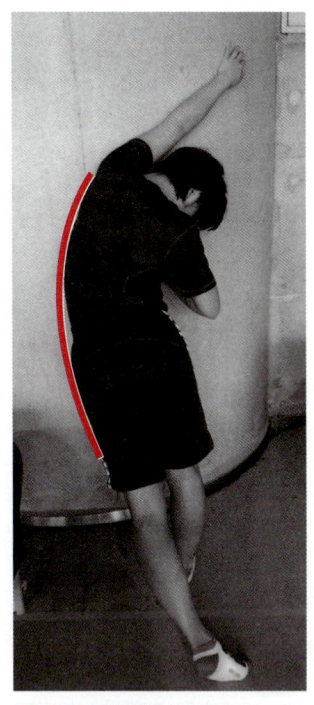

**図7 ● 肩甲帯から腰部・骨盤，大腿にかけてのストレッチ**
下肢を後方で交差させることで腰部～大腿もしっかり伸ばせる

が軽快するまでは下肢（キック）を中心としたエクササイズを行うことにした．

- 問題点②に対して：腰部-骨盤のコントロールが不良であったため，骨盤の可動性の改善のために股関節周囲筋（腸腰筋や殿筋，ハムストリングスなど）のストレッチと骨盤前・後傾のエクササイズ，腰部から骨盤にかけてのストレッチを行った（図7）．
- 問題点③に対して：コアエクササイズの基本となる腹部引き込みによる腹横筋を中心としたインナーマッスルの強化（ドローイン）と，水泳に必要な腹圧を高めた状態で骨盤や股関節の運動を連動させるエクササイズを行った．特に図

6aの状態で右骨盤の挙上・下制を繰り返すエクササイズにより，右の体幹からコアを土台として機能させる動かし方を身につけさせた．痛みが軽減するのを確認しながら錘の重さや挙上時間を増やしていった．

これらのアプローチによって，腰部-骨盤周囲の筋のタイトネスやコアの安定性が改善した．その結果，過剰に肩周囲の筋力に依存しない泳ぎ方が獲得でき，数年ぶりに自己ベストを更新することができた．

文献
1) 工藤慎太郎（編著）：運動器疾患の「なぜ？」がわかる臨床解剖学．医学書院，2012，pp1-11
2) 神野哲也（監），相澤純也，中丸宏二（編）：ビジュアル実践リハ　整形外科リハビリテーション　カラー写真でわかるリハの根拠と手技のコツ．2012，p52
3) 山鹿眞紀夫，他：胸郭出口症候群（TOS）の保存療法—とくに腕神経叢牽引型TOSを中心に．日本リウマチ—関節外科学会雑誌　**15**：255-262，1996
4) Abe M, et al：Diagnosis and treatment of thoracic outlet syndrome. *J Orthop Sci* **2**：119-127，1997
5) 原田　淳，他：胸郭出口症候群に対する治療選択—手術方法と遠隔成績の検討から．脳外誌　**16**：121-125，2007
6) 川崎洋二，他：胸郭出口症候群に対する的確，迅速な臨床推論のポイント．理学療法　**28**：38-44，2011

## Column　clinical application

### 上肢の運動が呼吸循環動態に与える影響
### —呼吸循環機能を改善させるための上肢への理学療法

#### 1．酸素摂取量の増大

「呼吸循環機能を改善させること」の一つに「酸素摂取量を増大させること」がある．

酸素摂取量$\dot{V}O_2$は，フィックの原理に基づき，以下の式で算出することができる．

フィックの原理
$$\dot{V}O_2 = CO \times C_a - CO \times C_v$$
$$= CO \times (C_a - C_v)$$

CO：心拍出量（cardiac output），$C_a$：動脈血酸素含有量（arterial oxygen concentration），$C_v$：静脈血酸素含有量（venous oxygen concentration）
($C_a - C_v$)は，末梢組織で消費した酸素の量を示す．

酸素摂取量を増加させるには心機能や呼吸機能の向上だけでなく，筋機能の向上によって（$C_a - C_v$）を増加させることも重要である．上肢において（$C_a - C_v$）の増加を得る方策には，筋力トレーニングによって上肢の筋量を増やすこと，持久力トレーニングによって上肢の筋持久力を増やすことがあげられる．実際にこれらのトレーニングを行う場合には血圧上昇をきたしやすいことや，下肢運動に比べ酸素摂取量が低いことなどの上肢運動の特徴を理解しておく必要がある．

#### 2．血管機能の改善

「血管機能を改善させること」も「呼吸循環機能を改善させること」の一つとしてあげられる．

運動による血流の増加は，その血管に働きかけ，血管内皮細胞から血管拡張物質が分泌される．つまり，運動による血流増加は血管を広げやすくする効果がある．末梢動脈疾患による間欠性跛行に対し，上肢のエルゴメータ駆動による運動が改善をもたらすことも報告されている[1]．

文献
1) Treat-Jacobson D, et al. Efficacy of arm-ergometry versus treadmill exercise training to improve walking distance in patients with claudication. *Vasc Med* **14**：203-213, 2009

## Column　one point lecture

### 上肢の運動が呼吸循環動態に与える影響
―上肢の運動に伴う呼吸循環機能の知見

#### 1．上肢の運動と循環反応

　運動や動作をするには筋活動が必要であり，筋が活動を持続するためにはエネルギー源と酸素が筋へ供給される必要がある．このため，運動や動作が行われる時には多くの血液が活動する筋へ届くよう，臓器への血流の再分配が行われる．具体的には，活動筋以外の臓器（脳と心臓を除く）へ血液を供給する動脈の末梢血管抵抗を上げることで，その臓器への血流を減少させる．一方，活動筋へ血液を供給する動脈の末梢血管抵抗を下げることで，その筋への血流を増加させる．

　血圧は心拍出量と総末梢血管抵抗の積である．
　血圧＝心拍出量×総末梢血管抵抗

　心拍出量が増加すれば血圧は上昇し，総末梢血管抵抗が上がれば血圧は上昇する．運動時の血圧上昇の要因として，心拍出量の増加があげられる．もう一つの血圧規定因子である総末梢血管抵抗は，末梢血管抵抗の総和である．

　上肢の運動を行う場合，上肢筋の末梢血管抵抗は低下し，それ以外の臓器の末梢血管抵抗は上昇する．つまり，総末梢血管抵抗は上昇しやすい．また，運動に伴って心拍出量も増加することから，上肢の運動では血圧は上昇しやすいといえる．循環器疾患を合併する場合には循環変動に対するリスクも考慮する必要がある．

#### 2．上肢の運動と呼吸反応

　上肢は下肢と比較し，一つひとつの筋が小さく筋量も少ない．これは呼吸循環機能においても差異をもたらす．上肢運動と下肢運動を比較すると，同一の負荷量を漸増させた場合に下肢運動よりも上肢運動で運動持続時間が短くなる．また，最大酸素摂取量は上肢運動で低い値となり，無酸素性作業閾値も下肢運動よりも上肢運動で低い．一般に漸増負荷運動を実施する際には，1回換気量の増加の後に呼吸数の増加が生じる．上肢運動では下肢運動よりも呼吸数の増加が早くに生じる．これは無酸素性作業閾値に到達する時間が下肢運動よりも早いことから，無酸素性運動による二酸化炭素の産生が早くに生じ，換気を亢進させることによる．

　上肢運動の種類で比較した場合，開放性運動連鎖（OKC）と閉鎖性運動連鎖（CKC）では筋の作用が異なることから呼吸への負荷に違いが生じる[1]．呼吸努力を必要とする疾患を有する場合にはこの違いが顕著となり，開放性運動連鎖での運動で呼吸困難を生じやすい．

**文献**
1) Martinez FJ, et al：Supported arm exercise vs unsupported arm exercise in the rehabilitation of patients with severe chronic airflow obstruction. *Chest* **103**：1397-1402, 1993

## 第2節　末梢神経疾患

# 3　四辺形間隙症候群

## 基礎　疾患をみるための知識の整理

### 1　病態と要因

　四辺形間隙（QLS：Quadrilateral Space）とは，上腕骨外科頸，上腕三頭筋長頭，大円筋，小円筋によって囲まれた間隙で，腋窩神経，後上腕回旋動脈が通る[1]（図1）．外傷やオーバーユース，オーバーストレスによる同部の絞扼性障害として三角筋，小円筋の筋力低下，上腕後外側の疼痛，知覚障害などが認められる．また腱板の機能不全により肩甲上腕関節で骨頭と関節窩が求心位を保てず，肩峰下インピンジメントやインターナルインピンジメントといった障害を呈することがある[2,3]．

　QLS障害では腋窩神経麻痺や後上腕回旋動脈の絞扼による症状を主訴とするケースはむしろ少なく，スポーツ活動での投球時痛やADL上での肩関節の運動時痛を訴えて医療機関を受診し，その背景にQLS障害が潜んでいるケースが多く見受けられる．適切な治療プログラムの立案にあたり同病態の特定は重要である．

### 2　医学的診断と理学療法機能診断

#### 1　画像診断のポイント

　肩関節の単純X線画像などでは異常が認められることは少なく，MRIでは傍関節唇嚢胞（paralabral cyst）あるいはガングリオン（ganglion）や血腫などがQLSに認められることがある．神経障害の早期では，T2強調像における高信号域として描出される支配筋の浮腫状変化がみられる．また，障害が慢性化すると支配筋の萎縮が確認できる[4]．

**図1 ● 四辺形間隙（QLS）**

ラベル: 三角筋、腋窩神経、後上腕回旋動脈、上腕三頭筋外側頭、上腕三頭筋長頭、大円筋、小円筋

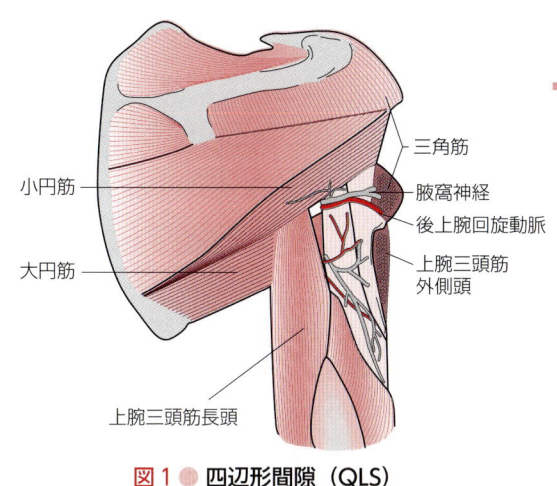

## 2 類似する疾患との鑑別

　QLS障害と鑑別の必要な類似疾患として，肩関節周囲炎のほか，絞扼性神経障害として頚椎症性神経根症，胸郭出口症候群などがあげられる．QLS障害の特徴的な症状は，腋窩神経の絞扼による上腕外側（三角筋領域）の選択的な感覚障害や疼痛と三角筋，小円筋の筋力低下ならびに後上腕回旋動脈の絞扼による上肢外側の重だるさや鈍痛などである．肩関節の可動域制限や安静時痛・運動時痛などを有するなど，腱板損傷を含む肩関節周囲炎とよく似た病態を呈するため，鑑別を図るための画像診断や徒手検査など，詳細な評価が要求される．頚椎症性神経根症では，頚部単純X線画像やMRIなどにより椎間孔での器質的な病変の有無を確認することが重要である．髄節ごとの筋力低下や感覚障害などが鑑別するうえで重要な情報となる．また，胸郭出口症候群は，Wright's testやEden's testなど脈管系の評価法が一般的であり，検査肢位により症状の変化が認められるかが重要となる．しかしながら，これらの絞扼性神経障害は病態として重複していることもあり，実際には鑑別が困難なケースも多い．

## 3 機能診断のための徒手検査とその診断基準

　QLS障害では画像診断などで得られる情報が少ない場合が多い．そのためほかの疾患との鑑別には，われわれ理学療法士による徒手的な徒手検査を用いた病態評価が非常に重要である[5]（**図2**）．

## 4 一般的な理学療法評価項目

### 1）局所機能障害の変化を把握するための評価

#### a．関節可動域

　肩関節の可動域は当然評価対象であるが，肩関節複合体を構成する鎖骨，肩甲骨，脊柱や胸郭の可動性と肩甲胸郭関節の可動性も重要な評価項目である．加えて座位姿勢の障害につながる可能性のある骨盤や股関節の可動性も評価しておく

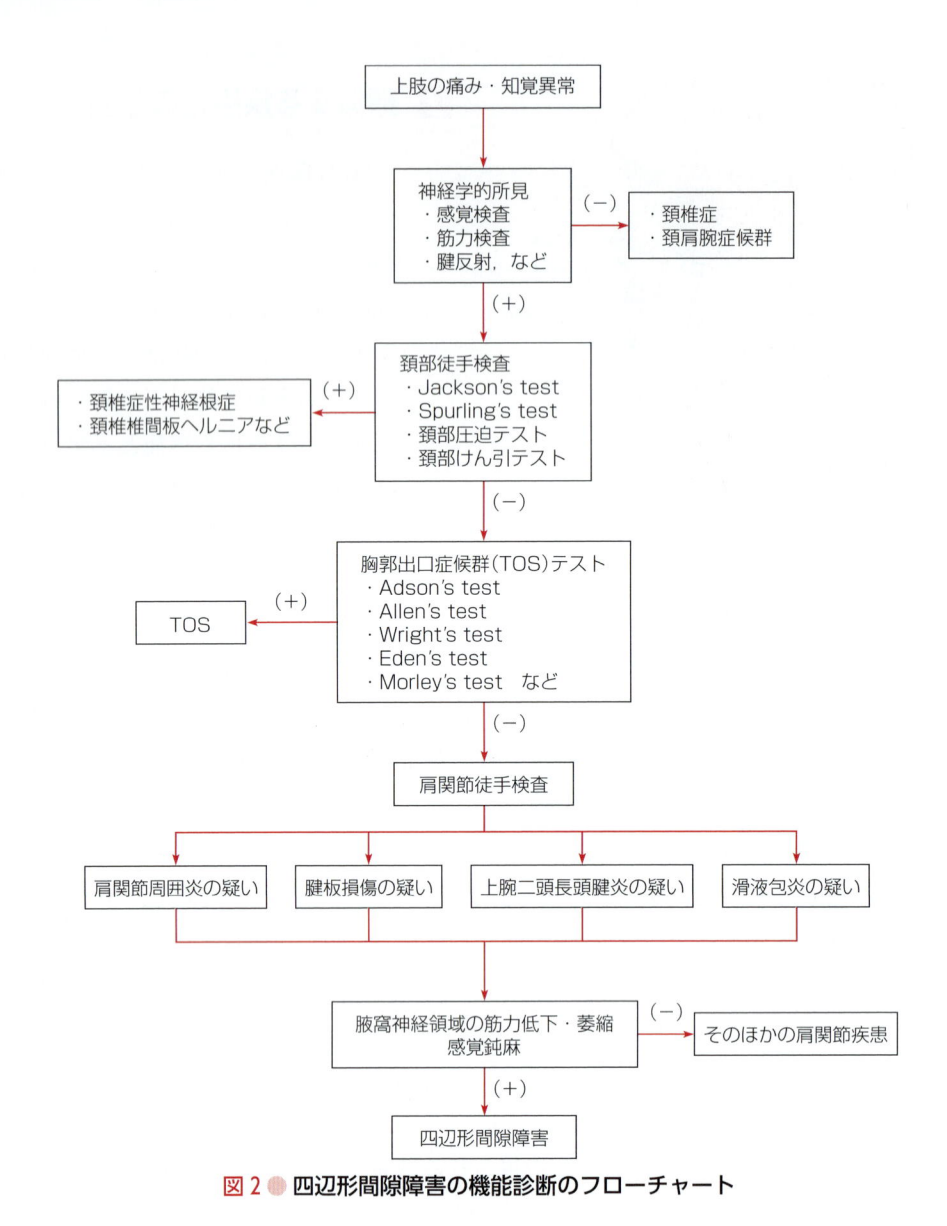

```
                    ┌──────────────────┐
                    │ 上肢の痛み・知覚異常 │
                    └──────────────────┘
                              │
                    ┌──────────────────┐       ┌──────────┐
                    │ 神経学的所見      │ (−)   │ ・頚椎症   │
                    │ ・感覚検査       ├──────▶│ ・頚肩腕症候群│
                    │ ・筋力検査       │       └──────────┘
                    │ ・腱反射, など    │
                    └──────────────────┘
                              │ (+)
                    ┌──────────────────┐
  ┌─────────────────┤ 頚部徒手検査      │
  │・頚椎症性神経根症 │ ・Jackson's test │
  │・頚椎椎間板ヘルニアなど│(+)・Spurling's test│
  └─────────────────┤ ・頚部圧迫テスト   │
                    │ ・頚部けん引テスト  │
                    └──────────────────┘
                              │ (−)
                    ┌──────────────────┐
         ┌─────┐    │ 胸郭出口症候群(TOS)テスト│
         │ TOS │◀──┤ ・Adson's test   │
         └─────┘(+) │ ・Allen's test   │
                    │ ・Wright's test  │
                    │ ・Eden's test    │
                    │ ・Morley's test など│
                    └──────────────────┘
                              │ (−)
                    ┌──────────────────┐
                    │ 肩関節徒手検査     │
                    └──────────────────┘
          ┌──────────┬─────────┴────────┬──────────┐
   ┌──────────┐┌──────────┐┌────────────────┐┌──────────┐
   │肩関節周囲炎 ││腱板損傷の疑い││上腕二頭長頭腱炎の疑い││滑液包炎の疑い│
   │の疑い    ││         ││              ││         │
   └──────────┘└──────────┘└────────────────┘└──────────┘
                              │
                    ┌──────────────────┐   ┌──────────────┐
                    │ 腋窩神経領域の筋力低下・萎縮│(−)│そのほかの肩関節疾患│
                    │ 感覚鈍麻           ├──▶│              │
                    └──────────────────┘   └──────────────┘
                              │ (+)
                    ┌──────────────────┐
                    │ 四辺形間隙障害      │
                    └──────────────────┘
```

**図2● 四辺形間隙障害の機能診断のフローチャート**

べきである.

### b. 筋 力

QLS障害では腋窩神経麻痺による肩関節外転（三角筋），外旋（小円筋）の筋力に低下がみられることがある．神経絞扼による粗大な筋力低下は表面化する局所の問題点であるが，アウターマッスルが最大限に機能を発揮するためにフィードフォワードメカニズムによる肩甲上腕関節の安定化が行われているか，またさらに先駆的に頚部・肩甲帯・体幹といった近位の安定化が得られているかどうかの

評価も行う必要がある．

#### c．感　覚

筋力低下と同様に，腋窩神経麻痺による上腕外側（三角筋領域）の感覚低下が高頻度で生じる．絞扼状態を把握するためにも，治療過程で感覚障害が改善してきているかを随時評価するべきである．

#### d．痛　み

患者は上肢の鈍痛（安静時痛）を訴えることが多いが，前述の筋力低下の影響により肩関節不安定性が生じ，肩関節上面の痛み（肩峰下インピンジメント）や肩関節後面の痛み（インターナルインピンジメント）といった肩関節の疼痛を有していることも多い．患者の自覚症状としてこのような運動時痛が原因で整形外科を受診するケースも多く，そういった場合にQLS障害が潜んでいる可能性を念頭において評価する姿勢が求められる．

### 2）ADLやQOL，全身運動の変化を把握するための評価

#### a．問　診

症状の発現した時期，状況，ADL動作の中で障害と関連している可能性のある習慣や動作などを注意深く聴取していく．前述のように，スポーツ活動での投球時痛やADLでの肩関節の運動時痛を訴えて医療機関を受診し，その背景にQLS障害が潜んでいる場合が多いため，いつ・どのような状況で疼痛が発生しているのかなど，詳細な問診が求められる．

#### b．姿　勢

QLS障害を含む肩関節機能障害において，肩甲上腕関節の関節窩を成す肩甲骨の位置は非常に重要である．肩甲骨は肩甲胸郭関節として胸郭上を浮遊しているため，胸郭の形状によってその位置どりは大いに影響を受ける．胸郭の形状は胸骨や胸椎のアライメントに左右されるものであり，また頭頸部のアライメントも筋や鎖骨を介して肩甲骨を偏位させる重要な要因である．また，症状の発現する姿勢（座位・立位・臥位など）における胸郭と骨盤・下肢との関係性は実際のADLでの症状に直結する非常に重要な項目であるため，必ず評価する．

#### c．ADL

職業や趣味，スポーツ活動，学生であれば部活動などの情報を得る．

## 3 医学的治療

### 1 保存療法

#### 1）薬物療法

　　非ステロイド性抗炎症剤（NSAIDs）に加え，プレバガリン，ビタミン$B_{12}$，副腎皮質ステロイド剤などが疼痛に応じて処方される．

#### 2）ブロック注射

　　腋窩神経ブロックとは，QLSの圧痛部に針を直角に刺入し，吸引テストを行って局所麻酔薬を注入する．その時に上腕外側に放散痛が出た場合は，吸引テストを行い，局所麻酔薬と水溶性ステロイドを注入する[6]．

### 2 観血的治療

#### 1）神経剥離術

　　Bauwensは，一過性神経虚脱（neurapraxia）と軸索断裂（axonotmesis）の間に絞扼性軸索障害（axonocachexia）を加えている[7]．axonocachexiaは，外傷などにより神経周囲に瘢痕が生じることで神経に圧迫・絞扼などが起こり，軸索流や血流が障害されて軸索に細小化を生じ機能障害が生じる病態である．神経線維は有連続性であり，ワーラー変性は生じていないことが重要なポイントである．この障害の程度が強かったり，受傷からの期間が長かったりすると神経内にまで瘢痕が及ぶことがあり，機能障害も強く手術効果も少なくなる．神経剥離術は血流と軸索流の回復を得る以外に，末梢神経の生理的滑走の回復効果もある．癒着による固着（anchoring）を取り除くことで，関節運動などによる末梢神経への過度の牽引・緊張を改善し，痛みや関節可動域制限を改善することを目的とするものである[7]．

## 症例 肩甲骨位置異常の改善により QLS 症状である肩関節後面の疼痛と上肢の鈍重感を改善できた症例

### 1 アプローチのポイントとサマリー

　　本症例はデスクワーク中心の仕事をしており，ADL での左上肢の鈍痛，肩関節後面の運動時痛を有する女性である．アプローチのポイントは，まず筋の機能として伸張性という点は重要ではあるが，筋膜が緩み筋膜内で各筋が効率的に滑走性を有するためには，①筋膜内で近接する筋同士が互いに自由に動ける状態にあるための筋の遊び（muscle play）改善[8]による QLS 周囲の局所的リラクセーションによる神経・血管の絞扼の改善，②頚椎の安定性改善による腱板機能改善，③肩甲骨の支持としての胸郭の可動性と安定性の改善，④肩甲骨の位置異常の改善，⑤骨盤帯の可動性・安定性向上による座位姿勢の改善である．本症例では，絞扼部位の過緊張を誘発している不良座位姿勢による肩甲骨の位置異常を改善することが，ADL で反復される運動を行っても症状の再発を防ぐために重要となる．①〜⑤のアプローチによって肩甲骨の位置異常が改善され，長時間のデスクワークでも症状の発生を抑えることができた症例である．

#### ▶▶ココが重要!

　QLS の絞扼障害は，QLS 周囲のタイトネスによって生じる．これは肩甲骨の位置異常に起因することが多く，その原因を究明していくことが重要となる．本症例のような外傷を伴わない障害の場合，ADL での姿勢や動作の影響を受けていることが多く，局所のみのアプローチでは症状の再発を免れない場合が多い．そのため日常生活での使用に耐えうる効率的な姿勢と肩甲骨の位置，動作パターンを獲得することがリハビリテーションのゴールとなる．

### 2 一般情報

年齢・性別：54 歳・女性．
診断名（障害分類）：左肩関節周囲炎．
合併症や既往歴：15 年前（39 歳で），左甲状腺摘出術．
職業：クリニック受付．
趣味などの活動性：テニス．
HOPE・NEED：日常生活での疼痛の改善．

## 3 現病歴

　乗用車を運転中，後部座席の荷物を取ろうとして左肩関節後面に疼痛が発生．以降 ADL での上肢の挙上などさまざまな動作にて肩関節上面・後面に疼痛が発生するようになる．数週間後，安静時に上肢外側に重だるいような鈍痛が感じられるようになり，5 カ月後，肩関節周囲炎の診断を受けリハビリテーションを開始した．

## 4 画像所見

　単純 X 線画像において，上肩関節，頚椎などに特に問題となる所見は認められなかった．

## 5 局所機能障害に対するアプローチ

### 1) 局所機能障害に対する理学療法評価

・痛み：安静時痛は左上肢後外側に重たい鈍痛を訴えた．運動時では肩甲骨挙上や肩関節外転 90°位から外旋を行う際に最終域付近で肩関節上面と後面にそれぞれ疼痛を訴えた．肩関節に対する徒手検査は肩峰下インピンジメントサイン陽性，インターナルインピンジメントサイン陽性，45°外転抵抗テスト陽性，外旋抵抗テスト陽性．抵抗テストの際に肩甲骨の軽度な翼状肩甲骨（winging）や体幹の動揺が認められた．

・感覚検査：左上腕外側の三角筋領域の知覚低下（左/右：3/10）が認められた．検査前まで知覚鈍麻の自覚はなかった．

・関節可動域：肩関節は自動・他動ともに制限はないが，挙上と 90°外転位からの外旋・水平外転の最終域で疼痛あり．頚椎の左側屈と左回旋に関節可動域制限があり，左側屈時に第 1 肋骨の下制が起こらなかった．全身に関節の過可動性が認められた．また顎関節では開口初期に下顎が軽度左偏位し，その後右に大きく偏位した．

・筋力：肩関節外旋と外転の筋力低下が認められた．僧帽筋下部線維，僧帽筋中部線維，菱形筋に対する MMT で体幹の伸展や側屈，下肢の代償運動がみられ，肩甲胸郭関節と体幹から骨盤帯にかけての安定性の低下が示唆された．

・筋緊張：斜角筋，僧帽筋上部線維，肩甲挙筋，上腕三頭筋，大円筋，小円筋で亢進あり．

### 2) 局所機能障害における問題点

①QLS, 頚部・肩甲帯の過緊張．
②三角筋，小円筋の筋力低下．

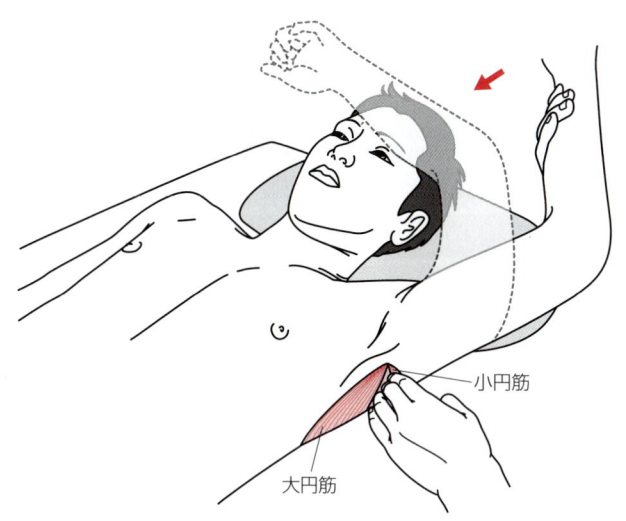

**図3** 大円筋と小円筋の muscle play の改善を目的とした
ファンクショナルモビライゼーション™

③安静時や仕事中，上肢の重だるさと鈍痛．
④肩関節の不安定性により更衣などの ADL において肩関節上面や後面に鋭い痛みあり．
⑤肩関節・肩甲骨周囲筋（僧帽筋下部線維・菱形筋・前鋸筋）の筋機能低下．

### 3）局所機能障害に対する治療プログラムと治療後の変化

- 問題点①による腋窩神経と後上腕回旋動脈の絞扼が，問題点②③の症状を惹起していると考えられる．神経を絞扼している筋のストレッチなどは，神経にも過度な張力を与える可能性がある．そのため QLS を構成する上腕三頭筋長頭，大円筋，小円筋間の muscle play を改善した．筋の機能として伸張性という点は重要ではあるが，筋膜が緩み筋膜内で各筋が効率的に滑走性を有するためには，隣接する筋同士が離れる方向の運動である muscle play が重要である[8]．
特に大円筋と小円筋は隣接しながら互いに反対の作用を有しているので muscle play が障害されやすい．肩甲骨面（scapular plane）上外転位で肘関節を屈曲し，筋間に理学療法士の指尖を当て患者に肩関節の内外旋を行ってもらうファンクショナルモビライゼーション™を用いた（図3）．

- 問題点③は，直接的な病態としては肩峰下インピンジメントとインターナルインピンジメントであると判断できる．はじめに scapular plane 上で動作指導を行い，問題点④の筋機能に対するアプローチによって肩関節の不安定性を解消することが期待できるため，肩関節と肩甲骨のトレーニングを行った．方法としては on elbow で腹部以下がベッドに触れた状態で，前腕遠位部に理学療法士が回外・内旋方向に抵抗を加えて上肢からの放散を用いて僧帽筋下部と菱形

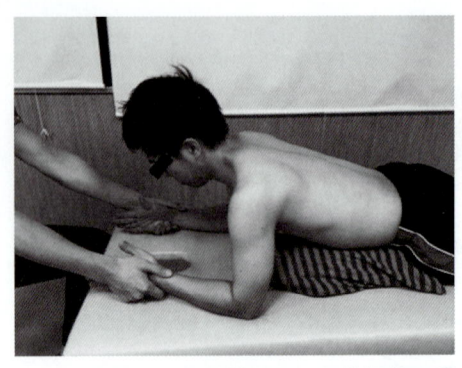

図4 ● 上肢からの放散を用いた僧帽筋下部と菱形筋のエクササイズ

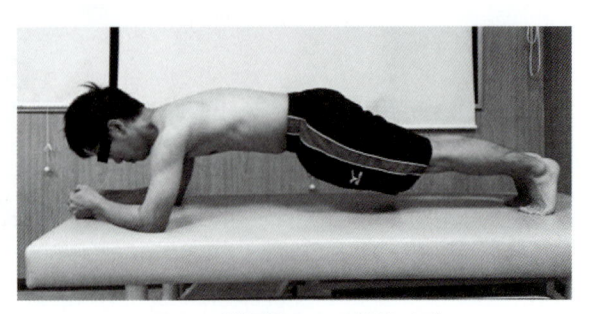

図5 ● 前鋸筋のエクササイズ

筋の促通（図4），その肢位から腹部以下をベッドから離床させ，前腕と前足部だけで体重を支えることで前鋸筋のトレーニングを行ったところ（図5），臥位での抵抗テストは疼痛が消失したが，座位・立位では疼痛が残存した．これは筋力がまだ不十分であることが示唆される．

## 6 局所機能と全身運動を結びつけるインタラクティブ・アプローチ

### 1）局所以外の部位に対する理学療法評価

- 体幹コア筋力：上肢徒手検査や筋力評価を行う際，体幹の側屈や骨盤・下肢の偏位が認められ，上肢運動時の体幹コア安定性の低下が示唆される．
- 頚部筋力：背臥位，頚部複合伸展位で頭頚部を保持させた状態で，椎体を後方から前方に偏位させようとするのに抵抗してもらったところ，中位頚椎で特に安定性が得られず位置を保てなかった．
- 座位・立位姿勢評価：いわゆる Janda's crossed syndrome の姿勢異常を呈しており（図6），座位・立位姿勢ともにコアの安定性低下とアウターマッスルの過緊張といった非効率的な姿勢を習慣的にとっていた．立位ではさらに骨盤が前方偏位し，上半身の質量中心が下半身の質量中心よりも後方に偏位しており，上肢の運動に先立つ体幹コアの安定性が得られにくい状態であった．
- 一側上肢下方牽引テスト：立位で一側上肢を他動的に下方に牽引した際，身体システムが効率的な状態では肩甲骨が胸郭上で安定した位置にあり，身体各部の筋が自動的に反応することで牽引力がシステムを通して足部まで伝わり，頚部や上肢に過剰な牽引力は伝わらない（図7）．それに対して非効率的な状態では筋の自動的な反応が得られず，体幹が正中位を保てないために上肢や頚部に直接牽引力が加わることになる．本症例は体幹を正中位に保てない状態であった．

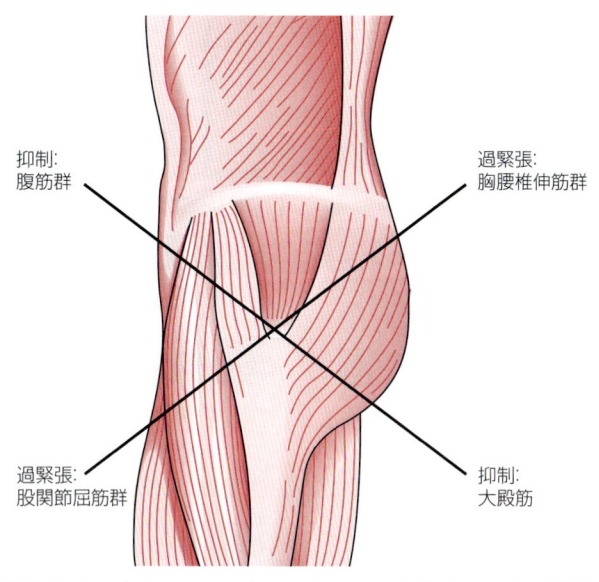

**図6 ● Janda's crossed syndrome**（文献9）より改変引用）

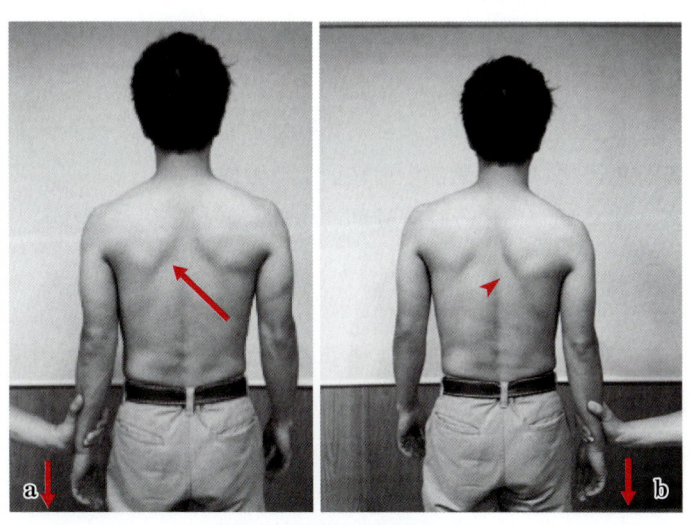

抑制：
腹筋群

過緊張：
胸腰椎伸筋群

過緊張：
股関節屈筋群

抑制：
大殿筋

**図7 ● 上肢下方牽引テスト**

効率的な状態では肩甲骨が胸郭上で安定した位置にあり，上肢を牽引すると肩甲骨周囲筋が瞬時に反応して大きな偏位が起こらないが（a），非効率的な状態では牽引に対して肩甲骨が位置を保てず，頚部や神経に過剰な張力が加わる（b）

- 顎関節の可動性：開口時に下顎が初期には軽度左偏位し，その後右に偏位して正中位を保てない．顎関節に関与する筋の運動の左右差を示唆し，頭頚部の前額面上での偏位を引き起こしている．

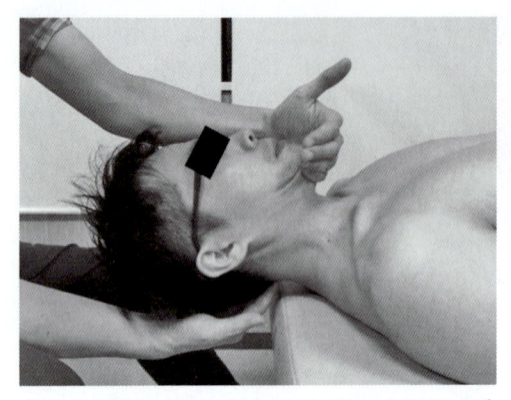

**図8** 頸部コアマッスルに対するエクササイズ
顎をひき，軸伸展位で保持するよう指示し，頸長筋と頸部多裂筋の促通

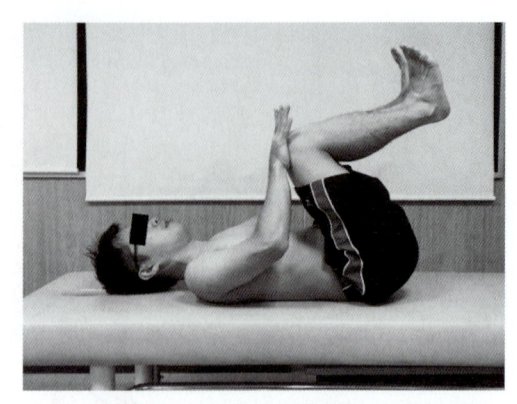

**図9** 体幹コアマッスルの自動的な同時収縮を促通する phasic shake
大腿遠位部に上方への牽引と股関節屈曲に対して抵抗をかけるよう指示し上肢と下肢からの放散を用いた体幹コアマッスルの促通

- 呼吸補助筋の過緊張：不良姿勢から体幹コアの要素でもある横隔膜の機能低下が示唆される．腹式呼吸が効率的に行えず，呼吸補助筋である斜角筋などの過緊張が引き起こされ，それにより第1肋骨と第2肋骨が挙上位となっていた．

### 2）局所以外の問題点
①座位・立位姿勢異常による頸部・体幹コアマッスルの機能低下．
②顎関節機能障害による頭部の前額面上での偏位．
③横隔膜の機能低下に伴う呼吸補助筋の過緊張とそれによる第1肋骨と第2肋骨の挙上．
④肩甲骨の位置異常による上肢への牽引力．

### 3）ADL や QOL，全身運動を改善する治療プログラムと治療後の変化

- 問題点①に対して：頸部の筋（頸長筋）に対する持続収縮と，体幹のコア（骨盤底筋群，横隔膜，腹横筋，多裂筋）の自動的な反応と同時収縮の促通を目的とした上肢と下肢からの放散を用いた持続保持エクササイズ（phasic shake）（図8, 9）を実施した．
- 問題点②に対して：下顎に PNF の combination of isotonics を用いて偏位を改善した．
- 問題点③に対して：QLS の治療と同様に，斜角筋部の muscle play を促す目的でのモビライゼーションと，第1・2肋骨をそれぞれ上方から押さえた状態で呼吸運動などによるファンクショナルモビライゼーション™を行った．
- 問題点④に対して：肩甲骨の後方下制に対する PNF と，on elbow 位で理学療法士が前腕に牽引を加え回外・肩関節外旋に対する抵抗を用いて肩甲骨周囲筋

に対する放散（図4）を実施した．

最終的にコアマッスルにより保持された効率的な座位・立位姿勢指導を行ったところ，治療後に座位時の運動時痛は改善したが，立位では軽減したものの残存した．これに対して立位姿勢を再評価し，上半身と下半身の質量中心を重心線上にコントロールすることで立位での肩甲帯の安定化が得られ，立位での運動時痛も改善した．

文献
1) 坂井建雄，他（編）：人体の正常構造と機能　第1版．2008，pp8-13
2) 信原克哉：肩—その機能と臨床　第3版．医学書院，2001，pp20-21
3) Epstein MD, et al：A 48-year-old man with chronic right shoulder pain and weakness after a fall：diagnosis and discussion. Post traumatic chronic axillary nerve injury. *Skeletal Radiol* **39**：505-506, 2010
4) 福田国彦，他（編）：関節のMRI　第1版．メディカルサイエンスインターナショナル，2007，pp359-360
5) Jepsen JR, et al：Diagnostic accuracy of the neurological upper limb examination I：Inter-rater reproducibility of selected findings and patterns. *BMC Neurol* **6**：1-11, 2006
6) 高山　瑩，他：整形外科神経ブロック—痛み・つらさをとるのも治療である．南江堂，2003，pp41-42
7) 池田和夫：神経剥離術．関節外科　**28**：347-353，2009
8) Donatelli RA, et al：Orthopedic Physical Therapy 4th Edition chapter 27. Johnson G：Soft Tissue Mobilization. Churchill Livingstone, London, 2010
9) Page P, et al：Assessment and treatment of muscle imbalance：the Janda approach. Human kinetics pub, 2010

## 第2節　末梢神経疾患

# 4　ギラン・バレー症候群

## 基礎　疾患をみるための知識の整理

### 1　病態と要因

　ギラン・バレー症候群（GBS：Guillain-Barré syndrome）は，急激に発症する四肢筋力低下，腱反射低下〜消失を主徴とする自己免疫性の末梢神経疾患である．末梢神経の病理所見として炎症細胞の浸潤・脱髄が観察され，欧米では脱髄型が多くみられるが，わが国では脱髄型，軸索型がほぼ半々とされる．

　原因は不明ではあるが，ウイルス（campylobacter jejuni, cytomegalovirus, epstein-barr virus）などの感染後の自己免疫異常の関与が考えられている[1]．

　典型症例では発症1〜3週間前に下痢や感冒様の先行感染症状を伴い，四肢筋力低下が進行し，4週間以内にピークに達する．その後，徐々に回復することから比較的予後は良好とされているが，時に重度の機能障害を残しうる．また，発症後数時間のうちに四肢筋力低下から四肢麻痺・呼吸筋麻痺へと進行し人工呼吸管理が必要なこともある．呼吸不全により呼吸管理を要する例は3割に上る[1]．

### 2　医学的診断と理学療法機能診断

#### 1　診断のポイント

　GBSの診断基準としては，National Institute of Neurological and Communicative Disorders and Stroke（NINCDS）による診断基準（表1）[2]が最も有名であるが，1978年に作成されたもので以降の改定はない．また，重症度分類としてHughesのfunctional grade scale（機能グレード尺度，表2）[3]が使用される．

#### 2　類似する疾患・症状との鑑別

　GBSは第一義的に臨床症候で定義される疾患であるため，特に発症初期には他

**表1 ● ギラン・バレー症候群の診断基準**（文献2）より改変引用）

**診断に必要な特徴**
1. 2肢以上の進行性の筋力低下
2. 腱反射消失．すべての腱反射消失が原則である．しかし，他の所見が矛盾しなければ，上腕二頭筋と膝蓋腱反射の明らかな低下と四肢遠位部の腱反射の消失でもよい

**診断を強く支持する特徴**
1. 臨床的特徴（重要順）
   ① 進行：筋力低下は急速に出現するが，4週までには停止する．約50％の症例では2週までに，80％は3週までに，90％以上の症例では4週までに症候はピークに達する
   ② 比較的対称性：完全な左右対称は稀である．しかし，通常一肢が障害された場合は，対側も障害される
   ③ 軽度の感覚障害を認める
   ④ 脳神経障害：顔面神経麻痺は約50％にみられ，両側性であることが多い．そのほか，球麻痺，外眼筋麻痺がみられる．また，外眼筋麻痺やその他の脳神経障害で発症することがある（5％未満）
   ⑤ 回復：通常，症状の進行が停止した後，2～4週で回復し始めるが，数カ月も回復が遅れることがある．ほとんどの症例は機能的に回復する
   ⑥ 自律神経障害：頻脈，そのほかの不整脈，起立性低血圧，高血圧，血管運動症状などの出現は診断を支持する
   ⑦ 神経症状の発症時に発熱を認めない
2. 診断を強く支持する髄液所見
   ① 髄液たんぱく：発症から1週間以内で髄液たんぱくが増加しているか，経時的な腰椎穿刺で髄液たんぱくの増加がみられる
   ② 髄液細胞：単核球で，10/mm$^3$以下
3. 診断を強く支持する電気生理学的所見
   ① 経過中ある時点で，症例の80％に神経伝導検査の遅延あるいは伝導ブロックを認め，通常伝導速度は正常の60％以下となる．しかし，症状は散在性であり，すべての神経が障害されるのではない
   ② 遠位潜時は正常の3倍にまで延長していることがある
   ③ 伝導速度検査は発症数週間まで異状を示さないことがある．F波は神経幹や神経根近位での伝導検査の低下をよく反映する．20％の症例では伝導速度検査で正常を示す

**表2 ● Hughesのfunctional grade scale（機能グレード尺度）**

0：正常
1：軽微な神経症候を認める
2：歩行器，またはそれに相当する支持なしで5mの歩行が可能
3：歩行器，または支持があれば5mの歩行が可能
4：ベッド上あるいは車椅子に限定（支持があっても5mの歩行が不可能）
5：補助換気が必要
6：死亡

疾患と紛らわしいケースがしばしば経験される．GBSと鑑別を要する疾患について表3に記載する．これらのうち頻度が比較的高く注意が必要なものとして，急性脊髄圧迫や横断性脊髄炎，CIP（Critical Illness Polyneuropathy），重症筋無力症，周期性四肢麻痺があげられる．

GBSと同じ末梢神経では種々の疾患が鑑別にあがるが，慢性炎症性脱髄性多発根ニューロパチー（CIDP：Chronic Inflammatory Demyelinating Polyradiculoneuropathy）との鑑別については，発症初期での鑑別は一般に困難とされる（表4）[1,4]．

表3 ● ギラン・バレー症候群と鑑別を要する疾患

|  | 疾患名 |
|---|---|
| 精神疾患 | 転換性障害（解離性運動障害，ヒステリー） |
| 頭蓋内・脊髄病変 | 急性脊髄圧迫（頚椎症性脊髄症など），横断性脊髄炎，髄膜癌腫症 |
| 脳梗塞（特に脳底動脈閉塞，脳幹脳炎） |  |
| 前角障害（急性弛緩性麻痺） | ポリオ（日本ではほぼ根絶），西ナイル脳炎（米国で報告），エンテロウィルス（東南アジアで報告），日本脳炎ウイルス |
| 末梢神経障害 | 慢性炎症性脱髄性多発根ニューロパチー（CIDP：Chronic Inflammatory Demyelinating Polyradiculoneuropathy，表4参照）<br>急性間欠性ポルフィリア（まれな疾患であるがGBS様の急性発症するニューロパチーを呈する），薬物性ニューロパチー（特にビンクリスチン），CIP：critical illness polyneuropathy（敗血症・多臓器不全などの重症疾患でICU管理となっていた患者に発症する軸索性ニューロパチー．ICU入室前には四肢脱力はない） |
| 神経筋接合部障害 | 重症筋無力症，ボツリヌス中毒，有機リン中毒 |
| 筋疾患 | 多発筋炎・皮膚筋炎，横紋筋融解症，周期性四肢麻痺（低カリウム血症） |

表4 ● ギラン・バレー症候群と慢性炎症性脱髄性多発根ニューロパチーの鑑別（文献8）より引用）

|  | ギラン・バレー症候群 | 慢性炎症性脱髄性多発根ニューロパチー |
|---|---|---|
| 発病 | 自己免疫生 | 自己免疫生 |
| 経過 | 多くは急性発症～4週間以内に進行は停止し，その後は回復していく | 少なくとも4週以上～しばしば2カ月以上にわたり進行<br>慢性的に進行し改善と再発を繰り返す症例もある |
| 筋力低下 | 四肢筋力左右対称 | 四肢筋力左右対称 |
| 腱反射 | 低下，消失 | 低下，消失 |
| 脳脊髄液検査 | 蛋白細胞解離 | 蛋白細胞解離 |
| 末梢神経伝導検査 | 神経伝導速度遅延，伝導ブロック | 神経伝導速度遅延，伝導ブロック |
| 予後 | 単相性 | 多相性 |
| 先行感染 | あり | なし |
| 治療方法 | IVIg，血漿浄化療法 | 副腎皮質ステロイド療法，IVIg，血漿浄化療法 |

## 3 機能診断のための徒手検査とその選択基準

　　GBSの理学療法は，その疾患特性と予後予測，医学的治療経過に関する情報を把握し，個々の症例に則することが重要と考える．発症初期の急性期の対応には特に全身の筋力低下・麻痺とバイタルサイン（体温・呼吸数・脈拍数）に注意が必要である．図1に初期評価の注意点と順序を示す．特に筋力評価は重要となるが，主訴や筋緊張の評価をふまえ，同時にバイタルサインなどの評価を包括的に実施する必要がある．

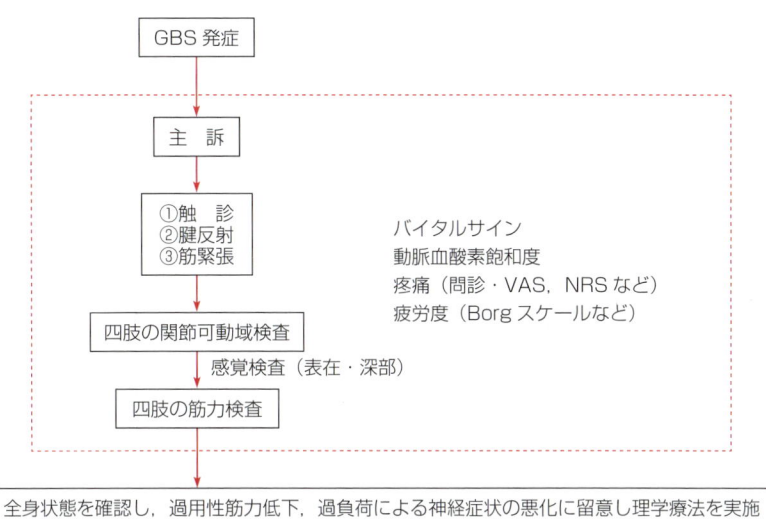

```
GBS発症
  ↓
 主 訴
  ↓
①触 診        バイタルサイン
②腱反射        動脈血酸素飽和度
③筋緊張        疼痛（問診・VAS，NRSなど）
  ↓           疲労度（Borgスケールなど）
四肢の関節可動域検査
  ↓ 感覚検査（表在・深部）
四肢の筋力検査
  ↓
全身状態を確認し，過用性筋力低下，過負荷による神経症状の悪化に留意し理学療法を実施
```

**図1 ● 発症初期の注意点と評価順序**

VAS：Visual Analogue Scale，NRS：Numerical Rating Scale

## 4 一般的な理学療法評価項目

### 1）局所機能障害の変化を把握するための評価

#### a．関節可動域

大関節だけでなく，脊椎や骨盤，肩甲胸郭関節の可動性を評価することが重要である．筋緊張低下により参考可動域を超える関節可動域評価には注意が必要である．

#### b．筋 力

発症初期には，筋力検査をすること自体が疲労となってしまうことに十分注意が必要である．最大筋力の測定よりもADL上での基本動作介助量などから推察することを推奨する．

#### c．感 覚

しびれや異常感覚を認めることが多いため，感覚検査を実施する．また深部感覚障害により歩行時のふらつきが出現するため，主訴や日々の変化をあわせて評価する．

#### d．自覚的疲労度

運動中の自覚的な疲労度を確認するためにBorgスケールなどを利用するが，バイタルサインなどの変化や発汗，血圧変動などと合わせて評価する必要がある．また血液データのCPK値（Creatine Phosphokinase値）を確認し活動量の目安とする．

表5 ● リスク管理（文献6）より引用

| 不整脈 | 徐脈性不整脈<br>遷延する頻脈<br>上室性および心室性不整脈 |
|---|---|
| 血圧異常 | 低血圧<br>高血圧 |
| 心筋障害 | 心筋炎<br>たこつぼ心筋障害<br>心不全 |
| 冠動脈疾患 | ST上昇型心筋梗塞 |
| 心電図変化 | 巨大T波<br>QT延長<br>ST-T変化<br>U波の出現<br>房室ブロック<br>徐脈および頻脈 |

#### e．筋緊張

　筋緊張評価は関節可動域検査と合わせて評価する．特に肩関節は愛護的に可動域の確認や亜脱臼評価などを行い，疼痛がある場合にはクッションなどを用いたポジショニングや三角巾による保護を行う．

### 2）ADL や QOL，全身の変化を把握するための評価

　GBS の多くは予後が良好とされるが，その回復過程や経過には多くのバリエーションがあり画一的な理学療法を提供することは困難である．また，Demir ら[5] の NHP（Nottingham Health Profile）を用いた QOL の研究では，FIM を用いた ADL 評価が退院時，退院後 6 カ月と有意に改善しているにもかかわらず，QOL 改善は不十分であったとの報告もある．そのため，個別性の高い関わりが重要となる．

　全身運動時の疲労度については，負荷の目安として CPK 値，循環動態の変化については脈拍や血圧変動，心電図を装着して過負荷とならないようにリスクを管理することが重要である（**表5**）[6]．

#### a．姿　勢

　筋力低下・筋緊張低下・感覚低下などにより骨盤後傾の座位姿勢や円背姿勢などが起こり，抗重力伸展の姿勢保持が困難となる．また，翼状肩甲の評価は上肢機能の評価にもつながる．

#### b．動作分析

　筋力低下や感覚障害の程度で，動作の方法や戦略が変化する．個々の身体機能評価を正しく行い，どの動作が正しいかではなく効率的に課題や環境に合わせた動作を実施しているかについて評価する．身体評価と照らし合わせ問題点を明ら

かにしていく．

## 3 医学的治療

　GBSの医学的な治療は，疾患自体に対する積極的な治療法，神経症候などに対する補助・対症療法に分けられる．

　積極的な治療法として，歴史的には副腎皮質ステロイド薬（経口，点滴），血漿浄化療法（単純血漿交換法〔PE：Plasma Exchange〕，二重膜濾過法〔DFPP：Double Filtration Plasmapheresis〕，免疫吸着法〔IAPP：Immunoadsorption Plasmapheresis〕），経静脈的免疫グロブリン療法（IVIg：Intravenous Immunoglobulin）がある．現在，副腎皮質ステロイド薬の単独治療は無効とされ，血漿浄化療法とIVIgが行われている．GBSでは発症早期に治療を開始すれば，血漿浄化療法，IVIgのいずれも有効な治療法であり，これらの治療法はほぼ同等の治療効果が認められている．しかし，近年では治療の簡便性，利便性からIVIgが第一治療法として選択されている[1]．

　補助・対症療法として急性期には球麻痺，呼吸器合併症，内分泌・代謝障害，深部静脈血栓症，疼痛，精神症状などが問題となり，慢性期には疼痛，疲労などが問題となる．

　GBSの治療を円滑に進め早期離床や廃用症候群の予防など治療計画や予後を良好にするためには積極的な治療法と補助・対症療法の治療が両輪となり進める必要がある．

## 症例 全身の筋力低下を呈した GBS 患者に対する体幹から上肢への理学療法アプローチ

### 1 アプローチのポイントとサマリー

　本症例は，GBS による全身の弛緩性筋力低下を呈し ADL 能力の低下をきたしていた．GBS の筋力低下は末梢神経障害によるもので，臨床経過を経時的に評価し，適切なタイミングで治療アプローチを展開していく必要がある．特に上肢の筋力低下による運動パターンの変化は，体幹や肩甲帯のアライメントに強く影響を受けるため，筋力低下筋に対する個別の筋力強化訓練のみでは過用や誤用，廃用を招く可能性がある．
　本症例では体性感覚を利用した姿勢アライメント改善に重点をおいたアプローチを行ったことが ADL 能力の向上につながったと考える．

#### ▶▶ココが重要!

　GBS は弛緩性の四肢筋力低下が主症状であり，筋力の改善が理学療法の重要なプログラムになる．しかし，やみくもに筋力低下をきたした部位の強化を行っても，誤用・過用症候群を助長する恐れがある．そのため，局所的な評価に加え中枢部の安定性，姿勢アライメントを分析し，四肢末梢の機能障害にアプローチすることが重要である．

### 2 一般的情報

年齢・性別：22 歳・男性．
診断名（障害分類）：GBS（機能的重症度分類 grade Ⅲ・急性脱髄型）．
NEED・NEED：屋内歩行の自立．

### 3 現病歴

　両下肢脱力出現．先行感染（10 日ほど前より下痢・倦怠感）あり．発症 3 日目に歩行困難となり緊急入院となった．髄液検査でたんぱく細胞解離はなく，末梢神経伝導検査で有意な所見はないが，F 波の出現率低下を認めたため，GBS の診断となった．入院翌日（発症 4 日目）より免疫グロブリン大量静注療法（25 g/日）×5 日間行い，その 2 日後から徐々に両上下肢の筋力が改善した．発症から 79 日目

に自宅退院となった.

## 4 局所機能障害に対するアプローチ

### 1）局所機能障害に対する理学療法評価
- 筋力（MMT，右/左）：僧帽筋 3/3，三角筋 $2^+/2^+$，棘上筋 2/2，前鋸筋 2/2，広背筋 3/3，上腕二頭筋 4/4，上腕三頭筋 3/3，手根屈筋 3/3，手根伸筋 3/3，総指伸筋 2/2，手指屈筋 3/3．
- 感覚：両手指表在感覚鈍麻，手部しびれ，深部感覚正常．
- 腱反射：上腕二頭筋低下，腕橈骨筋低下，上腕三頭筋正常，病的反射消失．
- 上肢機能評価：両上肢挙上を促すも肩甲帯が挙上し僧帽筋や三角筋が優位の動きとなる（アウターマッスル優位の上肢挙上パターン）．

### 2）局所機能障害における問題点
①上肢筋力低下．
②アウターマッスル優位の上肢動作パターン．

### 3）局所機能障害に対する治療アプローチ
　問題点①②に対してアプローチするが，広背筋や棘上筋，前鋸筋などの筋力低下により姿勢アライメントの崩れや上肢や手指の運動時にアウターマッスルによる代償運動が強く認められた．そのため，より全身的な視点で評価，治療を行っていく必要性があった．

## 5 局所機能と全身運動を結びつけるインタラクティブ・アプローチ

### 1）局所以外の部分に対する理学療法評価
- 意識：意識清明．
- 脳神経テスト：特記すべき所見なし．
- 自律神経障害：特記すべき所見なし．
- 筋力（MMT）：体幹：腹直筋 2，脊柱起立筋 3，下肢：2〜3 レベル．
- 感覚：両下肢の表在感覚鈍麻，殿部の表在感覚は鈍麻なし，足底にしびれ，深部感覚正常．
- 腱反射：膝蓋腱正常，アキレス腱正常，病的反射なし．
- 座位姿勢：骨盤後傾，腰椎胸椎屈曲，肩甲帯前傾・外転，頚部伸展と姿勢が崩れた座位．
- 歩行：壁伝いで可能．

### 2）局所以外の問題点
①体幹機能の低下による座位不良姿勢．
②アライメントの崩れによる上肢・巧緻動作時の誤用や過用の助長．

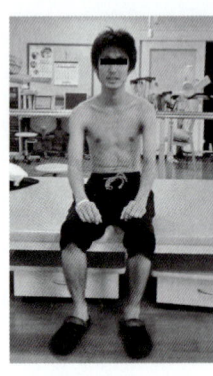

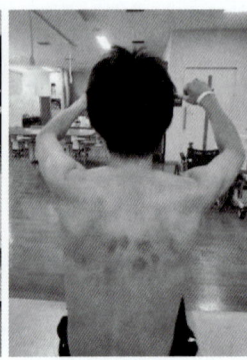

前額面（X+12日）　両上肢挙上前額面後方（X+12日）　矢状面座位（X+12日）　両上肢挙上矢状面（X+12日）

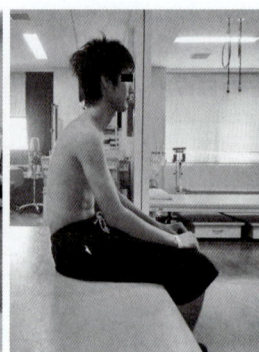

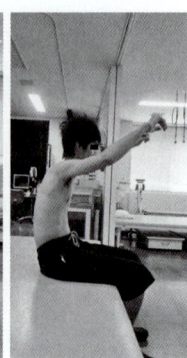

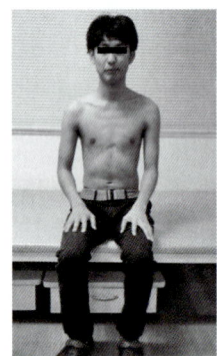

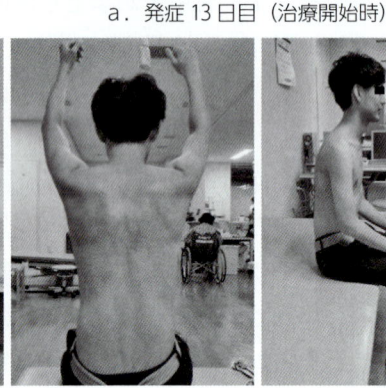

a．発症13日目（治療開始時）

前額面（X+78日）　両上肢挙上前額面後方（X+78日）　矢状面座位（X+78日）　両上肢挙上矢状面（X+78日）

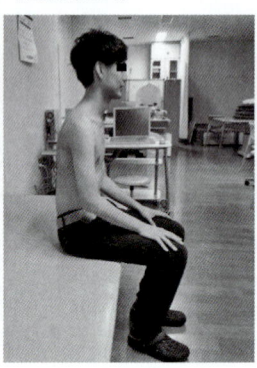

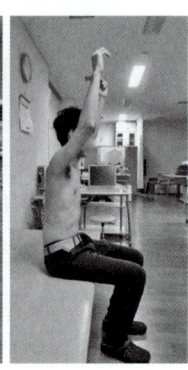

b．発症79日目（退院時）

**図2　全身症状に対する治療前後の変化**

### 3）全身症状に対する治療アプローチと治療後の変化（図2）

- 問題点①に対して：座位での骨盤前後傾運動を座骨への感覚入力を意識しながら実施した．座位姿勢では骨盤が後傾し円背姿勢となり，肩甲上腕リズムが破綻しており，末梢の筋力強化を行うと代償運動が強く出現した．そのため，座位アライメントの修正を第一に行った．本症例は殿部の表在感覚鈍麻がなかったため，坐骨への感覚入力を意識した骨盤前後傾では坐骨に荷重感覚が入力されることにより下部体幹の安定性が得られ[7]，骨盤を中間位に保持できるようになった[8]．坐骨からの感覚入力は座位保持にとって重要な感覚情報であり，GBSなどの神経筋疾患であっても同様である．本症例も骨盤中間位の保持が可能になったことにより運動連鎖で胸椎が伸展し，肩甲帯アライメントの正常化につながった．

- 問題点②に対して：体幹・肩甲帯の安定性向上の目的で肘支持による腹臥位や四つ這い練習，バランスボール座位を行った．胸郭・胸椎・肩甲帯が安定した

状態で上肢の運動を引き出していくことが代償運動を減少させ，より効率的な上肢の筋力強化につながると考えた[8,9]．

また，並行してADL動作練習，歩行や起居動作など実際の動作練習を行い，その際も代償運動の出現に注意しながらアプローチした．姿勢アライメントの改善に伴い，各種動作も安定し，大きな代償動作のない運動が可能となった．

以上より，座位姿勢は骨盤が中間位で保持されるようになり肩甲帯のアライメントも良好となった．上肢機能の問題であったアウターマッスル優位の代償運動は，筋力の回復（MMT4まで改善）とアライメントの正常化に伴い消失した．

GBSの回復過程は病態により左右され，また経過もさまざまである．GBSを担当する理学療法士は疾患特性を理解し局所の症状とともに姿勢アライメントに留意してアプローチすることが重要であり，また代償運動による誤用や過用を予防し，効率のよい理学療法を行っていくことを念頭に置く必要がある[10]．

文献
1) 日本神経学会（監），「ギラン・バレー症候群，フィッシャー症候群診療ガイドライン」作成委員会（編）：ギラン・バレー症候群・フィッシャー症候群診療ガイドライン2013．南光堂, 2013, pp2-11, pp7-10, pp34-45, pp82-120
2) [No authors listed]：Criteria for diagnosis of Guillain-Barré syndrome. *Ann Neurol* **3**：565-566, 1978
3) 三井良之, 他：Guillain-Barré症候群診療ガイドライン．神経内科 **78**：13-18, 2013
4) 飯島正博, 他：慢性炎症性脱髄性多発根ニューロパチー（CIDP）—疫学，経過，予後と症候．*Clin Neurosci* **32**：313-318, 2014
5) Demir SO, et al：Factors associated with health-related quality of life in patients with severe Guillain-Barré syndrome. *Disabl Rehabil* **30**：593-599, 2008
6) 奥村貴裕：末梢神経病変の循環異常．室原豊明, 他（編）：神経疾患の循環異常．医薬ジャーナル社, 2012, pp201-204
7) 佐藤房郎：脳卒中片麻痺患者の上肢機能改善のための下肢・体幹機能連関の視点からのアプローチ．理学療法 **29**：1367-1377, 2012
8) 増田和子：姿勢と筋緊張．斉藤秀之, 他（編）：筋緊張に挑む．文光堂, 2015, pp48-50
9) 亀山顕太郎, 他：肩不安定症の機能解剖学的病態把握と理学療法．理学療法 **30**：634-640, 2013
10) 浜田哲郎, 他：ギランバレー症候群の急性期理学療法．PTジャーナル **31**：568-573, 1997

## 第2節　末梢神経疾患

# 5　中心性頚髄損傷

## 基礎　疾患をみるための知識の整理

### 1　病態と要因

#### 1　定義と疫学

中心性頚髄損傷は1950年にSchneiderらによって提唱されて以来，約50年が経過している．Schneiderら[1]は中心性頚髄損傷を文献例6例と自験例9例の臨床経過と剖検所見から「損傷レベル以下の上肢の機能が下肢機能に比べて不釣り合いに優位に障害されている症候群」と定義している．また，海外ではATCCS（Acute Traumatic Central Cord Syndrome）の定義が一般的であり[2]，わが国においては本損傷を3型に分類した臼井[3]の分類がある（**表1**）．

わが国における疫学調査では，林ら[4]は5,000名の脊髄損傷者のうち中心性頚髄損傷との明記はないものの，約2,100名（42.0%）が非骨傷頚髄損傷であったとしている．また，古澤ら[5]は労災病院関連の28施設において登録された脊髄損傷1,366名中，中心性頚髄損傷と診断されたのは261名（19.1%）であったとし

**表1　中心性頚髄損傷の定義**

| Schneiderらの定義[1] | ATCCS（Acute Traumatic Central Cord Syndrome）の定義[2] | 臼井の分類[3] |
|---|---|---|
| 1. 下肢より上肢に強い運動麻痺<br>2. 多くは過伸展強制損傷<br>3. 多くは非骨傷性損傷<br>4. 急激な四肢麻痺<br>5. 多彩な感覚障害<br>6. 膀胱機能障害<br>7. 麻痺の回復は下肢，膀胱機能，上肢の順で手指巧緻運動障害が最後に残る<br>8. 感覚障害の回復順序は不明だが，予後は比較的良好 | 1. 対称性の不全四肢麻痺<br>2. 下肢よりも上肢に障害が強い<br>3. さまざまな程度の知覚障害や膀胱直腸障害を有する<br>4. 仙髄領域の知覚が温存される<br>5. あくまでも臨床的な分類である | I型（上肢型）<br>　受傷当初から下肢の症状がまったくないか，極めて軽度<br>II型（典型的Schneider型）<br>　受傷当初は上肢下肢ともに著しい症状が存在するが，下肢は日常生活には重要な支障を与えぬ程度に回復し，上肢も遅れて改善するもの<br>III型（横断型不全損傷と移行型） |

ている．富永ら[6]は頚髄損傷の急性期臨床像から上肢麻痺優位（U）型〔（ASIA：American Spinal Cord Injury Association）運動スコアの下肢筋力総点が上肢筋力総点より5点以上高い〕，下肢麻痺優位（L）型（ASIAの上肢筋力総点が下肢筋力総点より5点以上高い，均衡型（ASIAの上下肢筋力総点の差が5点未満）の3つの病型に分類している．

## 2 病　態

中心性頚髄損傷の病態は，Forester[7]のラミネーション仮説に基づくものがよく知られており，これが古典的理解となっている．これは中心性頚髄損傷の病態を頚髄横断面から説明するものである．頚髄横断面では白質の錐体側索路，脊髄視床路，後索などが外側より仙髄，腰髄，胸髄，頚髄の順で中心に向かって配列されており，中心性頚髄損傷では脊髄中心部の灰白質と周辺白質の障害（圧挫・出血・血腫）が認められるため，脊髄横断面で内側に走行する上肢への皮質脊髄路が障害を起こして，下肢よりも上肢の障害が強いとする仮説である．

しかし，人の脊髄レベルで皮質脊髄路に層状構造が存在することは解剖組織学で実証されておらず上下肢への下降線維はまばらに限局しているという報告もある[8]．また，病理学的所見から中心性頚髄損傷は側索・後索の障害が主で，灰白質に障害は認めないとされている[8]．皮質脊髄路の中で大径線維は外傷に対して易損性があり，その機能として下肢機能よりも手指機能に対して決定的であることが上肢麻痺優位の臨床像の発生に関連するという説も有力となっている[2]．

## 3 発生機序

中心性頚髄損傷の発生原因について富永ら[6]は，①U型：転落（40％），交通事故（33％），転倒（18％），スポーツ（3％），下敷落下物（2％），そのほか（4％），②L型：交通事故（39％），転落（32％），スポーツ（9％），転倒（8％），下敷落下物（4％），そのほか（8％）としている．中心性頚髄損傷と診断したU型では転倒・転落の割合が増加しており，受傷年齢はU型は平均57歳（一峰性），L型は平均47歳（20歳代と50歳代の二峰性）である．これらのことから，中心性頚髄損傷の多くは高齢者で転倒・転落を機転にして発症しているものと考えられる．

受傷のメカニズムは，脊柱管の狭小化がもともと存在していたところに転倒・転落などによる外力が加わり生じるとされる．すなわち，頚椎過伸展による上位椎体下縁と下位椎弓上縁との間で脊髄挟撃による動的圧迫（pincers mechanism）によって発生する[4]．あるいは，頚椎過伸展で黄色靱帯を巻き込むことにより，硬膜管を最大30％まで狭窄するために発生するといわれる[2]．

表2　中心性頚髄損傷の予後因子

|  | 予後良好因子 | 予後不良因子 |
| --- | --- | --- |
| 年齢 | 40歳以下 | 高齢者（70歳以上） |
| 脊柱管前後径 | 広い | 狭小化 |
| 損傷型 | 横断型 | 上肢型損傷 |
| 早期MRI | 信号変化なし | T1低信号・T2高信号 |

## 2 医学的診断と理学療法機能診断

　中心性頚髄損傷は時間の経過とともに神経症状が改善していくことが多く，特に40歳以下では予後良好の患者が多いとされる．一方，70歳以上の高齢者では予後不良の患者が多い．予後因子として，年齢以外にも脊柱管の前後径，損傷型，早期MRI所見などがあげられる[2]（**表2**）．

### 1 画像診断のポイント

　急性期のMRIでは，出血はT2強調画像で低信号，亜急性期ではT1強調画像・T2強調画像ともに高信号を示す．浮腫・挫滅・壊死は急性期，亜急性期ともにT2強調画像で高信号を示すとされる[2]．脊椎周辺の出血・椎間板の損傷やヘルニア・靱帯の断裂などが確認でき，脊髄内に出血や壊死を示す所見が認められる場合は，麻痺の予後不良を示唆すると考えられる．また，慢性期のMRIでは，T1強調画像で低信号，T2強調画像で高信号を示す病変が多い．この所見は損傷された脊髄の軟化・壊死・空洞化と考えられている．T1強調画像で等信号，T2強調画像で高信号を示す病変は瘢痕と考えられており比較的軽症の脊髄損傷に認められる．

### 2 類似する疾患・症状との鑑別

　類似する疾患として脊髄の部分的な損傷により障害部位に特有な症状を呈する疾患がある．代表的な疾患として，脊髄の前索・側索部の障害によって起こる前脊髄動脈症候群，脊髄後索部の障害によって起こる後脊髄動脈症候群，脊髄片側の障害によって起こるブラウン・セカール症候群，馬尾神経の損傷で起こる馬尾神経損傷などがあげられる．

　各疾患は特殊な運動機能障害，感覚機能障害を呈するため疾患・症状の鑑別には重要な指標となりうる（**表3**）．

表3 類似する疾患・症状との鑑別

|  | 中心性頚髄損傷 | 前脊髄動脈症候群 | 後脊髄動脈症候群 | ブラウン・セカール症候群 | 馬尾神経損傷 |
|---|---|---|---|---|---|
| 損傷部位 | 中心灰白質 | 脊髄前索・側索 | 脊髄後索 | 脊髄片側 | 馬尾神経 |
| 感覚機能 | 知覚は正常もしくは軽度障害 | **損傷髄節部**<br>温・痛覚脱失<br>深部覚・触覚正常 | **損傷髄節以下**<br>深部覚・触覚脱失<br>温・痛覚正常 | **損傷髄節部**<br>すべての知覚脱失<br>**障害側の損傷髄節以下**<br>深部覚・触覚脱失<br>知覚過敏<br>**非障害側の損傷髄節以下**<br>温・痛覚　脱失 | 肛門周囲，会陰部を主とした知覚障害（サドル状感覚脱失） |
| 運動機能 | 下肢よりも上肢に強い運動麻痺 | 脊髄髄節以下の弛緩性麻痺 | 失調様症状 | 損傷髄節高位の弛緩性麻痺<br>脊髄髄節以下の痙性麻痺 | 弛緩性麻痺 |
| 膀胱直腸障害 | あり | あり | なし | なし | あり |

## 3 機能診断のための徒手検査とその選択基準（図1）

　各疾患の機能診断は，特殊な障害像を見分けることでおおむね可能となる．感覚機能では「解離性感覚障害」を呈するかどうかで分けることができる．解離性感覚障害を呈する代表的な疾患として，前脊髄動脈症候群，後脊髄動脈症候群，ブラウン・セカール症候群があげられる．運動機能では弛緩性麻痺，痙性麻痺，失調様症状などの出現により分類が可能となる．これらの機能診断を行うためには特殊な感覚機能，運動機能を正確に検査することが大切である．

## 4 一般的な理学療法評価項目

　中心性頚髄損傷は，通常の頚髄損傷の理学療法評価と同様の評価でよい．大きく分類すると問診，神経学的所見，筋力，感覚，基本動作，ADL，歩行などがあげられるが，中心性頚髄損傷においては，特に上肢機能の評価が重要になる（表4）．

### 1）局所機能障害の変化を把握するための評価

#### a．神経学的検査

　脊髄損傷では縦に長い脊髄がどの高さで損傷されたかという高位診断と脊髄の前後左右のいずれかの部位が損傷を受け，その結果，脊髄伝導路のどこが中断されたか，また脊髄横断面の診断ならびに麻痺の重症度を診断しなければならない．随意運動と触覚・痛覚，温・冷覚，振動覚，位置覚を評価すると脊髄索路（伝導路）のどの部分が損傷されたかがわかる．以下に具体的な評価法をあげる．

（1）ASIA

①ASIAスコアリングシステム：運動スコアはC5-S1のうち代表的な10脊髄節

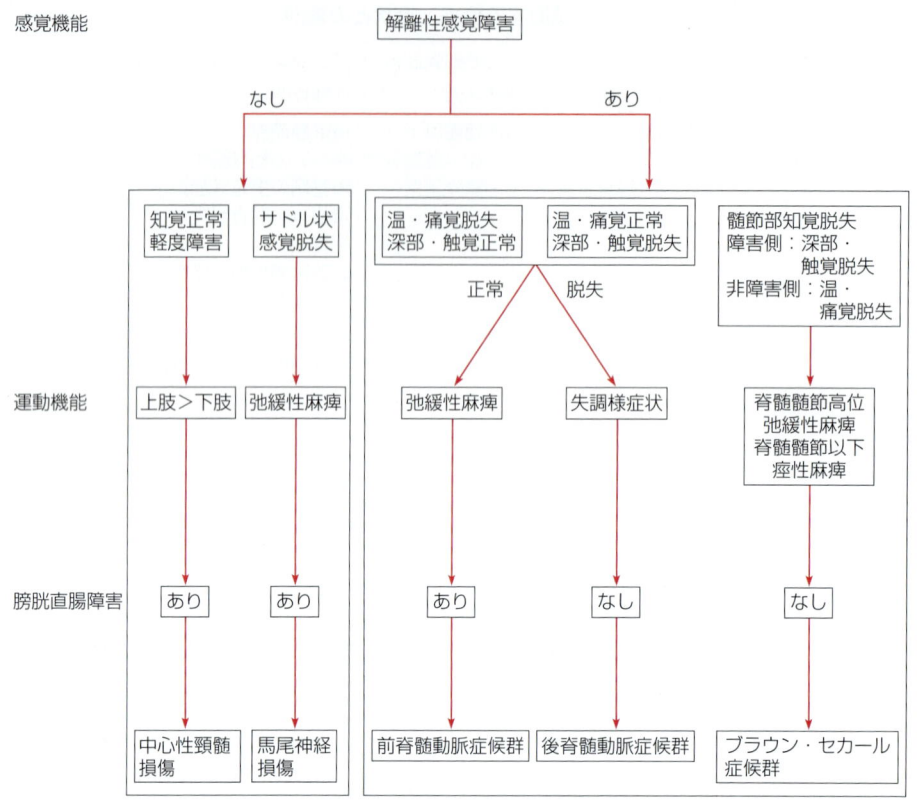

**図1　機能診断のための検査**

の筋についてMMTで筋力評価を行う．上肢ではC5-T1の5髄節，下肢ではL2-S1の5髄節である（**表5**）．この検査によって全身の残存機能を数量的に評価できる．すべて健常に機能すれば100点となる．

知覚機能スコアは体表をC2-S4,5髄節が支配する皮膚分節（28領域）に分け，決められた検査点（key sensory point）で触覚および痛覚を別々に検査する．この検査によって全身の残存知覚機能を数量的に評価できる．すべて正常であれば各112点となる．

②ASIA機能障害尺度：運動・知覚の評価から完全麻痺，不全麻痺，正常の判別ができる（**表6**）．

### (2) Frankel分類

運動と知覚機能障害の回復の程度をA～Eの5段階で表したもので，Eが正常，Aが最も重症である．Cは歩行が困難，Dは歩行が可能になることが多く，CとDの境界は患者のADL上大きな意味をもつ．

### (3) Zancolli分類

頸髄損傷による四肢麻痺の上肢機能をこまかく分類した評価法である．特に

表4 中心性頸髄損傷の理学療法評価項目

| 問 診 | 年齢・性別<br>受傷機転（受傷原因・受傷時の加圧方向）<br>既往歴（他疾患の有無）<br>職業<br>家族構成（配偶者の有無・キーパーソンの有無）<br>家屋構造（生活スタイルも含む）<br>受傷前の日常生活活動レベル<br>そのほか（趣味・運転免許証の有無など） |
|---|---|
| 医学的情報 | 手術の有無<br>画像診断（単純X線画像・MRI）<br>バイタルサイン |
| 神経学的評価 | ASIA<br>Frankel分類<br>Zancolli分類<br>反射 |
| 筋 力 | MMT |
| 関節可動域 | 関節可動域<br>手指の関節可動域（TAM・TPM） |
| 痙 縮 | MAS（modified Ashworth Scale） |
| 疼 痛 | VAS（Visual Analogue Scale） |
| 感 覚 | 触覚・痛覚・温冷覚・振動覚・位置覚・異常感覚（しびれ） |
| 周 径 | 浮腫の有無 |
| 基本動作 | 寝返り・起き上がり・端座位保持・立ち上がり<br>立位保持・移乗・車椅子駆動・歩行 |
| バランス | FRT（Functional Reach Test） |
| ADL | FIM・BI |
| 中心性脊髄損傷の分類 | Ⅰ型・Ⅱ型・Ⅲ型 |

表5 ASIS 運動スコア
（100点満点）

| | |
|---|---|
| $C_5$ | 肘関節屈筋群 |
| $C_6$ | 手関節背屈筋群 |
| $C_7$ | 肘関節伸筋群 |
| $C_8$ | 手指屈筋群（中指の末節骨） |
| $T_1$ | 手指外転筋群（小指） |
| $L_2$ | 股関節屈筋群 |
| $L_3$ | 膝関節伸筋群 |
| $L_4$ | 足関節背屈筋群 |
| $L_5$ | 足趾伸筋群 |
| $S_1$ | 足関節底屈筋群 |

$C_6$を詳細に分類しているため，上肢機能の低下が認められる中心性頸髄損傷の評価にも有用である．

**表6　ASIA　機能障害尺度**

| | |
|---|---|
| A | 完全：S4-5 の知覚・運動ともに完全麻痺 |
| B | 不全：S4-5 を含む神経学的レベルより下位に知覚機能のみ残存 |
| C | 不全：神経学的レベルより下位に運動機能は残存しているが，主要筋群の半分以上が筋力3未満 |
| D | 不全：神経学的レベルより下位に運動機能は残存しており，主要筋群の少なくとも半分以上が筋力3以上 |
| E | 正常：運動・知覚ともに正常 |

**(4) 反　射**

上下肢の腱反射，皮膚表在反射，病的反射を評価する．

### b．筋　力

筋力は ASIA の運動スコアの筋以外も MMT で評価する．中心性頚髄損傷の上肢機能を把握するためには，肩甲帯，肩関節，肘関節，手関節，手指の筋力を詳細に評価する必要がある．総合的筋力として握力，ピンチ力の計測も有用である．

### c．関節可動域

四肢の関節可動域測定のほかに手指の関節可動域〔TAM（Total Active Motion）と TPM（Total Passive Motion）〕を測定するとよい．手指の麻痺や浮腫による制限などを評価することができる．

### d．痙　縮

痙縮の評価は，MAS を用いる．

### e．疼　痛

疼痛の強さの評価法として，NRS，VAS，VRS（Verbal Rating Scale）などが知られている．この3つの中で，VAS は 100 mm の水平な直線上に痛みの程度を患者に印をつけてもらい，その長さをもって痛みの程度を数値化するという方法である．NRS は 0～10 までの 11 段階の数字を用いて，患者自身に痛みのレベルを数字で示してもらう方法である．VRS は数段階の痛みの強さを表す言葉を直線上に記載し選択させる方法である．各検査法とも利点・欠点があるものの，NRS が最もよく使用されている評価法とされている[9]．

### f．感　覚

感覚は ASIA の知覚機能スコアで評価する触覚・痛覚以外にも，温冷覚，振動覚，位置覚，異常感覚などを評価する．中心性頚髄損傷で上肢機能の回復が遅れる原因として手指の感覚障害や異常感覚があげられるため，詳細な評価が必要になる．

### g．周　径

筋萎縮や浮腫の程度を評価するために必要である．上下肢については血管運動神経の障害から麻痺域の浮腫・腫脹が発生することが多いため，周径の左右差，経時的変化を評価する．

## 2）ADL や QOL，全身運動の変化を把握するための評価

#### a．基本動作

基本動作の評価は動作の可否などを評価するとともに動作分析を忘れずに実施する．上肢機能の回復が遅い場合には，上肢を使用しないで基本動作を行う方法などを指導するとよい．

#### b．バランス

立位バランスは，静的な立位バランスと FRT（Functional Reach Test）などの動的バランステストを実施する．

#### c．ADL

FIM で点数化して経時的変化を記録しておく．中心性頚髄損傷のような不全脊髄損傷では，残存筋を総動員して代償で動作を施行することが多いため，動作分析を忘れずに行う．

#### d．そのほか

急性期に運動機能と知覚機能をみると同時に，肛門周囲の運動と知覚を検査することが重要なポイントである．①肛門周囲の知覚が温存されている，②足趾の底屈が可能である，③肛門括約筋の随意運動がある，の中の１つでも認められれば不完全損傷であり麻痺の回復の可能性がある．反対にこれらがすべて認められなければ完全損傷である．

## 3 医学的治療

中心性頚髄損傷の治療法は，脊髄圧迫がない場合は一般に保存療法が選択されることが多い．通常は安静臥床や頚椎カラー固定が行われるが，最近の傾向としては廃用症候群の予防のために早期離床が推奨されている[2]．一方，脊柱管狭窄を伴う脊髄圧迫がみられ麻痺が重篤，もしくは麻痺の増悪を認める場合は，除圧術や脊柱管拡大術が行われることがある．しかし，中心性頚髄損傷の手術適応についてはいまだ議論の分かれるところである．手術適応や手術時期についても定説はない[6]．

# 症例　手指異常感覚が残存した中心性頸髄損傷患者への環境的アプローチが動作・歩行の改善につながった症例

## 1 アプローチのポイントとサマリー

　理学療法のアプローチポイントは，①肩甲帯を含めた上肢・体幹機能の改善，②手背・手掌部〜手指の異常感覚に対するアプローチ，③ADL向上に向けての工夫，④移乗・動作時の上肢を使用しない方法の指導である．中心性頸髄損傷は動作や歩行の獲得が可能となる症例も多いが，上肢機能の低下や異常感覚（しびれ）があることでADLやQOLに大きな問題を生じることが多い．

　中心性頸髄損傷者に対して上肢機能回復を目的としたプログラムだけでなく，環境調整をすることでADLやQOLが改善した症例について紹介する．なお，下肢の機能改善や歩行練習などの方法については成書を参考にしていただきたい．

### ▶▶ココが重要！

　中心性頸髄損傷に対するアプローチは上肢機能だけでなく肩甲帯・体幹を含めて訓練することが重要である．上肢機能が改善することで移乗・歩行時のバランス機能も向上する．体幹機能が改善することで上肢・手指を使用したADLが拡大するということを念頭におくとよい．

## 2 一般情報

年齢・性別：72歳，男性．
診断名（障害分類）：中心性頸髄損傷（非骨傷性）．
合併症：高血圧．
既往歴：特記事項なし．
HOPE・NEED：歩きたい．グランドゴルフがしたい．

## 3 現病歴

　階段から転落して受傷．受傷後，約50日間の理学療法を実施し自宅退院をした（表7）．

表7 症例紹介とリハビリテーション経過

| 症　例 | 72歳，男性 | 家族構成 | 妻と二人暮らし |
|---|---|---|---|
| 診断名 | 中心性頚髄損傷（非骨傷性） | キーパーソン：妻 | |
| 障害名 | C5以下の不全麻痺 | 家屋構造 | 一戸建て住居（2階建て） |
| 画　像 | C3-6脊柱管狭窄 | | 洋式トイレで寝具はベッド使用 |
| | MRIのT2強調画像でC3/4に高信号 | 入院前ADL | すべて自立で独歩も可能 |
| 分　類 | II型（典型的Schneider型） | | 自動車の運転も可能 |
| 受傷機転 | 階段から転落 | | 毎日の散歩が日課（1時間程度） |
| | 頚部に外力が加わった方向は不明 | 趣　味 | 庭の手入れ，グランドゴルフ |

| 理学療法経過 | 受傷後7日<br>（理学療法開始） | 受傷後50日<br>（退院時） |
|---|---|---|
| ASIA 運動（点） | 34/100 | 74/100 |
| 　肘関節屈筋群 | 2/2 | 4/4 |
| 　手関節背屈筋群 | 2/2 | 3/3 |
| 　肘関節伸筋群 | 1/1 | 4/4 |
| 　足関節背屈筋群 | 2/2 | 4/4 |
| 　足趾伸筋群 | 2/2 | 4/4 |
| 　足関節底屈筋群 | 2/2 | 4/4 |
| ASIA 触覚（点） | 12/112 | 50/112 |
| ASIA 痛覚（点） | 12/112 | 50/112 |
| Frankel分類 | C | D |
| 拘縮 | 手指の制限 | 肩関節・肘関節・手関節・手指 |
| 疼痛（NRS） | 4 | 7〜8 |
| 浮腫 | 前腕・手背・手指 | 手背・手指 |
| FIM（運動） | 13 | 66 |
| 異常感覚 | 少しあり | 著明にあり |
| 基本動作 | | |
| 　寝返り | 要介助 | 自立 |
| 　起き上がり | 要介助 | 自立（寝返り・起き上がりの一連の動作を下肢の重みを利用） |
| 　端座位 | 要介助 | 自立 |
| 　立ち上がり | 不可 | 自立（重心の前方移動で上肢を使用せずに実施） |
| 　歩行 | 不可 | 独歩（杖を使用しない歩行） |
| ADL | 全介助 | 自助具を利用して拡大 |

## 4　画像所見

C3-6に脊柱管狭窄．T2強調画像でC3/4で高信号．

## 5　局所機能障害に対するアプローチ

### 1）局所機能障害に対する理学療法評価

- 神経学的検査：ASIAの運動スコアは理学療法開始時は34/100点，退院時は74/100点と手関節背屈筋群以外は改善した．感覚スコアも退院時に改善した．
- Frankel分類：開始時Cから退院時はDとなった．
- 関節可動域：肩関節屈曲，外転，回旋に若干の制限を残した．手指の屈曲・伸展に制限が認められた．

- 手背・手掌部〜手指の異常感覚：理学療法開始時から手背・手掌部および手指に浮腫を認めた．浮腫が軽減した頃から手背・手掌部および手指の異常感覚（しびれ）が著明になった．

### 2）局所機能障害における問題点
①上肢，手関節〜手指にかけての筋力低下（ASIA 運動スコアの低下）．
②肩関節・肩甲帯，手指の関節可動域の低下．
③手背・手掌部〜手指にかけての浮腫としびれ．

### 3）局所機能障害に対する治療プログラムと治療後の変化
- 問題点①に対して：残存筋もしくは筋力低下を認めた筋に対して積極的な機能訓練を行った．手関節背屈筋群へ治療的電気刺激（TES：Therapeutic Electrical Stimulation）を施行し，筋の収縮を促した．初期は肩関節周囲筋群の筋力が2レベルと低下していたため，作業療法士と協力してポータブルスプリングバランサーを使用し機能回復練習を施行した．

- 問題点②に対して：関節可動域練習は，受傷部（主に頸椎）の安静を妨げないように自動介助運動から開始した．頸椎カラーを装着した状態で肩甲帯・肩関節の可動性維持・改善を早期から施行した．中心性頸髄損傷の経過とともに，肩甲骨挙上位で拘縮が発生しやすいため注意が必要である．臥位および座位で肩甲帯を含めた肩関節自動・他動の可動域練習を十分に行うとよい．本症例では，それでも肩関節屈曲，外転，回旋に若干の制限が残った．

　手指の関節拘縮の要因として，受傷からアプローチまでの期間と浮腫があげられる[10]．手指は不動状態となると浮腫を悪化させ，関節拘縮を生じさせる．本症例では受傷直後，手指に随意性がなく自動運動が困難であったため，自動介助運動から開始して関節拘縮を予防した．さらに手指の随意性を高めるために，座位時に自助具を使用し ADL 動作を行うことで，少しでも自動運動をするように促した．

- 問題点③に対して：手指の浮腫へのアプローチの基本は挙上と自動運動であるが，受傷後は随意性が低かったために自動運動が十分に施行できなかった．そこで，上肢遠位部を近位部よりも高い位置に上げ自動介助運動を実施した．当院にはなかったが，市販されている手指用の持続的他動運動機器（CPM）などがあるとさらに効果的であろう．浮腫が軽減した頃から，手背・手掌部および手指のしびれが著明になった．対症療法として，電気刺激〔低周波，経皮的末梢神経電気刺激（TENS：Transcutaneous Electrical Nerve Stimulation）〕などを試みたものの，十分な効果は得られなかった．最終的に手袋を使用して物に触れる際のしびれの強さを抑えることで対応した．手袋の種類によってしびれや疼痛の強弱に差があった．厚手で柔らかいタイプの手袋は疼痛は少ないが手

指機能を低下させてしまい，ゴルフ手袋のような薄手の革タイプは機能性は高いが疼痛は強かった．いろいろと試して患者が使用しやすいタイプの手袋を選ぶことが必要である．しびれに対しては適切なペインコントロールをすることでコントロールが可能であるため，本症例においても紹介できていればと後悔している．

## 6 局所機能と全身運動を結びつけるインタラクティブ・アプローチ

### 1）全身症状に対する理学療法評価

- 体幹機能：理学療法開始時は立位・歩行時に体幹屈曲位になり正中位での保持が困難であったが，退院時には正中位での保持，ダイナミックな動作が可能になった．
- 基本動作：退院時に床上動作や歩行は独力で可能レベルまで改善したが，手指を使用する基本動作は著しいしびれと疼痛を伴ったため積極的には行うことができなかった．
- ADL：手背・手掌部および手指のしびれが強かったため，ADL自立度は低かった．

### 2）全身症状に対する問題点

①体幹・肩甲帯の筋力低下．
②手指のしびれからくる基本動作時の上肢の不使用．
③ADL能力低下．

### 3）全身症状に対する治療プログラムと治療後の変化

- 問題点①に対して：体幹・肩甲帯の筋力増強には，パピーポジションや四つ這い位姿勢の保持を施行した．これによって体幹・肩甲帯の安定性が高まり，上肢の使用が可能になった．
- 問題点②に対して：下肢機能は最終的に改善し，基本動作や歩行は可能となった．しかし，手指の異常感覚により上肢を適切に使用できなかったため，上肢を使用しない動作方法の学習を行った．たとえば，起き上がりでは下肢の重みを利用して起き上がる方法，立ち上がりでは十分な重心前方移動をして上肢を使用せずに立ち上がる方法，歩行ではバランス能力の向上を図りながら，杖を使用せず独歩での歩行を目指した．
- 問題点③に対して：急性期は上肢の麻痺は強かったが，退院時には近位部の筋力は改善が認められた．しかし，手指のしびれが強かったためADL能力は低かった．そのため，自助具を利用しADL能力の向上を図った．食事・髭剃り・歯磨きなど手指を使う動作は，作業療法士と協力して自助具を工夫して行った．触れることでしびれが強まるため，自助具は柔らかいラバー製で握力が弱くて

も把持できるよう太めの柄を使用した．
　また，自宅の手すりもラバー製で太い周径の物を使用することで把持しやすいようにした．このタイプの手すりに至るまでにさまざまな試行錯誤を繰り返した結果のため，個々の患者でどのタイプの柄や握りが異常感覚を和らげるかを検討するとよい．
　上肢のアプローチでは，関節可動域改善，機能改善に加えて，作業療法士と協力して自助具や道具などを積極的に取り入れていくことで ADL を広げていくことが大切である．

### 文献

1) Schneider RC, et al：Syndrome of acute central cervical cord injury with special reference to mechanisms involved in hyperextension injuries of cervical spine. *J Neurosurg* **11**：546-577, 1954
2) Dvorak MF, et al：Factors predicting motor recovery and functional outcome after traumatic central cord syndrome. *Spine* **30**：2303-2311, 2005
3) 臼井　宏，他：急性中心性頚髄損傷症候群について．整形外科 **32**：1803-1812, 1981
4) 林　浩一，他：中心性頚髄損傷の病態と治療．千葉医学 **86**：167-173, 2010
5) 古澤一成，他：全国脊髄損傷データベースからみた中心性頚髄損傷の現状．日脊障医誌 **20**：84-85, 2007
6) 富永俊克，他：中心性頚髄損傷の急性期臨床像の特徴と治療転帰．日職災医誌 **56**：153-158, 2008
7) Forester O：Symptomatologie der erkrankungen des rückenmarks und seiner wurzeln. Berlin, Springer, 1936, p 83
8) Levi AD, et al：Clinical syndromes associated with disproportionate weakness of the upper versus the lower extremities after cervical spinal cord injury. *Neurosurgery* **38**：179-183, 1996
9) 平川奈緒美：痛みの評価スケール．*Anesthesia 21 Century* **13**：4-10, 2011

## Column clinical application

### アフォーダンス理論とリーチ動作

アフォーダンス（affordance）とは，環境から人に提供される情報や意味のことであり，アメリカの心理学者Gibson[1]が「与える・提供する」という意味をもつ動詞"afford"に，状態・性質などの意を表す名詞語尾"ance"を組み合わせてつくった造語である．アフォーダンス理論では，そもそも人を取り巻く環境の中に行為を変化させうる情報（良いものと悪いものの両方）が存在しており，人は目的に応じてその情報を取捨選択しながら行為していると考えられ，環境から得た感覚情報が脳に伝わり過去の情報と照らし合わせたうえで最適な運動指令が伝達されていくというものとは異を唱えている．アフォーダンス理論に関する研究より，ドアの出入りをする時には，ドア幅が狭い（研究ではその人の肩幅の1.3倍以下[2]）というアフォーダンスをあらかじめ視覚で知覚することで体を横にして通るといった行為が選択されること，ドアノブの形が違うことで手をリーチして握るか，押すかの行為が変化することなどが示されている．Gibsonは，人を環境に対して能動的に探究する存在と位置づけ，動くために知覚を利用して，知覚するために動くという人と環境との相互作用が常に行われ，自分がおかれた環境の中で得られた情報をもとに予測的・無意識的に行動していると説明している．

理学療法の場面でリーチ動作を行う例として，歩行の不安定な人が何か支持物につかまるケースを考えていく．筆者が担当していた車椅子レベルの左麻痺の患者を例にあげると，居室のベッドから起きて洗面所で水を飲もうとして歩き出したことがあった（図）．歩行はふらつきがあるため介助が必要であることは自覚しており，普段は車椅子で洗面所まで移動していた．1人で歩き出した理由を尋ねたところ，ベッドから手の届く位置に固定されたテレビ台がありそこにつかまれば転ばずに歩くことができると思ったとのことであった．この事象をアフォーダンス理論に当てはめて考えてみると，洗面所と固定されたテレビ台が「歩いていくことができる」という情報を提供し，人間が選択したと言い換えることができるのではないか．テレビ台と洗面所の距離が離れていれば，患者は歩いて手を伸ばそうとしなかったかもしれない．このように理学療法の場面でアフォーダンス理論を考えることは，歩行補助具の検討や生活する環境設定を行ううえで有用である．

#### 文献
1) Gibson J：The Ecological Approach To Visual Perception. Hillsdale NJ：Lawrence Erlbaum Associates, 1979, pp127-143
2) Warren WH jr, et al：Visual guidance of walking through apertures：body-scaled information for affordances. *J Exp Psychol Hum Percept Perform* **13**：371-383, 1987

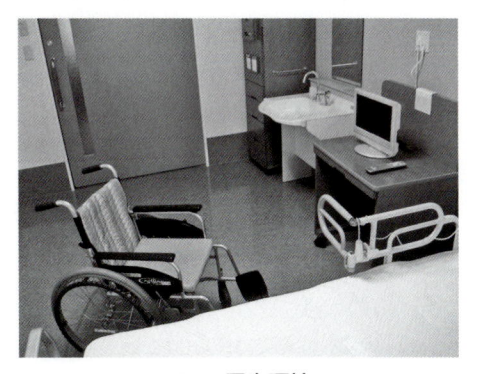

図 ● 居室環境

## 第3節　整形外科疾患

# 1 上腕骨近位部骨折

## 基礎　疾患をみるための知識の整理

### 1 病態と要因

　　上腕骨近位部骨折は骨頭，骨幹，大結節，小結節の4つの各部位またはそれぞれの複合した部位に発生する骨折であり[1]，全身の骨折の中で4～5％に相当[2]する．骨粗鬆症による骨脆弱性骨折の一つで，近年の高齢化社会に伴い発生数が増えており，今後も増加することが予想される[3]．また受傷機転は転倒が97％とされ，特に側方や斜め前方転倒で発生しやすい[4]．

### 2 医学的診断と理学療法機能診断

#### 1 画像診断のポイント

##### 1）単純X線画像
　　正・側面像を撮影する．基本的には直交する2方向が必要である[5]（図1）．その際に骨折部位や骨片転位の方向と程度，脱臼合併の程度を判定する[6]．

##### 2）CT画像
　　単純X線画像で判定が困難な場合に用いられ，骨頭の転位，骨折部の粉砕度，大・小結節の状態把握に用いる（図2）．これらを画像で骨頭，骨幹，大結節，小結節の4つの部位について，相互に1 cm以上離開するか，45°以上回旋転位した場合を転位骨片と考える．Neer分類[1]（図3）など用いて骨折を分類し，治療方針や手術計画を立てる．

#### 2 そのほか類似する疾患・症状との鑑別

　　肩周辺の骨折としては鎖骨骨折，肩甲骨骨折などがあげられる．また，突然の外力により生じる肩関節の痛みとしては肩関節脱臼などが考えられる．しかし，

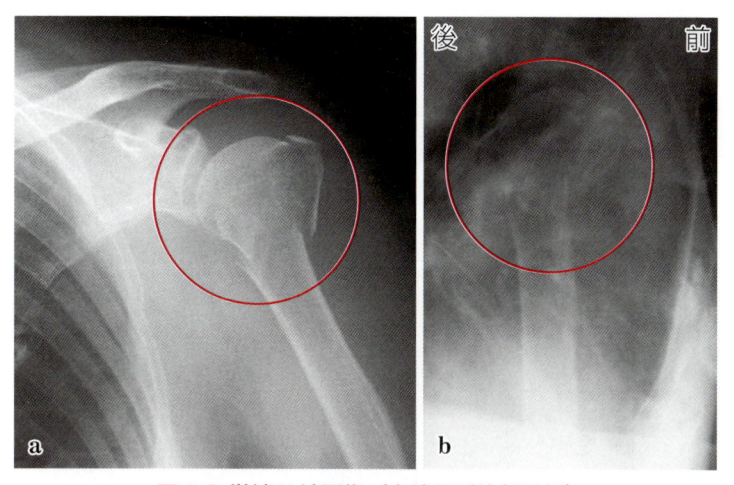

**図1● 単純X線画像（上腕骨近位部骨折）**
a. 正面像，b. 側面像．丸印内が骨折部

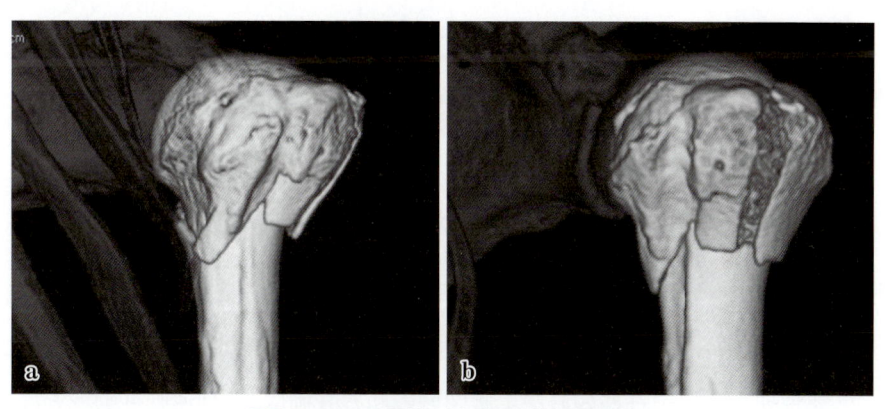

**図2● 3DCT画像（上腕骨近位部骨折）**
外科頸部の転位（a）と大結節の骨折（b）が確認できる

いずれも単純X線画像やCT画像により容易に鑑別することができる．

## 3 一般的な理学療法評価項目

### 1）局所機能障害の変化を把握するための評価

#### a．関節可動域

　保存療法，手術療法にかかわらず，肩甲上腕関節の可動域はもちろんであるが，肘関節や手関節，手指など上肢全体の評価が必要となる．固定期間や術後の安静期間などで拘縮を生じ可動域制限を伴うことがある．

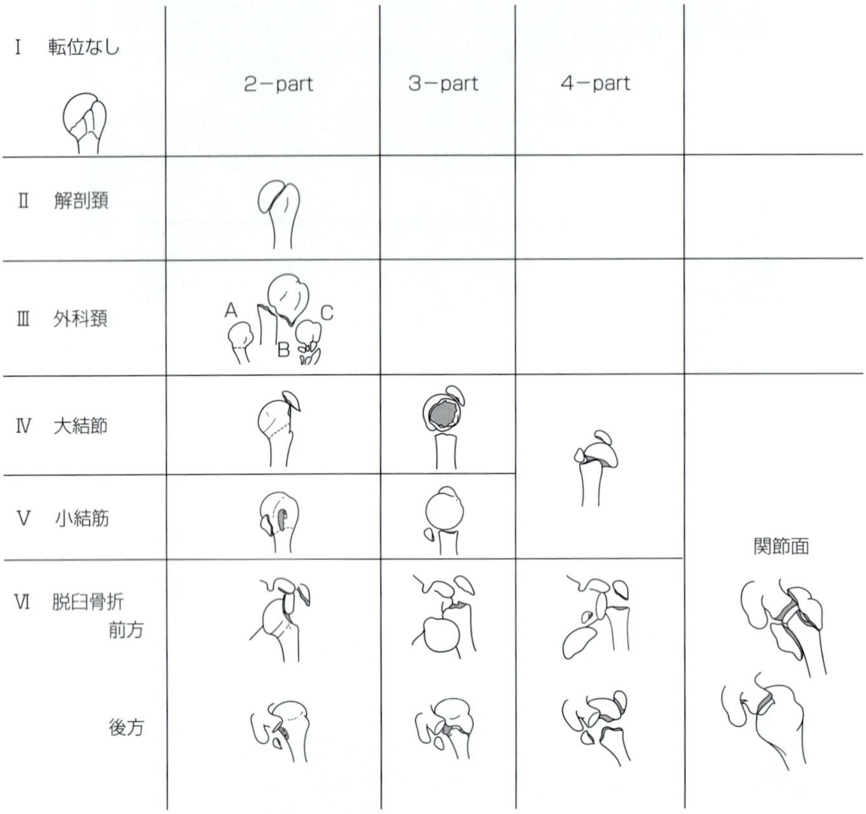

**図3 ● Neer 分類**（文献1）より改変引用）
骨頭，骨幹，大結節，小結節の4つの部位の骨折について分類している

### b．筋　力

　急性期から亜急性期の肩甲上腕関節の筋力評価は，自動運動可動域を評価する．保存療法の自動運動開始時や手術後の自動運動開始時は強固な骨癒合が得られていないこともあり，抑止テスト（break test）は骨の転位などを生じることもあるため注意が必要である．肘関節，手関節，握力も評価する必要があるが，肘関節を評価する際には骨折部に過度なストレスがかからないよう，break test の近位固定部位に注意が必要である（図4）．

### c．痛　み

　肩甲上腕関節，肘関節，手関節，手指の他動・自動運動による痛みを確認する必要がある．特に骨折部に痛みが生じる運動方向では，骨折部に対しストレスをかけていることがあり注意が必要である．また手術を行った場合には術式や侵襲部位を必ず確認する必要があり，手術侵襲による痛みか否かを考慮し，訓練内容を決定する．

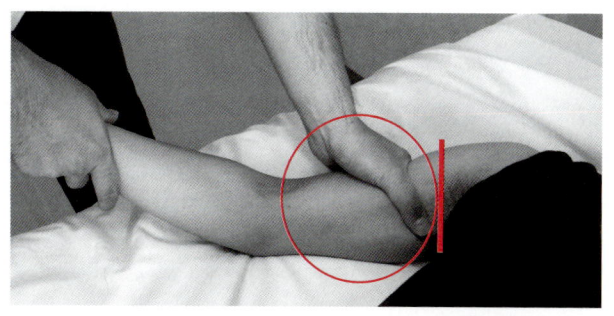

**図4 ● 肘関節の筋力評価時の近位の固定部位**
骨折部（実線）よりも遠位で固定する

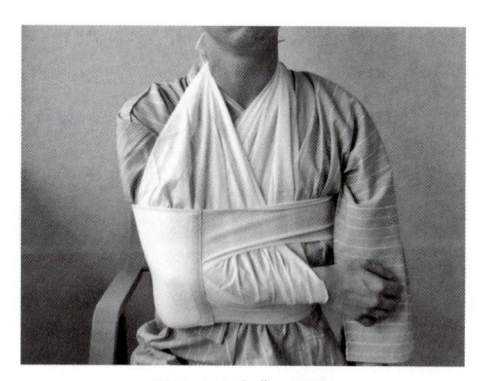

**図5 ● デゾー固定**
三角巾とバストバンドを用いて骨折部を固定する

### d. 感　覚

合併症として腕神経叢麻痺，腋窩神経麻痺，肩甲上神経麻痺，正中神経麻痺などの末梢神経麻痺を生じることがあるため[6]，患側上肢全体の感覚を確認する必要がある．また術後は術創部に感覚障害を生じることもあるので確認しておく．

### e. 姿　勢

保存療法ではデゾー固定（図5）などによる安静固定時，または装具除去時の肩甲骨の位置や体幹の状態を評価する．これらは肩甲上腕関節の関節可動域や筋力に影響を及ぼすので[7,8]，良肢位や左右差を比べ評価する．

## 2）ADL や QOL，全身運動の変化を把握するための評価

### a. 基本動作

特に高齢者は受傷前から全身的な体力の低下があることも多く，日頃から寝返りや端座位，立ち上がりや立位保持を上肢に頼って行う患者は多い．そのため上肢の骨折にもかかわらず，受傷直後は基本動作が1人で行えなくなる患者も多く，この時期のADL低下は廃用症候群につながるため必ず評価すべきである．

#### b．体幹アライメントと体幹可動性

　高齢者は円背や亀背など，いわゆる腰曲がりの姿勢を呈することが多い．しかし円背や亀背の患者においても，この姿勢で拘縮や強直を起こし脊柱の可動性が低下している患者もいれば，努力的に自動伸展できる患者もいるので，可動性の有無について評価すべきである．また脊柱の可動性がある場合，受傷前はこの機能を使い上肢をコントロールしていた場合があるため，受傷前のADL時の体幹の状態についても聴取する．

#### c．上肢を使用するADLおよび拡大ADLの動作分析

　上肢の運動が必要になるADLとして，食事，整容，清拭，更衣，トイレ動作などがあげられる．それぞれの動作がどのように構成され，筋力や関節可動域はどの程度必要なのかを確認する．また在宅生活を送るにあたっては，家事や食事の支度などの拡大ADLも評価する必要がある．

#### d．歩行能力

　高齢者の転倒の要因として歩行能力の低下がある[9]ので，パフォーマンステストのTimed and Up Go（TUG）テストや，歩行を構成する機能である筋力やバランス能力の評価が必要な場合がある．

#### e．趣味活動や仕事

　趣味や仕事を行ううえで上肢を使う場面は多い．そのため，実際に行う動作を確認し必要な関節可動域や筋力を評価するとともに，動的なバランスを評価し趣味活動や仕事の動作の安全性についても評価する．

## 3 医学的治療

### 1 保存療法

　本疾患の85％は安定性の良い1-part骨折であり[1]，早期の運動療法が適応となる[10]．また，1-part骨折の保存療法の予後は良好である[11]．2-part外科頚骨折の一部や徒手整復で整復位が得られる場合も保存療法の適応である[10]．

### 2 観血的治療

　Neer分類[1]の2-part外科頚骨折，3-part，4-partが手術適応である[12]．2-partや3-part骨折，また4-part骨折の一部には，Kirschner鋼線髄内固定法，Ender釘による固定法，髄内釘，PHILOS（Proximal Humeral Interlocked System）plate固定などが選択される[10,13]．3-part骨折の一部や4-part脱臼骨折では人工骨頭置換術が行われることが多い[10]．

# 症例 転倒歴のある虚弱高齢女性に対する全身への理学療法アプローチが上肢の機能回復と再転倒の予防につながった症例

## 1 アプローチのポイントとサマリー

　肺炎で一時的な廃用状態となり，易転倒性が残存した状態で自宅退院し，自宅生活中に転倒・骨折した80代の独居女性である．

　アプローチのポイントは，①肩関節の機能改善，②立位・歩行の安定，③立位・歩行を伴うADL・IADL動作の獲得，④再転倒の予防である．本症例は退院後に独居での自宅生活を希望していたため，①の局所的な機能回復を目標とし，さらに②③を目標にADLレベルの活動だけでなく，自宅生活に必要な調理動作や洗濯などの動作の安定を考慮した運動療法を行った．また④の対策として下肢機能に注目した．特に骨折後の高齢者が転倒する場合は片脚立位やTUGが低値を示すので[14]，バランス機能を獲得することで安全な自宅生活をおくることのできた症例である．

### ▶▶ココが重要！

　上腕骨近位部骨折は高齢者に多く，受傷機転は転倒が多い．そのため受傷後，再転倒の不安が活動量を低下させ，心身ともに廃用状態に陥りやすい．

　転倒の防止には動的なバランス能力の向上が効果的である[15]．また転倒不安の改善には実生活を想定した訓練の成功体験が重要で[16]，このようなアプローチによる心理的変化は，不安などの抑うつ的な感情を改善しADL・IADL動作の量を増やす[17]．ADLやIADL動作遂行のために上肢機能が必要とされることで[18]，結果的に肩関節の可動域や筋力の回復を早める．そのため入院中から，急性期でも可能なかぎり早く離床させ臥床時間を短くするよう看護師などと協力して，整容や排泄は病棟のトイレや洗面所を使用するようにし，訓練時間以外にも病棟内で歩行練習をするなど活動的に入院期間を過ごしてもらう必要がある．

## 2 一般的情報

年齢・性別：88歳，女性．
診断名（障害分類）：右上腕骨外科頸骨折（2-part外科頸骨折）．

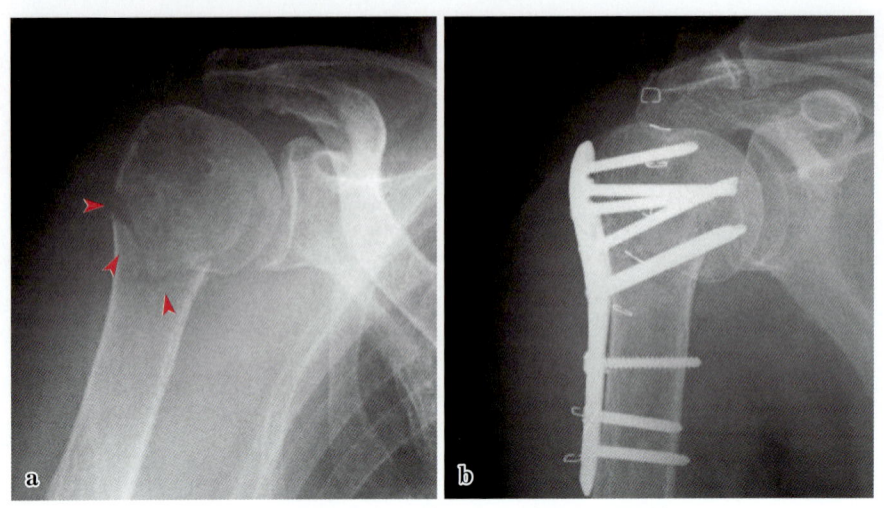

**図6** 術前（a）と術後（b）の単純X線画像
2-part外科頚骨折に対し，PHILOSによる固定術を行った

合併症や既往歴：肺炎加療（受傷1カ月前まで）．
趣味などの活動性：家事，友人とお茶のみ（1回/週）．
HOPE・NEED：家事ができるようになりたい．

### 3 現病歴

　家事や買い物なども一人で行っていたが，肺炎による入院加療後よりたびたび転倒を繰り返すようになった．4月，自宅内で歩行中に足がもつれて転倒し受傷した．当初は保存療法を予定したが，受傷前からの廃用状態を考慮し早期に活動量を確保するため，約1週後にプレートによる固定術を施行した．

### 4 画像所見

　単純X線画像と3DCT画像にて右上腕骨外科頚骨折と診断される．手術にはPHILOSを用いて骨折部を固定した（図6）．

### 5 局所機能障害に対するアプローチ

#### 1）局所機能障害に対する理学療法評価

- 安静度：術前は肩関節の運動は禁止．術後翌日からリハビリテーションを開始．術後1週間はリハビリテーション時間以外は三角巾で固定．右上肢での荷重および高負荷の運動は禁止．他動運動および自動運動に運動制限はなし．
- 触診・視診：術創部に熱感（＋），腫脹（＋），発赤（＋），右上肢全体に腫脹（＋），浮腫（＋），右上腕背側から前腕尺側に皮下血腫（＋）あり，炎症所見あり．

- 疼痛：術創部に圧痛と肩関節運動時には伸長痛，右肩関節屈曲・外転・外旋，結帯動作で大胸筋，三角筋に伸長痛および収縮痛（＋）．手術は前方アプローチで行われたため，三角筋前部と大胸筋の侵襲により疼痛が生じている．
- 関節可動域：右肩関節屈曲80°，外転60°，外旋20°，結帯動作（内旋）は右殿部に触れるレベル．前述の軟部組織の収縮痛や伸長痛で制限されている．
- 筋力：右肩関節自動屈曲30°，自動外転20°，自動外旋15°，結帯動作（内旋）は右殿部に触れるレベル（この時期はMMTではなく自動可動域での評価が適している）．
- 感覚：術創部に軽度の感覚低下（＋）．
- 筋緊張：安静時は大胸筋，広背筋の緊張亢進（＋），運動時は僧帽筋上部線維の過緊張（＋）．

### 2）局所機能障害における問題点

①術創部周囲の炎症症状．
②術創部と骨折部の痛みと恐怖心による大胸筋と広背筋の筋緊張の亢進．
③肩関節の他動関節可動域の低下（屈曲，伸展，外転，外旋，内旋）．
④肩関節の自動関節可動域の低下（屈曲，伸展，外転，外旋，内旋）．
⑤自動運動時の僧帽筋上部線維の過緊張．

### 3）局所機能障害に対する治療プログラムと治療後の変化

- 問題点①に対して：非温熱の超音波治療を約2週間実施し，運動後にはアイスパックによるアイシングを行い炎症所見と痛みは低下した．
- 問題点②～⑤に対して：大胸筋と広背筋に対してはリラクセーションを目的としたマッサージを行った．また痛みと恐怖心による防御性収縮により他動的な関節可動域訓練は困難だったため，筋力訓練も兼ねて，患者自身で行う自動介助運動（図7）から始め，自動運動や防御性収縮の低下に伴い他動運動を開始し，肩関節自動屈曲130°，自動外転120°，自動外旋30°，結帯動作が可能となった．

  これらの運動を行うことで肩関節の機能は向上し，食事，更衣，整容など座位で行うADLは自立したが，立位での動作は依然不安定であり，転倒の危険性が残存していた．

## 6 局所機能と全身運動を結びつけるインタラクティブ・アプローチ

### 1）局所以外の部位に対する理学療法評価

独居で生活するには安定した立位・歩行に加え，立位で行う動作についての評価を必要とした．

- 下肢筋力：MMTで両側の股関節伸展3，膝関節伸展3，足関節底屈$2^+$．

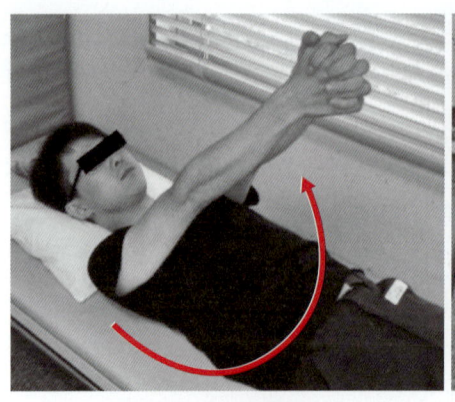

a. 屈曲に対する自動介助 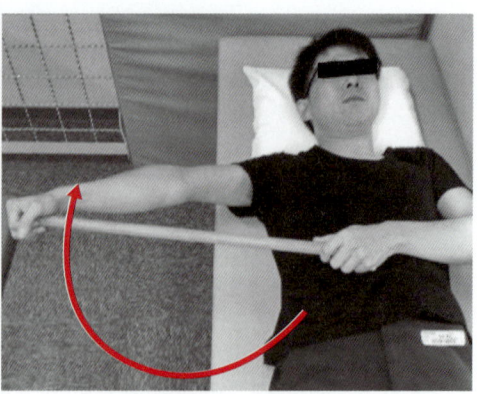　　　b. 外転に対する自動介助

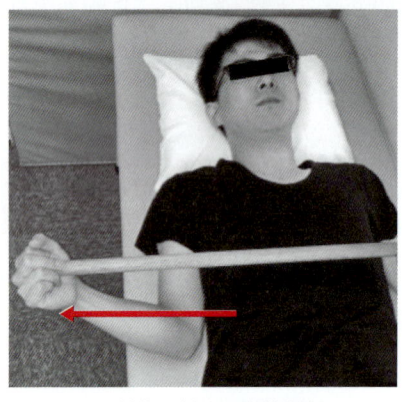

c. 外旋に対する自動介助

図7 ● 自動介助運動

- 基本動作：寝返り〜起き上がりはベッド柵を健側上肢でつかみ，健側へ寝返ることで可能．
- 立位バランス：ベッド柵を健側上肢でつかんで立ち上がり，ベッド柵から手を放して立位保持をしようとするが，いわゆる腰の引けた状態となり，後方にバランスを崩しやすい状態であった．通常は，肩関節を屈曲すると重心は前方に移動するが，本症例では特に下腿三頭筋の筋力低下があり前足部での荷重コントロールが行えず，腰を引きながら肩関節を屈曲することにより後方に重心が移動するため，後方にバランスを崩しやすい．そのため，本症例が立位で肩関節の屈曲を行うためには下腿三頭筋による立位安定性の獲得が必要と推測した．また，上肢の側方リーチ動作時に体幹を傾けることが困難であり，特に左上肢の左側へのリーチ動作には恐怖感を訴えた．この時の右上肢の位置は，右手掌を腹部に当て上腕は体側にあったため，左側へのリーチ動作時に右肩関節外転に伴う右上肢での釣り合い重り（カウンターウエイト）が行えていないと考え，右肩関節の外転を保持させ左側へのリーチ動作を行うと体幹の側屈が出

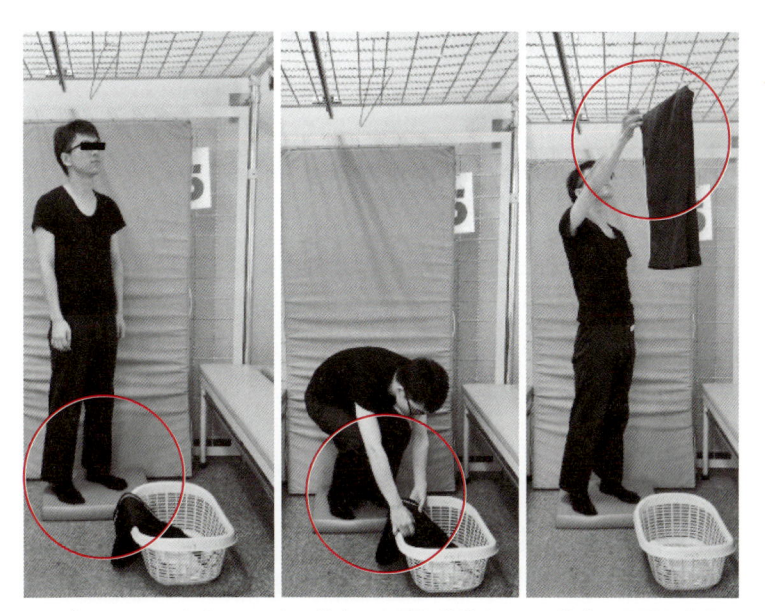

a. バランスマット上で立位保持　b. 前方への重心移動とバランス保持　c. 後方への重心移動とバランス保持

**図8　上肢の運動に伴う立位バランス訓練**

上肢の運動を伴った動作の訓練として，バランスマット上で下から洗濯物を拾い上げ，上にかける動作を行った

現し，左側へのリーチ距離も延長した．つまり，左側へのリーチ動作における体幹コントロールには右上肢の外転運動が必要であり，本症例の側方リーチにおける立位バランスの向上には右肩関節の外転が必要といえる．

- 片脚立ち：健側で平行棒につかまり両側下肢ともに10秒程度可能であったが，健側の支持がない状態では，足を上げられず片脚立ちは不可能であった．これは立脚側下肢の筋力の支持性が不足していること，側方へのリーチ動作が困難であることから重心の側方移動が不十分なためと推察する．
- 歩行観察：腰が引け体幹はやや前傾位，歩幅と歩隔は狭くすり足様の歩容であった．振り出そうとした足が反対側の足に当たり転倒しそうになることがたびたび観察された．
- 調理・洗濯動作：家事動作は，立位を保ちながら上肢動作を行うことのできるバランス能力が必要とされる．横歩きなども必要であるが，本症例は立位で上肢の運動を行うとバランスを保てず後方へ転倒しそうになることが多く，横歩きは不可能であった．

## 2）局所以外の問題点

①体幹・下肢の筋力低下に伴う静的立位バランス能力の低下．
②片脚立ちの不安定に伴う歩行時における遊脚側の振り出し幅の不安定性．

③上肢・体幹の運動を伴う立位・歩行の不安定性.

### 3）ADLやQOL，全身運動を改善する治療プログラムと治療後の変化

- 問題点①に対して：ブリッジ（お尻上げ），カーフレイズ，立位での外乱刺激，バランスマット上での立位保持を行うことで静止立位は安定した.
- 問題点②に対して：片脚立位保持，ゆっくりとした足踏み，前後・側方へのステップ訓練を行うことで歩行時における遊脚相の不安定性は改善された.
- 問題点③に対して：立位時の後方への不安定性についてはバランスマット上での洗濯動作を考慮した運動を行った（図8）．側方への不安定性には左上肢の側方リーチ動作時に右肩関節外転を促し，さらに左上肢の側方リーチ動作とともに下肢の側方へのステップ運動を行うことで，上肢の運動が加わっても転倒傾向は減少し，横歩きも可能となった.

これらを行うことで歩幅と歩隔が広がり，すり足様で振り出そうとした足が反対側の足に当たり転倒しそうになることは訓練中や病棟生活ではみられなくなり，独歩自立となった．また，洗濯や調理動作で想定される上肢の運動を伴う立位・歩行の安定性が向上し，自宅での独居生活が可能となり退院となった.

#### 文献

1) Neer CS Ⅱ：Displaced proximal humeral fractures. Part Ⅰ. Classification and evaluation. *J Bone Joint Surg Am* **52**：1077-1089, 1970
2) Stimson BB：A Manual of Fractures and Dislocations, 2nd Ed. Philadelphia, Lea & Febiger, 1947
3) 萩野 浩, 他：橈骨遠位端および上腕骨近位端骨折の疫学的検討. 整形外科と災害外科 **47**：811-812, 1998
4) Palvanen M, et al：The injury mechanisms of osteoporotic upper extremity fractures among older adults：a controlled study of 287 consecutive patients and their 108 controls. *Osteoporos Int* **11**：822-831, 2000
5) 衣笠清人：6 プレート固定．玉井和哉（編）：上腕骨近位端骨折―適切な治療法の選択のために．金原出版，2010, pp107-112
6) 保坂正人, 他：上腕骨近位端・脱臼骨折および肩関節脱臼に合併した末梢神経麻痺例の検討. 肩関節 **15**：238-243, 1991
7) 山口光國：投球障害肩に対する理学的評価. 筒井廣明, 他：投球障害肩こう診てこう治せ. メジカルビュー社, 2004, pp24-62
8) Finley MA, et al：Effect of sitting posture on 3-dimensional scapular kinematics measured by skin-mounted electromagnetic tracking sensors. *Arch Phys Med Rehabil* **84**：563-568, 2003
9) 鈴木隆雄：転倒の疫学. 日老医誌 **40**：85-94, 2003
10) 三原研一：上腕骨近位端骨折．昭和大学藤が丘リハビリテーション病院（編）：肩の診かた治しかた．2004, pp106-117
11) Geabler C, et al：Minimally displaced proximal humeral fractures：epidemiology and outcome in 507 cases. *Acta Orthop Scand* **74**：580-585, 2003
12) 井上尚美：上腕骨近位端骨折①―髄内釘固定. 関節外科 **32**：1020-1027, 2013
13) 西田一也, 他：上腕骨近位端骨折に対するプレート固定法―MIPO 法について. 関節外科 **32**：1013-1019, 2013
14) 園村和輝, 他：高齢者骨折後の転倒群, 非転倒群の運動機能評価と骨密度の比較. 日本理学療法学術大会 2011（0）：Cb0754-Cb0754, 2012
15) Sherrington C, et al：Effective exercise for the prevention of falls：a systematic review and

meta-analysis. *J Am Geriatr Soc* **56**：2234-2243, 2008
16) 古賀隆一郎, 他：高齢骨折患者における転倒恐怖感に影響する要因の検討. 日職災医誌 **62**：23-26, 2014
17) 本田春彦, 他：地域在宅高齢者における身体機能と抑うつ傾向の関連性. 保健福祉学研究 **3**：51-61, 2005
18) 石原一成, 他：老人保健施設入所女性のADLとQOLおよび身体機能との関連性. 理学療法科学 **16**：179-185, 2001

## Column one point lecture

### 関節拘縮の基本的機序

理学療法場面でみられる関節可動域制限は，従来，強直（ankylosis）と拘縮（contracture）に分類され，前者は関節構成体，後者は関節構成体以外の軟部組織の変化による運動障害とされてきた．しかし，先天性疾患などによる例外を除き，両者の変化は混在する場合が多く厳密な区分が難しいことから，非可逆的に他動関節可動域が制限された状態を強直とし，それ以外を拘縮とするのが一般的である[1,2]．

拘縮のメカニズム理解には，その種類を知る必要がある．Hoffaによれば，拘縮は皮膚性，結合組織性，筋性，神経性および関節性拘縮に分類される．皮膚性拘縮は，熱傷後の皮膚壊死を経た瘢痕拘縮や強皮症による皮下組織の線維化による皮膚硬化がある．結合組織性拘縮は靱帯，腱，腱膜に起因するDupuytren拘縮などがある．筋性拘縮はギプス固定や長期不動による骨格筋の短縮や萎縮が原因である．神経性拘縮には疼痛回避のため長期逃避肢位による反射性拘縮，痙性麻痺による筋緊張亢進による痙性拘縮および末梢神経障害による弛緩性麻痺性拘縮がある．関節性拘縮は関節構成体の軟部組織由来として結合組織性拘縮と考えてもよいが，厳密には従来の強直にも分類される[1,2]．

理学療法の治療対象となる拘縮の主要責任部位は骨格筋である．筋性拘縮は骨格筋の伸張性低下が主因とされる．片岡ら[3]によれば，骨格筋の伸張性に関しては，力学モデルから弾性要素に粘性要素を加えた粘弾性要素として考える必要がある．筋線維の伸張性低下はコネクチンに由来するとされ，その大きさのみならず$Ca^{2+}$の結合による弾性特性変化も筋線維の伸張性に影響する．筋膜の伸張性低下はコラーゲン線維の変化に由来し，具体的には個々のコラーゲン線維の可動性による配列変化やコラーゲン分子間架橋の生成状態が影響している．また，コラーゲンタイプの変化も骨格筋の伸張性に影響する可能性がある．

**文献**
1) 沖田 実：関節可動域制限とは. 沖田 実（編）：関節可動域制限 —病態の理解と治療の考え方 第2版. 三輪書店, 2013, pp2-20
2) 細 正博：関節のしくみと拘縮の発生. 奈良 勲, 他（編）：拘縮の予防と治療 第2版. 医学書院, 2008, pp19-22
3) 片岡英樹, 他：骨格筋の変化に由来した拘縮. 沖田 実（編）：関節可動域制限 —病態の理解と治療の考え方 第2版. 三輪書店, 2013, pp93-105

## 第3節　整形外科疾患

# 2 肩関節周囲炎

## 基礎　疾患をみるための知識の整理

### 1 病態と要因

　肩関節周囲炎は外傷性，非外傷性にかかわらず，肩甲上腕関節周辺に生じた痛みや拘縮により機能障害をきたすものである[1]．特に40～50代に多く発症し「五十肩」としても知られている．肩関節周囲の骨や筋肉，靱帯，関節包などの軟部組織に炎症をきたす病態であり，具体的に炎症を起こしやすい部位としては回旋筋腱板や肩峰下滑液包，上腕二頭筋長頭腱や関節包などがあげられる[2]．しかし，原因はまだ十分に解明されていない[3]．

### 2 医学的診断と理学療法機能診断

#### 1 画像診断のポイント

　本疾患の多くは軟部組織が原因になっていることが多い．したがって，単純X線画像だけでは病因を特定することは難しい[4]．しかし，石灰沈着性腱板炎では棘上筋内への石灰沈着像（図1），腱板損傷（図2）では肩峰骨頭間距離（AHI）の短縮が認められる場合がある．
　また，特に誘因がないことも多いが転倒時に床に手をついた際や，ある程度の重量物を持ち上げたことが原因で発症することもあり[5]，これらにより腱板損傷などを疑う場合は必要に応じてMRI検査を行う必要がある．

#### 2 類似する疾患・症状との鑑別

　肩関節周囲炎を肩関節周囲の痛みと定義すると，類似する疾患・症状として脳卒中後の肩関節亜脱臼，頚椎症性の神経症状，関節リウマチ，変形性肩関節症などがあげられる．それぞれの特異的な検査所見，徒手検査について表1に示す．

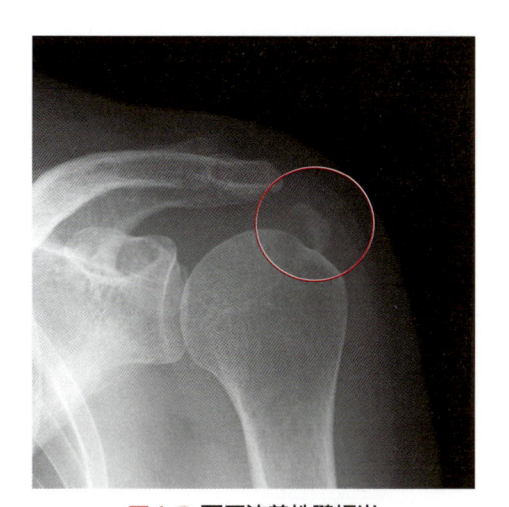

図1 ● 石灰沈着性腱板炎
丸印：石灰の沈着が認められる

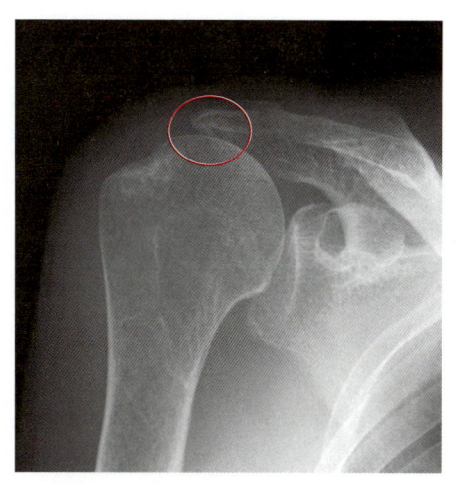

図2 ● 腱板損傷
丸印：肩峰骨頭間距離（AHI）の狭小化がみられる

表1 ● 症状別の検査所見と誘発テスト

| | 検査所見 | 徒手検査 |
|---|---|---|
| 脳卒中後の肩関節亜脱臼 | 単純X線画像などでの骨頭下降<br>MRI，CT画像などでの脳卒中画像 | sulcus徴候陽性 |
| 頚椎症性の神経症状 | 単純X線画像での頚椎の変形<br>MRIでの脊柱管の狭窄画像所見など | 椎間孔圧迫テスト陽性，Jackson's test 陽性 |
| 関節リウマチ | 単純X線画像での関節破壊画像<br>血液検査所見（リウマトイド因子など） | |
| 変形肩関節症 | 単純X線画像などでの関節裂隙の狭小化や骨棘の形成 | |
| 肩関節周囲炎 | 単純X線画像では石灰沈着性腱板炎や一部の腱板断裂の所見．しかし単純X線画像に異常がみられないこともある<br>MRIでは腱板損傷などの軟部組織の炎症所見 | Drop arm test陽性，有痛弧サイン陽性，Speed's test陽性，棘上筋テスト陽性，棘下筋テスト陽性，Lift-off test陽性など |

## 3 機能診断のための徒手検査とその選択基準

　肩関節周囲炎は疼痛に伴う筋力低下や関節可動域障害を主症状としているため，疼痛を生じている部位の鑑別が必要となる．また原因が1カ所である場合は少なく，障害されている部位が複数あることが多いので，肩甲上腕関節を検査して総合的に解釈する必要がある．障害部位を鑑別するための検査を図3に示す．
　肩関節周囲炎の要因判別には以下の検査を実施する．
　①Neer's test，Howkins-Kennedy test：肩峰下インピンジメント．
　②棘上筋テスト，Empty can test：棘上筋炎または棘上筋の損傷．

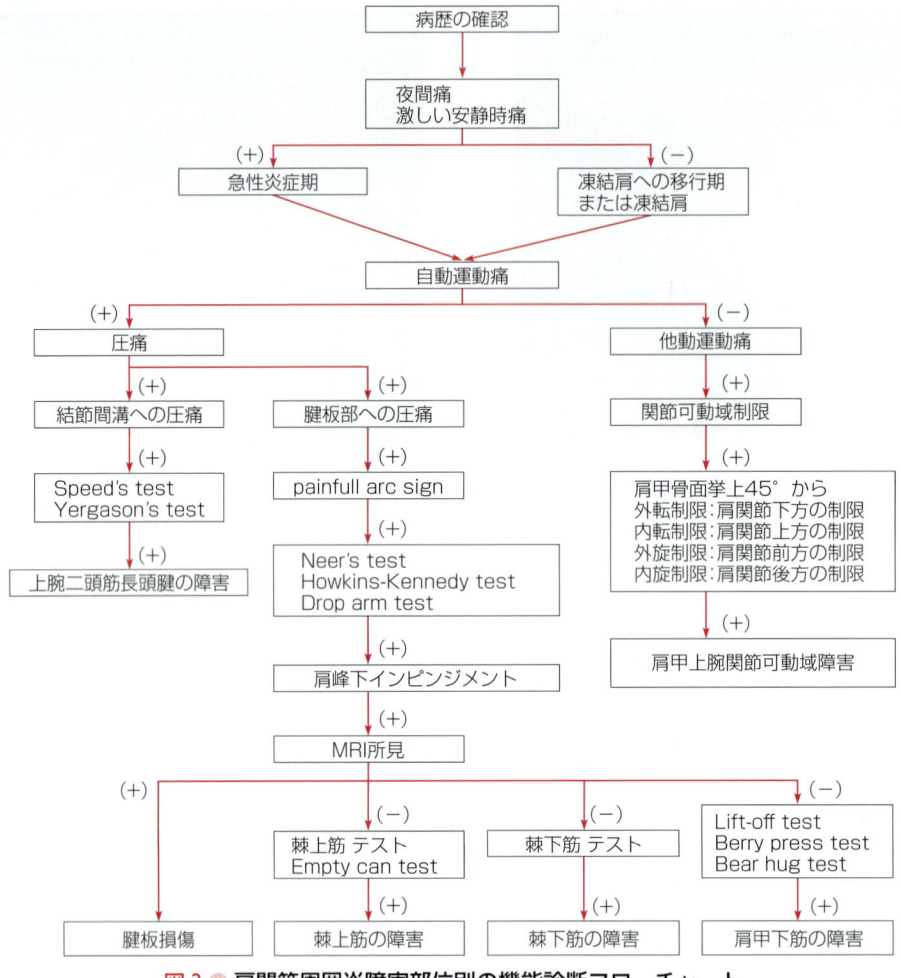

## 第5章 各疾患への理学療法アプローチ

**図3 ● 肩関節周囲炎障害部位別の機能診断フローチャート**

③棘下筋テスト：棘下筋炎または棘下筋の損傷.

④Lift-off test, Bear hug test：肩甲下筋炎または肩甲下筋の損傷.

⑤Speed's test, Yergson's test：上腕二頭筋長頭炎.

⑥肩甲上腕関節の肩甲骨面の挙上45°で他動関節可動域検査：制限された運動方向により肩関節軟部組織の伸長性低下を評価.

　肩関節周囲炎の主な障害は関節拘縮と自動運動における筋の痛みである．そのため，機能診断において重要な点は，痛みの原因が関節拘縮なのか筋の収縮痛なのかを評価していくことである．

## 4 一般的な理学療法評価項目

### 1）局所機能障害の変化を把握するための評価

#### a．関節可動域

肩関節周囲炎では肩甲上腕関節のみならず，肩甲胸郭関節や肩鎖関節，胸鎖関節などの可動性を評価することが重要である．また，発症から時間の経っている患者は，疼痛回避のため不良姿勢を伴うことがしばしばあり，体幹の可動域や下肢の関節可動域を評価する必要があることを忘れてはならない．

#### b．筋　力

肩関節周囲炎では腱板損傷を伴うことがあり，回旋筋腱板への過負荷を避けるために，肩甲上腕関節にはじめから break test を行うべきではない．まずは自動運動で可動範囲や痛みの程度を確かめるべきである．また，肩甲上腕関節の筋力検査を行う場合に，検者が肩甲骨を固定した状態で筋力検査を行うことで筋力が向上することもある．この場合は肩甲骨の不安定性を意味しているため，肩甲骨周囲の筋力の評価も重要となる[6,7]．

#### c．痛　み

肩関節周囲の疾患において，患者はしばしば上肢の外側に痛みを訴えることがある．回旋筋腱板を損傷すると放散痛を示す場合があり[8]，おおよそではあるが，その位置によって責任部位が推定できる（図4）．さらに疼痛誘発テストを行うことで責任部位を鑑別する必要がある．

#### d．姿　勢

肩関節周囲炎は軽視される傾向があり，発症後に時間が経ってから受診することが多く，疼痛のために不良姿勢を強いられていることが多い．主に頭部前方位，頚椎過伸展，胸椎の後弯の増大，肩甲骨下制・外転・下方回旋などを呈していることが多い．

### 2）ADLやQOL，全身運動の変化を把握するための評価

ADLでは結帯動作，結髪動作，更衣動作などに支障がないかを確認する必要がある[7]．また家事動作として，調理，洗濯の取り込みなど実際の動作や自宅の環境を確認するとよい[7]．余暇活動が制限されていることも多く，余暇活動の動作を確認する必要がある．これらは痛みが原因で制限されることが多いため，動作をよく観察し痛みの原因を鑑別する．

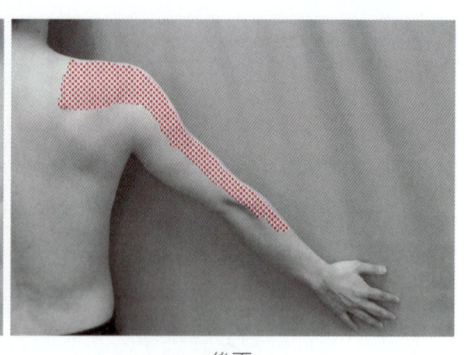

前面　　　　　　　　　　　　　　後面
a．棘上筋：上腕の三角筋中部，上腕，外側上顆

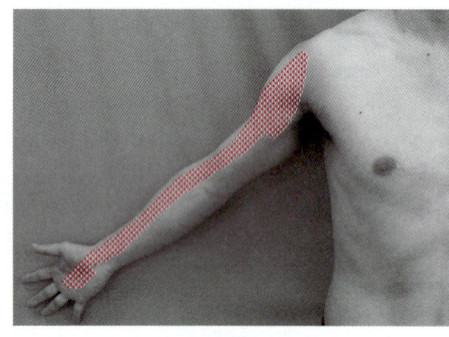

前面　　　　　　　　　　　　　　後面
b．棘下筋：三角筋前部，肩関節，肩甲骨内縁，上腕と前腕の前面・外側面

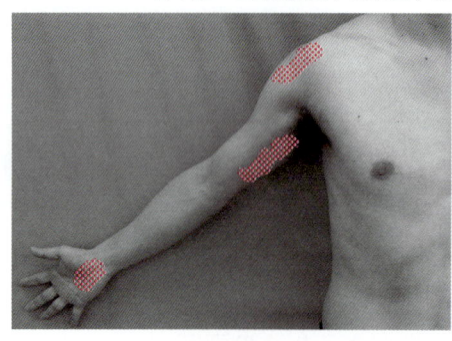

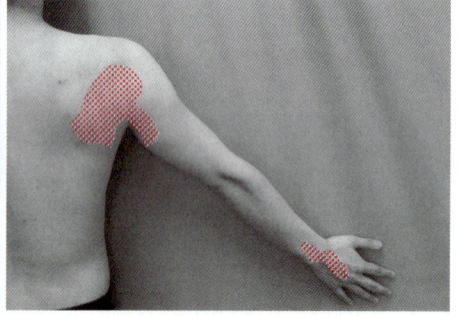

前面　　　　　　　　　　　　　　後面
c．肩甲下筋：三角筋後部，肩甲骨，上腕の後部，手関節，肩の前面，手関節掌側

**図4● 腱板別の痛みの部位の違い**（文献8）より改変引用）

# 3 医学的治療

## 1 保存療法

### 1）薬物療法

経口薬として非ステロイド性消炎鎮痛剤（NSAIDs），筋弛緩剤を用いられるこ

とが多い．外用剤として塗布剤や湿布剤が使用される．そのほか，座薬などが使われることもある[6]．

### 2）注射療法

注射療法は肩峰下滑液包と肩関節包内に行われ，局所麻酔材とヒアルロン酸ナトリウムが使われる．炎症が強い場合にはステロイドが混注される[9]．

## 2 観血的治療

保存療法でどうしても改善しない患者に対して選択されることがある．判断の目安として3～6カ月以上症状に改善のない者が適応となる．方法には，非観血的関節受動術（サイレント・マニピュレーション）や関節鏡視下で行われる関節包切離などがある[6,10]．

# 症例 不良姿勢により座位・立位で肩関節可動域障害と痛みを生じた高齢女性への理学療法アプローチ

## 1 アプローチのポイントとサマリー

　本症例は特に誘因なく端座位や立位での上肢の運動に伴い肩痛を訴え治療を開始した70代の女性である．

　本症例のアプローチのポイントは，①胸椎の可動性の増大，②頸背部の筋力強化，③肩甲骨の可動域の増大と筋力強化，④良姿勢および肩甲骨の位置を意識した回旋筋腱板の筋力強化である．前述のとおり肩関節周囲炎は長期にわたり不良姿勢をとっていることが多いため，肩甲上腕関節のみにアプローチしても効果が出にくいことが多い．今回は①～④のアプローチによって座位・立位の姿勢が変化し肩の疼痛がなくなった症例である．

### ▶▶ココが重要！

　肩関節周囲炎では個人差はあるが初期から痛みを伴い，この痛みにより肩関節のみならず肩甲骨周囲や体幹の可動域や筋力を低下させることが多い[11,12]．そのため，肩甲骨周囲はもちろん体幹の可動性や肢位別（臥位・座位・立位）での肩関節の可動性を評価する[7]．

　本症例では座位時は肩関節の運動に痛みがなく，立位での肩関節の運動に痛みが残存した．この現象は座位姿勢より立位姿勢のほうが下肢の影響を受けやすいことから生じていると考え，下肢から体幹，肩関節に至る協調的な運動を獲得したことにより痛みがなくなった．

## 2 一般的情報

　年齢・性別：77歳，女性．
　診断名（障害分類）：左肩関節周囲炎．棘上筋炎，肩峰下インピンジメント症候群．
　合併症や既往歴：頸椎症．
　趣味などの活動性：家事．
　HOPE・NEED：痛みなく家事をしたい．

## 3 現病歴

　12月に頸椎症で外来リハビリテーションを開始，主訴は頸部の痛みと左上肢のしびれであった．頭頸部の深部筋の筋力強化と関節可動域訓練を行い，痛み・しびれともに消失し，外来リハビリテーションは終了となった．翌年1月に頸部の痛みはないが左肩に痛みがあり受診，左肩に関節可動域障害と筋力低下を認めた．日常生活では結帯動作や洗濯物の取り込み時などに特に痛みが強くつらいとのことであった．

## 4 画像所見

　単純X線画像にて異常所見なし．理学的所見から診断された．

## 5 局所機能障害に対するアプローチ

### 1）局所機能障害に対する理学療法評価

- 疼痛：安静時痛はないため，炎症症状は軽度と予想された．また，結帯動作時の肩関節前方の痛みは軟部組織の伸長痛，肩関節の自動屈曲・外転では上腕骨大結節周囲に鋭痛があり，肩峰下での回旋筋腱板のインピンジメントが疑われた．
- 徒手検査：棘上筋テスト陽性，棘下筋テスト陽性，Bear hug test 陰性，Speed's test 陰性，Neer's test 陽性であった．以上より棘上筋と棘下筋の炎症，肩峰下インピンジメントが生じていた．
- 関節可動域：肩関節屈曲120°・外転110°・外旋30°・内旋は仙骨レベルであった．また肩関節屈曲・外転の際には肩甲骨が十分に内転・上方回旋・後傾しておらず，僧帽筋中・下部，鎖骨下筋，前鋸筋の機能低下を示していた．
- 関節の副運動：関節包の上下前後で可動性の低下があり，肩関節の運動すべてに制限をもたらす可能性があった．
- 筋力：左棘上筋と棘下筋に筋力低下があり，肩甲上腕関節の安定性の低下を示唆していた．また僧帽筋中部・下部線維の筋力低下により，肩甲骨の不安定性が生じ，回旋筋腱板機能を低下させていることを示唆していた．
- 筋緊張：左大胸筋が左上肢の他動運動時に防御性収縮を生じていた．また小胸筋の緊張が高く，小胸筋は肩甲骨を前傾させる作用をもつため肩甲骨の可動性低下を示唆した．

### 2）局所機能障害における問題点

①大胸筋や三角筋前部線維に肩関節の伸展に伴う伸長痛．
②肩関節屈曲・外転・外旋・内旋の他動可動域の低下．

③肩甲骨周囲の筋力低下とタイトネス．
④棘上筋と棘下筋の筋力低下と肩関節屈曲・外転に伴う痛み．

### 3）局所機能障害に対する治療プログラムと治療後の変化

- 問題点①②に対して：①②ともに他動運動に伴う痛みであり，軟部組織の伸長性低下によるものと考えた．これに対し，個々の組織にストレッチ，マッサージ，関節モビライゼーションを行った．
- 問題点③④に対して：座位で肩甲骨の自動運動を行い肩甲骨の位置と運動を学習した後に，肩甲骨の位置を意識した状態で棘上筋と棘下筋に対し筋力訓練を行った（図5）．

これらの運動により結帯動作や臥位・座位における肩関節自動運動時の痛みは改善したが，立位時の肩関節の運動では痛みがあった．

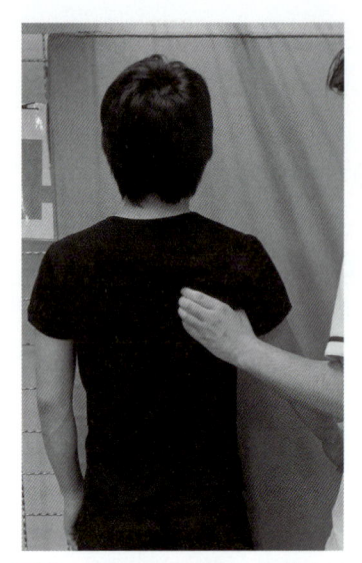

図5 ● 肩甲骨の位置を意識させた腱板訓練
理学療法士が肩甲骨を誘導し，その位置で肩甲骨の筋緊張を学習させながら腱板訓練を行う

## 4 局所機能と全身運動を結びつけるインタラクティブ・アプローチ

### 1）局所以外の部位に対する理学療法評価

- ADL・拡大ADL：更衣動作や結帯動作はやや困難ながらも行えていた．しかし，台所での調理作業や洗濯物を干す・取り込むといった立位で行う動作で左肩関節に痛みが生じていた．
- 脊柱の可動性：脊柱（特に胸椎）の伸展運動が他動・自動ともに低下していた．
- 立位姿勢：頭部前方位，頸椎過伸展，胸椎後弯の増大，骨盤後傾，股関節軽度屈曲，膝関節軽度屈曲位で，股関節と膝関節の伸展を促しても困難であり，自動介助で立位の修正を試みたが困難なことから膝および股関節に関節可動域障害の可能性があった．立位で肩甲骨は両側とも下制・下方回旋・外転しているが，左側が右側よりも下制している．
- 下肢筋力：MMTでは両側股関節・膝関節は5レベルであった．股関節・膝関節が屈曲するため正確な片脚立ちが困難であったが，その片脚立ちで足関節底屈による踵上げが20回行えたため両足関節底屈は5レベルと判断した．
- 下肢関節可動域：両側股関節伸展−10°，両側膝関節伸展−5°．
  下肢整形外科テスト：両側ともにThomas' test陽性，Ely's test陽性．
- 肢位別の肩関節の関節可動域：臥位よりも端座位で肩関節屈曲の自動可動域は

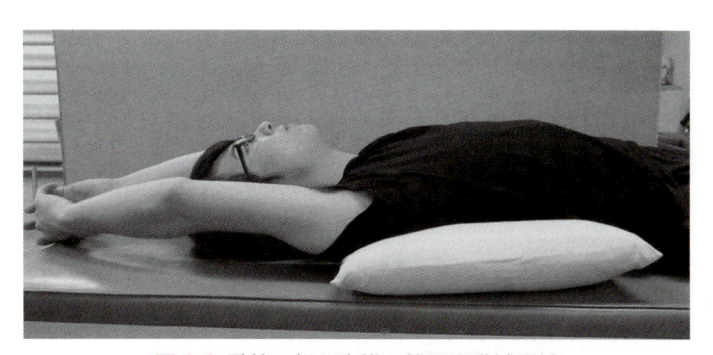

**図6** ● **臥位で行う胸椎の伸展可動域訓練**
胸椎部に枕が当たるように設置し，肩関節屈曲に合わせ胸椎の伸展を行う

低下し，端座位よりも立位で肩関節屈曲・外転の自動可動域は低下を示した．

## 2) 局所以外の問題点
①立位のままで行う動作時の肩関節の疼痛．
②不良姿勢と脊柱の可動性の低下，腸腰筋と大腿直筋の短縮のため，股関節屈曲拘縮で生じる骨盤後傾により立位で下肢の複合的な伸展が行えない．
③立位時の肩関節自動可動域の低下．

## 3) ADL や QOL，全身運動を改善する治療プログラムと治療後の変化
- 問題点①に対して：頸椎周囲の筋力訓練と胸椎の可動性の訓練を臥位で行った（**図6**）．
- 問題点②③に対して：腹臥位で腸腰筋と大腿直筋に対しストレッチを行った．さらに立位で肩関節の屈曲を自動介助で行い，これに合わせ体幹・下肢の複合的な伸展も同時に行った．この動作は家事動作時の上肢挙上を想定しており，肩関節は自動介助における最大屈曲位，体幹・下肢は最大努力の伸展位で3〜5秒程度静止して行った（**図7**）．

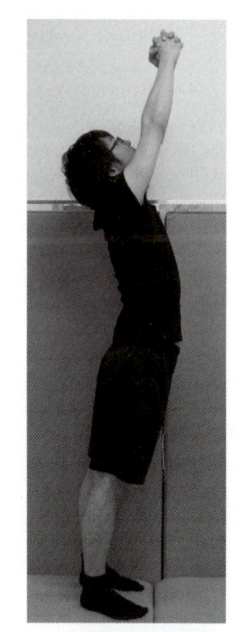

**図7** ● **肩関節の屈曲と体幹・下肢の同時伸展**
立位で肩の屈曲と体幹・下肢の同時伸展を行うことで ADL や拡大 ADL を行ううえで必要な筋収縮と関節運動を学習する

これらを行うことで座位と立位で肩甲骨の位置が修正された．また腸腰筋と大腿直筋のストレッチと体幹・下肢の複合的な伸展の効果として立位時に骨盤前傾と下肢の複合伸展が行えるようになり，立位姿勢も改善した．また肩甲上腕関節と胸椎や骨盤の協調的な運動が可能となり，立位で行う肩関節の運動時の疼痛はなくなり，外来通院での治療は終了した．

## 文献

1) Kelly MJ, et al：Frozen shoulder：evidence and a proposed model guiding rehabilitation. *J Orthop Sports Phys Ther* **39**：135-148, 2009
2) 大井淑雄：いわゆる五十肩. 臨床外科 **48**：88-89, 1993
3) 薄井正道：肩関節周囲炎. 臨床整形外科 **24**：1069-1076, 1989
4) 三木威勇治：五十肩. 昭和医学会雑誌 **21**：761-764, 1962
5) 玉井和也：肩関節. 鳥巣岳彦, 他（編）, 石井清一, 他（監）：標準整形外科科学. 医学書院, 2004, pp328-344
6) 帆苅成：肩関節周囲炎. 筒井廣明（編）：これだけは知っておこう肩の診かた治しかた. メジカルビュー社, pp46-53, 2004
7) 三浦雄一郎, 他：肩関節運動機能とADLの関連性. 関西理学 **8**：25-34, 2008
8) Kostopoulos D, 他（著）, 川喜多健司（訳）：トリガーポイントと筋筋膜療法マニュアル. 医道の日本社, 2002, pp82-87
9) 山本龍二, 他：肩関節周囲炎に対するヒアルロン酸ナトリウム（SPH）の比較臨床試験. 臨床薬理 **19**：717-733, 1988
10) 皆川洋至：保存療法：サイレント・マニピュレーションを中心に. *Mb med reha*（157）：85-90, 2013
11) Lukasiewicz AC, et al：Comparison of 3-dimensional scapular position and orientation between subjects with and without shoulder impingement. *J Orthop Sports Phys Ther* **29**：574-583, 1999
12) Warner JJ, et al：Scapulothorcic motion in normal shoulders and shoulders with glenohumeral instability and impingement syndrome. A study using Moir'e topogaraphic analysis. *Clin Orthop Relat Res* **285**：191-199, 1992

## Column　clinical application

### 車椅子駆動と上肢機能

　車椅子は加齢や病気により歩行困難となった時に移動の代替手段として最も選択されている方法である．両手で駆動する際は矢状面からみて肩関節と車軸の前後位置を近づけた姿勢で座り，ハンドリムを後ろから前（時計の10時から2時の範囲）に勢いをつけてこぎ，惰性を利用しながら繰り返すと効率がよいといわれる．体幹が安定している場合には，バックサポート（背張り，座位保持装置，体幹パッドなど）を肩甲骨より低くすると肩が伸展しハンドリムの後方に手が届きやすい．

　臨床では，小柄な高齢者や障害者がハンドリムの前側のみで非効率的な駆動をしていることが多く見受けられる．無理な駆動を長期間続けることで肩関節痛，腱鞘炎，手根管症候群などの二次的障害が発生することが報告されている[1]．このような問題につながる使用者側の要因は，座高が低い，すべり座りや斜め座りにより肩関節が下がる，前かがみ姿勢により肩関節が前方に位置することがあげられる．車椅子側の要因は，タイヤが大きい，タイヤの空気が少ない，車軸が後方に位置している，車体の重量が重い，バックサポートや座クッションが不適切であることなどがあげられる．これらの要因を一つひとつ改善し，駆動の速度，安全性，耐久性，使用者の痛みや満足度などに効果があったかどうか評価する必要がある．

　ここからは片麻痺患者の車椅子駆動を考えていく．片手片脚駆動を行う時には，足が地面に着く高さとなるよう設定し，上肢で駆動しても体幹が不安定とならないようにバックサポートを検討する[2]．この時，タイヤが大きいと手を高く上げようとして麻痺側に体幹が崩れたり，車軸位置が後方にあると手を後ろに伸ばそうとして身体をバックサポートに押し付けて殿部が前にすべったりすることがある（図）．6輪は，車軸位置が前方にあるのでハンドリムの操作はしやすくなるが，直進の安定がとりにくいというデメリットがある．また，上肢の麻痺が重度で注意が向きにくい場合には，タイヤと手の接触による皮膚損傷，肩関節の亜脱臼，麻痺側への姿勢崩れなどの問題が生じやすいため，アームサポートの調整や車椅子用テーブルまたはクッションの使用を検討すべきである．上肢の麻痺が軽度で両手駆動を行う時には，麻痺側の力が弱いことでまっすぐ進めないことが多い．このような場合には，麻痺側にグローブをつけてハンドリムに力が伝わりやすくする，非麻痺側の力を本人が調節する練習を行う，足で方向を変えながら麻痺側を補助的に使用してもらうことがある．

#### 文献

1) Curtis KA, et al：Survey of wheelchair athletic injuries：common patterns and prevention. Paraplegia **23**：170-175, 1985
2) 廣瀬秀行, 他（編）：高齢者のシーティング第2版．三輪書店，2014，pp36-86

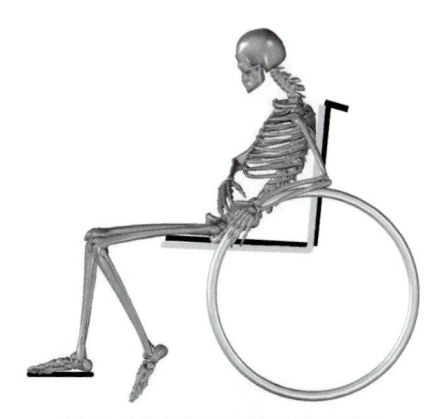

**図　片手片足駆動時の姿勢崩れ**

第3節　整形外科疾患

# 3 肩関節脱臼（コンタクトスポーツ）

## 基礎　疾患をみるための知識の整理

### 1 病態と要因

　本項では，主に外傷性の肩関節前方脱臼について述べる．

　肩関節脱臼は，関節窩から上腕骨頭が完全に逸脱した状態を指し，転倒やタックルなどの激しい接触が多いスポーツで生じやすい．再脱臼し，反復性脱臼へ移行する確率が高く，特にコンタクトスポーツを行う若年者の初回肩関節脱臼における治療方針は慎重に考慮しなければならない．

　肩関節脱臼は，前方脱臼が90％以上を占める．代表的な受傷機転は肩関節の外転・外旋位の強制である（図1)[1]．主な病態は，上腕骨頭から下関節上腕靱帯（IGHL：Inferior Glenohumeral Ligament），関節唇，関節窩縁などが構成する肩甲上腕関節の前下方支持組織の損傷であるバンカート損傷と上腕骨後外側の骨欠損であるヒルサックス病変である（図2)．

肩関節前方脱臼　　バンカート損傷

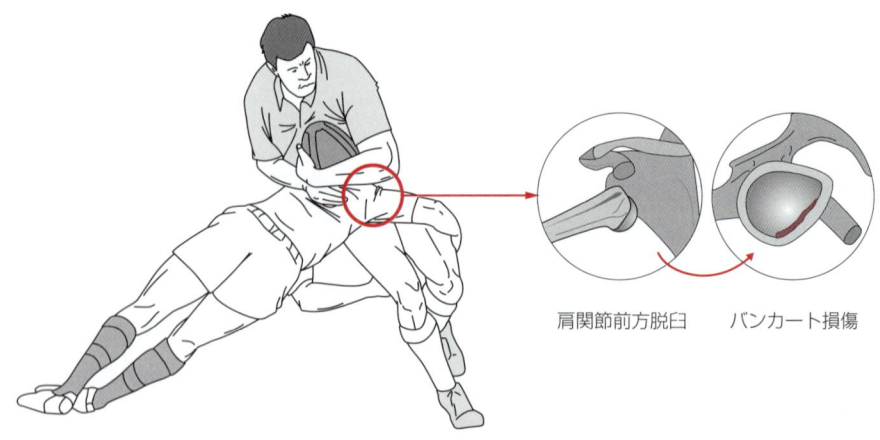

**図1 ● 主な受傷機転**（文献1）より引用）
右肩が相対的に外転・外旋位を強制され，肩関節前方脱臼が生じる

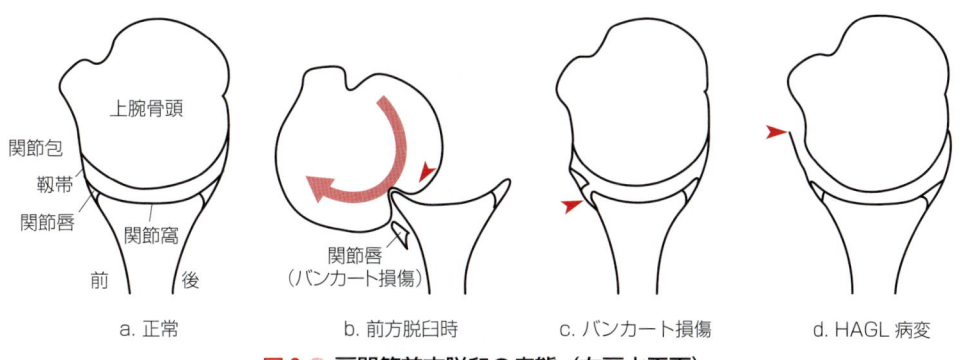

**図2　肩関節前方脱臼の病態（右肩水平面）**

b．前方脱臼時に前関節唇損傷を認める．また，上腕骨頭が外旋し，後方にヒルサックス病変（矢印）を認める
c．関節唇の損傷（バンカート損傷）．関節窩に骨折を伴う場合がある（骨性バンカート）
d．上腕骨頭側の下関節上腕靱帯（IGHL）が剥離している

　肩関節前方脱臼において，初回脱臼患者のほとんどにバンカート損傷が必発し，関節窩の骨折を伴う骨性バンカート損傷が生じる割合は約70％と非常に高い[2]．ヒルサックス病変が生じる割合は約47〜100％である[3]．そのほかにも，IGHLの上腕骨頭側からの断裂（HAGL病変：Humeral Avulsion of the Glenohumeral Ligament Lesion）が生じる場合もある[4]（図2）．

　比較的まれな合併症として，上方肩関節唇損傷（SLAP：Superior Labrum Anterior and Posterior Lesion）や腱板損傷がある．

## 2 医学的診断と理学療法機能診断

### 1 画像診断のポイント

　単純X線画像が第一選択であり，脱臼の程度や骨折の有無を確認する（図3）．CT画像では主に骨の状態を詳細に評価する．骨性バンカート損傷やヒルサックス病変の大きさを把握することが，再脱臼率の増加や治療方針の決定に重要である[5]（図4）．MRIは主に筋肉や関節包靱帯などの軟部組織を評価する．バンカート損傷，関節上腕靱帯，関節唇損傷を詳細に評価できる．また，生理食塩水で希釈した造影剤を関節内に注入し，MRIを撮影するMR関節造影（MRA）で，関節上腕靱帯の弛緩，断裂，剥離の程度を詳細に評価することが治療方針決定に役立つ（図5）．

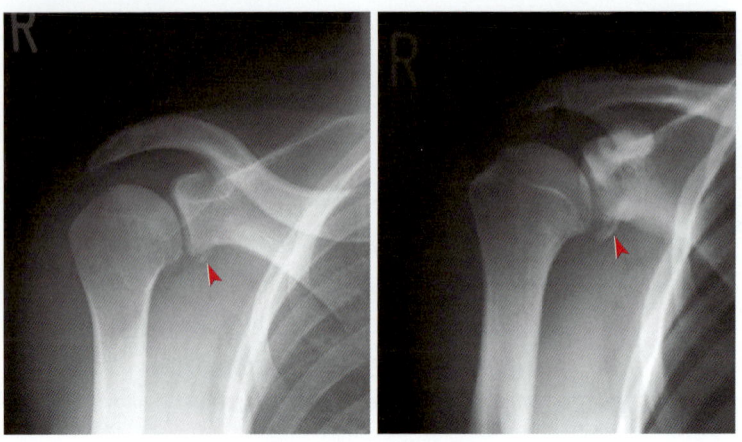

**図3● 単純X線画像（右肩関節正面像）**
矢印部分に関節窩の骨折を認める

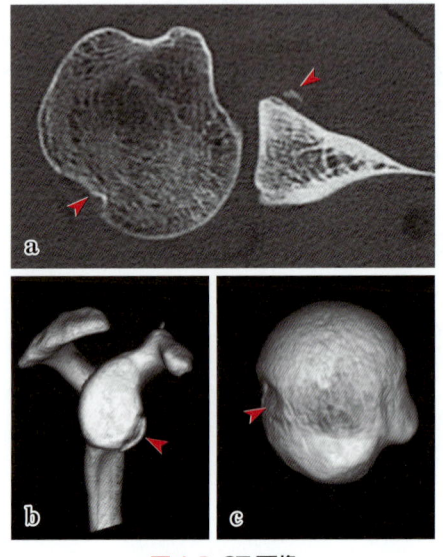

**図4● CT画像**
a．左肩冠状断CT．矢印にバンカート損傷とヒルサックス病変を認める
b．右肩甲骨矢状断3DCT．矢印（関節窩前下方）に骨性バンカート損傷を認める
c．右上腕骨頭冠状断3DCT．矢印（後外側）にヒルサックス病変を認める

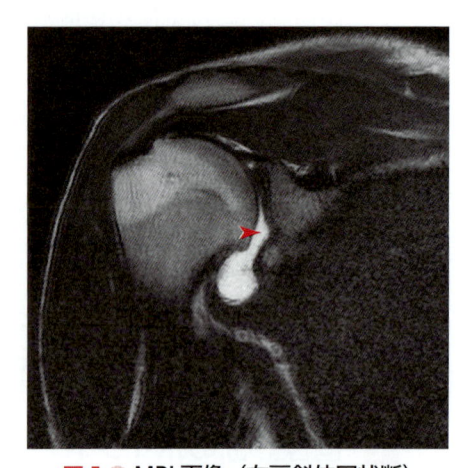

**図5● MRI画像（右肩斜位冠状断）**
矢印に軽度の腫脹と関節窩の骨折を認める（骨性バンカート損傷）．腱板損傷などは認めない

## 2 類似する疾患・症状との鑑別

　　バンカート損傷の亜型であるHAGL病変は，手術方法も異なるため画像評価の時点で診断することが重要である．また通常，肩関節脱臼は完全に脱臼した状態を意味するため，亜脱臼と区別する必要がある．

図6 ● 徒手検査のフローチャート

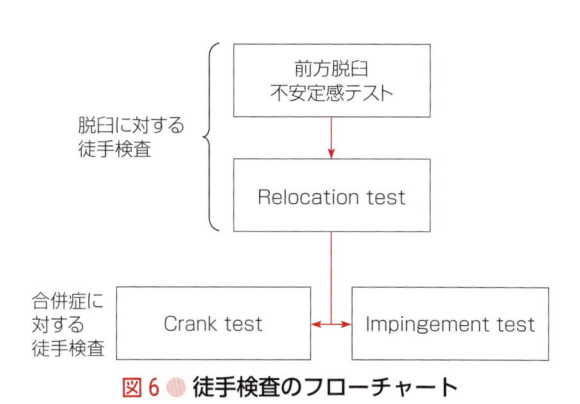

表1 ● 肩関節脱臼に関与するリスクファクター

| 外在因子 | 内在因子 |
| --- | --- |
| 参加スポーツ(ポジション) | 年齢, 性別, 身長, 体重 |
| 参加レベル | 筋力 |
| 手術方法 | 関節弛緩性 |
| リハビリテーションプロトコル | 解剖学的構造 |

## 3 機能診断のための徒手検査とその選択基準

　種々の徒手検査は，いずれも脱臼肢位を強制し関節唇やIGHLの伸張，上腕骨頭の前下方移動を加えるものである．SLAP損傷や腱板損傷などの合併症を伴う可能性があるため，合併症に対する徒手検査も併せて行う（図6）．前方脱臼不安定感テスト陽性は，再脱臼の危険予測因子である[6]．

## 4 一般的な理学療法評価項目

### 1) 局所機能障害を把握するための評価

#### a. 関節可動域

　脱臼後は保存療法，手術療法にかかわらず脱臼側に若干の関節可動域制限を認める場合が多く，特に代表的な受傷機転の外転・外旋制限が生じやすい[7]．関節弛緩性は再脱臼を高めるリスクファクターになるため，全身の関節弛緩性を併せて評価することが望ましい．

#### b. 筋力

　肩関節は構造的に可動性が大きく安定性に乏しい関節であり，運動中の安定化機構として筋力が求められる[8]．リハビリテーション期間中は回旋筋腱板の収縮評価や徒手筋力評価を行う．スポーツの復帰時期は，ハンドヘルドダイナモメーターや等速性筋力測定機器を使用し，客観的に患健比を評価することが望ましい．特に，内旋の筋力低下は受傷機転に多い外旋の拮抗筋となるため注意が必要である[7]．

#### c. 神経系機能（主に固有感覚）

　肩関節には，関節包，関節唇や靱帯の周辺に固有受容器が存在する．これらの

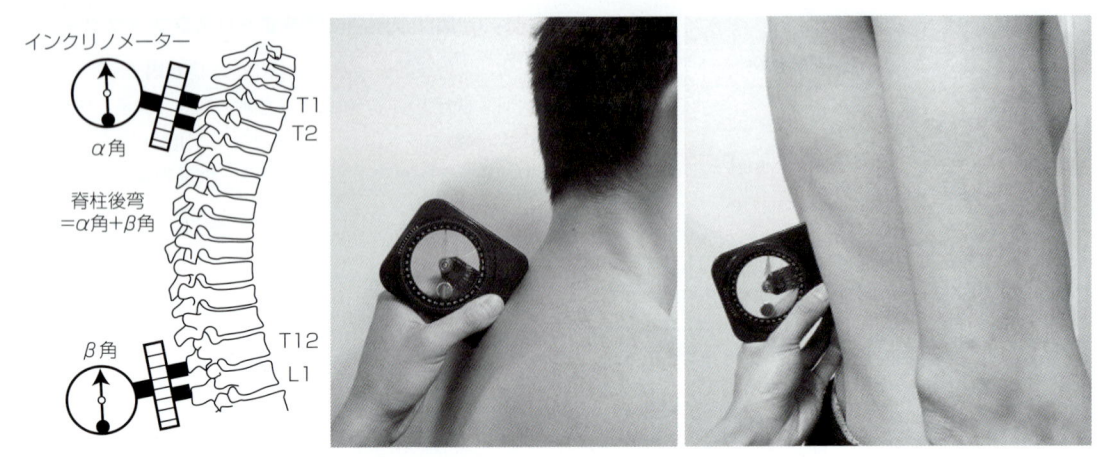

**図7 ● 脊柱後弯アライメント**（文献12）より改変引用）
T1-T2，T12-L1 を，それぞれ結んだ線と床からの垂直線との角度をそれぞれ α 角，β 角とし，両方の合計角度を脊柱後弯とする．平均は 35.5±6.0°で，不安定感を含む肩に問題がある者は後弯が大きい

受容器は，関節の過度な運動や関節周辺組織の過度な伸張を防ぐために肩関節運動をコントロールするが，脱臼による損傷で機能低下をきたす[9]．そのため，固有感覚（位置覚，運動覚）をスクリーニング評価することが重要である．

### 2）ADL，QOL，全身の変化を把握するための評価

#### a．受傷機転

肩関節脱臼は地面や相手との接触により生じる．実際の受傷機転を把握することは，肩関節にどのような外力が加わり脱臼したのか，また，どの組織が損傷しているかということの予測に役立つ．しかし，アスリートの中には初回脱臼から時間が経過し受傷機転を正確に覚えていないケースや，瞬間的に脱臼したため直接的な原因がわからないケースもある．

#### b．リスクファクター

初回肩関節脱臼後に反復性脱臼へ移行することは少なくない．治療方針を決めるうえで表1にあげる再脱臼のリスクファクターを詳細に評価する必要がある．

#### c．姿勢アライメント

肩甲骨や脊柱のアライメントは肩関節機能に影響する．特に，肩甲骨の前方突出（protraction）は IGHL の張力が大きくなりやすい[10]．特に，後述するラタージェット法のような骨移植術では，筋の長さが変化することにより肩甲骨のアライメント不良が生じやすい[11]．インクリノメーターや鏡，写真を用いた視覚的な評価は患者の理解も得やすい[12]（図7）．

#### d．動作分析

①肩関節運動の動作分析：再脱臼の予防や肩関節機能の改善を図るうえで動作分

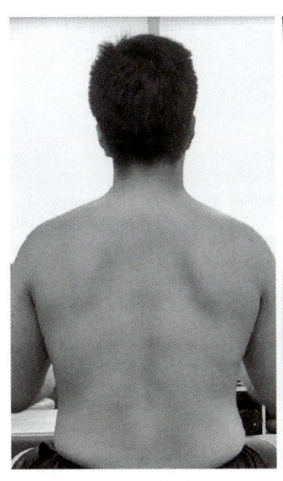

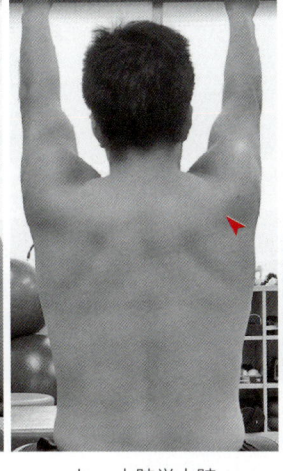

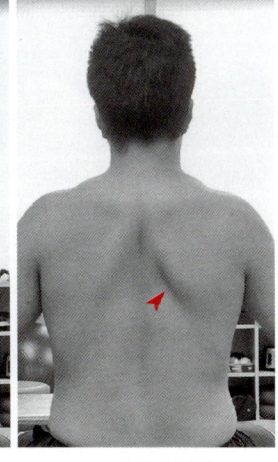

**図8** 肩甲骨の代償動作

a．安静時　　b．上肢挙上時　　c．上肢下行時

bの肩甲骨挙上・上方回旋の代償（矢印）は比較的容易に確認できるが，cの過剰な肩甲骨内転（矢印）は見逃しやすい

析は必須である．肩関節脱臼後は疼痛や不安定性の逃避反応や肩関節周囲の機能低下により，体幹や肩甲骨の代償動作がみられる（**図8**）．
②スポーツ動作分析：代表的な受傷機転であるタックル動作を例にとると，上腕骨頭の前方偏位，肩甲骨の前方突出，体幹の傾斜・側屈などの脱臼肢位を助長しうる運動を観察し，前述した理学療法評価により抽出した機能低下と統合する．特に肩関節機能は下肢からの上行性荷重連鎖の破綻による影響を受けやすいため，下肢・体幹の動作分析も重要である[13]．

## 3 医学的治療

### 1 保存療法

#### 1）固定方法

初回肩関節脱臼整復後の固定方法は，内旋位固定および外旋位固定の2種類である．従来から行われていた内旋位固定に対して，バンカート損傷の関節窩への圧着を目的とした外旋位固定が再脱臼率を低下させる報告があるが，その効果は明らかになっていない．

#### 2）理学療法（図9）

固定期間中の理学療法に関する明確な基準はないが，アイシングやリラクセーションを行い，疼痛や不安定感を考慮しながら愛護的に関節可動域練習を行う．

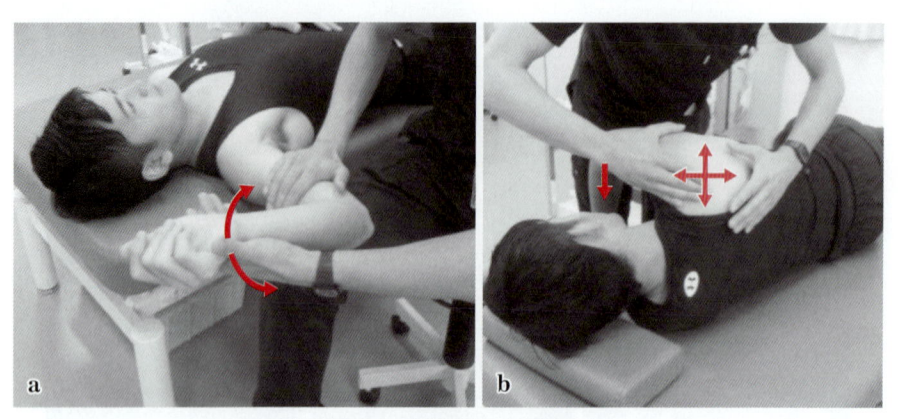

**図9 ● 理学療法の一例**
a．固有感覚トレーニング．脱臼肢位に近い肩関節外転・外旋位で理学療法士は内旋・外旋方向へ交互に力をかけ，患者はそれに抵抗する
b．肩甲骨の安定化．患者は上肢をベッド方向に押し肩甲骨周囲筋群を収縮させる（赤矢印）．理学療法士は肩甲骨を把持し，多方向へ抵抗を与える（ピンク矢印）

　脱臼後はバンカート損傷などによる前方支持組織の解剖学的破綻が生じる．そのため，回旋筋腱板，上腕二頭筋，烏口腕筋，広背筋などの上腕骨頭の安定性・求心性に関与する筋群の強化を行う．また，関節包，筋，腱の急激な伸張による関節固有感覚の機能低下が生じ，神経筋コントロール不良による機能的不安定性を呈しやすいため，固有感覚トレーニングを行い機能的安定化を図る．
　関節可動域，筋力，機能的安定化の改善を認めたら，段階的にスポーツ動作トレーニングを行う．コンタクトスポーツではその競技のスキル不足による脱臼が指摘されており，スポーツ動作トレーニングは十分に行う．その後，段階的に競技復帰を目指す[14]．

### 3）装具療法
　主な脱臼肢位である肩関節外転・外旋の動きを制限する．同様の目的でテーピングを行うこともある．

## 2　観血的治療

　手術療法の目的は主に再脱臼しないこと，および早期復帰である．肩関節脱臼における手術療法には大きく直視下と鏡視下による方法がある．損傷が関節窩以外に存在する場合や骨移植を伴う場合は直視下が選択されるが，近年では骨移植術も鏡視下で行うケースが増加している．主な術式はバンカート縫合術と烏口突起移植術であるラタージェットまたはブリストウ法である．

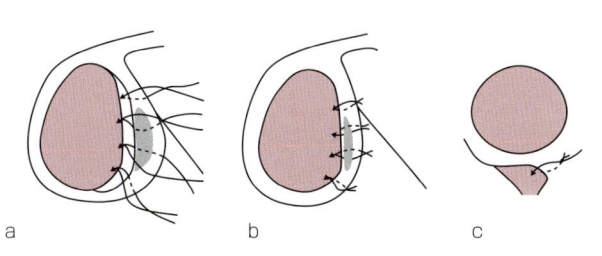

**図10 ● 鏡視下バンカート縫合術**（文献15）より引用）
　a．アンカーに通した縫合糸を剥離した関節唇にかける
　b．縫合糸をしめ関節窩前縁に固定する
　c．下方からバンカート損傷が修復された様子

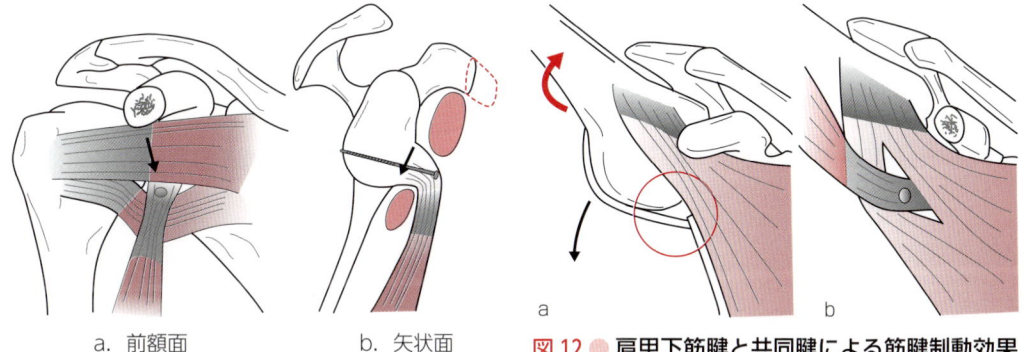

a．前額面　　b．矢状面
**図11 ● ラタージェット法（右肩）**（文献16）より引用）
烏口突起を切離し，関節窩前下方に移植する（矢印）

**図12 ● 肩甲下筋腱と共同腱による筋腱制動効果**
（文献16）より引用）
　a．外転外旋位．黒矢印は上腕骨頭の前下方脱臼方向，色矢印は外旋を示す
　b．ラタージェット法施行後．肩甲下筋腱と共同腱によりaの黒色矢印方向の力を制動している

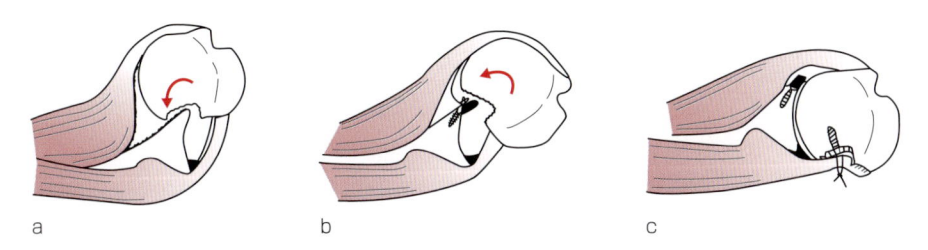

**図13 ● レンプリサージ**（文献17）より引用）
　a．ヒルサックス病変
　b．バンカート修復をしたが，ヒルサックス病変により再脱臼してしまう
　c．レンプリサージによりヒルサックス病変を"埋める"

### 1）鏡視下バンカート縫合術

　関節窩前縁にスーチャーアンカーを打ち込み，アンカーに通した縫合糸を剥離した関節唇・関節包靱帯にかけ，関節窩前縁に固定する方法である（図10）．スリング固定脱去後から他動・自動介助による関節可動域練習を行い，段階的に回旋

筋腱板の収縮エクササイズを始める．3カ月は強い負荷を制限し，約6カ月で競技への完全復帰を目指す[15]．

### 2) ラタージェット法（ブリストウ法）

ラグビーやアメリカンフットボール，柔道などのいわゆるコリジョン（衝突）アスリートに対して行われる．烏口突起を切離し，関節窩前面に移植・固定する方法である．脱臼を防止する3つのブロックメカニズムがあり，①損傷した関節包を修復することによるブロック，②損傷により陥没した関節窩を烏口突起で補完することによる骨性のブロック，③肩甲下筋腱と移植された上腕二頭筋短頭・烏口腕筋の共同腱による筋腱のブロックである．外転・外旋位では約80％が③によるブロック効果である[16]（図11, 12）．移植骨の骨癒合を妨げないよう，8週間は自動による肘関節屈曲を禁止する．約6カ月で競技への完全復帰を目指す．

### 3) レンプリサージ

前述の保護手術として行われる．ヒルサックス病変に後方の関節包と棘下筋腱を縫着し，ヒルサックス病変を埋める手術である（図13）[17]．

## 症例 下肢・体幹への理学療法アプローチにより保存療法での競技復帰が可能となった初回肩関節脱臼ラグビー選手

### 1 アプローチのポイントとサマリー

　本症例は練習相手との衝突時，バランスを崩して転倒し，初回肩関節前方脱臼をきたした大学ラグビー選手である．損傷は骨，関節包靱帯，関節唇，筋腱など多岐にわたったが，初回脱臼であり，本人の意向により保存療法を選択した．

　アプローチのポイントは，局所における構造的問題を補うための機能改善，局所に脱臼ストレスを加えないための全身の機能改善，ラグビー基本動作における運動スキルの改善，脱臼に対する教育である．

　損傷が多く疼痛や再脱臼の恐怖感が持続したが，前述のポイントにアプローチした結果，再脱臼なく競技復帰を果たした症例である．

#### ▶▶ココが重要！

　本症例は通常の肩関節周囲の筋力テストでは筋力低下を認めないが，タックル動作に近似したスポーツ動作下で評価すると，筋力の低下を認めた．全身機能を評価した結果，下肢・体幹の動作時マルアライメントにより上行性関節運動連鎖不良を認め，肩甲帯の機能不全が生じることで肩関節周囲の筋出力が発揮できないことが推察された．肩関節の機能は隣接する関節だけでなく，下肢・体幹を含めた多関節機能により成り立つため，下肢・体幹機能との相互的な解釈が重要である．

### 2 一般的情報

年齢・性別：22歳，男性．
診断名（障害分類）：右肩骨性バンカート損傷，ヒルサックス病変，HAGL損傷疑い．
合併症：棘上筋腱損傷．
趣味などの活動性：大学ラグビー選手（ロック）．
HOPE・NEED：手術は避けたい．プレーに復帰したい．

## 3 現病歴

　5月，練習中に相手にタックルし，右肩が衝突した際に右肩関節が強制的に外転・外旋され脱臼．他院にて整復後，内旋位固定．

## 4 画像所見

　MRIでは，前方関節唇の剥離，IGHLに沿った高信号，棘上筋に層状の信号上昇，関節液の貯留．CT画像では，上腕骨頭後外側にヒルサックス病変，関節窩前下方に骨性バンカート損傷を認める．

## 5 局所機能障害に対するアプローチ

### 1）局所機能障害に対する理学療法評価
　初回理学療法〔受傷後3週間（24日）後，固定具脱去後〕．
- 痛み：肩関節動作時，三角筋の収縮時痛を認める．
- 姿勢アライメント：脊柱後弯し頭部前方偏位．右肩甲骨外転，前傾位．左肩（健側）と比べて2横指の右肩甲骨下制を認める．脊柱後弯角38°，右肩甲骨前傾位．
- 関節可動域（自動介助）：肩関節屈曲65°（健側165°）．下垂位外旋−5°（健側70°）．肩甲胸郭関節の運動は問題なく可能だが健側の左肩と比べて剛性（stiffness）あり．
- 筋力：収縮時痛が強く，未評価．
- 筋のタイトネス：右僧帽筋上部線維，肩甲挙筋，三角筋，大胸筋，小胸筋，上腕二頭筋，棘下筋，小円筋，大円筋，広背筋．

### 2）局所機能障害における問題点
①脱臼による肩関節安定化機構損傷後の疼痛．
②長期固定による脊柱・肩甲骨のアライメント不良，肩関節可動域制限，肩甲骨周囲筋群のタイトネス．

### 3）局所機能障害に対する治療プログラムと治療後の変化
　患者指導として，各局所症状は脱臼による痛みや長期固定により代償的に生じ相互に関連していることを説明し理解を得た．安易なアライメントの修正には注意し，筋のリラクセーションと疼痛自制内での自動介助関節可動域練習を行った．筋のリラクセーションは防御性の筋収縮を起こさせないため，疼痛自制内でのセルフマッサージを指導し，ごく軽負荷の筋収縮-筋弛緩を繰り返した．関節可動域

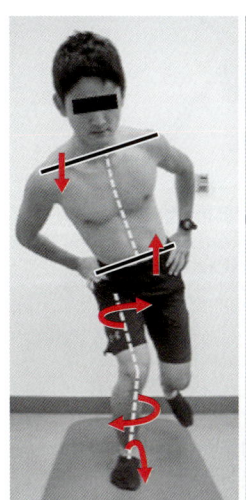

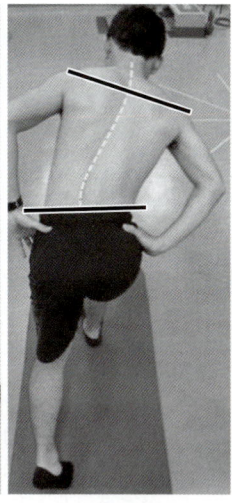

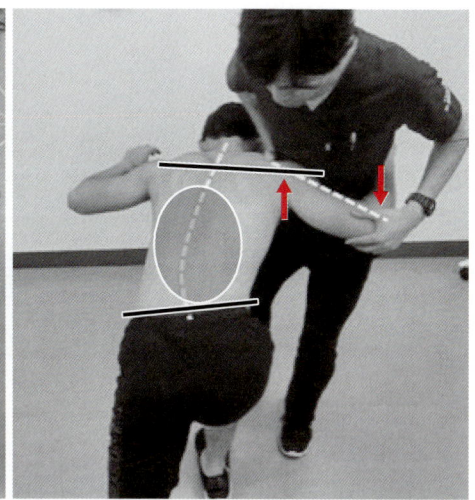

a．片脚スクワット　　　b．前方ランジ　　　c．タックルポジション

**図14　基本動作のアライメント評価**

a．足部回内，脛骨外旋，大腿内旋，骨盤・体幹の支持脚側への傾斜を認める（上行性関節運動連鎖不良）．時折バランスを維持できなくなる
b．骨盤の左傾斜，体幹の右傾斜・左側屈を認める
c．検者の抵抗に負け体幹が傾斜し，脱臼肢位が助長される（下行性関節運動連鎖不良）

　練習も同様に防御性の筋収縮に注意し，過剰な肩甲骨挙上・上方回旋・外転などに注意して愛護的に行った．筋のリラクセーション・関節可動域に改善が得られるにしたがって，姿勢アライメントの修正を指導した．

　2週間で，脊柱後弯角度は35°，右肩甲骨前傾位は修正され関節可動域は肩関節屈曲120°，下垂位外旋45°，外転100°に改善し，疼痛は初回診療時NRS 10点満点から2点に軽減．疼痛の強さに応じて軽いチューブによる回旋筋腱板の筋力増強を開始した．患者の健側で回旋筋腱板の収縮を触知させ，正確な収縮を促した．

　3カ月で関節可動域は挙上，外転165°，下垂位外旋は55°であった．筋力は2ndポジション外旋位での内・外旋筋力が健側と比較し若干低下していた．この時点で閉鎖性運動連鎖（CKC）を中心としたトレーニングを開始した．4カ月で段階的にウエイトトレーニングを開始した．

　5カ月で関節可動域，筋力はほぼ左右差なし．段階的な競技復帰の許可が下りたが，受傷機転であるタックル動作は恐怖感が強く実施不可能であった．

## 6　局所機能と全身運動を結びつけるインタラクティブ・アプローチ

### 1）局所以外の部位に対する理学療法評価（図14）

　下肢からの上行性関節運動連鎖を評価する（第2章p38参照）．片脚スクワッ

a．チューブを用いたランジ

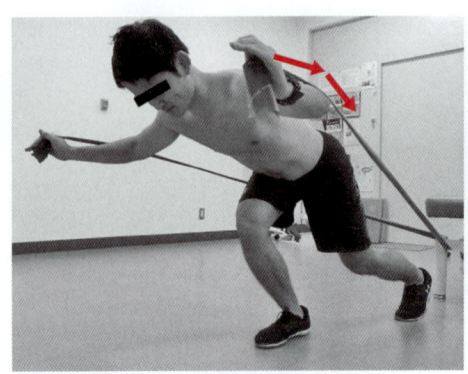

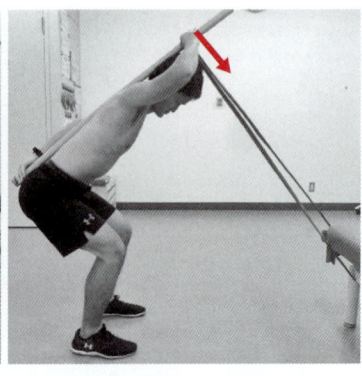

b．チューブを用いたスクワット

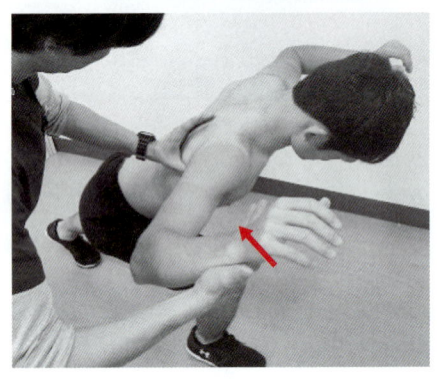

c．徒手抵抗を用いた抵抗運動

図15 ● タックル動作時にかかる外力を想定したトレーニング
a．チューブを下後方から引くことで，肩関節外旋（矢印）に拮抗している．チューブの強さ，距離で外力を調整する
b．チューブを下前方から引くことで，脊柱の屈曲（矢印）に拮抗している
c．理学療法士は矢印方向に肩関節外転・外旋の力を加えている．力の強さや方向，タイミングを調節する．反対の手は肩甲骨のアライメント，筋収縮を触知している

トやランジ動作にて，矢状面上では腰椎屈曲，骨盤後傾，前額面では足部回内，脛骨外旋，大腿内旋，骨盤・体幹の支持脚側への傾斜を認めた．動作は安定性に欠け，特に前額面上での動揺が著明であった．上肢からの下行性関節運動連鎖評価のため，タックルポジションで検者が抵抗を加えると，抵抗に負け体幹の側方傾斜を認めた．また，同肢位では検者の2ndポジションでの内旋・外旋の抵抗に抗することができなかった．下肢・体幹周囲の著明な可動域制限や筋力低下は認めなかった．

### 2）局所以外の問題点

スポーツ動作下において，下肢・体幹の神経筋コントロール機能（筋骨格系と神経系の相互的な制御）の低下によりアライメント異常（マルアライメント，malalignment）や動揺性が生じていた．上行性または下行性関節運動連鎖不良により肩甲帯周囲の機能不全（下肢−体幹−上肢の相互的な運動制御）が生じていた．

### 3）ADLやQOL，全身運動を改善する治療プログラムと治療後の変化

下肢のアライメント不良を助長する著明な関節可動域制限や筋力低下を認めなかったため，片脚スクワット，ランジ動作のアライメントコントロール指導とトレーニングを開始した．図14のようなアライメントを改善するために，口頭指示

や徒手誘導，鏡での確認などで，自分でコントロールできるよう徹底的に反復練習をした．動作が修正され上行性関節運動連鎖の問題が解消されたため，タックル動作を模してチューブや徒手抵抗を利用し，肩甲帯，肩関節に抵抗を加えるトレーニングを開始した（図15）．タックル動作では，インパクトの前から前鋸筋，大胸筋，広背筋，棘下筋など肩甲帯周囲筋群を収縮させるが，肩関節障害がある場合には収縮が遅延することが示唆されている[18,19]ため，インパクト前からの肩甲帯安定化を意識させた．抵抗の強さ，方向，スピード，タイミングなどを調整し，あらゆる外力に抵抗できるよう指導した．

　下肢体幹のアライメントをコントロールするタックル動作を想定したトレーニングを行うことにより，タックル動作時の肩関節筋力低下は改善し，タックル動作の恐怖感が消失した．受傷後6カ月で公式戦復帰を果たし，現在再脱臼はしていない．

　アスリートの肩関節脱臼後のリハビリテーションでは，関節可動域や筋力を改善するだけでは元のパフォーマンスに復帰することは困難であることが多く，適切なスポーツ動作スキルの獲得は必須である．特に，受傷時のタックルは相手の外力に負け，不良ポジションを呈することが観察されるため，正しく，かつ当たり負けない動作の獲得が必要である．理学療法では，不良ポジションの原因を運動連鎖の視点から評価し，全身的なアプローチを行うことが重要である．

## 文献

1) Crichton J, et al：Mechanisms of traumatic shoulder injury in elite rugby players. *Br J Sports Med* **46**：538-542, 2012
2) Milano G, et al：Analysis of risk factors for glenoid bone defect in anterior shoulder instability. *Am J Sports Med* **39**：1870-1876, 2011
3) Taylor DC, et al：Pathologic changes associated with shoulder dislocations. Arthroscopic and physical examination findings in first-time, traumatic anterior dislocations. *Am J Sports Med* **25**：306-311, 1997
4) Wolf EM, et al：Humeral avulsion of glenohumeral ligaments as a cause of anterior shoulder instability. *Arthroscopy* **11**：600-607, 1995
5) Olds M, et al：Risk factors which predispose first-time traumatic anterior shoulder dislocations to recurrent instability in adults：a systematic review and meta-analysis. *Br J Sports Med* **49**：913-922, 2015
6) Safran O, et al：Accuracy of the anterior apprehension test as a predictor of risk for redislocation after a first traumatic shoulder dislocation. *Am J Sports Med* **38**：972-975, 2010
7) Tahta M, et al：Muscle strength and function of shoulders with Bankart lesion after successful arthroscopic treatment：interlimb comparison 24 months after surgery. *Arch Orthop Trauma Surg* **133**：1711-1718, 2013
8) Labriola JE, et al：Stability and instability of the glenohumeral joint：the role of shoulder muscles. *J Shoulder Elbow Surg* **14**（1 Suppl S）：32S-38S, 2005
9) Myers JB, et al：The role of the sensorimotor system in the athletic shoulder. *J Athl Train* **35**：351-363, 2000
10) Weiser WM, et al：Effects of simulated scapular protraction on anterior glenohumeral stability. *Am J Sports Med* **27**：801-805, 1999
11) Cerciello S, et al：Scapular position after the open Latarjet procedure：results of a computed

tomography scan study. *J Shoulder Elbow Surg* **24**：199-202, 2015
12) Lewis JS, et al：Clinical measurement of the thoracic kyphosis. A study of the intra-rater reliability in subjects with and without shoulder pain. *BMC Musculoskelet Disord* **11**：2010 doi：10.1186/1471-2474-11-39
13) Kibler WB, et al：Shoulder rehabilitation strategies, guidelines, and practice. *Orthop Clin North Am* **32**：527-538, 2001
14) Owens BD, et al：Management of mid-season traumatic anterior shoulder instability in athletes. *J Am Acad Orthop Surg* **20**：518-526, 2012
15) Sugaya H, et al：Arthroscopic osseous Bankart repair for chronic recurrent traumatic anterior glenohumeral instability. *J Bone Joint Surg Am* **87**：1752-1760, 2005
16) Boileau P, et al：Arthroscopic Bristow-Latarjet combined with Bankart repair restores shoulder stability in patients with glenoid bone loss. *Clin Orthop Relat Res* **472**：2413-24, 2014
17) Boileau P, et al：Anatomical and functional results after arthroscopic Hill-Sachs remplissage. *J Bone Joint Surg Am* **94**：618-626, 2012
18) Herrington L, et al：Electromyographic analysis of selected shoulder muscles during a rugby football tackle. *Sports Med Arthrosc Rehabil Ther Technol* **1**：2009 doi：10.1186/1758-2555-1-10
19) Horsley IG, et al：Does a SLAP lesion affect shoulder muscle recruitment as measured by EMG activity during a rugby tackle? *J Orthop Surg Res* **5**：2010

## Column　one point lecture

### 痙直形脳性麻痺患者の上肢機能

　痙直型脳性麻痺患者は運動麻痺の分布により両麻痺，四肢麻痺，片麻痺に大きく分類される．脳性麻痺患者における上肢筋の痙性は，前腕回内変形や手指変形のような機能障害だけでなく，ADLや机上の課題におけるパフォーマンスを低下させる．上肢機能の評価は，脳性麻痺患者の手指操作能力を分類するMACS（Manual Ability Classification System）や簡易に上肢機能を評価するSTEFなどが行われているが，標準化された上肢の評価バッテリーはほかの疾患と比べ少ない．

　脳性麻痺は痙性によって肩関節内転・内旋，肘関節屈曲，前腕回内，手関節掌屈，手指屈曲の筋緊張が高まり，各種関節可動域制限が出現する．痙性の程度によって各関節の拘縮に差はあるが，痙直型両麻痺や四肢麻痺患者では肩関節外転外旋制限，肘関節伸展制限，前腕回外制限，手関節背屈制限を受けることが多い．両麻痺，四肢麻痺患者は，床上での四つ這いや杖歩行時に体重支持として上肢を使用するため，大胸筋の筋緊張が高まり，肩関節内旋，前腕回内しやすくなる．前腕回内位での上肢の支持や杖の使用は，さらに肩関節内転・内旋の筋緊張を高めることにつながる．各関節の反対方向の運動が自動で行えない場合，関節拘縮は進み，橈骨頭の脱臼や痛みを伴うことがある（図）．脳性麻痺の痙直型片麻痺患者では，非麻痺側で日常生活の多くの動作が可能であり，麻痺側上肢を使用しないことも多い．麻痺側上肢の使用を促し，行えないことに対して自助具や装具にてサポートしていく．

　前腕回外動作には洗顔，更衣，排泄処理などがあり，幼少期から継続した関わりが重要である．上肢の理学療法では，筋のストレッチや装具の使用，上肢の使用によって，脳性麻痺患者の①運動麻痺や廃用による不動，②成長による筋と骨の成長度の違いから出現する関節拘縮を下肢関節と同様に防ぐことが重要である．各関節の可動域制限や疼痛が出現し，機能障害だけでなく活動性や参加レベルで改善を試みる場合は整形外科的な治療として筋解離術や前腕骨間膜の切離術，橈骨骨切り術などを行い機能改善を図ることがある．

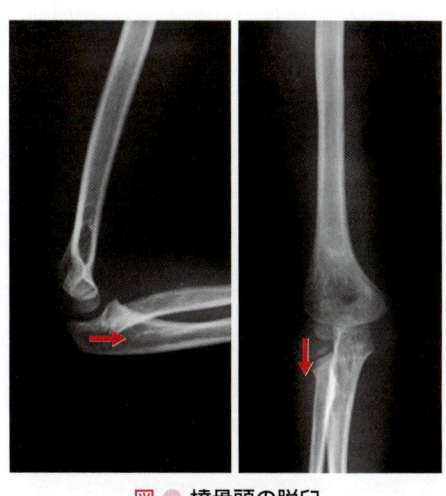

**図　橈骨頭の脱臼**

## 第3節　整形外科疾患

# 4　投球障害肩

## 基礎　疾患をみるための知識の整理

### 1　病態と要因

　投球動作は下肢から始まり，体幹，上肢へと波及する身体全体を使った運動を開始からわずか3秒ほどで完結する動作である．過度な投球動作の反復やコンディショニング不足，または投球動作の技術不足やフォームの不良といった要因が局所的なメカニカルストレスを発生させる．

　肩関節は肘関節と並んで投球障害が頻発する部位である[1,2]．投球障害肩という病名はあくまで広義であり，その病態はさまざまである．主な診断名には肩峰下インピンジメント，インターナルインピンジメント，上腕二頭筋長頭腱炎，SLAP（Superior Labrum Anterior and Posterior）損傷，棘下筋腱炎と腱板損傷などがある．それぞれの病態によって，発生要因となる投球動作時のメカニカルストレスは異なる．投球動作時に肩関節に加わるメカニカルストレスを動作の相（phase）と組み合わせて理解しておくことが必要である．投球動作の相分けを図1に示す．適切な情報収集と評価から痛みの原因を特定し，その病態を理解したうえで介入することが重要である．

### 2　医学的診断と理学療法機能診断

#### 1　画像診断のポイント

##### 1）単純X線画像診断

　病態把握および機能診断として単純X線画像撮影が実施される．投球障害肩で骨性の病変を認めるものは，骨端線の開大とすべりを認めるリトルリーガー肩や肩甲骨関節窩の骨棘障害であるBennett骨棘以外ほとんどない．このような病態診断のみでなく，肩甲上腕関節（腱板）や肩甲胸郭関節の客観的な機能評価に

wind-up phase　　cocking phase　　acceleration phase　　follow-through phase

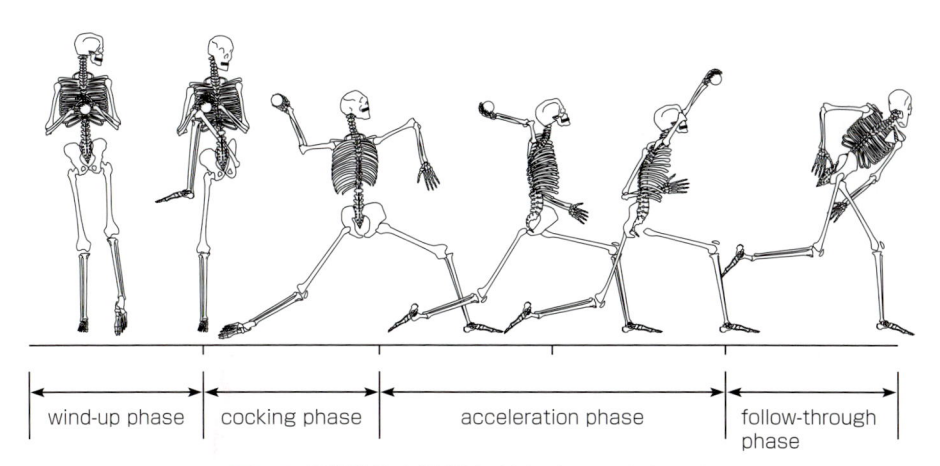

**図1 ● 投球動作の相分け**（文献3）より改変引用）

Ⅰ．ワインドアップ相（wind-up phase）：投球動作の開始から踏み込み脚の膝が最高位に達するまで
Ⅱ．コッキング相（cocking phase）：踏み込み脚の最大挙上から投球側肩最大外旋位まで．足部接地の前後で「早期コッキング相（early-cocking phase）」と「後期コッキング相（late-cocking phase）」に分解
Ⅲ．加速相（acceleration phase）：投球側肩最大外旋位からボールリリースまで
Ⅳ．フォロースルー相（follow-through phase）：ボールリリースから動作終了まで

用いる．投球障害肩の単純X線画像診断に用いられる代表的な撮像方法を以下に示す．

①scapula-45撮影法[4]

　肩甲骨面上45°外転位にて，肩甲上腕関節（腱板）機能と肩甲胸郭関節機能の評価を行う．腱板機能が正常ならば肩甲上腕関節の適合性は良好で，肩甲骨機能が正常であれば約15°上方回旋する．

②最大挙上位撮影法[5,6]

　上肢自然下垂位と最大挙上位の正面像を評価する．鎖骨の移動量，胸郭の移動量，上腕骨外転角度，肩甲骨上方回旋角度，関節窩と上腕骨長軸の角度，鎖骨長軸と関節窩の角度を評価する．それぞれの角度や移動量から，肩関節挙上動作を構成する運動機能を推測する．

### 2）MRI

　T1，T2強調画像，脂肪抑制像などを組み合わせて，回旋筋腱板や関節唇の病態を把握する．投球障害では不全断裂が多く，関節唇もごくわずかな損傷・変化であることが多い．診断率を向上させるために，希釈造影剤を関節内に注入して撮像するMR関節造影（MRA）が行われることもある．

## 2 類似する疾患・症状との鑑別

　投球障害肩とは肩甲上腕関節に局在する病態によるものがほとんどであるが，

中には胸郭出口症候群などに起因して痛みが生じていることもある．投球障害肩が疑われる場合は胸郭出口症候群をはじめとする神経因性の病態があることを想定することが重要である．

## 3 機能診断のための徒手検査とその選択基準

投球障害肩はさまざまな責任病巣が混在していることが多い．また，肩関節に対する徒手検査の精度は決して高くないため，痛みをはじめとする症状の部位や再現性を確認しながら複数の検査を用いて機能診断を行うことが重要である．投球障害肩の病態を把握するための機能診断フローチャートを**図2**に示す．

## 4 一般的な理学療法評価項目

### 1）局所機能障害の変化を把握するための評価

#### a．痛み

痛みは投球障害肩の主症状である．病態を理解するためにも痛み発生時の状況を現病歴から詳細に聴取する．必要な情報を**表1**示す．

現病歴が確認できたら，自動運動時の評価を行う．投球動作から確認するのではなく，肩関節屈曲や外転などの自動運動による痛みの有無をチェックする．Painful arc sign が陽性となる場合，腱板損傷の存在が疑われる．肩関節外転運動時に60～120°における痛みの有無を確認する．外転最終域にて痛みが生じる際は，肩峰下インピンジメントが疑われる．求心性運動だけでなく挙上位からゆっくりと内転運動を行わせ，遠心性収縮による痛み発生の有無を確認する．

次に，圧痛所見を確認する．代表的なポイントには，肩峰下滑液包，腱板疎部，上腕二頭筋長頭腱，棘上筋筋腹・停止部，棘下筋筋腹・停止部などがある．自動運動時痛や圧痛の所見が確認できたら他動運動による痛みを評価する．Neer's test や Hawkins' test に加え，投球動作に近い 2nd ポジションでの肩関節内外旋運動を強制し，痛みの有無を確認する．また，肩前方不安定性を Relocation test や Crank test にて確認する．痛みの評価は，理学療法介入の効果判定を行ううえで重要である．介入前に VAS や NRS を用いて記録しておく．

#### b．関節可動域

投球動作時のフォロースルーにおいて，三角筋後部線維，肩後方の回旋筋腱板や後下方関節包に対し大きな牽引力が加わる．このため，反復する微細損傷とその治癒により，肩後方関節包が厚く硬くなる[7,8]．これにより投球側肩関節の屈曲，外転，内旋，内転，水平内転といった運動が制限されやすい．肩関節後下方軟部組織のタイトネスにより，肩甲骨関節窩に対する上腕骨頭の求心性の低下を生じ，投球動作時の肩峰下や肩関節前方へのストレスが増大する原因となる．肩関節屈

第3節 整形外科疾患 271

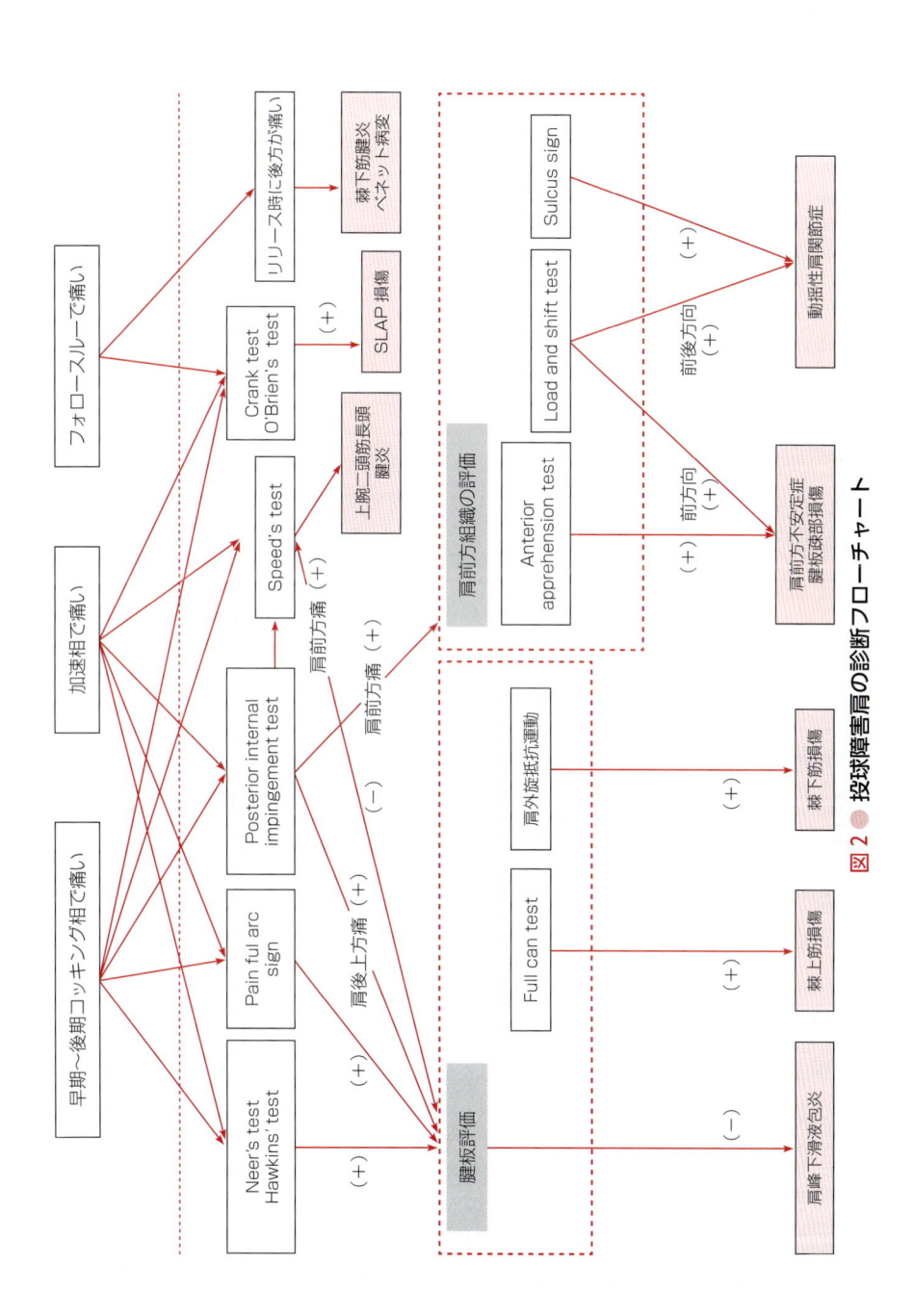

図2 ● 投球障害肩の診断フローチャート

**表1 ● 現病歴からの情報収集**

- いつから痛みが生じているか（罹患期間）
- 痛み発生時の投球数
  - 1球で急に痛くなった（急性発症）
  - 投球が増えるにつれて徐々に痛くなった（overuse/maluse）
- 痛みを感じたシチュエーション
  - ピッチング
  - 守備練習・遠投など
- 痛みが出た後の対応
  - すぐに投球を中断した
  - 痛みを我慢しながら投げ続けた
- 最後に投球をした日時と投球数
- 自覚的な発生要因
  - ポジションが変わった
  - フォームを矯正した
  - 投球回数が増えた
  - 少し前から腰部や体幹に痛みがあったなど

曲，外転および水平外転の評価では，腋窩での肩甲骨固定下と非固定下にて測定することで，肩関節後下方のタイトネスを評価する．また，2ndポジションにおける肩関節内外旋の可動域測定では，運動時の上腕骨頭の前方および上方への偏位を触知して肩甲上腕関節の求心性を評価する．

### c．筋　力

投球障害を治療するうえで回旋筋腱板機能の把握は非常に重要である．回旋筋腱板機能の低下は，回旋筋腱板を構成する筋群（棘上筋，棘下筋，小円筋，肩甲下筋）の単なる筋力低下だけでなく，肩甲上腕関節や肩甲胸郭関節のアライメント不良，肩甲胸郭関節の安定性低下，筋の短縮や滑走不全により生じる．回旋筋腱板の筋力評価を行う際は発揮される力の大きさに加え，上腕骨頭や肩甲骨の異常運動を確認する（第3章参照）．肩甲骨の異常運動を認める場合には，検査者が肩甲骨を固定し再評価することで，非固定時と発揮される筋力の違いを評価する．肩甲骨の非固定時と比較して固定時に発揮される筋力が明らかに大きい場合は，肩甲上腕関節ではなく肩甲胸郭関節の機能的問題が疑われる．外旋筋力については一般的な徒手筋力検査に加え，投球動作に近いゼロポジションでの評価を行う（図3）．また，前鋸筋，僧帽筋中部および下部線維，菱形筋といった肩甲骨の安定化に寄与する筋群に対する評価も行う．肩甲骨上方回旋の可動性および前鋸筋を中心とした筋力低下を認める場合は，肩峰下インピンジメントを生じやすくなる．また，肩甲骨内転可動域および筋力低下を認める場合は，投球動作時のコッキング相におけるインターナルインピンジメントが発生しやすい．肩甲骨外転の可動性低下は，フォロースルー相で肩甲上腕関節の後方軟部組織にかかる伸張ストレスを増大し，Bennett骨棘や棘下筋腱炎に起因する．

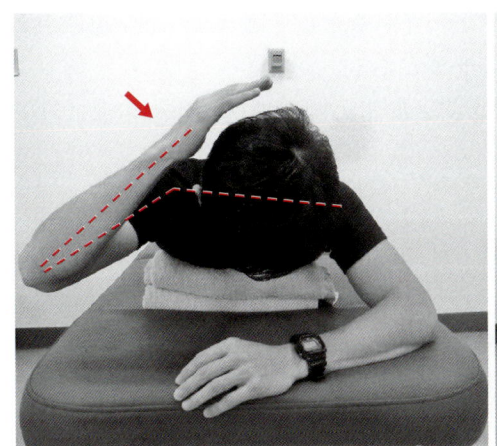

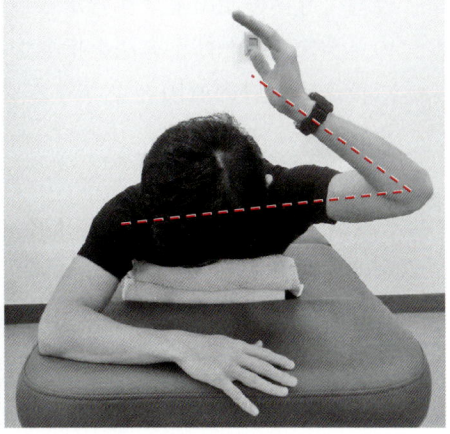

a．投球側　　　　　　　　　　　　b．非投球側

**図3　ゼロポジションでの外旋筋力評価**
aではゼロポジションでの肩甲骨安定性および外旋筋力の低下が確認できる

## 2）ADLやQOL，全身運動の変化を把握するための評価

### a．下肢機能および運動パフォーマンス

前述のように良好な投球動作は下肢から上肢への円滑な力の伝達によって遂行される．開眼および閉眼片脚立位のアライメントやバランス，ルーマニアンデッドリフト（Romanian dead lift）注）や片脚起立，片脚ホッピングなどで運動パフォーマンスをチェックする．片脚立位時に非投球側への体幹傾斜や過度な骨盤後傾，体幹後方傾斜といった異常アライメントを呈する患者が多い．片脚起立動作では，股関節屈曲運動の乏しい患者は動作が努力的になり，離殿時の膝外反や体幹傾斜といった異常運動が見受けられる．片脚ホッピング動作は30cm四方程度の枠内で行うよう指示して動作の安定性を評価する．

### b．投球動作

不良な投球フォームから肩関節により大きなメカニカルストレスが加わることで，投球障害肩が発症する．技術的な問題だけでなく，前述のような身体機能低下により適切な投球動作が行えないことが多い．身体機能を改善することで投球フォームが改善することもあるが，不良動作が定着している場合には適切な方法で投球フォームに関する指導を行う必要がある．所属チームの指導者や親からのアドバイスにより投球フォームを構築していることがあるため，闇雲に問題点を指摘することで患者を混乱させる可能性がある．そのため患者の投球フォームについてアドバイスする際には，負担のかかる投球フォームが形成されるに至った

---

注）殿筋群とハムストリングへアプローチするデッドリフトの1種．膝をほぼ曲げずに行う．

経緯（身体機能由来，他者からのアドバイスなど）を踏まえ，理学療法士としての見地に立った修正方法を指導する必要がある．

投球障害肩の原因となりうるフォーム異常の例を投球動作の相別に以下に示す[9,10]．

①ワインドアップ相
・片脚立位時の骨盤後傾，体幹側方傾斜（第2章，p39参照）．

②早期コッキング相
・股関節屈曲不十分，体幹後方傾斜．
・早期から生じる投球方向への体幹回旋（身体の開き）．

③後期コッキング相〜加速相
・肩関節水平外転過剰，hyper angulation．
・肩関節外旋不足＋肘下がり．
・体幹側方傾斜角度増加，体幹・骨盤帯回旋運動不十分．

④加速相〜フォロースルー相
・体幹・骨盤帯回旋運動不十分＋肩関節水平内転角度過剰．

## 3 医学的治療

### 1 保存的治療

医学的評価に基づく理学療法が主となる．炎症が存在する場合には，非ステロイド性抗炎症薬（NSAIDs）の投与や肩峰下滑液包内へのステロイド注入，肩甲上腕関節へのヒアルロン酸注入が行われることもある．

### 2 観血的治療

投球障害肩に対する治療の第一選択はリハビリテーションであるが，保存療法が奏効せず症状が持続している場合や構造的破綻により機能的回復が望めない患者は手術適応となる．

## 症例 ワインドアップ期における姿勢と踏み込み脚の股関節機能に着目した理学療法アプローチにより投球動作時の肩痛が軽減した投手

### 1 アプローチのポイントとサマリー

　本症例は投球練習中に右肩痛を自覚した高校生投手である．医学的所見において肩関節の構造的破綻は認めなかったが，肩甲上腕関節および肩甲胸郭関節の機能低下が痛みの原因と考えられた．投球動作においても，肩関節にかかるメカニカルストレスを増強するフォーム異常が確認された．肩関節機能改善とともに下肢・体幹へアプローチすることで，痛みの寛解と投球動作の改善を図った．投球動作時痛の消失が確認されてから，漸増的に投球動作練習を再開した．その後，セルフケア方法も指導することで肩関節および下肢関節のコンディショニングを維持し，理学療法開始から3カ月後に公式戦復帰を果たした．

#### ▶▶ココが重要！

　投球障害肩は，即時的な症状緩和だけでなく再発予防が重要となる．そのため，肩関節機能に加え，肩関節へのメカニカルストレスを助長しうる下肢関節の機能低下やフォーム異常を評価・治療することが重要である．本症例は，投球動作におけるワインドアップ相の姿勢不良を呈し，また，後期コッキング相以降の踏み出し側への重心移動が不足していることで，肩関節へのメカニカルストレスが助長していると考えられた．不良なフォームを改善するうえで，特に股関節機能に対する評価・アプローチが重要であった．

### 2 一般的情報

年齢・性別：17歳，男性．
診断名（障害分類）：投球障害肩：投球動作時の肩後上方痛（インターナルインピンジメント疑い），腱板損傷（－），SLAP損傷（－）．
趣味などの活動性：高校野球選手（投手）．
HOPE・NEED：早く投げられるようになって練習したい，レギュラーになりたい．

### 3 現病歴

投球練習中に右肩痛を自覚．1カ月間ほどは痛みと付き合いながら投球練習を継

続した．次第に痛みが強くなり，キャッチボール程度で痛みが出るようになったため，当院を受診した．

## 4 画像所見

単純X線画像：骨端線の離開やBennett骨棘など骨性病変は認めず．MRI：特記事項なし．

## 5 局所機能障害に対するアプローチ

### 1）局所機能障害に対する理学療法評価
- 痛み：ADL場面では痛みなし，夜間痛なし．
  Neer's test 陰性，Hawkins' test 陰性，Speed's test 陰性，Posterior internal impingement test 陽性，肩関節 2nd ポジション外旋運動強制時痛（肩後上方痛陽性）．
- 圧痛：棘下筋および小円筋（筋腹・停止部）．
- 肩関節関節可動域（自動，右/左）：屈曲（180°/170°，肩甲骨固定下 170°/150°），2ndポジション外旋（80°/105°），2ndポジション内旋（80°/60°）．
- アライメント：上肢自然下垂位にて肩甲骨下制・下方回旋・前傾位，肩甲骨関節窩に対し，上腕骨頭前方偏位（図4）．
- 腱板機能：棘上筋・棘下筋・肩甲下筋に筋力低下．肩甲骨上方回旋を介助すると筋出力の向上を認める．
- 肩甲骨周囲筋筋力：肩甲骨上方回旋筋力・肩甲骨内転筋力低下．

### 2）局所機能障害における問題点
①肩関節後方タイトネス．
②肩甲胸郭関節機能低下（マルアライメント，安定性低下）．
③肩甲上腕関節マルアライメント．
④腱板機能低下．

### 3）局所機能障害に対する治療プログラムと治療後の変化

上記①〜④の問題点により，肩甲骨関節窩に対する上腕骨頭の求心性が低下していることが推察された．肩関節後方タイトネスに対してはモビライゼーションを施行し，セルフストレッチ指導を行った．肩甲胸郭関節のマルアライメントは特に小胸筋の短縮と前鋸筋の機能不全により生じていると考えられたため，小胸筋ストレッチと肩甲骨後傾内転運動および肩甲骨上方回旋運動を強調した前鋸筋トレーニング（図5）を実施した．その後，肩甲上腕関節マルアライメントと腱板機能改善を目的として，チューブを用いた回旋筋腱板トレーニングを実施した．これらのエクササイズにより肩関節2ndポジション内旋可動域は改善し，Poste-

**図4** 肩甲骨アライメント

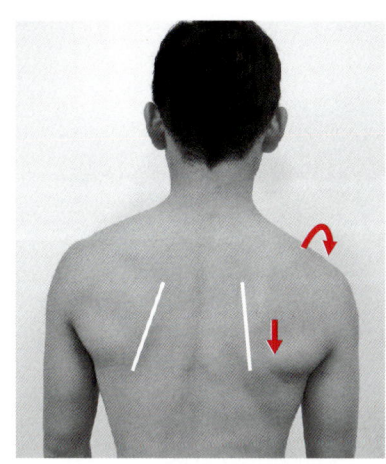

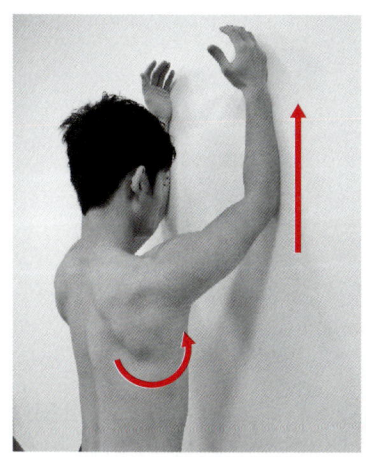

a．壁を使用したトレーニング

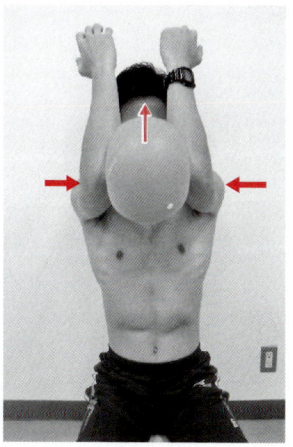

b．ゴムボールを使用した
　　トレーニング

**図5** 前鋸筋トレーニング

rior internal impingement test は陰性化し，肩関節 2nd ポジション外旋強制運動時の痛みも即時的に消失した．

## 6 局所機能と全身運動を結びつけるインタラクティブ・アプローチ

### 1）局所以外の部位に対する理学療法評価

- 下肢関節可動域（右/左）：股関節伸展（5°/10°），股関節内転（5°/15°），股関節内旋（屈曲位）（45°/15°）．
- 筋長検査（右/左）：Ely's test 陽性〔踵殿部距離（HBD：Heel-Buttock Distance）16 cm/18 cm〕，下肢伸展挙上〔（SLR：Straight Leg Rise）65°/65°〕．
- 下肢アライメント（右/左）：背臥位にて機能的脚長差あり（棘果長 81 cm/81 cm，臍果長 97 cm/96 cm），立位にて右骨盤下制，両足部回内位（右＞左）．
- 片脚立位姿勢：骨盤後傾および支持側への体幹傾斜（右脚にて顕著）．
- 片脚スクワット動作：膝関節屈曲 60°程度で矢状面にて骨盤後傾および腰椎後弯著明．右側では前額面にて遊脚側への骨盤傾斜，膝外反，足部過回内を認める．左側では骨盤後傾がより顕著で支持側への体幹傾斜あり．
- 投球動作：ワインドアップ時に骨盤後傾および立脚側への体幹側方傾斜を認める．踏み込み脚の足部接地時に体幹後方傾斜があり，投球側の肩関節外旋運動が不十分な状態で投球方向への体幹回旋が生じる．また，後期コッキング相で過大な肩関節水平外転運動を認める．後期コッキング〜加速相の前額面上にて非投球側への体幹側方傾斜および股関節外転・外旋（いわゆる膝割れ）を呈する．フォロースルー相において骨盤回旋運動が不十分で手投げとなる．

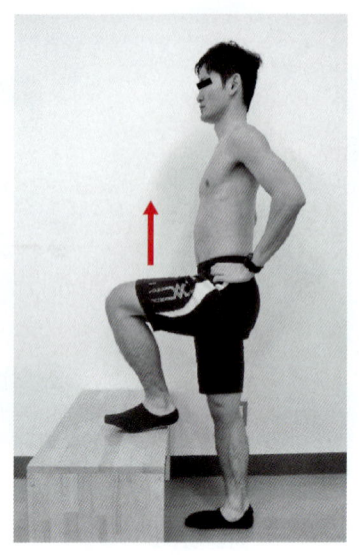

**図6 ● 片脚立位アライメントの再教育**
Step standing から非支持側股関節を軽度屈曲する．
運動に伴う骨盤運動を最小限にとどめ，支持側中殿筋の筋収縮をモニタリングする

### 2）局所以外の問題点
①右股関節伸展・内転制限．
②左股関節屈曲・内旋制限．
③右片脚立位アライメント不良．
④片脚スクワット動作不良．
⑤投球フォーム不良（ワインドアップ相の片脚立位アライメント，後期コッキング相の肩関節水平外転角度過大，後期コッキング相以降の踏み込み脚のアライメントおよび重心移動が不十分）．

### 3）ADLやQOL，全身運動を改善する治療プログラムと治療後の変化

　問題点⑤を最終的な目標として①〜④に対して介入を行った．柔軟性改善を目的に，右下肢に対して腸腰筋・大腿直筋・大腿筋膜張筋を，左下肢に対して殿筋群など股関節後方軟部組織を中心としたセルフストレッチおよびセルフモビライゼーションを指導した．ワインドアップ動作時の右片脚立位アライメントの改善を目的として，骨盤中間位での片脚立位アライメントの再教育を行った（図6）．良好なアライメントが獲得されたら，片脚スクワットや片脚ホッピングへと運動負荷を上げ，動的な場面でのアライメント改善を図った．また，後期コッキング相から加速相における踏み込み脚のアライメントの改善を目的として，ルーマニアンデッドリフトなど股関節屈曲・内旋運動を強調したトレーニングを実施した（図7）．

　本症例は医学的所見において肩関節の構造的破綻は認められないが，投球動作の後期コッキング相における肩関節外転・外旋位でのインターナルインピンジメ

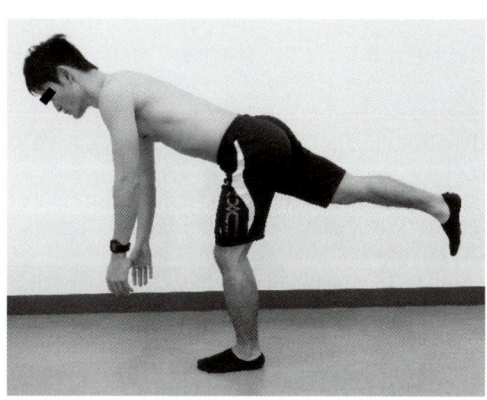

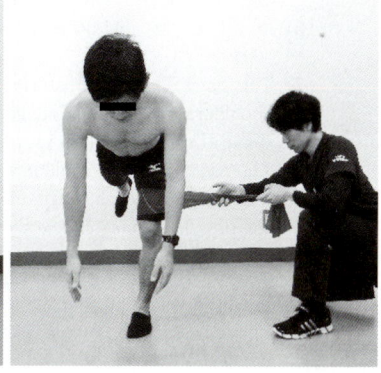

a．片脚ルーマニアンデッドリフト（左：自重負荷，右：セラバンドを用いた股関節内旋運動強調）

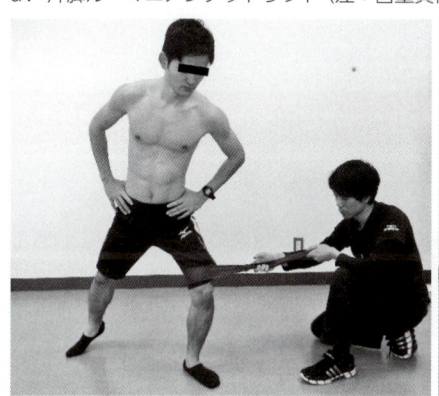

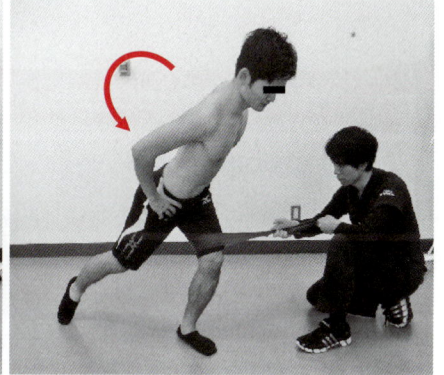

b．踏み込み脚荷重下での骨盤回旋運動（踏み込み側の股関節外旋から骨盤回旋による股関節内旋運動を行わせる．「膝割れ」や体幹側方傾斜が生じないように注意する）

**図7● 股関節屈曲・内旋運動を強調したトレーニング**

ントによる痛みであることが推定された．局所的な機能改善が得られた段階で投球動作時痛が寛解していた．そのため，医師と相談し短距離のキャッチボールから投球を開始し，徐々に距離を広げ投球レベルを上げた．その際に肩関節後方タイトネス・下肢柔軟性・荷重位下肢アライメントに対するセルフチェック方法を指導し，痛みの再発予防に努めた．その結果，理学療法開始から3カ月後に公式戦復帰を果たした．

文献
1) Lyman S, et al：Longitudinal study of elbow and shoulder pain in youth baseball pitchers. *Med Sci Sports Exerc* **33**：1803-1810, 2001
2) Dick R, et al：Descriptive epidemiology of collegiate men's baseball injuries：National Collegiate Athletic Association Injury Surveillance System, 1988-1989 through 2003-2004. *J Athl Train* **42**：183-193, 2007
3) 信原克哉：肩 その機能と臨床 第4版. 医学書院, 2012, pp354-360
4) 西中直也：Scapla-45撮影法による肩関節機能診断. 関節外科 **23**：741-748, 2004
5) 大田勝弘，他：レントゲン撮影による肩関節挙上動作に関与する因子の検討. 肩関節 **34**：

325-328, 2010
6) 原　正文, 他：投球障害肩におけるゼロポジションのX線評価. 関節外科 **23**：750-755, 2004
7) Takenaga T, et al：Posterior Shoulder Capsules Are Thicker and Stiffer in the Throwing Shoulders of Healthy College Baseball Players：A Quantitative Assessment Using Shear-Wave Ultrasound Elastography. *Am J Sports Med* **43**：2935-2942, 2015
8) Thomas SJ, et al：A bilateral comparison of posterior capsule thickness and its correlation with glenohumeral range of motion and scapular upward rotation in collegiate baseball players. *J Shoulder Elbow Surg* **20**：708-716, 2011
9) Douoguih WA, et al：Early Cocking Phase Mechanics and Upper Extremity Surgery Risk in Starting Professional Baseball Pitchers. *Orthop J Sports Med* **3**：2325967115581594, 2015
10) Whiteley R. Baseball throwing mechanics as they relate to pathology and performance- a review. *J Sports Sci Med* **6**：1-20, 2007

## Column one point lecture

### 筋萎縮の基本的機序

骨格筋は比較的可塑性のある組織であり，活動量の増加により肥大し，減少により萎縮する．筋萎縮は正常な大きさまで成長後，なんらかの原因により筋容積が減少した状態（形態面）であり，筋力低下（機能面）を伴い日常生活に影響を及ぼすことから理学療法の治療対象となる．筋萎縮の主な原因としては，筋原性（筋ジストロフィなど），神経原性（筋萎縮性側索硬化症など），加齢性（サルコペニア），廃用性（ギプス固定や長期臥床）などがある[1]．機能面からみると筋力発揮のメカニズム（中枢神経から末梢神経⇒筋への情報伝達⇒細胞内情報伝達⇒化学的エネルギーの産生⇒力学的エネルギーへの変換⇒筋収縮）の各段階での障害が影響する[1]．

筋萎縮は活動量減少に対する適応と考えられている[2]．なかでも廃用性筋萎縮は，疾患を問わずみられることが多く，原因（固定，不活動，非荷重など）に対する介入によって可塑性（回復）が期待できることから，理学療法処方の頻度も高い．各種実験モデルによる研究から廃用性筋萎縮のメカニズムが解明されつつある．筋萎縮に関連する蛋白質代謝（protein turnover）の研究から，筋組織量は蛋白質合成量と分解量のバランスの結果を表していることが示されている[1,2]．また，骨格筋の萎縮は細胞内シグナル伝達によって調節されており，蛋白質分解の主要経路として，オートファジー・リソソームシステム（autophagy-lysosome system）およびユビキチン・プロテアソームシステム（ubiquitin-proteasome system）が知られている[3]．さらに，DNA情報から蛋白質合成過程における筋核の役割は重要であり，回復に影響を及ぼす筋衛星細胞（satellite cell）の働きなどが解明され，筋萎縮対策の基盤となることが期待されている[4]．

**文献**
1) 山崎俊明：筋力改善の理学療法. 望月　久, 他（編）：筋機能改善の理学療法とそのメカニズム. 理学療法の科学的基礎を求めて 第3版. NAP, 2014, pp54-84
2) Lieber RL（著），望月　久（監訳）：骨格筋の構造・機能と可塑性. 理学療法のための筋機能学 第3版. 医歯薬出版, 2013, pp205-255
3) 山崎俊明, 他：筋萎縮. 奈良　勲, 他（編）：理学療法から診る廃用症候群―基礎・予防・介入. 文光堂, 2014, pp39-53
4) 山崎俊明：動物実験データからみた萎縮筋に対する理学療法の効果. 理学療法学 **40**：63-67, 2013

第3節　整形外科疾患

# 5 インピンジメント症候群（水泳肩）

## 基礎　疾患をみるための知識の整理

### 1 病態と要因

　インピンジメント症候群は肩峰下に生じる場合と関節窩に生じる場合に大別できる．前者は上腕二頭筋腱・腱板・肩峰下滑液包の組織に損傷，腫脹，肥厚などが生じ，上腕骨頭と烏口肩峰アーチの間に挟み込まれることにより肩峰下で問題が生じる．後者は上腕骨頭のアライメント偏位などにより関節窩と腱板が衝突し上方関節唇の損傷が生じる病態であり，投球障害にみられることも多い．

　要因としては，肩甲帯の不安定性や腱板機能低下による場合，転倒などの外力により上腕骨頭の位置異常が起こった場合，骨棘の形成や関節唇損傷，反復性外傷などによる場合などがある．いずれもそれらの要因により前述の軟部組織に機械的なストレスが生じることによって発症する．

　スポーツ動作（競泳を含むオーバーヘッドスポーツ）では肩甲帯や腱板の機能不全はもちろん，体幹や下肢の機能不全により最終的に肩関節にストレスが集中しインピンジメント症候群を呈する患者は少なくない．ゆえに，インピンジメント症候群は肩関節周囲の疼痛や機能障害だけでなくスポーツ動作のパフォーマンスの低下につながることも多く，肩関節周囲の理学療法は当然のことながら，全身の評価とアプローチにも目を向けることが重要といえる．

　またスポーツのみならず，加齢による腱板の変性や弱化により本症候群を生じ腱板断裂に進行する場合や，逆に腱板断裂により本症候群を発症する場合もある．

### 2 医学的診断と理学療法機能診断

#### 1 画像診断のポイント

##### 1）単純X線画像

　腱板損傷や肩峰下滑液包などの軟部組織の異常像そのものを反映することは困

難とされている．しかし，骨棘の形成や肩峰骨頭間距離（AHI）の狭小化（7 mm以下）などを確認することができ，陳旧性の腱板損傷や断裂を推察することができる（図1）．

### 2）MRI

インピンジメント症候群が契機となり，腱板や関節唇損傷を合併することもあるため，MRIを撮像し補助診断として用いるケースも少なくない．MRIでは軟部組織の評価が可能となるため，腱板損傷や関節唇損傷や肩峰下滑液包炎の有無と程度，烏口肩峰靱帯の肥厚・骨化，関節液の貯留などの所見は把握しておく必要がある[1]（図2）．

### 3）超音波

超音波診断装置は，診療現場，運動器検診，競技会場，遠征など多くのスポーツ現場で用いられている．リアルタイムの動的観察が可能であり，病態に直接関連する局所炎症，血流情報が得られる．

肩関節の病態把握でも，腱板の筋腱のfibrillar patternやperibursal fatの異常像，関節水腫や血腫を示唆する低エコー像，腱板内に沈着した石灰の存在を示唆する高エコー像などの所見を確認することが可能である[2]．

## 2 類似する疾患・症状との鑑別

インピンジメント症候群以外にも，類似した症状を呈する肩関節周囲の疾患が存在する．代表的な肩関節周囲の疾患の発生要因，症状，徒手検査を理解しておく必要がある（表1）．

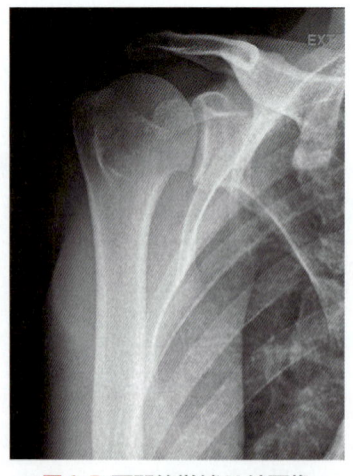

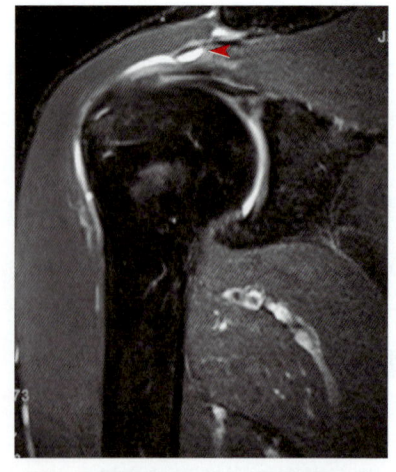

図1 ● 肩関節単純X線画像　　図2 ● 肩関節のMRI（軽度腱板炎）

表1 ● 代表的な肩関節疾患の特徴と徒手検査

| | 発生要因 | 症状 疼痛・しびれ | 症状 不安定性 | 症状 関節可動域 | 徒手検査 |
|---|---|---|---|---|---|
| 肩関節脱臼 | 外傷 | 初回＋<br>反復性＋/− | 外転・外旋＋ | 制限＋<br>不安定性＋ | Apprehension test<br>Load and shift test |
| 肩鎖関節損傷 | 外傷<br>オーバーユース | ＋ | 肩鎖関節＋ | 最終屈曲位＋<br>水平屈曲＋ | Piano key 徴候 |
| 腱板損傷 | 外傷<br>オーバーユース | ＋/− | ＋/− | 完全断裂：挙上不可<br>不全断裂：疼痛内 | Empty can test<br>Full can test<br>Drop arm sign<br>Belly press test |
| 胸郭出口症候群 | 変形<br>不良姿勢 | ＋ | − | 制限− | Allen's test<br>Adson's test |

## 3 機能診断のための徒手検査とその選択基準

インピンジメント症候群は，障害部位や原因によって疼痛部位や徒手検査が異なる．重複する症状やテストも存在するが，代表的な肩峰下・関節窩インピンジメントに分けて理解しておく必要がある[3]（**表2**）．

## 4 一般的な理学療法評価項目

### 1）局所機能障害の変化を把握するための評価

#### a．姿勢，アライメント

全身姿勢評価により，脊柱，骨盤，股関節，肩関節，頭部などのアライメントを評価する．局所としては，上腕骨頭の位置や肩甲帯のアライメントを評価する必要がある．スポーツ現場では，静止立位，片脚立位，前屈，後屈のほかに水泳ではストリームライン（けのび）姿勢など，より競技特性に近い姿勢評価を行うと有効である．

#### b．関節可動域

肩甲上腕関節の可動域評価は当然だが，肩甲胸郭関節，胸郭，脊柱，下肢の評価は重要である．特にオーバーヘッドスポーツでは胸郭や胸椎，下肢関節に可動域制限を呈している選手も多い．また，競泳ではストローク中のキャッチ動作が肩関節屈曲位から内旋動作となるため，疼痛が誘発されやすいポジションでの関節可動域制限の有無を評価することが重要ある．

#### c．筋力

MMTにより肩関節周囲筋群の筋力を把握することは重要である．そのほかに，肩甲帯の安定保持に関与する肩甲骨周囲筋，体幹筋力の評価も必要である．

表2 ● インピンジメント症候群の分類（文献4）より改変引用）

| 部　位 | | 肩峰下 | | 関節窩 |
|---|---|---|---|---|
| 原　因 | | 肩峰下の狭小化 | 不安定性 | 関節唇の損傷 |
| 疼痛誘発動作 | | オーバーヘッド動作 | オーバーヘッド動作 | 外転・外旋 |
| 疼痛部位 | | 前方・外側 | 前方・外側 | 前方・後方 |
| 単純X線画像 | | 肩峰前面の骨棘 | − | − |
| 徒手検査 | Neer's test | ＋ | ＋ | ＋/− |
| | Hawkins' test | ＋＋ | ＋＋ | ＋/− |
| | Crank test | − | − | ＋＋ |
| | 腱板機能テスト | ＋ | ＋ | ＋ |

#### d．疼　痛

はじめに疼痛の部位を特定し，圧痛，再現痛，増悪動作の有無を確認する必要がある．

### 2）ADLやQOL，全身運動の変化を把握するための評価

インピンジメント症候群を契機に，腱板損傷や肩関節周囲炎や肩関節の拘縮を発症することもある．特に若年者よりも中高年者では腱板が変性しているケースも多いため，疼痛の有無だけでなく自動運動や他動運動での関節可動域制限の確認と経時的な評価が必要となる．

## 3 医学的治療

### 1 保存療法

急性期の保存療法では，まず安静とアイシングや物理療法（超音波や電気治療）による経過観察となる．そのほか，非ステロイド性抗炎症剤（NSAIDs），局所麻酔，ヒアルロン酸やステロイド注射も医師の判断によって適応となる場合もある．また，練習量が多い場合や練習強度が強すぎる場合には，医師によりそれらの調節の指導が必要になることもある[5]．

急性期以降は，理学療法やアスレティックリハビリテーションが適応となり，段階的なアプローチが重要となる．

### 2 観血的治療

保存療法が無効な症例や，明らかな器質的な異常が症状を誘発していると考えられる場合は手術療法も考慮される．烏口肩峰靱帯切離や肩峰下除圧術，関節鏡視下デブリードマンや固定術が適応となることもあるが，必ずしも術後の競技復帰が良好とは限らない場合も多い[6]．

## 症例　肩甲帯と体幹への理学療法アプローチによりインピンジメント症候群による疼痛の軽減とパフォーマンスの向上が得られた競泳選手

### 1 アプローチのポイントとサマリー

　本症例はインピンジメント症候群を呈したトップの競泳選手で，ストローク中のキャッチ動作で肩関節部に疼痛を生じていた．泳動作中の疼痛により泳速度を上げることは難しく，泳動作のバランスやフォームも崩れ，頚部や腰背部筋群の過緊張など身体各所にまで悪影響が及んでいた．

　ストロークのキャッチ動作は肩関節が屈曲位から内旋する動作であり，水中という不安定な環境で肩関節の良好なアライメントでキャッチ動作をするには，体幹や肩甲帯の柔軟性と固定性の両方が必要となる．それらが不足した状態でのキャッチ動作では，肩関節の過屈曲や屈曲位からの過内旋を生じて，肩峰下でのインピンジメントを誘発する可能性が高くなる．そのため，肩甲上腕関節へのアプローチに加え，体幹と肩甲帯の柔軟性拡大と安定性向上，体幹と肩甲帯の協調運動改善へのアプローチを行った．

#### ▶▶ココが重要！

　患部外の可動性の低下や安定性の欠如によって，結果的に肩関節にストレスを生じ疼痛や組織の損傷をきたす場合が多い．そのため，肩関節の評価と治療のみならず，姿勢や肩関節以外の評価と治療やエクササイズが重要となる．また，スポーツ選手の最終的な目標は競技復帰とパフォーマンスの向上であるため，患部外の問題点の抽出とそれに対するアプローチも重要となるケースが多いことを理解しておく必要がある．

### 2 一般的情報

年齢・性別：20代，男性，競泳選手．
診断名（障害分類）：インピンジメント症候群，腱板炎．
合併症・既往歴：筋・筋膜性腰痛症．

### 3 現病歴

　水中練習時に右肩前面に疼痛が出現．練習の強度や泳速が増すと疼痛が増悪し，

キックのみの練習に変更する．特に，入水してから上肢をグライド（上肢を前方に突き出す動作）する動きを伴うとさらに疼痛が増強する．日常的な疼痛はなし．

## 4 画像所見

単純X線画像に異常なし．MRIにて軽度の腱板炎を確認．

## 5 局所機能障害に対するアプローチ

### 1）局所機能障害に対する理学療法評価
- 疼痛：棘上筋に圧痛．泳動作ではキャッチ時に肩関節前面に疼痛．
- 徒手検査：Neer's test, Hawkins' test ともに陽性．Full can test, Empty can test ともに陽性．
- 関節可動域：肩関節外転90°での内旋，水平屈曲に制限，屈曲最終域で疼痛あり．
- 筋力：僧帽筋下部線維，前鋸筋の筋力低下（MMT4），腱板の機能不全あり．
- タイトネス：肩関節後方組織の硬結，外旋筋・広背筋・大胸筋，胸部．
- 姿勢，アライメント：静止立位で骨盤前傾，腰椎過前弯，胸椎過後弯，肩甲骨外転，上腕骨頭前方偏位．

### 2）局所機能障害における問題点
①肩関節前面の運動時痛．
②肩関節関節可動域制限．
③肩甲帯周囲の筋力低下と腱板機能不全．

### 3）局所機能障害に対する治療プログラムと治療後の変化
- 問題点①に対して：炎症所見のある腱板には超音波治療（非温熱）を実施．
- 問題点②に対して：関節可動域制限となっている後方組織や外旋筋に対して，ストレッチングを実施（図3）．
- 問題点③に対して：胸椎の前弯を促しながらの僧帽筋下部線維のエクササイズ（図4a），前鋸筋のエクササイズ（図4b），腱板に対するチューブエクササイズ（図4c）を実施．

順番としては胸椎の可動性の確保，肩甲骨の安定性の向上，その後腱板機能を改善するエクササイズへと進めていった．本プログラムにより，肩関節，肩甲帯の機能は向上し，陸上で動かす程度の強度であれば疼痛は軽快するも，泳動作時の痛みは残存した．

## 6 局所機能と全身運動を結びつけるインタラクティブ・アプローチ

### 1）局所以外の部位に対する理学療法評価
- 姿勢，アライメント：競技特性に応じたストリームライン（けのび）姿勢での

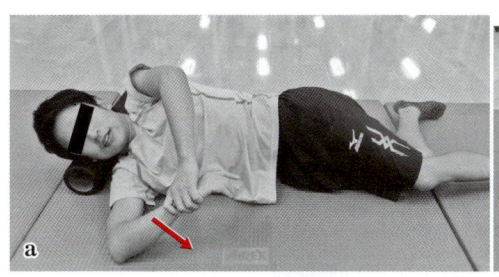

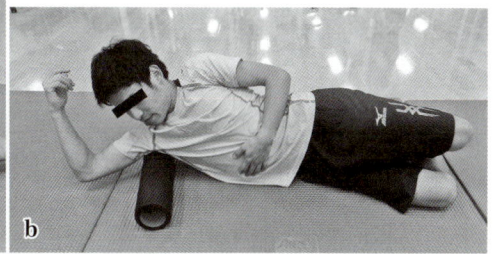

**図3 ● 肩関節関節可動域制限に対するストレッチング**
a．肩関節内旋制限に対するセルフストレッチング．肩関節屈曲 90°で内旋方向に押す
b．ローラーを使用した，肩関節後方組織に対するダイレクトストレッチング．肩関節後面にローラーを当てて，前後頭尾側方向に身体を動かす

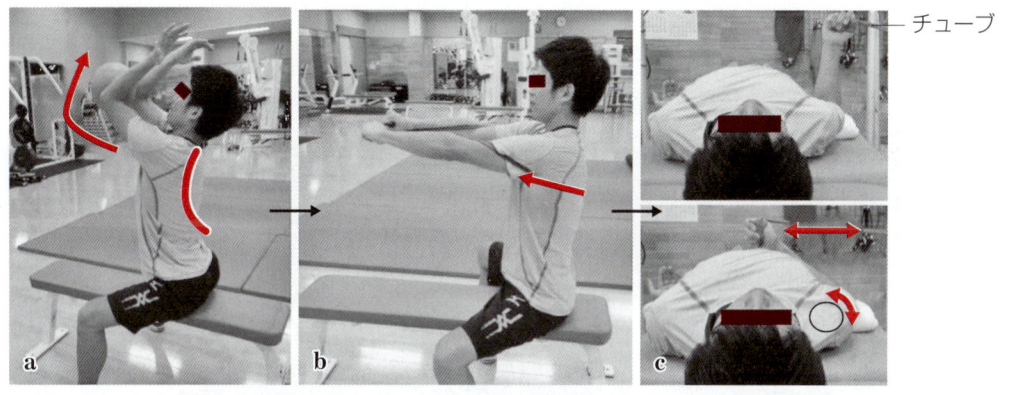

**図4 ● 肩甲帯周囲の筋力低下と腱板機能不全に対するエクササイズ**
a．胸椎伸展と肩甲骨下制のエクササイズ．肩・肘関節 90°で，左右の肘でボールを挟み，肩関節軽度外旋位とする．肘を前方に突き出しながら，胸椎を伸展，肩甲骨を下制しながらボールを挙上する
b．前鋸筋に対するチューブエクササイズ．肩甲骨を前外方に引きながら，上肢を前方へ突き出す．また，胸椎の後弯が増強しないようにする
c．腱板エクササイズ．肩甲骨は軽度内転位を保持したまま，上腕骨頭を中心とし，上腕骨頭の軸回旋の運動を行う

評価では，胸郭の柔軟性低下により胸椎が後弯し円背姿勢を助長させている．結果的に，前述した静止立位姿勢が助長されてしまう．

- 局所以外の筋力：肩関節屈曲位から肩関節伸展・内旋の複合運動（泳動作）に抵抗をかけると体幹部（コア）の不安定性が生じ，肩甲帯の不安定性を助長する．
- 局所以外の関節可動域：股関節伸展制限．

### 2）局所以外の問題点
①胸郭の柔軟性低下から胸椎後弯姿勢となり，肩甲帯のアライメントに影響を及ぼす．

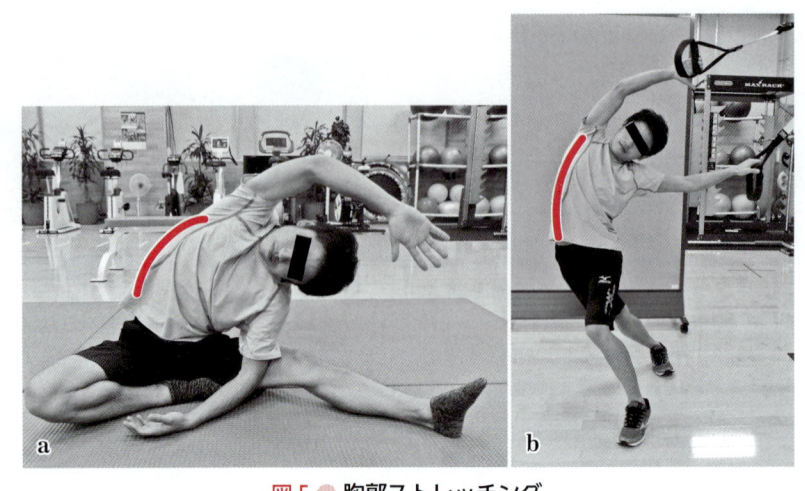

**図5 ● 胸郭ストレッチング**
b．TRX®を使用した胸郭ストレッチング．肋間を広げるように胸郭を拡大させる

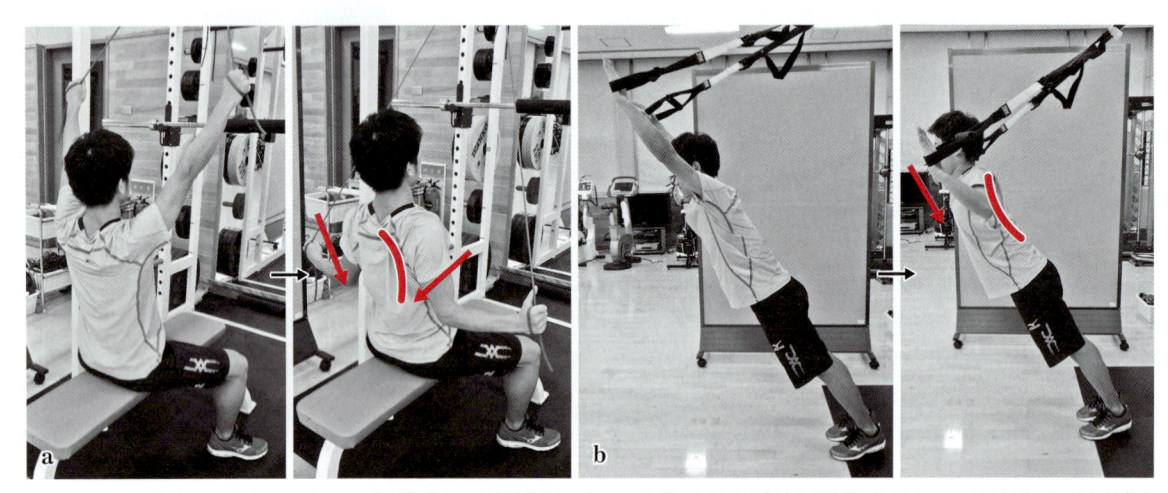

a．チューブエクササイズ．チューブを使用し，胸椎伸展と肩甲骨を内転下制させる．肩甲骨の下方内側に意識をおいてエクササイズを行う

b．TRX®．支持点が手と足部になるため，体幹部の固定性が重要となる．体幹を固定したまま，肩甲骨を内転下制させて胸椎を伸展する

**図6 ● 胸椎伸展エクササイズ**

②体幹（コア）筋力低下と肩甲帯の不安定性がある．
③股関節伸展制限が腰椎前弯を引き起こし，体幹の安定性を低下させる．

### 3）ADL や QOL，全身運動を改善する治療プログラムと治療後の変化

- 問題点①に対して：胸郭ストレッチングによって胸郭の柔軟性を改善（図5），チューブエクササイズによって胸椎の前弯と肩甲骨の内転下制を促通（図6a），TRX®サスペンションエクササイズを利用して，体幹（コア）を固定した状態で胸椎の前弯と肩甲骨の内転下制を同時に遂行する（図6b）．注意点は，胸椎の

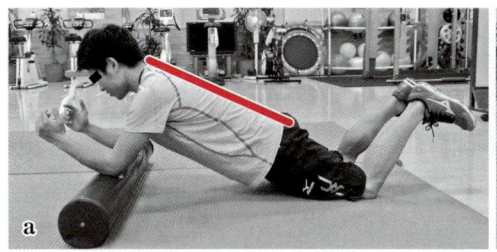

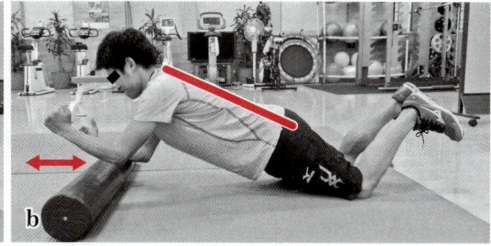

**図7** 体幹-肩甲帯のスタビリティエクササイズ ①ストレッチポールエクササイズ
a．膝から肩へ一直線を保持し，体幹と肩甲帯を安定させる
b．上肢を交互に使いストレッチポールを前方へ転がす．肩関節の屈曲角度が増大し，肩甲帯と体幹部への負荷も強まる中で，肩甲上腕関節を良好なアライメントで維持する

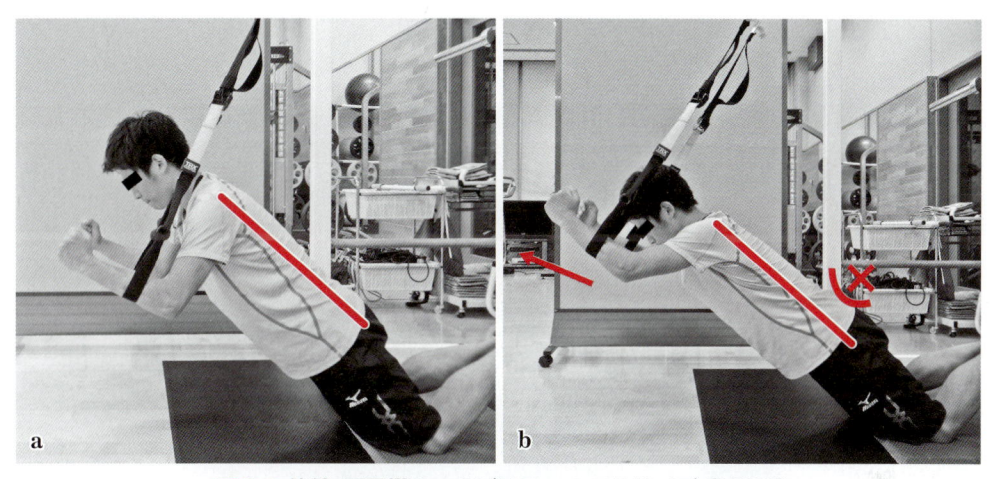

**図8** 体幹-肩甲帯のスタビリティエクササイズ ② TRX®
a．不安定な状況下で体幹と肩甲帯を一直線に保持する
b．上肢を前方にシフトさせると体幹への負荷が高くなり，腰部の伸展ストレスが生じ肩甲帯のスタビリティは低下しやすくなるが，体幹と肩甲帯の保持を続ける
注）片膝を浮かせると身体への回転作用が生じ，エクササイズの強度は高くなる

前弯に伴って，腰椎が過前弯位とならないように意識しながらエクササイズすることである．これにより，胸郭・胸椎の柔軟性と胸椎後弯姿勢が改善し，肩関節の過屈曲が軽減された．

- 問題点②に対して：体幹（コア）の筋力低下に対しては，基本的な体幹の深層筋の活性化やスタビリティエクササイズが重要となる．その後，体幹に加え，肩甲帯を同時に安定させるエクササイズへ移行していく必要がある．

まず，on elbow 位などの基本的なエクササイズが可能となったら，体幹（コア）と肩甲帯を同時に安定させながら，上肢の運動を実施する（図7）．次に，TRX®を使用し不安定な場面においても，同じように体幹（コア）と肩甲骨を安定させながら上肢の運動を遂行する（図8）．さらに，競技に近い動作においても，インピ

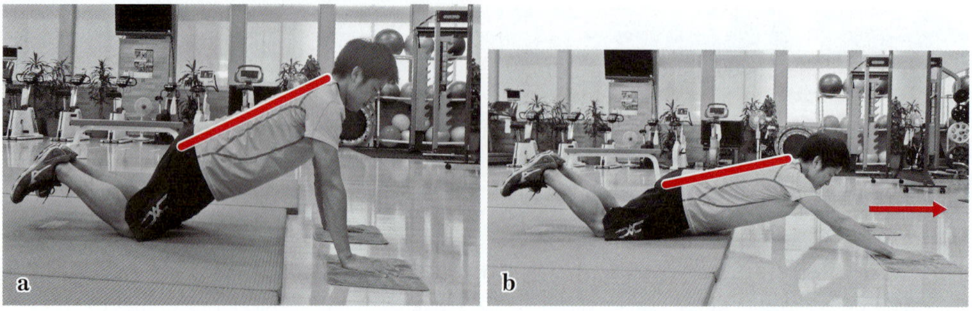

**図9** 体幹（コア）-肩甲帯のスタビリティエクササイズ ③タオルを使用した競技特性に応じたエクササイズ
a．フロアに両手をつき，体幹と肩甲帯を一直線に保持する
b．体幹（コア）と肩甲帯を安定させたまま，前方にスライドさせ，かつ床を押しつけるようにする．体幹（コア）と肩甲帯が安定を保ち，上腕骨アライメントに崩れがなければ，肩関節にはストレスなく動作ができる

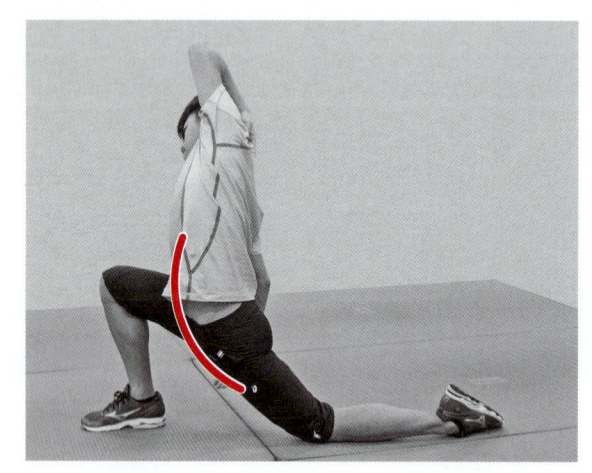

**図10** 股関節伸展ストレッチング＋胸郭ストレッチング
フルアークストレッチ．片膝立ちとなり，骨盤中間位保持，股関節伸展位，胸郭拡大し，体幹〜股関節前面を伸張する

ンジメント症候群の発生原因となりやすい肩関節過屈曲や過内旋を起こさないように上肢運動を行い（図9），段階的に強度を上げていく．

　これらのエクササイズにより，水中での過屈曲や過内旋が生じにくくなり，肩関節へのストレスや疼痛の軽減につながったと考える．さらに，泳動作のバランスも改善され，パフォーマンスの向上につながった．しかし，強度が強すぎる場合やアライメント不良の場合には疼痛を伴う可能性もあるため，再評価とエクササイズの再考案が必要である．

• 問題点③に対して：股関節の伸展制限が生じると，骨盤のニュートラルポジションの保持が困難となり，骨盤は前傾しやすく体幹（コア）の不安定性を生じや

すい．本症例においても，股関節の伸展制限が体幹の不安定性を引き起こし，さらに肩甲帯，肩関節の不安定性へ波及していた．この股関節伸展と胸郭の複合的なストレッチング（図10）は即時的な効果を得られるが，日常的に継続していく必要がある．また，腰椎の過前弯から生じる，腰部障害の発生リスクの軽減の観点からも重要であるといえる．

文献
1) 佐志隆士，他（編）：改訂第2版 肩関節のMRI 読影ポイントのすべて．メジカルビュー社，2011，pp90-109
2) 皆川洋至：超音波でわかる運動器疾患-診断のテクニック．メジカルビュー社，2013，pp152-184
3) Brukner P, 他（著）籾山日出樹，他（監）：臨床スポーツ医学．医学映像教育センター，2009，pp235-279
4) Brukner P, et al：Clinical Sports Medicine 3rd ed. McGraw-Hill Book Company Australia, 2006
5) 宗田 大：復帰を目指すスポーツ整形外科．辰村正紀，他（編）：水泳肩の診断と治療．メジカルビュー社，2011，pp310-314
6) Brushoj C, et al：Swimmer's painful shoulder arthroscopic findings and return rate to sports. *Scand J Med Sci Sports* **17**：373-377, 2007

## 第3節　整形外科疾患

# 6　内側上顆炎

## 基礎　疾患をみるための知識の整理

### 1　病態と要因

　　内側上顆炎は，スポーツ障害の中ではゴルフ肘ともいわれ，上腕骨内側上顆に起始する筋群の損傷や炎症が主原因とされる．

　　内側上顆に起始する筋は，円回内筋，浅指屈筋，橈側手根屈筋，尺側手根屈筋，長掌筋であり，これらは肘関節・手関節屈曲，前腕回内作用をもち，これらの動作の繰り返しが症状を生じさせる．

　　成長期から中高年にわたりに生じやすいとされ，成長期の場合は骨の成長に対して筋の伸張が劣り，腱の付着部にストレスを生じて発症する．成長軟骨（骨端線）の存在する年齢では内側上顆の牽引ストレスが軟骨を損傷させる例もある．成人ではゴルフやテニス（フォアハンド）などのスイング動作のインパクト時に前述の筋にストレスを生じ，炎症が繰り返され慢性化する場合や腱の変性をきたし発症するとされる．40歳前後での誘因のない場合は，加齢に伴う腱の変性が主原因となることが多い．

　　また，スポーツ選手の内側上顆炎患者ではラケットを使用する競技などのスイング動作によって発症する場合が多いが，それに限らず，柔道や綱引きなど前腕を酷使しながらパフォーマンスを発揮するスポーツに発生することもある．

### 2　医学的診断と理学療法機能診断

#### 1　画像診断のポイント

##### 1）単純X線画像

　　単純X線画像で変化を認めることは少ないが，石灰化している場合には内側上顆の腱付着部付近に画像上の変化を認めることもある（図1）．

## 2）MRI

腱付着部の高信号や靱帯の変性や水症を認めることもある[1,2].

## 3）超音波

検査肢位を変えることにより，肘関節を構成する3つの関節（腕橈関節，腕尺関節，近位橈尺関節）や内側側副靱帯（MCL），外側側副靱帯（LCL），肘関節周囲筋群の観察が可能となる．また，内側上顆の腱付着部の筋に石灰の存在を示唆する高エコー像などを確認することが可能である[3].

## 2 類似する疾患・症状との鑑別

内側上顆には筋以外にMCLが付着しているため，靱帯損傷は類似した疾患といえる．MCL損傷は外傷を契機にする場合や投球障害などのオーバーユース障害でも起こるため，内側上顆付着部の損傷なのか，靱帯実質の損傷なのかを各種徒手検査を用いて鑑別することは重要である（表1）.

## 3 機能診断のための徒手検査とその選択基準

内側上顆には複数の筋が付着し，それらの筋の作用は異なるため，各筋の作用する運動方向と反対方向へ徒手抵抗をかけることにより動作時の疼痛や筋力低下を誘発している主な筋を検査することができる．しかし，内側上顆付着部の起始腱は共通となっているため，厳密な鑑別は難しいが，どの運動方向で症状が誘発されるかを評価することは必要である（表2）[4].

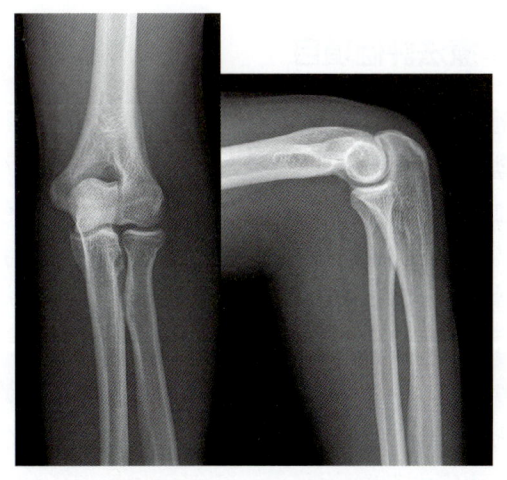

a. 伸屈位　　b. 屈曲位
**図1 ● 肘関節単純X線画像（正常画像）**

表1 ● 肘関節周囲の類似する疾患の発生要因と症状と徒手検査

| | 発生要因 | 症状 疼痛 | 症状 不安定性 | 症状 関節可動域 | 徒手検査 |
|---|---|---|---|---|---|
| 内側上顆炎 | オーバーユース<br>変性 | ＋ | － | 手関節背屈時伸張感＋<br>可動域制限± | 前腕屈曲回内筋群ストレッチテスト |
| 外側上顆炎 | オーバーユース<br>変性 | ＋ | － | 手関節掌屈時伸張感＋<br>可動域制限± | Thomsen's test<br>Wrist extension test<br>中指伸展テスト |
| 内側側副靱帯損傷 | 外傷<br>オーバーユース | ＋＋ | ＋＋ | 制限＋ | 外反ストレステスト |
| 外側側副靱帯損傷 | 外傷<br>オーバーユース | ＋＋ | ＋＋ | 制限＋ | 内反ストレステスト |
| 滑膜ヒダ障害 | オーバーユース<br>外傷後 | ＋＋ | ± | 伸展制限＋ | 圧痛：関節裂隙<br>弾発現象 |

表2 ● 内側上顆に付着する筋の停止部と作用

| 筋 | 停止部 | 作用 |
|---|---|---|
| 円回内筋 | 橈骨の外側面 | ・肘関節に対して：弱い屈曲<br>・前腕に対して：回内 |
| 浅指屈筋 | 第2〜5中手骨底外側 | ・肘関節に対して：弱い屈曲<br>・手根部，中手指節，PIP関節に対して：屈曲 |
| 橈側手根屈筋 | 第2中手骨底 | ・手根部の関節に対して：手の屈曲，外転<br>・前腕に対して：弱い回内 |
| 尺側手根屈筋 | 有鉤骨鉤，第5中手骨底 | ・手根部の関節に対して：手の屈曲，内転 |
| 長掌筋 | 手掌腱膜 | ・手根部の関節に対して：屈曲<br>・肘関節に対して：弱い屈曲 |

## 4 一般的な理学療法評価項目

### 1）局所症状の変化を把握するための評価

#### a．関節可動域

　肘関節の屈曲伸展のみならず，手関節の可動域の評価も必要である．また，手関節背屈位での肘関節伸展により，内側上顆に付着する筋が伸張されるため，それらを考慮した関節可動域測定も重要である．

#### b．筋力

　MMTにより前腕の筋力を把握することも可能であるが，握力測定でより簡便に評価することが可能である．また表2に示す筋の作用を理解したうえで，抵抗をかける方向を決定する．

#### c．疼　痛

はじめに疼痛の部位を特定し，圧痛の有無，再現痛，増悪動作を確認する必要がある．

### 2）ADL や QOL，全身運動の変化を把握するための評価

内側上顆炎が重症化し，疼痛のみならず肘関節の可動域制限を伴うこともある．特に中高年者では腱が変性しているケースも多いため，疼痛の有無だけでなく，自動運動や他動運動での関節可動域制限の確認と経時的な評価が必要となる．

## 3 医学的治療

### 1 保存療法

急性期の保存療法では，まず安静とアイシングや物理療法（超音波や電気治療）による経過観察となる．症状が長期化する場合には，非ステロイド性抗炎症剤（NSAIDs），ステロイド注射も医師の判断によって適応となる場合もある[5]．また，練習量が多い場合や練習強度が強すぎる場合には，それらの調節の提言も必要となる．

急性期以降では，理学療法やアスレティックリハビリテーションが適応となり，段階的なアプローチが重要となる．

### 2 観血的治療

手術を要することはまれなケースであるが，保存療法に効果がまったくみられない場合や腱性部の変性が強い場合には，障害腱の部分切離によるストレス軽減を目的とした手術が適応となる場合もある．

## 症例　全身運動の改善により内側上顆炎による痛みが軽減した柔道選手

### 1 アプローチのポイントとサマリー

　本症例は内側上顆炎を呈した柔道選手で，練習中や試合において襟や帯を握る動作で内側上顆の疼痛を生じていた．疼痛によりパフォーマンスの低下はもちろん，前腕の疼痛や機能障害を代償した結果，肩関節の疼痛なども生じ，悪影響が及んでいた．

　襟や帯を握る動作は，手指関節屈曲，前腕回内外，肘関節屈曲・伸展を繰り返す動作であり，さらに相手に振り払われることも多く前腕を酷使する場面が頻発する．肩甲帯や体幹の安定性が欠如した状態では，前腕のアライメントも崩れ，肘関節周囲へのストレスが増大しやすくなる．肩甲帯や体幹（コア）を安定させた状態であれば，肘関節のアライメント，前腕筋群の筋出力は良好となりストレスも軽減すると考え，肘関節周囲へのアプローチに加え，体幹や肩甲帯へのアプローチを行った．

#### ▶▶ ココが重要!

　内側上顆炎の多くはゴルフやテニスといったラケットスポーツで発症するとされる．柔道においての肘関節障害は釣り手に多くみられ，その中でも背負い投げを得意技としている選手に多く発生する[5]．釣り手は相手をつかむ動作であり，前腕を酷使した結果，前腕の筋や腱付着部へのストレスが生じる．また，肩甲帯周囲の筋力低下により中枢部の安定性が欠如し，末梢部である前腕へ不安定性が波及する場合がある．そのため，結果的に前腕を酷使している状況が多いので，前腕以外の肩甲帯，体幹機能といった評価やアプローチも重要となることがある．

### 2 一般的情報

年齢・性別：20代，男性．柔道選手，右利き．
診断名（障害分類）：内側上顆炎．
合併症・既往歴：なし．

## 3 現病歴

柔道練習中に右肘内側部に疼痛が出現．特に練習量が増加した際の乱取りなどで，相手の襟をつかむ動作で疼痛が増強する．

## 4 画像所見

単純 X 線画像に異常なし．MRI にて内側上顆遠位部に軽度の高輝度部位を確認．

## 5 局所機能障害に対するアプローチ

### 1) 局所機能障害に対する理学療法評価

- 疼痛：内側上顆に圧痛，手関節背屈により前腕部に伸張痛，グリップ動作で内側上顆付近に疼痛あり．
- 徒手検査：外反ストレステスト陰性．前腕屈曲回内筋群ストレッチテスト陽性．
- 関節可動域（左右）：肘関節屈曲 145°・伸展 0°．
- 筋力：握力 右 45 kg（疼痛あり），左 55 kg．
- タイトネス：右前腕筋群（特に尺側手根屈筋）．

### 2) 局所機能障害における問題点

①前腕筋群の伸張時痛．
②前腕の機能不全に伴う内側上顆付近の運動時痛．
③前腕屈筋群の筋力低下．

### 3) 局所機能障害に対する治療プログラムと治療後の変化

- 問題点①に対して：タイトネスとなっている前腕筋群に対するストレッチングによって，筋の柔軟性が改善した（図 2a）．
- 問題点②に対して：前腕の機能不全に対する，前腕の回転軸を意識した回内チューブエクササイズによって，さまざまな肘関節の角度でも安定した前腕の回旋運動が可能となった（図 2b，c）．
- 問題点③に対して：ダンベルや道具を使用した前腕筋群の筋力エクササイズ（図 3）を行った．

これらのプログラムにより，内側上顆部の伸張痛や運動時痛は軽快するも，柔道の練習中には疼痛が残存した．内側上顆部の炎症所見は軽減し運動機能も改善してきているものの，疼痛や運動制限によって生じた前腕筋群の筋力低下は残存しており，柔道の高負荷に耐えうる筋力に達しておらず，疼痛が生じると考えた．

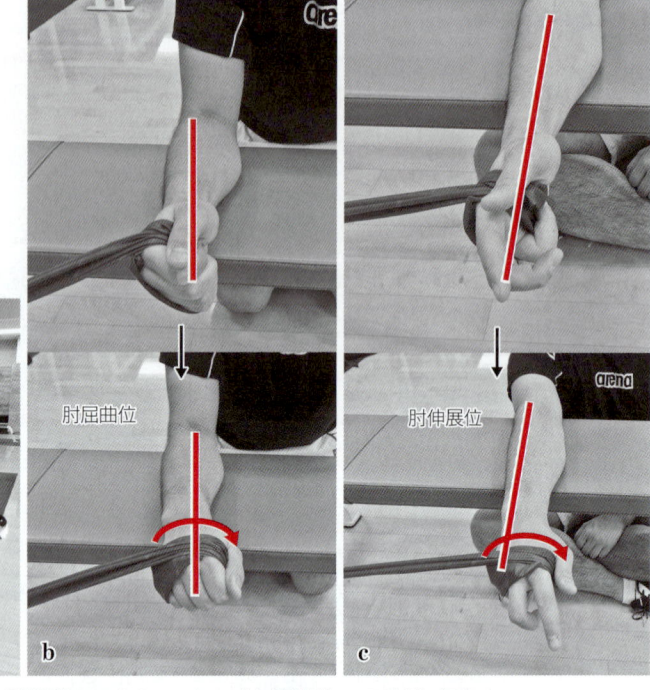

**図2 ● 前腕屈筋群のストレッチングと機能的エクササイズ**

a．前腕屈筋群に対するストレッチング．肘関節伸展位，手関節背屈位から手指を伸展させると，さらに筋への伸張が高まる

b，c．肘関節屈曲位と伸展位での前腕回内チューブエクササイズ．前腕の回転軸は，肘関節屈曲位から伸展位にかけて前腕の中心から尺側に移動していくため，回転軸（図内の線．bは中央，cは小指側）を意識したエクササイズが効果的である

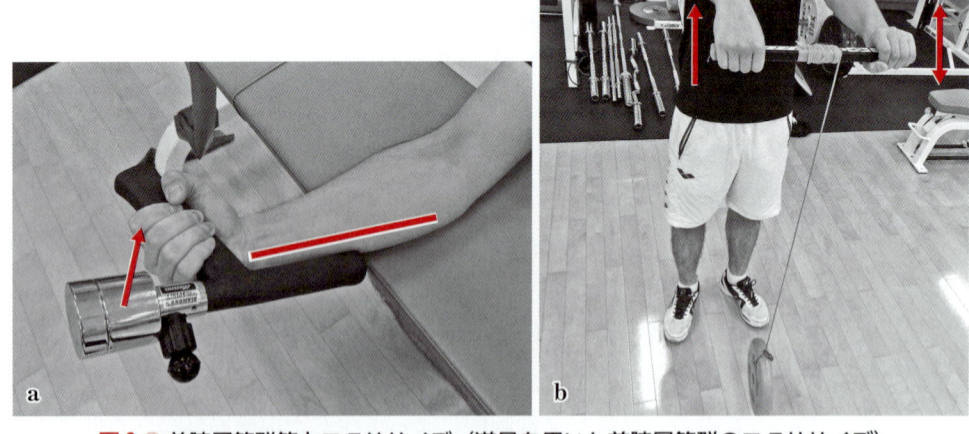

**図3 ● 前腕屈筋群筋力エクササイズ（道具を用いた前腕屈筋群のエクササイズ）**

a．ダンベルに持ち手のついた道具を使用した前腕屈筋群エクササイズ

b．棒に紐とダンベルをつけた道具を使用した前腕屈伸筋群エクササイズ．順手で伸筋群，逆手で屈筋群のエクササイズとなる

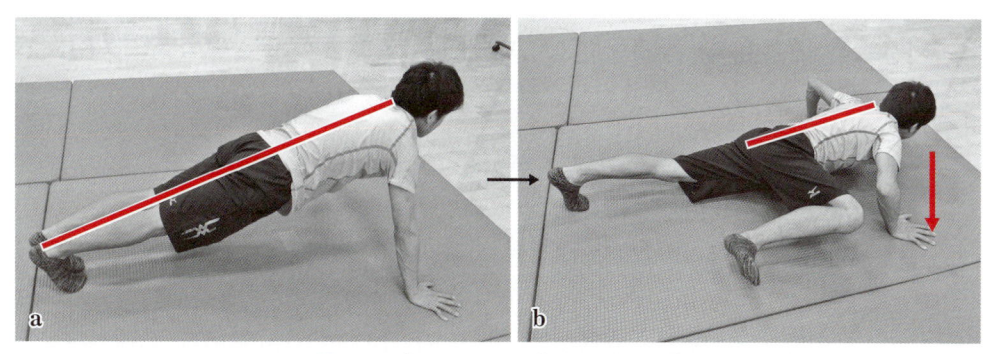

**図4 ● プッシュアップエクササイズ**

肩甲帯-体幹（コア）の安定化を図るエクササイズ．足部の接地位置から肩甲帯は一直線となるように保持する（a）．一直線状態を保持し，肩甲帯を安定させながら肘関節の屈伸運動を行う（b）．さらに，下肢を交互に抱えると身体に回転作用が起こり，強度が高くなる

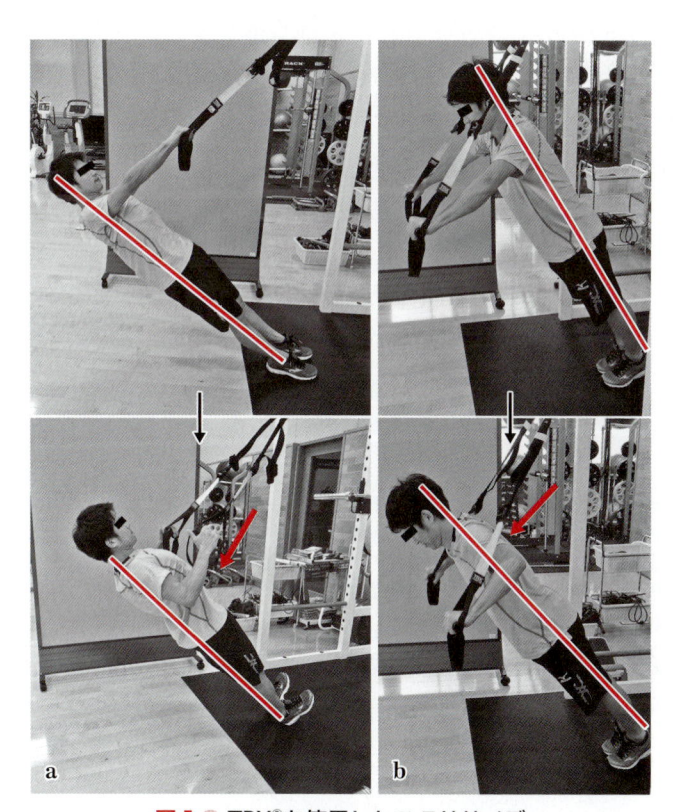

**図5 ● TRX®を使用したエクササイズ**

不安定な状況下での肩甲帯-体幹（コア）の安定化を図るエクササイズ．
a．足部から肩甲帯は一直線となるように開始姿勢をとる．姿勢を保持したまま肩関節伸展，肘関節屈曲動作で上体を引き寄せる．腰部過伸展や肩関節過内旋が起こらないように，背部筋群を使用して動作を行う
b．aと同様だが，プル動作ではなくプッシュ動作となり，前腕だけで安定化を図らないように体幹（コア）・肩甲帯周囲の筋を使用して動作を行う

## 6 局所機能と全身運動を結びつけるインタラクティブ・アプローチ

### 1）局所以外の部位に対する理学療法評価

- 姿勢，アライメント：スウェイバック（Sway back）姿勢となっており，肩甲骨外転位，骨盤後傾位，後方重心．
- 局所以外の筋力：広背筋，肩甲骨周囲筋群の筋力の左右差あり（左＞右）．

### 2）局所以外の問題点

①スウェイバック姿勢，不良アライメントによって，肩甲骨内転動作や体幹（コア），肩甲帯，上肢を連動させる動作が困難．
②柔道の釣り手や帯を握る局面での肩甲帯，体幹（コア）の安定性低下．

### 3）ADL や QOL，全身運動を改善する治療プログラムと治療後の変化

- 問題点①に対して：プッシュアップ時の姿勢を，胸椎伸展位，肩甲骨内転位，体幹部をニュートラルに保持して行う．その結果，スウェイバック姿勢の改善，肩甲帯と体幹（コア）を連動させた動作が可能となった（図4）．
- 問題点②に対して：姿勢の改善，肩甲帯と体幹（コア）を連動させた動作が可能となったら，さらに強度や質を上げる必要がある．そこで，柔道における釣り手を想定して，TRX®を使用したエクササイズを実施した（図5）．重要な点は，上肢のみに依存するのではなく，肩甲帯，体幹（コア）を意識してエクササイズを実施することである．これにより手関節や前腕に依存しすぎない動作となり，実戦でも疼痛がなくなりパフォーマンスが向上した．

文献
1) 青木治人：実践アトラスでよくわかるスポーツ外傷・障害診療マニュアル．桜庭景植，テニス肘．全日本病院出版会，2005，pp99-107
2) 青木光広，他：難治性テニス肘の MRI 所見と手術所見の検討．日手会誌 **18**：728-732, 2001
3) 皆川洋至：超音波でわかる運動器疾患—診断のテクニック．メジカルビュー社，2010，pp99-150
4) Schünke M, 他（著），坂井建雄，他（監訳）：プロメテウス解剖学アトラス　解剖学総論/運動器系　第2版．医学書院，2011，pp308-313
5) 宗田 大：復帰を目指すスポーツ整形外科．安藤 亮（編）テニス肘の診断と治療．メジカルビュー社，2011，pp214-220
6) 紙谷 武，他：成長期柔道選手における肘関節検診．日臨スポーツ医会誌 **19**：296-300, 2011

## 第3節　整形外科疾患

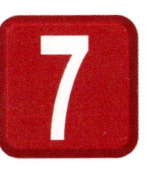

# 7　外側上顆炎（テニス肘）

## 基礎　疾患をみるための知識の整理

### 1　病態と要因

　上腕骨外側上顆部には短橈側手根伸筋（ECRB：Extensor Carpi Radialis Brevis Muscle）などの手関節伸展筋群が付着している．ECRBはより深部の外側側副靱帯，輪状靱帯，筋間中隔を含む複数の部位から起始し，第3中手骨底に停止している．ECRBはほかの伸展筋と異なり，長い腱成分のみが外側上顆遠位前方の狭い領域から起始している（図1）．このため，力を筋成分で分散しにくく，起始部に牽引力がより強くかかりやすい．さらに，腱成分には血管が乏しいため治癒過程が進みにくい[1,2]．

　外側上顆炎の主な病態は，ECRBの過活動によって腱付着部に微細損傷が生じ変性過程に至った状態である[3,4]．スポーツではテニスのバックハンドストロークの繰り返しで発症しやすく，テニスプレーヤーの約50%が生涯で一度は経験する[5]．このためテニスプレーが誘因と思われる外側上顆炎はテニス肘といわれている．発症にはテニスの初心者や片手バックハンドストローク多用者におけるテクニックやデバイスが関与する（表1）[3]．ストローク中の筋電図学的分析では特にECRBの活動が高い[6]．ラケットにボールがヒットした瞬間にはボール，ストリング，フレームの変形を伴う大きなエネルギーが発生し，蓄積された衝撃・振動エネルギーが上肢に伝わる．これによって伸展筋付着部に遠心性の力がかかり，外側上顆部の微細損傷につながる[7,8]．

　一般的な活動では手関節伸展と前腕回外を繰り返すハンドリング・振動器具作業やピアノ演奏が同様の病態を招きやすい[9]．一般成人における外側上顆炎の発症率は1〜3%で，35〜55歳に発症しやすく，男女差はなく利き手側に生じやすい[4,10]．

　外側上顆炎は以前は腱の炎症と考えられていたが，マクロファージや好中球のような炎症性細胞が不足しているため，現在は変性過程を伴う腱症と捉えられて

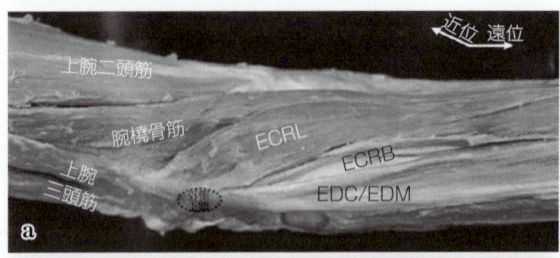

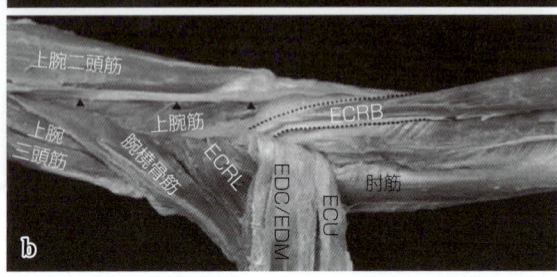

**図1** 肘外側から起始する浅層伸筋群（右肘を外側から観察）（文献2）より改変引用）

a．外側上顆稜から腕橈骨筋，長橈側手根伸筋（ECRL），外側上顆から総指伸筋・小指伸筋（EDC/EDM），尺側手根伸筋（ECU）と順に起始し，短橈側手根伸筋（ECRB）はECRL，EDC/EDMの深層に位置する

b．腕橈骨筋，ECRLを近位へ，EDC/EDMを後方に翻転，ECRLはECRBの前外側，EDC/EDMは後外側に隣接して付着している

**表1** テニス肘に関与するさまざまな要因

- 過度なプレー時間・頻度
- 片手バックハンドストロークの多用
- バックハンドストローク時の手関節のスナッピング
- ボールインパクトのタイミングのずれ
- ラケットのボールインパクト位置のずれ
- ボールインパクト時の手関節の不安定性
- ラケットスウィング速度
- ラケットのグリップ力
- ボールとの距離が不適切な立ち位置
- 腱板やコアではなく前腕伸展筋に頼ったパワー出力
- ボール速度
- ラケットのグリップサイズ，重さの不適合
- ストリングの硬さ

いる[11]．腱の耐性を超えて伸張刺激が加わり続けると微細損傷が繰り返され，血管新生から始まり線維化やカルシウム沈着に至るステージを経過する（**表2**）[12]．

外側上顆炎患者は損傷部位と離れた神経学的領域（前腕，上腕，肩，頚部）に症状を訴えることがあり，これらは外側上顆に付着する腱の微細損傷・変性のみでは説明しにくい．ECRB前方にある関節包付着の薄い部分の脆弱性や，ECRB付着部と関節包の癒着による輪状靱帯・滑膜ヒダの異常なひきつれなども病態に関与しうる[13]．ほかの原因としてはグルタミン酸塩などの神経伝達物質の濃縮増大が痛みへの反応を敏感にさせることや，乳酸塩などの化学物質による刺激があり，これらは最終的に中枢神経システムの過敏性につながる[14]．頚部や肩，腰背部の痛みは肘外側痛の結果として生じるバイオメカニクスの変化や代償性過使用が原因でも起こる．

## 2 医学的診断と理学療法機能診断

### 1 画像診断のポイント

肘の単純X線画像は骨の遊離体，関節症，離断性骨軟骨炎の確認に役立つ．テ

**表2 腱の微細損傷の繰り返しによる変性過程**（文献12）より引用

stage 1：初期の炎症反応がある．患者が医学的治療を検討している間に消失することもある
stage 2：過度なストレスが加わり続けると，組織学的には血管線維芽細胞性増生として知られる線維芽細胞の集中，血管増生，解体型コラーゲンが生じる．これらの要因は複合して腱症に関与する．このステージは患者が治療者などに症状を最も訴えやすい時期である
stage 3：病理学的変化が蓄積し続けると腱の構造が破たんし部分もしくは完全断裂に至る
stage 4：stage 2，3の特徴を示すとともに，線維化，解体弛緩性コラーゲンを伴うソフトマトリックス・カルシウム沈着，骨カルシウム沈着のような変化を示す

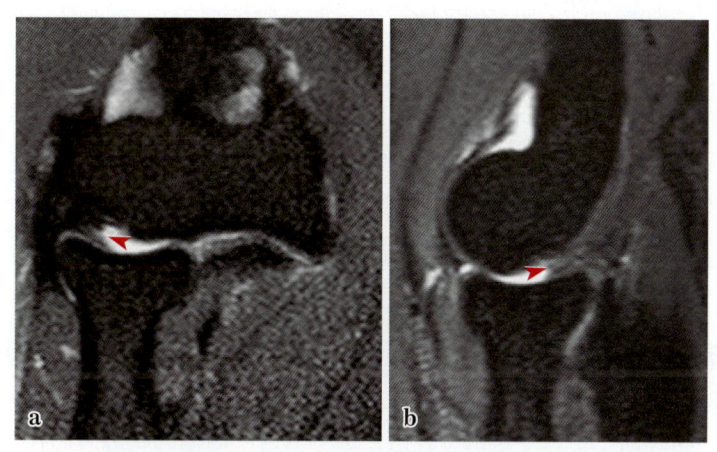

**図2 外側上顆炎患者のMRI（腕橈関節後外側の滑膜ヒダ増生を疑わせる所見）**（東京医科歯科大学臨床解剖学 二村昭元先生提供）
a. 冠状断，b. 矢状断

ニス肘では一般的に異常所見を認めないが，伸展筋腱の付着部付近に斑状のカルシウム沈着を認めることがある．MRIは腱や関節内の組織変性・損傷の確認に用いられ，特に難治性症例では伸展筋付着部や関節内外の軟部組織に信号異常を認めやすい（図2）．MRIは超音波画像よりも再現性が高いが，MRI上のECRB腱の離開の程度は必ずしも症状と関連しない[15]．CT関節造影画像はMRIよりも高い感度でECRB腱深部の関節包損傷を描出できる[16]．

超音波画像では腱の菲薄・肥厚や腱損傷，変性，カルシウム沈着，骨不整などの構造変化を確認できる．超音波ドプラ法では血管新生を確認できる．いずれの画像所見も必ずしも症状と関連しないことに留意し，問診，触診，徒手検査などを怠ってはならない．

## 2 類似する疾患・症状との鑑別

肘外側痛を示すほかの病態が多いため，外側上顆炎の急性期診断は容易ではない．非外傷性の肘外側痛の鑑別診断では病歴や身体所見の特徴と必要な画像検査

表3 ● 外側上顆炎(テニス肘)と鑑別すべき疾患とその検査

| 病　態 | 病　歴 | 身体検査 | 検　査 |
|---|---|---|---|
| 頚椎神経根症 | ・肘，前腕への放散痛<br>・頚部痛 | ・脊椎圧迫・伸展による症状誘発 | 単純X線と頚椎のMRI |
| 橈骨管症候群 | ・特に誘引なく肘外側痛が発症 | ・前腕回外抵抗運動による症状誘発 | 筋電図と神経伝導検査 |
| 橈骨間神経絞扼 | ・上に加えて筋力が低下 | ・外側上顆から2〜4cm遠位までの痛み<br>・手関節と手指の伸展筋力低下 | 筋電図と神経伝導検査 |
| 関節内遊離体 | ・外傷，ウエイトリフティング | ・肘関節運動時のクリックや制限 | 肘の単純X線 |
| 軟骨損傷 | ・外傷，ウエイトリフティング | ・肘関節運動時のクリックや制限 | 肘のMRI |
| 腫瘍 | ・悪性腫瘍の既往歴，夜間痛，全身症状 | ・触知可能なしこり | 肘の単純X線とMRI |
| 虚血性壊死 | ・鎌状赤血球貧血，アルコール乱用，HIV，コルチコステロイド | ・肘関節腫脹，機械的ストレスによる症状誘発 | 肘の単純X線とMRI |
| 骨軟骨炎 | ・若年患者，体操選手，投球者 | ・肘関節腫脹，機械的ストレスによる症状誘発 | 肘の単純X線 |

を把握しておくことが重要である (表3). 橈骨管症候群では手関節伸展の抵抗運動ではなく，前腕回外の抵抗運動で痛みが誘発される. これは回外筋を通過する神経が筋収縮によって圧迫されるためである. 同側の拘縮肩の代償としての肘のオーバーユース症候群もあげられ，この場合は肘の局所的な治療を行っても，肩や肩甲帯の問題が解決されるまで症状が続くことが多い. 外側上顆部痛を訴える患者の約半数に腕橈関節の変性があったとする報告がある[17]. 外側上顆炎患者のMRIでは肘筋の浮腫や肉芽組織を示す高輝度変化を認めることがある.

## 3 機能診断のための徒手検査とその選択基準 (図3)

　圧迫テストで痛みの原因がある組織をある程度特定した後に他動的な可動範囲を確認しながら最終域感や自覚症状を確認する. そして，Mill's test, Thomsen's test, Maudsley testの順で橈側手根伸筋や指伸筋を活動させて腱付着部に伸張ストレスを与える. 痛みの誘発を確認して，どの筋の付着部に問題があるかを推察していく.

## 4 一般的な理学療法評価項目

### 1) 局所機能障害の変化を把握するための評価

#### a．問　診

　手を振る，ひげをそる，物を持ち上げるなどの不快感を訴えやすい動作と，これらの動作中の外側上顆部の痛みや違和感を定期的に問診する. 前腕回内位で椅

```
圧迫テスト
   ↓
関節可動域テスト
   ↓
Mill's test
   ↓
Thomsen's test
   ↓
Maudsley's test・中指伸展テスト
```

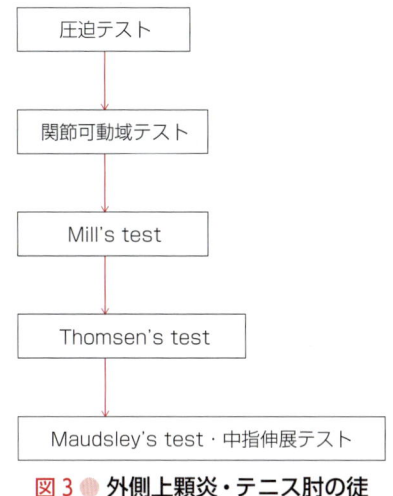

**図3** 外側上顆炎・テニス肘の徒手検査フローチャート

子を持ち上げて保持する際の外側上顆部の痛みを確認するテストはチェア・リフトテストと呼ばれている[18]．動作中の痛みの有無に加えて，範囲や程度を明らかにしておく．範囲は単に外側上顆部と記録せずに，皮膚や身体図へのマーキングで明らかにする．痛みの程度は 100 mm の VAS にチェックさせて数値化する．

### b．徒手検査

圧迫テストとして，伸展筋の付着部である外側上顆の遠位腹側部に母指で一定圧をかけて痛みの有無や程度，範囲を対側と比べながら確認する．外側上顆部だけでなく，伸展筋群の圧痛も確認しておく．テニス肘では関節可動域が明らかに制限されることは少ないが，肘関節の屈伸，前腕の回内外の自動および他動可動域を計測しておく．外側上顆を触知しつつ，他動的に前腕を回内，肘関節を伸展，手関節を掌屈させ，外側上顆部痛の誘発を確認する（Mill's test）[19]．

肘関節伸展位で第3中手骨部に抵抗をかけたまま手関節を背屈させて，外側上顆部痛の誘発を確認する（Thomsen's test）．変性過程がより重度の場合には肘関節屈曲位でも痛みが誘発される．肘関節完全伸展・前腕回内位での手関節伸展への抵抗は手関節伸展筋群全体にストレスがかかり，軽度から中等度のケースで痛みが誘発される[20]．中指の PIP 関節よりも遠位に抵抗をかけて伸展位を保持させ，外側上顆の指伸筋付着部の痛みを確認する（Maudsley's test）[21]．

### c．筋　力

握力計や vigorimeter を用いて痛みのない範囲で握力を計測する．外側上顆部に痛みがあると筋力が発揮できず握力が低下する．筋力計を用いて手関節伸展筋力を計測する．座位，肘関節 90°屈曲位，肩関節 20°外転位でアームレストに前腕

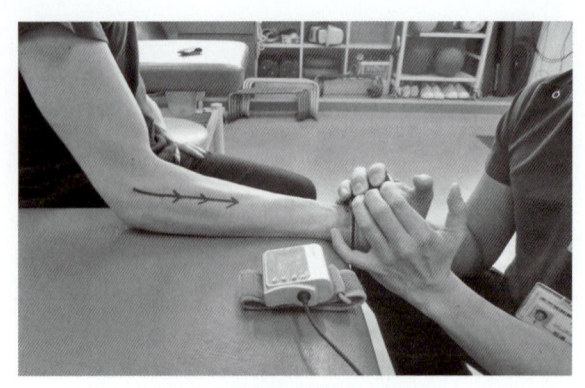

**図4 ● 手関節伸展筋力テスト**

座位,肘関節90°屈曲位,肩関節20°外転位でアームレストに前腕を回内位で置き,橈骨茎状突起から遠位を端から出す.筋力計アタッチメントを手背に当てて上から押し,抵抗させる.患者が不快感を感じた時点や,手関節角度が変化した時点での数値を記録する

**表4 ● 外側上顆炎・テニス肘患者のADL,QOL,全身運動の評価スケール**

- patient-rated tennis elbow evaluation
- tennis elbow functional scale
- American Shoulder and Elbow Surgeons (ASES) score
- Mayo elbow performance score
- Disabilities of the Arm, Shoulder and Hand (DASH) questionnaire
- SF-36
- modified Nirschl/Pettrone score

を回内位で置き,橈骨茎状突起から遠位を端から出す.筋力計アタッチメントを手背に当てて上から押して抵抗させて,患者が不快感を訴えた時点で数値を記録する(図4).

### 2) ADLやQOL,全身運動を把握するための評価

外側上顆炎・テニス肘患者のADL,QOL,全身運動の標準的スケールがいくつかある(表4)[22].Patient-rated tennis elbow evaluationはさまざまな活動における痛みや機能を各10点で自己評価させるもので150点が最も重症と判定される[23].Tennis elbow functional scaleでは10の機能的活動における不快感レベルを5段階で自己評価させる[24].

## 3 医学的治療

　医学的治療の主目的は肘の痛みと，組織学的，臨床的状態のさらなる悪化のコントロール，運動機能の維持・改善にある．大半のケースは活動コントロールのアドバイスで自然に治癒し，非ステロイド性抗炎症薬（NSAIDs）や注射療法などの非観血的治療の効果があるため，外科的治療を要することは少ない[25]．非観血的治療を行っても6カ月以上症状が続く場合には関節鏡やオープンを含めた外科的手術が検討される．

　NSAIDsは滑膜，筋，結合組織の炎症の軽減に有効で，短期の機能を改善させる[26]．注射療法では一般的にコルチコステロイドが用いられる．頻回な注射や不適切な部位への注射によって局所の皮膚色素脱失，皮膚萎縮，筋萎縮，脂肪萎縮，コラーゲン産生低下，伸展筋腱断裂などの副作用が生じうる．

　手術によるリリースには経皮，関節鏡，オープンのアプローチがある．伸展筋腱の単純なリリースによって痛みは軽減しやすい[27]．表層の異常組織は1cm前後の皮切で経皮リリースされる．関節遊離体，軟骨フラップ，関節炎に対しては関節鏡によるリリースや除去が行われる．関節鏡は関節内病変の診断と治療が同時に可能で，短橈側手根伸筋腱の裏を確認でき，健康な組織へのダメージは小さい．リスクとしては橈骨神経のダメージがある．外側上顆部の治癒を促すために皮質除去や穿孔術（drilling）が行われる場合もある．関節鏡術後は数日後に退院し，遠心性収縮トレーニングを含めたリハビリテーションが開始される．最低3カ月は違和感や痛みを伴う活動を避けながら4～12週で作業に復帰するように指導される．

　そのほかのオプションとしては衝撃波治療，経皮的ラジオ波焼灼療法，レーザー治療，針治療，局所硝酸塩クリーム，ボツリヌス毒素注射，自己血注射，自己多血小板血漿注射があげられる．

## 症例 バックハンドストローク時の肘外側痛を訴える高校テニス男子選手への包括的な理学療法アプローチ

### 1 アプローチのポイントとサマリー

　　片手バックハンドストローク中の不適切なキネティクス（kinetics, 運動力学）・キネマティクス（kinematics, 運動学）が原因と推察した外側上顆部痛に対して，まずは伸筋群の適切な安静と遠心性活動によって局所の治癒を促した．その後，ストローク中の手・肘・前腕運動や手関節伸展筋活動をコントロールさせることで片手バックハンドストローク中の外側上顆部への牽引ストレスの軽減を図り，痛みが消失した．復帰に向けて腰椎-骨盤-股関節複合体と肩甲帯の安定性を高めるとともに，有酸素・無酸素性能力を強化し，ストロークパフォーマンスの向上と再発予防につなげた症例である．

> **▶▶ココが重要！**
>
> 　ボールインパクト時の外側上顆部にかかる大きな衝撃・振動エネルギーを許容するためには，局所の治療や，上肢の運動・筋活動コントロールのみでは不十分であると考えた．本症例は高校テニス部（強豪）に入部したことから今後トレーニングや試合のレベルアップが予想された．これらから，再発予防のためには発症以前からあったと思われるストローク中の全身の運動連鎖不良やパフォーマンス不足を改善し，患者教育やエクササイズ，トレーニングを行う必要があった．

### 2 一般的情報

年齢・性別：16歳（高校1年生），男性．
診断名（障害分類）：右外側上顆炎（テニス肘）
重症度：Stage 2（**表2**）．
合併症：なし．
既往歴：2年前に腰痛を自覚し，近医にて筋膜性腰痛と診断される．現在は痛みはないが長時間のストロークラリーで腰背部の筋疲労を感じやすい．
利き手：右．
スポーツ歴：中学からテニスを始める．現在は高校テニス部所属（県内トップレベルの強豪校）．

HOPE・NEED：3カ月後の地区大会シングルスに痛みなく出場し決勝に進むこと．

## 3 現病歴

　高校テニス部入部3カ月後にバックハンドストローク中の肘外側の違和感を自覚．一時的な症状であったため，特別なケアをせずに練習量は徐々に増大した．発症3週間後にプレー後の安静時にも軽度の鈍痛を自覚するようになった．練習後のアイシングはしていたが，そのほかは通常どおりのメニューをこなしていた．発症5週間目にはバックハンドストロークだけでなく，日常生活で物を持つなどの動作で違和感や痛みを自覚．睡眠を妨げるほどではないが夜間痛も認めた．1週間ほど練習を休み様子をみたがあまり改善しないため，当院整形外科を受診．問診，徒手検査，単純X線画像，MRIなどからテニスプレー中の過使用による右外側上顆炎（テニス肘）と診断された．医師より，バックハンドストロークの2週間休止の指示とともに，アスレティックリハビリテーションが処方された．ほかの医療機関における治療歴はない．

## 4 画像所見

　単純X線画像では異常所見なし．MRIでは伸展筋付着部と付近の軟部組織にごく軽度の高信号を認めた．

## 5 局所機能障害に対するアプローチ

### 1）局所機能障害に対する理学療法評価

- 日常生活での痛みの程度：自覚的な肘外側痛（100 mm VAS）：安静時5 mm，夜間7 mm，把持動作23 mm．
- ストローク動作中の痛みの程度（100 mm VAS）：片手バックハンドストローク69 mm，両手バックハンドストローク37 mm，片手フォアハンドストローク29 mm，両手フォアハンドストローク17 mm．左はいずれも0 mm．
- 圧痛：外側上顆前縁（＋），骨隆起部（－），前腕伸展筋や肩甲帯周囲筋に左右差のある圧痛（＋）．そのほかの部位の痛みや上腕への放散痛はない．
- 関節可動域：肘関節の屈伸，前腕の回内外の自動および他動可動域に制限なし．最大回内位での肘伸展最終域で外側上顆部に違和感自覚．
- 徒手検査：Mill's test 陽性，Thomsen's test 陽性，中指伸展テスト陰性．
- 握力（肘関節伸展，肩・前腕中間位）：右 18 kg，左 38 kg．
- 手関節伸展筋力：右 11 N（newton），左 20 N．

### 2）局所機能障害における問題点

①外側上顆部の変性過程による圧迫，牽引ストレスへの閾値低下．

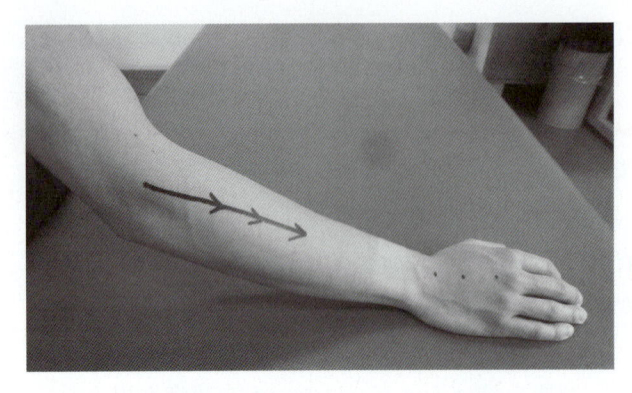

**図5 ● 筋腱解剖の解説**
手関節伸展筋群の起始停止や走行を実際に皮膚に描きながら，外側上顆部の痛みのメカニズムについてわかりやすく解説した

②同部位の安静時，ADL動作時痛．
③同部位のバックハンドストローク時痛．
④握力，手関節伸展筋力低下．

### 3）局所機能障害に対する治療プログラムと治療後の変化

#### a．治療プログラム

　局所の問題点に対して，外来フォローで安静・活動調整を含めた患者教育から始め，物理療法，エクササイズ，徒手療法を行った．治療予定期間は2カ月とし，理学療法は1週間に2回（1日約40分），医師による診察は2週に1回と計画した．これ以外は患者教育による自己管理・エクササイズとした．

- 安静・活動調整と二次的問題についての説明：物を把持して持ち上げる動作など外側上顆部に痛みを感じる動作は，違和感や痛みを基準に強度を調整させた．実際のバックハンドストロークは2週間控えるように改めて確認した．両手バックハンドストロークは片手ストロークよりも痛みは弱いが同様に控えることを確認した．合わせて，痛みや不快感がなければ上肢を過剰に安静にする必要はなく，ストローク以外であれば自覚症状がまったくない状態で強度を段階的に上げていくように指導した．痛みを我慢してプレーを続けると治癒に時間がかかり慢性化することを説明し，痛みや弱さをかばうために別の部位の異常な動きや症状が二次的に出やすいことも説明した．
- 筋腱の機能解剖の解説：ECRBなどの伸展筋群の起始停止や走行を説明し，外側上顆部の痛みのメカニズムについてわかりやすく解説した（図5）．
- 超音波：直径2cmの導子を用いて，ECRB付着部を中心とした半径約3cm円の範囲に温熱モード（治療時間：4分，周波数：3mHz，強度：0.5 W/cm$^2$, Duty比：連続）で治療した[28]．
- ウォームアップエクササイズ：違和感を感じやすい動作・活動の前には日頃から手関節の屈伸，内外転，分回しの自動運動を大きな動きで数回行うよう指導した．

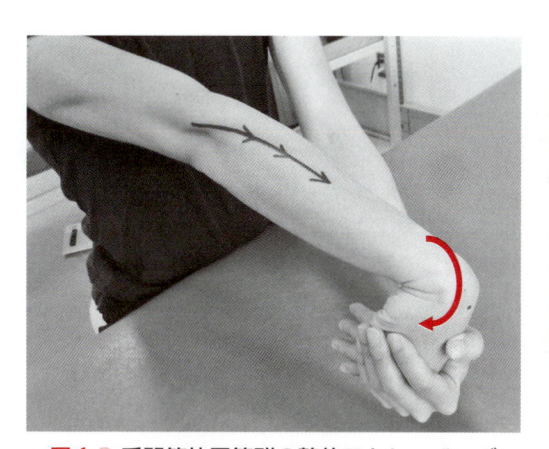

**図6　手関節伸展筋群の静的ストレッチング**
座位，肘関節伸展，前腕回内，手関節屈曲・尺屈で不快な痛みを伴わない程度で反対側の手で30秒保持させる

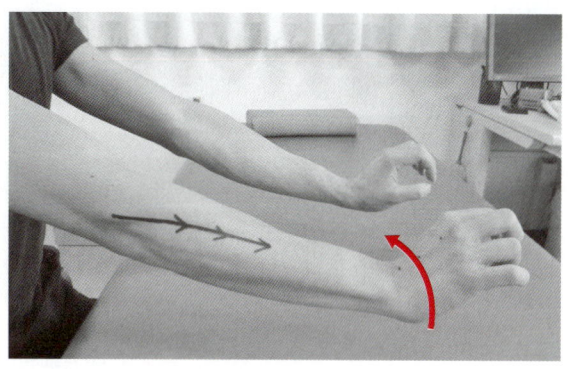

**図7　等尺性筋収縮エクササイズ**
手関節を背屈させ伸筋群を等尺性に活動させたまま10秒保持する

- 静的ストレッチング：肘関節伸展位で，前腕回内，手関節屈曲・尺屈を反対側の手で他動的に30秒保持する静的ストレッチングを指導した（図6）[29]．外側上顆部に不快な痛みを伴わない強度とした．
- 等尺性筋収縮エクササイズ：手関節伸展の等尺性収縮を保持時間10秒，1日3回3セットで行わせた（図7）[30]．
- 遠心性収縮エクササイズ：リモデリングの促進による局所症状の改善を目的に遠心性収縮エクササイズを指導した．肘関節伸展位，手関節伸展位から手背に反対側の手根部で痛みがなく耐えうる最大の抵抗をかけながら遠心性に活動させる運動を，1回に6〜8秒かけて8〜12回，1日に2，3セット行うよう指導した（図8）[31]．
- 深部横断マッサージ：前腕回外，肘関節90°屈曲で外側上顆の前部を触知し圧痛部位を確かめ，母指の先端で腱付着部を後方に向かって圧迫するようにマッサージをした[32]．反対の手で自分でも行うよう指導した．
- 自己管理としての保温・温熱：急性炎症期ではないため，やみくもにアイシングせずに保温に努めるよう指導した．入浴後は痛みが軽減するとのことから，10〜15分の温熱を習慣化させた．
- カウンターフォースブレイス（オランダ・NEA社製Push），テーピング：前腕ストラップで筋・腱を圧迫することで伸展筋の伸張や出力を抑制し，起始部の外側上顆にかかる負荷を減らし治癒の促進を図った[33]．症状が出やすい動作時のみ装着することと，ほかの運動療法との併用で効果があることを説明した．ストローク開始時には装具に加えて，ダイヤモンド形の負荷軽減テーピングにより総指伸筋腱などの伸張負荷の軽減を図った[34]．

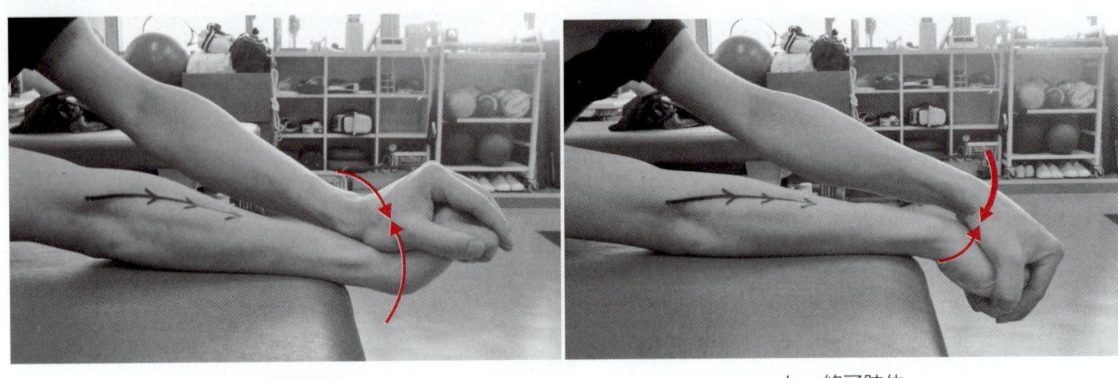

#### 図8 ● 遠心性収縮エクササイズ

a．開始肢位　　　　　　　　　　　　b．終了肢位

座位，肘関節伸展位，前腕回内，手関節背屈位で手背に反対側の手根部で痛みがなく耐えうる最大の抵抗をかけながら遠心性に活動させる

### b．治療後の変化

通院ごとに自己管理やセルフエクササイズを確認しながら，3週間（6回）の治療を終えて，下記の改善を認めた．医師の診察でも症状の改善が確認され，ストローク練習を段階的に進める許可が出された．

- 日常生活での痛みの程度：自覚的な肘外側痛（100 mm VAS）：安静時0 mm，夜間0 mm，把持動作2 mm．
- ストローク動作中の痛みの程度（100 mm VAS）：片手バックハンドストローク7 mm，両手バックハンドストローク0 mm，片手フォアハンドストローク2 mm，両手フォアハンドストローク0 mm．
- 圧痛：外側上顆前縁（−），骨隆起部（−），前腕伸展筋や肩甲帯周囲筋に左右差のある圧痛（−）．その他の部位の痛みや，上腕への放散痛はない．
- 関節可動域：肘関節の屈伸，前腕の回内外の自動および他動可動域に制限なし．最大回内位，肘関節伸展最終域での外側上顆部の違和感なし．
- 徒手検査：Mill's test 陰性，Thomsen's test 陰性，中指伸展テスト陰性．
- 握力（肘関節伸展，肩・前腕中間位）：右29 kg，左38 kg．
- 手関節伸展筋力：右17 N，左20 N．

## 6 局所機能と全身運動を結びつけるためのインタラクティブ・アプローチ

### 1）局所以外の部位に対する理学療法評価

- ラケットスウィング中の運動パターン，現象：外側上顆部に違和感がない範囲でのシャドウスウィングやトスバウンドスウィングにおいて手関節伸筋群の過活動につながりうる運動パターンを観察した（**表5**）．片手バックハンド・シャ

**表5** 片手バックハンドストローク中の手関節伸展筋群の活動過大につながるうる特徴的な運動パターン，現象

- 肘の先行
- インパクトフェイズ付近での肘関節伸展，手関節背屈，手指屈曲の強調
- 手関節尺屈とともにボールをひっかけるようなインパクト
- インパクトからフォロースルーにおける胸椎伸展，肩甲骨内転の不足
- グリップを軽く握る，もしくはインパクト直後にリリースするように指示するとインパクトと球速が明らかに弱まる
- フットワークが遅い，重心位置が高い
- ラケットのより遠位にボールをミスヒットさせることが多い

ドウスウィングでは，肘の先行や，インパクトフェイズ付近での肘関節伸展，手関節背屈，手指屈曲の強調が観察された．トスバウンドスウィングでは，インパクト時の手関節尺屈の強調とともにボールをひっかけるような運動パターンを観察した．インパクトからフォロースルーにかけて胸椎の伸展や肩甲骨の内転・後傾が不十分であった．グリップを軽く握るように指示するとインパクトと球速が明らかに弱まった．フットワークが遅く，重心が高く，ラケットのより遠位にボールをミスヒットさせることが多かった．

- patient-rated tennis elbow evaluation：24点（痛み12点，活動12点）．
- 胸椎可動性：自然座位，立位で頭部前方位，胸椎屈曲過大，ごく軽度のスウェイバック（sway back）を認め，口頭指示のみではニュートラルポジションに修正できず徒手誘導を要する．キャットキャメル運動で胸椎の屈伸可動域が不十分である（図9）．四つ這い位で胸椎回旋が不足しており右で小さい（図10）．
- 肩甲帯，肩甲上腕関節の安定性：自然座位，立位で肩甲骨の下制，下方回旋，前傾を認め（右側優位），口頭指示のみではニュートラルポジションに修正できず徒手誘導を要する．腹臥位，上腕90°外転位で肩甲骨を内転最終域で保持できない．回旋筋腱板機能をみるために肩甲骨面上腕挙上や，上腕下垂位・90°外転位での内外旋の徒手筋力検査をすると明らかな筋力低下はないが，筋活動中に肩甲帯が前方突出しやすく（図11），中間位に保持させると回旋抵抗力が弱まる．
- 腰椎-骨盤-股関節複合体の安定性：自然座位では胸腰椎屈曲位，骨盤後傾位となり，修正を口頭指示すると腰椎伸展と骨盤前傾が過大となる．サイドブリッジで脊柱および骨盤をニュートラルポジションに保てず，骨盤が上方に回旋しやすい．筋疲労は腹斜筋や腰方形筋よりも腰背部に自覚．ニュートラルポジション付近での保持時間は左上肢支持7秒，右上肢支持14秒．フロントブリッジでは腰椎伸展過大となり，修正を指示すると胸椎屈曲が過大となる．片脚立位では両側ともに体幹の軽度の側方傾斜と後傾を認めた．

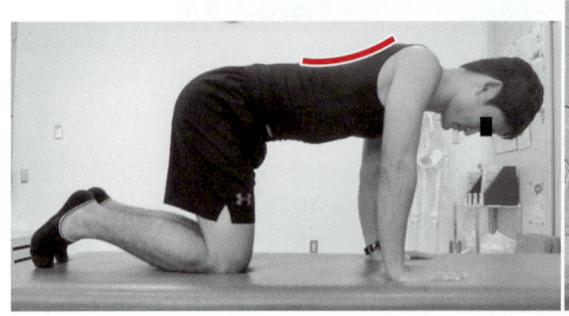

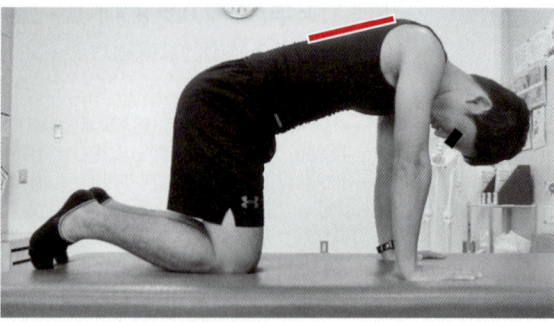

a．伸展　　　　　　　　　　　　　　　　　b．屈曲

**図9　キャットキャメル運動での胸椎屈伸可動域不足**
四つ這い位で胸椎の最大自動屈伸可動域や，第7胸椎棘突起の上下移動幅が不十分である

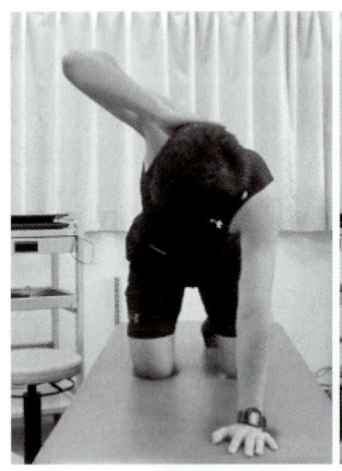

a．右回旋　　　　　b．左回旋

**図10　四つ這い位の胸椎回旋不足**
四つ這い位で片手を後頭部に当てた状態での胸椎の回旋可動域が不十分で，右回旋が左回旋より小さい

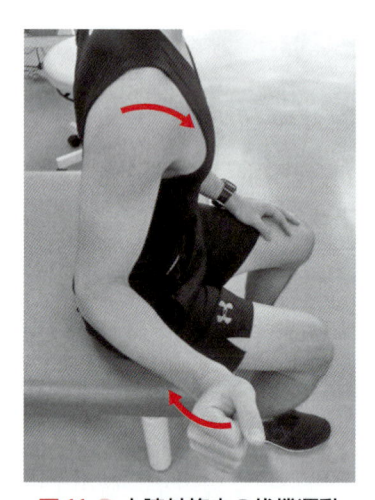

**図11　上腕外旋中の代償運動**
肩関節45°外転位で最大外旋させると肩甲帯が前方突出し手関節が背屈してしまう

- 呼吸：膝立て背臥位で深呼吸を指示すると，肩甲帯の挙上と上部胸郭拡大が先行する．

### 2）局所以外の問題点
①片手バックハンドストローク時の手関節伸展筋群の過活動につながりうる運動パターン，現象．
②胸椎可動性の不足，左右差．
③肩甲帯，肩甲上腕関節の安定性不足．
④腰椎-骨盤-股関節複合体の安定性不足．
⑤上部胸郭優位の呼吸パターン．

## 3）ADLやQOL，全身運動を改善する治療プログラムと治療後の変化
### a．治療プログラム

　前述した局所症状への治療と並行して，運動連鎖の改善による手関節伸展筋群の過活動のコントロールを主目的としたエクササイズを行わせた．効率的な運動連鎖にどのように寄与するのかを実演しながら説明したうえでエクササイズを指導した．エクササイズ中は異常な代償運動のコントロールに重点を置き，回数・セット数をこなすだけでは十分な効果を期待できないことも説明した．また，片手バックハンドストロークでは肩甲帯，体幹を含めた反対側の機能も高める重要性についても説明した．

　ボールとの適切な距離や位置関係を獲得するには上半身の機能だけでなく，アジリティ，スピード，有酸素性，無酸素性能力が重要であることを再認識させ，これまで以上に積極的に能力向上に取り組むよう指導した．以上のエクササイズは症状消失後もコンディショニングとして継続することとした．

- 胸椎可動性エクササイズ：タオルを使用した静的伸展運動，キャットキャメル運動，四つ這い回旋運動を指導した．
- 肩甲帯，肩甲上腕関節の安定化エクササイズ：座位，立位で前方突出しやすい肩甲骨をニュートラルポジションに修正するエクササイズ・習慣を指導した．反対側の中指で烏口突起を触知し肩甲骨の位置を確認しながら行わせた（**図12**）．僧帽筋水平部，下行部の活動トレーニングとして座位体幹前傾位で両上肢をさまざまな角度で挙上した状態で肩甲骨を内転・後傾するエクササイズも指導した（**図13**）．上腕のポジションを変えながら肩甲上腕関節を内外旋するエクササイズを指導した．この際，肩甲帯が前方突出しないようにコントロールさせた．
- 腰椎-骨盤-股関節複合体の安定化エクササイズ：サイドブリッジエクササイズを指導した．頭部，体幹のニュートラルポジションを重視し，鏡でアライメントを確認させた．左上肢支持のエクササイズを多く行わせ，左右の保持時間のアンバランスを減らすよう指導した．フロントブリッジも同様にニュートラルポジションの保持を重視させた．片脚立位で理想的なアライメントを保持させたまま，頭部・視線と上肢の位置を変化させるエクササイズを指導した．
- 効率的な呼吸パターン学習，下腹部圧コントロール：胸鎖乳突筋や斜角筋などの呼吸補助筋を動員しやすく，上部胸郭拡大に過度に頼った呼吸パターンであることを説明し，理解を得た．その後，臥位，座位，立位において呼吸補助筋リラクセーション，上部胸郭拡大コントロールを指導し，習慣化を勧めた．
- バックハンドストローク中の運動パターン，筋活動のコントロール：実際のストローク練習再開始時には，肘部への負担を考慮して軽めで，ストリングの張

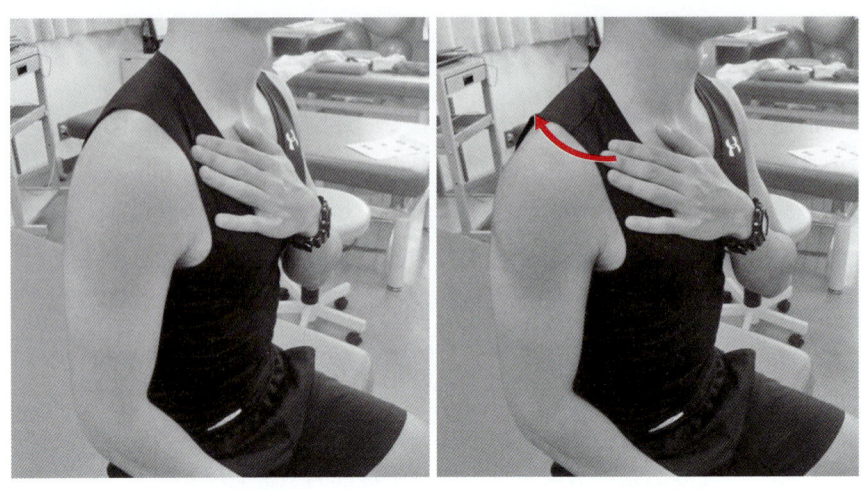

a．肩甲骨前方突出位　　　　　　　　b．理想的な位置

**図12 ● 烏口突起を触知しながらの肩甲骨位置の修正**

反対側の中指で烏口突起を触知，誘導しながら，前方突出位にある肩甲骨を後傾，内転，後方回旋させる

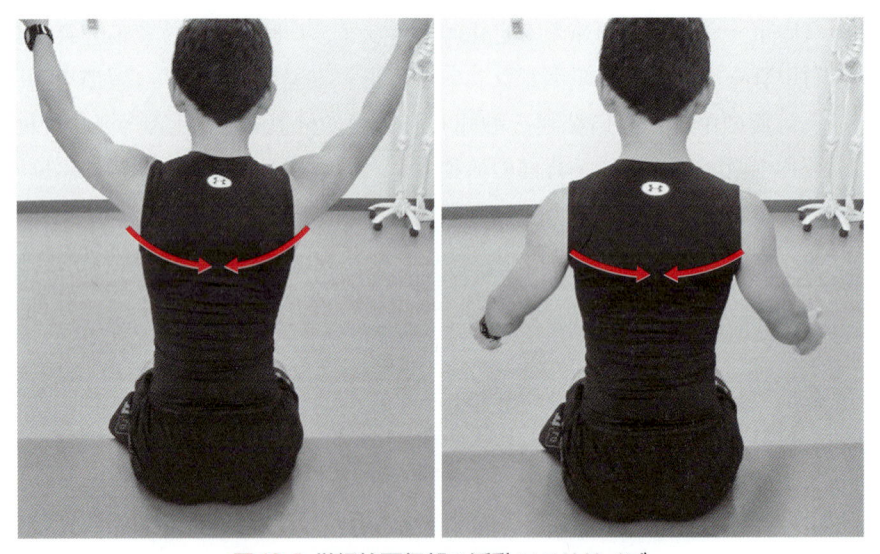

**図13 ● 僧帽筋下行部の活動エクササイズ**

座位で体幹を軽度前傾させたまま両上肢をさまざまな角度で挙上させ，肩甲骨を内転させる

りが緩めのラケットを使用するように指導した．フォアハンドストロークでは長・短橈側手根伸筋，総指伸筋も活動するが，より活動しやすいのは上腕二頭筋と腕橈骨筋である．また，両手でのバックハンドストロークではテンションが両上肢に分散される．このため，ストロークは外側上顆部に違和感が出ない範囲でフォアハンドストロークや両手バックハンドストロークから段階的に開

**表6 ● バックハンドストローク中の運動パターンのコントロールのポイント**

- ストローク中の手関節屈伸，橈尺屈の変化を小さくする
- インパクト時にボールの勢いに負けて手関節が背屈・橈屈方向に動きすぎないようにする（インパクト前の手関節は屈曲するが伸展域に保ち，インパクト直後の手関節屈曲をコントロールする）
- 手関節橈尺屈では橈屈位から運動を始め，インパクト時に橈屈方向への変化を小さくする
- インパクト時に肘関節伸展や前腕回外を強調しない
- 手関節伸展筋群や指伸筋群を過度に活動させず，インパクトやフォロースルー期はグリップをクイックリリースする
- ボールインパクト前に肩甲帯，体幹，下肢筋の活動を準備する
- ボールをラケットの中心にヒットさせるために，ボールとの距離が不足しないように近づき，重心を下げる

始させた．手関節伸筋群の過活動につながる片手バックハンドストローク中の運動・筋活動パターンのコントロールをシャドウスウィング，トスバウンドスウィング，ラリーで段階的に習得させた（表6）．

### b．治療後の変化

2〜6週（4〜12回）の治療経過の中で下記の改善を認め，13回目の治療時に同レベルのチームメイトとの試合形式練習で痛みを自覚しなかったとの報告を受けた．主治医，監督からも公式戦参加の許可が出され，参加を希望していた地区大会シングルスに出場する予定となった．これまでの局所，患部外の自己管理とエクササイズを再確認しながら，方法を自らノートに記載させ，実施チェック表を作成させた．予防の重要性を改めて確認した後に本人同意のうえでリハビリテーション終了とした．

- ラケットスウィング中の運動パターン，現象：手関節伸筋群の過活動につながりうる運動パターンや現象（表5）は客観的にも自覚的にも修正された．
- patient-rated tennis elbow evaluation：0点
- 胸椎可動性：自然座位，立位でのアライメント異常は理学療法士が観察しようとすると自ら適切に修正できるようになった．キャットキャメル運動での胸椎の屈伸可動域が増し，第7胸椎棘突起の上下移動幅が約6cm増した．四つ這い位での回旋も増大し，左右差もほぼ消失した．
- 肩甲帯，肩甲上腕関節の安定性：自然座位，立位での肩甲骨のアライメントは口頭指示のみで適切に修正することが可能になった．腹臥位，上腕90°外転位で肩甲骨を内転最終域で保持できるようになった．肩甲骨面でのさまざまな上腕挙上角度の上腕回旋の自動・抵抗運動中に肩甲骨の前方突出をコントロールできるようになり，中間位でも回旋筋力が弱まることはなかった．
- 腰椎-骨盤-股関節複合体の安定性：任意の座位での胸腰椎，骨盤のアライメント不良は認めなかった．ブリッジでは自ら脊柱および骨盤をニュートラルポジションに保つことが可能になり，サイドブリッジの保持時間は左右ともに約40秒であった．片脚立位でのアライメント不良も消失した．

- 呼吸：膝立て背臥位での深呼吸で肩甲帯の挙上や上部胸郭拡大の先行は認めなくなった．

### 文献

1) 二村昭元，他：テニス肘の病態―解剖学の所見から．臨整外 **50**：303-308，2015
2) 二村昭元，他：肘関節の外側構造：上腕骨外側上顆炎（テニス肘）の病態との関連．*MB Orhtop* **28**（7）：13-18，2015
3) De Smedt T, et al：Lateral epicondylitis in tennis：update on aetiology, biomechanics, and treatment. *Br J Sports Med* **41**：816-819, 2007
4) Calfee RP, et al：Management of lateral epicondylitis：current concepts. *J Am Acad Orthop Surg* **16**：19-29, 2008
5) Orchard J, et al：The management of tennis elbow. *BMJ* **342**：d2687, 2011
6) Morris M, et al：Electromyographic analysis of elbow function in tennis players. *Am J Sports Med* **17**：241-247, 1989
7) Kawazoe Y, et al：Prediction of the shock vibrations at the wrist joint with the new large ball compared to the conventional ball during the forehand stroke. Miller S. ed. Tennis Science & Technology. London：ITF Licensing Ltd, 2003, pp105-112
8) Bauer JA, et al：Electromyographic patterns of individuals suffering from lateral tennis elbow. *J Electromyogr Kinesiol* **9**：245-252, 1999
9) van Rijn RM, et al：Associations between workrelated factors and specific disorders at the elbow：a systematic literature review. *Rheumatology*（*Oxford*）**48**：528-536, 2009
10) Shiri R, et al：Lateral and medial epicondylitis：a role of occupational factors. *Best Pract Res Clin Rheumatol* **25**：43-57, 2011
11) Kannus P, et al：Histopathological changes preceding spontaneous rupture of a tendon：a controlled study of 891 patients. *J Bone Joint Surg*［*Am*］ **73**：1507-1525, 1991
12) Thanasas C, et al：Platelet-rich plasma versus autologous whole blood for the treatment of chronic lateral elbow epicondylitis：a randomized controlled clinical trial. *Am J Sports Med* **39**：2130-2134, 2011
13) Nimura A, et al：Joint capsule attachment to the extensor carpi radialis brevis origin：an anatomical study with possible implications regarding the etiology of lateral epicondylitis. *J Hand Surg Am* **39**：219-225, 2014
14) Waugh EJ：Lateral epicondylalgia or epicondylitis：what's in a name? *J Orthop Sports Phys Ther* **35**：200-202, 2005
15) Savnik A, et al：Magnetic resonance imaging in the evaluation of treatment response of lateral epicondylitis of the elbow. *Eur Radiol* **14**：964-969, 2004
16) Sasaki K, et al：The detection of the capsular tear at the undersurface of the extensor carpi radialis brevis tendon in chronic tennis elbow：the value of magnetic resonance imaging and computed tomography arthrography. *J Shoulder Elbow Surg* **20**：420-425, 2011
17) Rajeev A, et al：Lateral compartment cartilage changes and lateral elbow pain. *Acta Orthop Belg* **75**：37-40, 2009
18) Gardner RC：Tennis elbow：diagnosis, pathology and treatment：ninesevere cases treated by a new reconstructive operation. *Clin Orthop Relat Res* **72**：248-253, 1970
19) Manias P, et al：A controlled clinical pilot trial to study the effectiveness of ice as a supplement to the exercise programme for the management of lateral elbow tendinopathy. *Br J Sports Med* **40**：81-85, 2006
20) Hsu SH, et al：Physical examination of the athlete's elbow. *Am J Sports Med* **40**：699-708, 2012
21) McCallum SD, et al：Five-year prospective comparison study of topical glyceryl trinitrate treatment of chronic lateral epicondylosis at the elbow. *Br J Sports Med* **45**：416-420, 2011
22) Gill DR, et al：The Coonrad-Morrey total elbow arthroplasty in patients who have rheumatoid arthritis：a ten to fifteen-year follow-up study. *J Bone Joint Surg Am* **80**：1327-1335, 1998
23) Macdermid J：Update：The Patient-Rated Forearm Evaluation Questionnaire is now the Patient-Rated Tennis Elbow Evaluation. *J Hand Ther* **18**：407-410, 2005

24) Nagrale A, et al：Cyriax physiotherapy versus phonophoresis with supervised exercise in subjects with lateral epicondylalgia：a randomized clinical trial. *J Man Manip Ther* **17**：171-178, 2009
25) Taylor SA, et al：Evaluation and management of elbow tendinopathy. *Sports Health* **4**：384-393, 2012
26) Wolf JM, et al：Comparison of autologous blood, corticosteroid, and saline injection in the treatment of lateral epicondylitis：a prospective, randomized, controlled multicenter study. *J Hand Surg Am* **36**：1269-1272, 2011
27) Verhaar J, et al：Lateral extensor release for tennis elbow：a prospective long-term follow-up study. *J Bone Joint Surg Am* **75**：1034-1043, 1993
28) Lundeberg T, et al：A comparative study of continuous ultrasound, placebo ultrasound and rest in epicondylalgia. *Scand J Rehabil Med* **20**：99-101, 1988
29) Wen DY, et al：Eccentric strengthening for chronic lateral epicondylosis：a prospective randomized study. *Sports Health* **3**：500-503, 2011
30) Park JY, et al：Prospective evaluation of the effectiveness of a home-based program of isometric strengthening exercises：12-month follow-up. *Clin Orthop Surg* **2**：173-178, 2010
31) Viswas R, et al：Comparison of effectiveness of supervised exercise program and cyriax physiotherapy in patients with tenniselbow（lateral epicondylitis）：a randomized clinical trial. ScientificWorldJournal 2012；2012：939645
32) Stasinopoulos D, et al：Cyriax physiotherapy for tennis elbow/lateral epicondylitis. *Br J Sports Med* **38**：675-677, 2004
33) Jafarian FS, et al：The immediate effect of orthotic managemen on grip strength of patients with lateral epicondylosis. *J Orthop Sports Phys The* **39**：484-489, 2009
34) Vicenzino B, et al：Initial effects of elbow taping on pain-free grip strength and pressure pain threshold. *J Orthop Sports Phys Ther* **33**：400-407, 2003

## 第3節 整形外科疾患

# 8 野球肘

## 基礎 疾患をみるための知識の整理

### 1 病態と要因

　野球肘とは，投球動作が原因で起こりうる肘の疾患の総称である．野球肘には肘内側側副靱帯（MCL）損傷や内側上顆炎，内側上顆裂離骨折などの肘内側部に主因を有するもの，上腕骨小頭離断性骨軟骨炎（OCD：Osteochondritis Dissecans）のように肘外側部に主因を有するもの，肘頭疲労骨折や肘頭骨端線障害などの肘後方部に主因を要するものなどが混同されており，「野球肘」という保険病名が用いられていたとしても，1つの病態を指すものではないことを十分に理解しておく必要がある．本項ではMCL損傷による投球時の肘内側部痛へのアプローチを中心に述べる．

　MCLは内側上顆下端前方から起始し，尺骨鉤状突起結節に付着している最も強固な前斜走線維と伸展性に富む後斜走線維，瘢痕的で機能的意義は少ないとされる横斜走線維から成っている．肘の外反ストレスに対する安定性保持に重要なのは前斜走線維である[1]．

　投球動作において，肘関節外反はコッキング相（cocking phase）からボールリリース（ball release）にかけて最大64 Nmのモーメントが生じるとされる[2]．MCLの強度を調査した研究[3]では，33 Nmの外反ストレスで破断が生じるとされ，投球動作中に生じる力学的ストレスが非常に強力であることがわかる．ただし，実際には投球動作中の筋力発揮により，靱帯実質にかかる負荷は減少すると考えられている．また，肘外反ストレスは投球数増加による疲労や身体機能変化，投球動作の変化によっても変動しうるものであり，一投の外傷による損傷というより繰り返しの外力によって損傷に至る例が多い．

　投球時の肘内側部痛は，靱帯組織の損傷による外反ストレスへの抵抗性低下（外反動揺性増大）および外反ストレスによる組織侵襲に伴う疼痛が主因と考えられるが，一方で無症候なプロ野球選手の87%にMRIでMCLの不連続性や輝度変

表1 ● 内側側副靱帯損傷の診断基準（文献5）より改変引用）

①局所の頑固な疼痛
②投球時痛による全力投球不可
③外反ストレスでの疼痛増強（Milking manuever testなど陽性）
　がみられる
　①～③いずれかと，補助診断として，
④MRIでの靱帯損傷所見
⑤ストレスX線での内側関節裂隙の開大差が2mm以上
のいずれかがみられる場合にMCL損傷と診断する

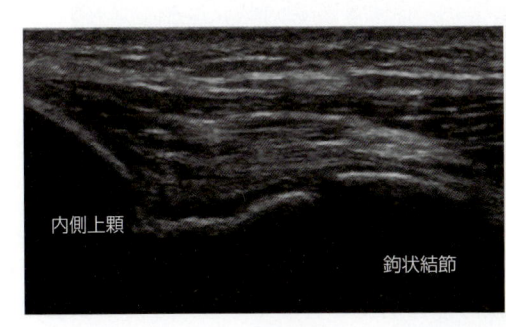

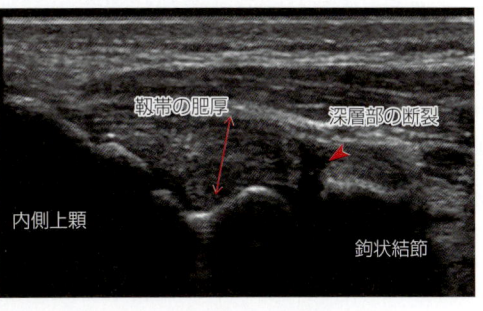

a．正常例　　　　　　　　　　　　　b．深層部での断裂像
図1 ● 肘内側部の超音波画像（長軸像）

化を認めたとする報告[4]もあり，MCL損傷と投球動作時の肘内側部痛との関連は議論の余地を残すものである．

## 2 医学的診断と理学療法機能診断

### 1 画像診断のポイント

投球によるMCL損傷の医学的診断基準については，わが国では伊藤[5]がその基準を表1のように示している．表1に示した項目1～3のいずれか1つが該当し，さらに画像診断にて4あるいは5の所見がある場合にMCL損傷と診断される．JCHO新宿メディカルセンターでは，超音波画像検査（局所麻酔剤を関節内に注入した超音波画像検査で肘外反動揺性を評価）と生理食塩水を関節内に注入した高分解能MRI（関節液および生理食塩水の関節外への漏出によってMCLの損傷を評価）を用いている（図1, 2）．

### 2 類似する疾患・症状との鑑別

投球時に肘内側部に痛みを生じる疾患としては，MCL損傷以外にも内側上顆

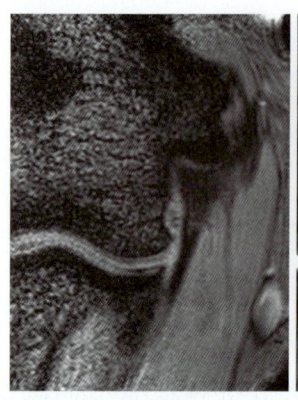

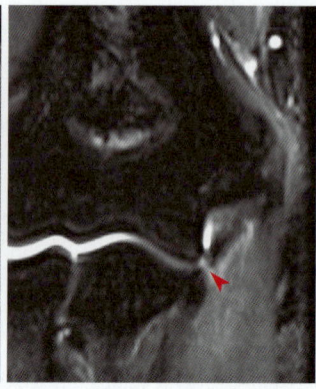

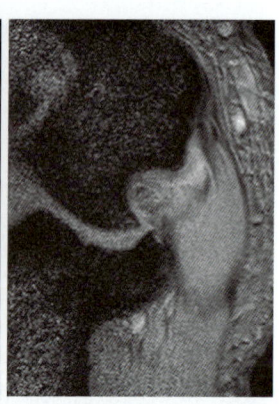

a．健常　　　　　　　b．遠位部での断裂像　　　c．内側側副靱帯全体の変性

**図2　肘内側部のMRI像**

炎，内側上顆裂離骨折などの肘内側部の構造体に主因を有するものが多い．ただ，OCDによって生じた遊離骨片の影響を受けて滑膜炎症状を呈するものや，肘頭疲労骨折や肘頭骨端線障害などの肘後方部に病変を有するもの，さらに胸郭出口症候群由来の症状であっても投球時に肘内側部の痛みとして訴える場合があるため，医師と十分に協議する必要がある．

### 3 機能診断のための徒手検査とその選択基準

　JCHO東京新宿メディカルセンターでは，投球障害に対しては局所症状のみを診ることをせず，投球動作に必要な複合的な関節運動を評価および改善のためのエクササイズとして導入している．

　理学的所見としては，肘関節の可動域，肘内側部の圧痛のほか，MER testを用いて，MER（Maximum External Rotation，肩関節最大外旋位）で肘外反ストレスでの疼痛誘発および同肢位での肩甲上腕関節の外旋可動性，肩甲骨上方回旋・後傾，胸椎伸展・胸郭開大の可動性を評価する（図3）．また，肘関節周囲やそれより遠位部の機能評価として，前腕回内外の可動性や肘外反ストレスに拮抗する筋機能である尺側手根屈筋（FCU：Flexer Carpi Ulnaris）や浅指屈筋の筋収縮能をFCU testで評価する（図4）．この尺側手根屈筋や浅指屈筋の筋収縮能（筋力，筋反応速度）の破綻により，肘内側部の投球時痛につながっていると推察される患者は意外に多い．さらに，良好なMERポジションにつながる前段階として，テイクバックテストを用いてテイクバック動作時の肩甲骨運動の可動性や代償運動の有無を評価し（図5），必要に応じて，下肢・体幹の機能評価や立位アライメントなどの全身的な評価を追加して実施する．

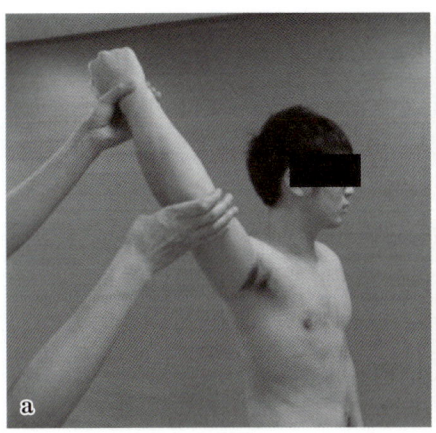

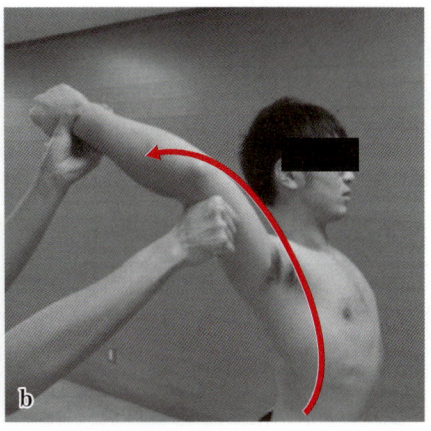

a．上肢挙上での肘外反ストレステスト　　b．体幹伸展＋肩甲骨上方回旋・後傾＋肩甲骨
　　　　　　　　　　　　　　　　　　　　　上腕関節外旋位での肘外反ストレステスト

図3 ● MER test

上肢挙上位での肘外反ストレステスト（a）に加え，投球時のポジションを再現し，体幹（主として胸椎）伸展＋肩甲骨後傾＋肩甲上腕関節外旋位でのストレステスト（b）を実施するとともに，MER（肩関節最大外旋位）のそれぞれの上方回旋・後傾構成要素の可動性を評価する

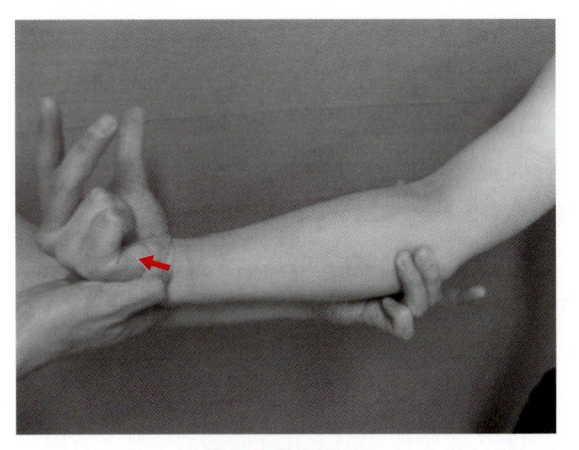

図4 ● FCU test

豆状三角関節の不安定性を有する場合，そこに停止するFCU（尺側手根屈筋）の筋収縮効率が低下する場合があるため，徒手的に圧迫を加えながらFCUの筋収縮能を評価する

## 4　一般的な理学療法評項目

### 1）局所機能障害を把握するための評価

#### a．痛み・炎症
- MCLの圧痛部位（近位部・実質部・遠位付着部）とその程度．
- 関節炎の合併の有無．

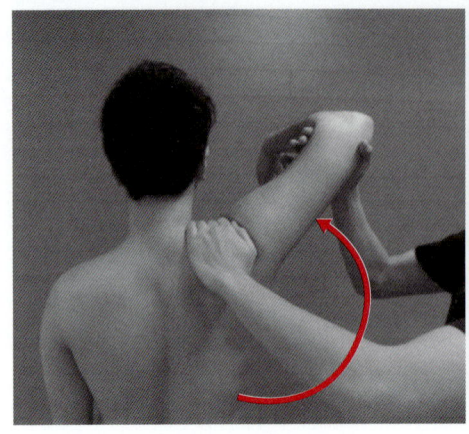

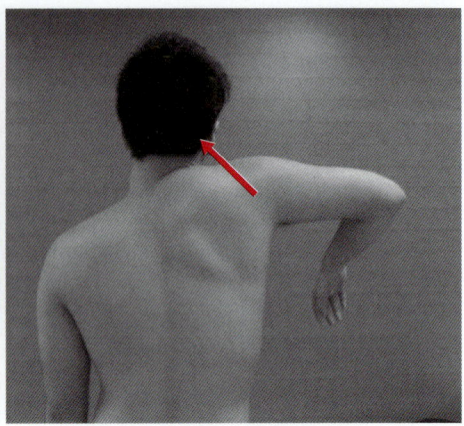

**図5 ● テイクバックテスト**

投球時のテイクバック位を評価する．肩甲骨を固定した際の他動的な肩甲上腕関節の柔軟性（a）に加え，自動運動時の肩関節外転動作における肩甲骨運動の可動性や代償動作の有無を評価する．肩関節後方や肋間部の柔軟性低下を有する場合や僧帽筋上部線維や肩甲挙筋の過剰収縮による（b）肩甲骨挙上が学習されている場合などに異常動作パターンを呈することがある

- MER test での肘外反ストレスでの疼痛の有無とその程度．

#### b．関節可動域
- 肘関節の屈曲・伸展の可動域．
- 前腕回内外の可動域．

#### c．筋力
- 肘関節屈曲・伸展，および前腕回内外の筋力．

### 2）全身運動の変化を把握するための評価

#### a．局所以外の関節可動域
- 肩甲上腕関節の外旋可動性（MER test を用いて評価する）．
- 肩甲骨周囲筋の柔軟性（MER test 時の肩甲骨上方回旋・後傾，胸椎伸展・胸郭開大の可動性を評価する）．
- 肩関節内旋位での肩外転の可動性（テイクバックテストを用いて評価する）．
- 股関節周囲の可動域（後述する腰割り動作を用いて評価する．内転筋や股関節外旋筋群のタイトネスが存在すると，骨盤前傾位や下腿の垂直位の保持が困難となる）．

#### b．局所以外の筋力
- 肩甲骨周囲の筋力，胸郭上での肩甲骨固定性（後述する肩甲骨セッティングエクササイズやエルボープッシュエクササイズを用いて評価する）．
- 尺側手根屈筋，浅指屈筋の筋力と筋反応速度（FCU test を用いて評価する）．
- 股関節周囲の筋力（腰割り動作を用いて評価する．内転筋や殿筋群の筋力低

下により，骨盤前傾位や下腿の垂直位の保持が困難となる）．

#### c．姿　勢
・胸椎伸展や胸郭開大を阻害する骨盤後傾，円背位での座位姿勢．
・胸椎過後弯や頭部前方偏位を伴う立位姿勢．

#### d．生活習慣
・栄養状態，食事摂取方法．
・適切な入浴．
・睡眠時間．

## 3 医学的治療

　治療の第一選択は保存療法を選択する．ただし，漫然と投球休止期間を設けるのではなく，保存療法開始と同時に理学療法評価で抽出された身体機能面の問題に対して運動療法による改善を図ることが最重要である．投球休止後，約1カ月程度で圧痛や外反ストレス痛が消失する患者が多く[6]，その後は段階的に投球を再開する．

　当院では平均3カ月の保存療法期間を設けるが，保存療法で症状の緩和を認めない患者やハイレベルの選手で他院やトレーナーによるリハビリテーション経験がある患者については，比較的早期に観血的治療に切り替える場合もある．MCL損傷に対する手術療法は靱帯再建術が主流となっているが，当院ではMCLの遠位付着部の損傷例に対しては靱帯修復術を施行する場合がある[7]．MCL再建術および修復術の詳細については，成書を参考にしていただきたい．

　運動療法の主眼は，投球時に肘外反モーメントが最大になるMER直前のコッキング相後期の肘外反ストレスをいかに軽減させるかということである．MERは肩甲上腕関節単独の運動ではなく，胸椎伸展＋胸郭開大＋肩甲骨上方回旋・後傾の複合運動であり，その患者に不足している機能を評価しアプローチすることが必要である．

## 症例 肩甲胸郭の柔軟性および固定性，股関節機能の改善により投球時の肘内側部痛が軽減された投手

### 1 アプローチのポイントとサマリー

　本症例は投球時の肘内側部痛が生じ，MRI および超音波検査にて MCL 損傷を指摘された硬式野球部の投手である．

　アプローチのポイントは，①胸椎伸展および胸郭開大の柔軟性改善，②肩関節後方組織の柔軟性改善，③肩甲骨後傾の可動性改善（前胸部の軟部組織の柔軟性改善）④股関節柔軟性および固定性改善，⑤胸郭上での肩甲骨固定性改善，⑥座位姿勢および生活習慣の改善である．①〜⑥によって投球時の肘外反ストレス軽減につながり，その後も自主トレーニングにてコンディションを維持することができ，再発することがなく競技生活を全うできた症例である．

#### ▶▶ココが重要！

　MCL 損傷による投球時の肘内側部痛は，肘関節以外の身体機能面のディコンディショニングも背景にある場合が多い．

　肘関節，手関節，肩関節周囲の柔軟性・固定性だけではなく，胸椎伸展，胸郭開大の柔軟性，肩甲骨周囲筋の柔軟性と固定性，下肢，特に股関節内外旋の柔軟性などの影響も考慮しながら，投球動作時の肘外反ストレスを軽減させうる身体機能の改善を図る必要がある．

### 2 一般的情報

年齢・性別：19 歳，男性，右投げ・右打ち．
診断名（障害分類）：肘 MCL 損傷．
合併症や既往歴：なし．
趣味などの活動性：大学硬式野球の投手．
HOPE・NEED：秋季のリーグ戦に出場したい．

### 3 現病歴

　2 月頃より，全力投球時の肘内側部痛を自覚．徐々に痛みは強くなり，キャッチ

ボール程度の投球でも痛みが出現するようになったため，他院を受診．MCL 損傷と診断され，約 2 カ月間投球を休止し，リハビリテーションを実施．その後，投球を再開したが肘内側部痛が再燃し，MCL 再建術を勧められた．手術には抵抗があり，セカンドオピニオンとして当院を受診．医師の診察で身体機能面のディコンディショニングを指摘され，6 月中旬より当院での理学療法を開始した．

## 4 画像所見

MRI および超音波検査で MCL 損傷あり．

## 5 局所機能障害に対するアプローチ

### 1）局所機能障害に対する理学療法評価
- 痛み：投球時に肘内側部痛あり，日常生活場面での疼痛なし，MCL 実質部に圧痛なし，MER ポジションでの肘外反ストレステスト陽性．
- 関節炎の症状なし．
- 関節可動域：肘関節屈曲・伸展，前腕回内外に問題なし．肩関節後方軟部組織および前胸部軟部組織の柔軟性低下あり．MER test にて胸椎伸展，胸郭開大，肩甲骨後傾の柔軟性低下が示唆．
- 筋力：肘関節周囲の筋力に問題なし．肩甲骨が翼状傾向にあり，肩甲骨周囲の固定性低下が疑われる．

### 2）局所機能障害における問題点
①肩関節後方軟部組織の柔軟性低下．
②前胸部軟部組織の柔軟性低下（肩甲骨後傾の可動性低下）．
③胸椎伸展・胸郭開大の柔軟性低下．
④肩甲骨周囲の固定性低下．

### 3）局所機能障害に対する治療プログラムと治療後の変化
- 問題点①〜③に対して：セルフストレッチ（図 6〜10）を指導した．約 2 週で柔軟性が改善し，投球練習を段階的に再開した．
- 問題点④に対して：柔軟性の改善が得られた後に肩甲骨周囲筋に対するセルフエクササイズ（図 11，12）を指導した．その後 2 週間程度で肩甲骨周囲の固定性が向上した．

## 6 局所機能と全身運動を結びつけるインタラクティブ・アプローチ

### 1）局所以外の部位に対する理学療法評価
- 股関節関節可動域の低下（特に股関節外旋筋群の拘縮）．
- 股関節周囲筋の筋力低下（大殿筋など）．

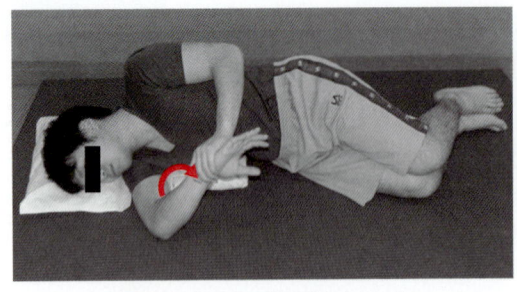

**図6 ● スリーパーストレッチ**
肩関節を内旋させながら前腕を回内させる．肩甲骨を十分に固定するよう注意する．図では肩甲骨の下に枕を挿入して固定している．伸長される部位：肩関節後方組織

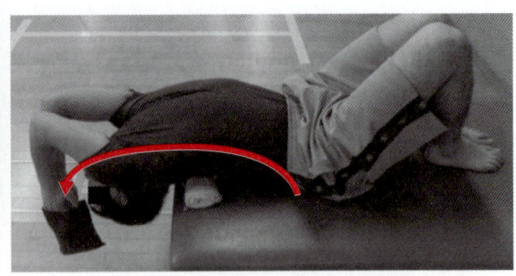

**図7 ● 胸椎伸展のストレッチ**
両手に重りを持ち，肘を近づけるように腕を閉じる．図では，胸椎の下に丸めたタオルを挿入することで胸椎の伸展を引き出している

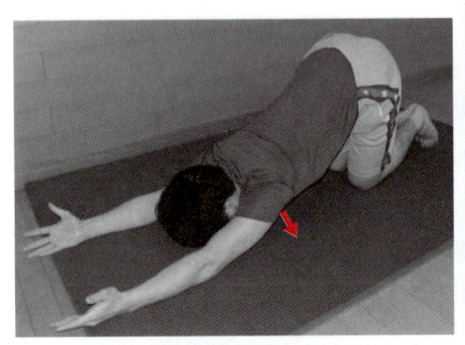

**図8 ● 広背筋のストレッチ**
脇を床に着けるようにして上半身を沈める．伸長される部位：広背筋

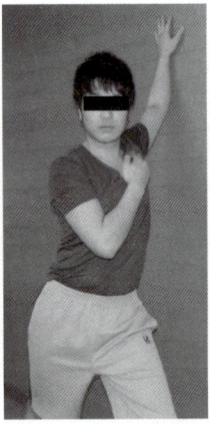

**図9 ● 胸筋群のストレッチ**
反対側の手で圧迫を加えるとより効果的である

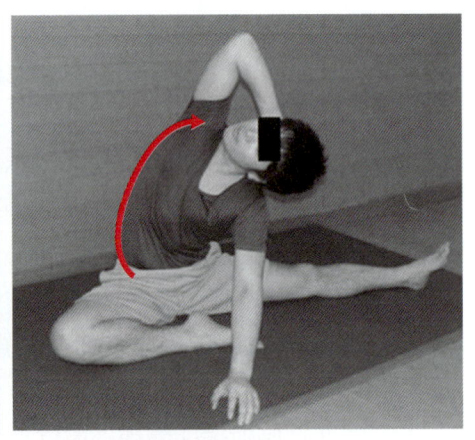

**図10 ● 側胸部（肋間）のストレッチ**
一側の下肢を伸ばし，伸ばした側に体幹を側屈させる．胸椎を伸展，回旋させるように意識させる．伸長される部位：一側の肋間筋，腹斜筋，広背筋と反対側のハムストリングスなど

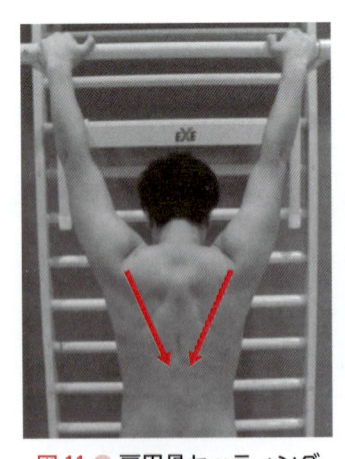

**図11 ● 肩甲骨セッティングエクササイズ**
懸垂肢位で胸椎伸展を伴う両側肩甲骨の下制・内転運動を行い僧帽筋下部線維を促通する．この時，僧帽筋上部線維の過剰な収縮は避ける

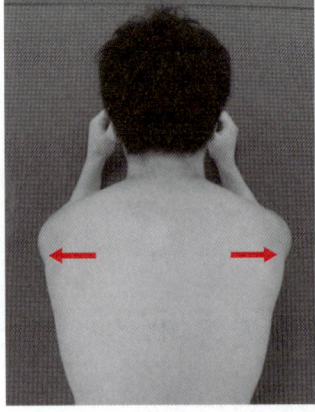

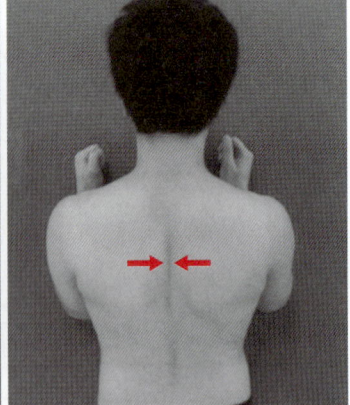

a．肩甲骨の外転　　b．肩甲骨の内転

**図12 ● エルボープッシュ**
肘立ちの状態で肩甲骨の外転・内転運動を滑らかに行うことで肩甲骨の可動性および固定性を促通する

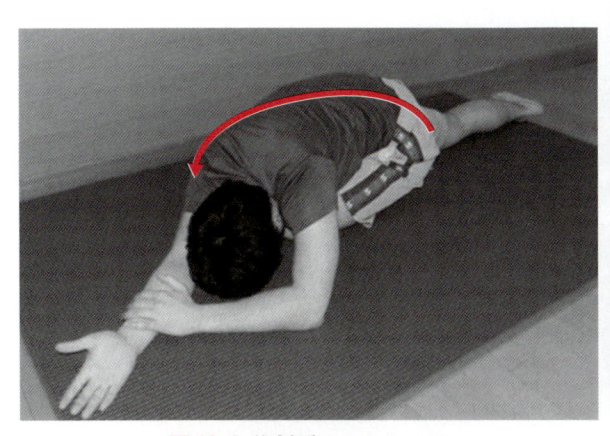

**図 13** 後斜系のストレッチ

一側下肢の股関節を屈曲・外旋位，膝を屈曲位，反対側の下肢を伸展位とした状態で屈曲した下肢と反対側の上肢を挙上しながら上体を倒すことで殿筋群〜広背筋を伸長する．股関節の屈曲，外転角度や膝関節の屈曲角度によって大殿筋の伸長度が変わる．伸長される部位：上肢挙上側の広背筋と反対側の大殿筋など

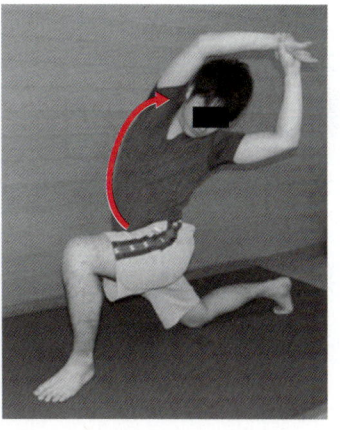

**図 14** フルアークストレッチ

片脚を前に出し，出した側に体幹を側屈させる．胸椎を伸展，回旋させるように意識させる．伸長される部位：下肢伸展側の腸腰筋，腹斜筋，広背筋など

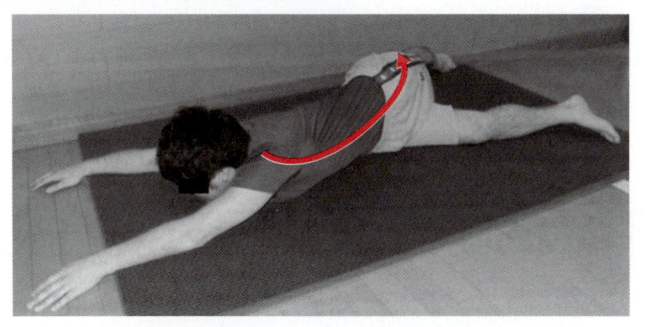

**図 15** プローンツイストストレッチ

上肢を挙上した腹臥位から下半身を反対側にひねるようにして体側を伸張する．その際，腰椎が過伸展しないように注意する．パートナーストレッチとして実施する場合は肩甲骨周囲を十分に固定すること．伸長される部位：大腿筋膜張筋，中殿筋前部線維，腹斜筋，広背筋など

- 座位姿勢：骨盤後傾・円背位．
- 生活習慣：スマートフォンの長時間の使用，睡眠時間の短さ．

### 2）局所以外の問題点

①股関節周囲の柔軟性，筋力不足（固定性低下）．
②肩甲胸郭の柔軟性低下にもつながる不良座位姿勢．
③疲労回復を妨げる生活習慣．

### 3）全身運動を改善する治療プログラムと治療後の変化

- 問題点①に対して：局所（上肢）に対するストレッチと合わせて複合的に筋伸

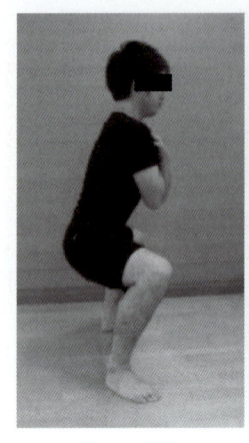

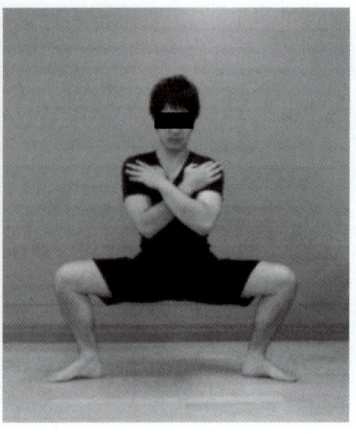

**図16 ● 腰割り動作**
足幅を肩幅の2倍程度に開き股関節外旋位をとる．体幹はできるだけ垂直位を保持した状態で股関節と膝関節の屈曲・伸展運動を反復する．内転筋群や股関節外旋筋群のタイトネス，内転筋群や殿筋群の筋力低下により，骨盤前傾位や下腿の垂直位の保持が困難となる

a．側面　　　b．正面

張が得られるストレッチ方法の指導（図13～15）とともに，投球動作に即した開脚位での股関節周囲筋のトレーニング（図16）を指導した．

- 問題点②③に対して：なぜ肩甲胸郭の柔軟性低下につながるのかを説明し日常生活場面での留意点を指導した．それにより，症例自身が日常場面から自身の姿勢を意識するようになり，「肩周りが張りにくくなった」などの変化に気がつくようになった．また，股関節周囲の柔軟性および固定性が改善したことにより，「球持ちがよくなった」「変に意識しなくてもボールを前で離せるようになった」「コーチにいわれていた股関節の軸で動く感覚が出てきた」と投球動作の変化にも好影響を与えた．

これらの局所および全身運動に対するアプローチによって，肩甲胸郭の柔軟性および固定性の改善，股関節主導の投球動作獲得に好影響を与え，投球時の肘内側部痛が再燃することなく約2カ月で全力投球が可能となり，リーグ戦への出場が実現した．

文献
1) Callaway GH, et al：Biomechanical evaluation of the medial collateral ligament of the elbow. *J Bone Surg Am* **79**：1223-1231, 1997
2) Fleisig GS, et al：Kinetics of baseball pitching with implications about injury mechanisms. *Am J Sports Med* **23**：233-239, 1995
3) Morrey BF, et al.：Articular and ligamentous contributions to the stability of the elbow joint. *Am J Sports Med* **11**：315-319, 1983
4) Kooima CL, et al：Evidence of subclinical medial collateral ligament injury and posteromedial impingement in professional baseball players. *Am J Sports Med* **32**：1602-1606, 2004
5) 伊藤恵康：肘関節のスポーツ障害．日整会誌 **82**：45-58, 2008
6) 中島啓介，他：肘内側側副靱帯損傷の保存療法の経過．臨スポーツ医 **23**：S236, 2015
7) 濱中康治，他：肘内側側副靱帯修復術の治療結果．臨スポーツ医 **23**：S237, 2015

## Column　clinical application

### 脊椎矯正固定術が上肢機能に与える影響

　脊椎矯正固定術とは脊柱に変形や骨折などが生じ，脊髄やそのほかの臓器に影響を及ぼしたり疼痛を生じた場合に脊柱の安定性を高めるために施行される手術である．脊椎矯正固定術を施行する疾患の一つに，脊柱の3次元的な変形を呈する疾患である脊柱側弯症があげられる．側弯症に対する一般的な手術方法は，脊柱に付着する筋群を展開してから椎体にスクリュー（ねじ）を挿入し，スクリューに装着したロッド（金属棒）を回すことで脊柱のアライメントを矯正して固定するもので（図），Cobb角50°以上の脊柱変形がある場合に適応が検討される侵襲の大きな手術である．

　側弯症は脊柱の変形により付着する筋群や鎖骨・肩甲骨を介して上肢機能にも影響を及ぼし得るが，その影響は原疾患や手術高位によって異なる．一般的に合併症のない特発性側弯症においては，手術前に上肢の関節可動域や筋力などの制限を認めることはない．しかし，手術によって脊柱周囲の組織は急激なアライメント変化を受けるので，術直後は筋が伸長され，特に胸椎部の手術では肩甲骨など矯正部周囲の疼痛を訴えることが多い．さらに手術の際に広背筋や菱形筋などの脊柱に付着する筋は切離され，一部は術前後で起始・停止など付着部が変化するために筋出力の低下を引き起こし，肩甲骨や上腕骨の活動が一時的に制限されることもある．

　そのため術後早期の理学療法は，筋のリラクセーションや消炎鎮痛剤の適切な指導のアドバイスなどを含めた疼痛のコントロールを図り，不動による二次障害を防止することが重要となる．疼痛が落ち着いてからは体幹筋群を中心としたストレッチや筋力トレーニング，肩甲骨の動きを誘導し新たな体幹アライメントへ適応を促すことで上肢機能の改善を図る．

　脊柱側弯症の理学療法に関するエビデンスは残念ながら乏しいものの，体幹アライメントの変化に応じた姿勢指導なども含めて広い視点から介入することが重要である．

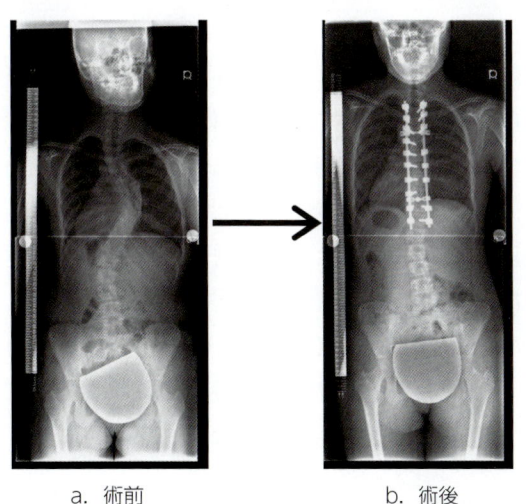

a．術前　　　　b．術後

図　脊椎矯正固定術前後のレントゲン写真

# 第3節　整形外科疾患

## 9　肘関節脱臼

## 基礎　症例をみるための知識の整理

### 1　病態と要因

　肘関節は安定した関節であり，靱帯に支持された腕尺関節の深いかみ合わせにより安定性がもたらされている[1]．肘関節脱臼は狭義の脱臼では肩関節の次に多いが，比較的予後の良好な外傷である．しかし，肘関節単独の脱臼は少なく，靱帯損傷を伴うことが多い．肘関節脱臼は脱臼の方向により，①後方脱臼，②前方脱臼，③側方脱臼，④分散脱臼に分けることができる．最も多い肘関節脱臼は後方脱臼である．その理由は，前後方向の力に対する抵抗性は後方の肘頭よりも前方の尺骨鉤状突起のほうが弱いからである．後方脱臼は肘の過伸展が強制され前腕回外位で長軸方向へ力が働くと，肘頭が肘頭窩と衝突・固定されることにより支点となって前腕がテコとなって関節包，靱帯が破れることにより生じる[2,3]．後外側脱臼では軽度屈曲位で手をついて外反・回外・軸圧が加わり，前腕が上腕に対して外旋しながら後方脱臼する[2,3]．前方脱臼は肘頭の骨折を伴う．自動車の窓から肘を出していて衝突した際に生じる sideswipe fracture dislocation でも前方脱臼が生じる．側方脱臼は上腕骨内側上顆骨折を合併することが多い．分散脱臼は肘関節伸展位で長軸方向に強い力が働き，輪状靱帯と橈尺骨間膜が断裂して，橈骨・尺骨の間に上腕骨遠位端が入り込むことにより生じる[2]．

　肘関節脱臼の合併損傷は，靱帯損傷，骨折（上腕骨内側上顆，橈骨頭，尺骨鉤状突起），内・外側上顆に付着する前腕筋群，鉤状突起基部に付着する上腕筋，肘頭に付着する上腕三頭筋の断裂などがある．

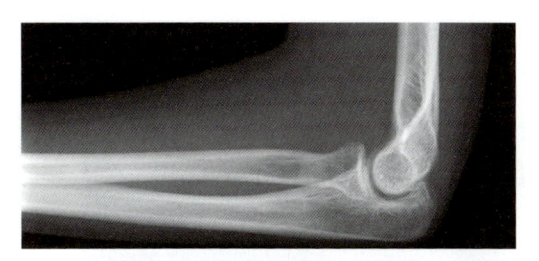

図1 ● 肘関節の単純X線画像（側面像，正常）

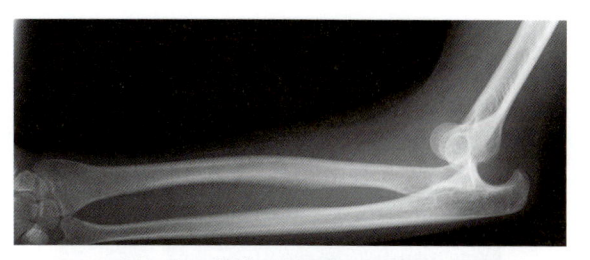

図2 ● 肘関節の単純X線画像（側面像，脱臼時）
腕橈関節・腕尺関節の後方脱臼を認める．橈骨頭や尺骨鉤状突起などの骨折所見は一方向だけで判断することは難しい

## 2 医学的診断と理学療法機能診断

### 1 画像診断のポイント

　単純X線画像で，まず肘関節の脱臼方向を把握することが重要である．上腕骨，尺骨，橈骨の位置関係から脱臼方向を推定する（図1, 2）．腕尺関節，腕橈関節，近位橈尺関節の3関節について評価する．合わせて関節周囲の骨折を把握する必要がある．骨折線や転位の方向が受傷機転を推察する一助となる．さらに肘関節の詳細な評価として，carrying angle［生理的な肘外反角基準値168〜180°[2,4]］〔小児の場合，Baumann angle（上腕骨長軸への垂直線と外顆骨端軟骨板に平行な線が成す角．正常値は10°以上[2]）］］を計測し，内反肘・外反肘の評価と予後予測に用いる．関節水腫や血腫の有無の確認のために fat pad sign（圧排された脂肪体の陰影）の有無[5]を確認する．

　CT画像やMRIを用いて細部の骨折，骨挫傷，靱帯損傷，筋損傷，神経・血管損傷の有無を判断する（図3, 4）．これらの情報が，肘関節に加わった外的エネルギーの大きさや方向を判断する一助となる．また疼痛や感覚障害の要因となるので，医師とともに確認する．

### 2 類似する疾患・症状の鑑別

　鑑別疾患としては，肘内障があげられる．肘内障は牽引と回旋によって生じ，橈骨頸部を覆っている輪状靱帯が近位に移動し橈骨頭に部分的に乗りかかった状態である．肘内障は腫脹がなく，単純X線画像は正常である[2]．肘関節脱臼とは受傷機転が異なり，腫脹の有無により鑑別できる．理学療法士は徒手整復を行うことなく，早急に医師の診察を受けることを患者に勧める．

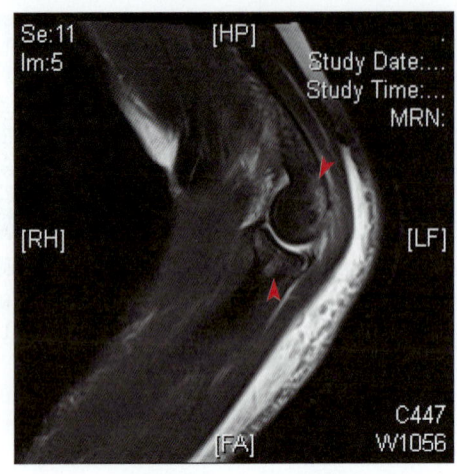

**図3** 肘関節 MRI（脱臼受傷後2カ月）
上腕骨外側上顆と橈骨頭に骨挫傷を認める

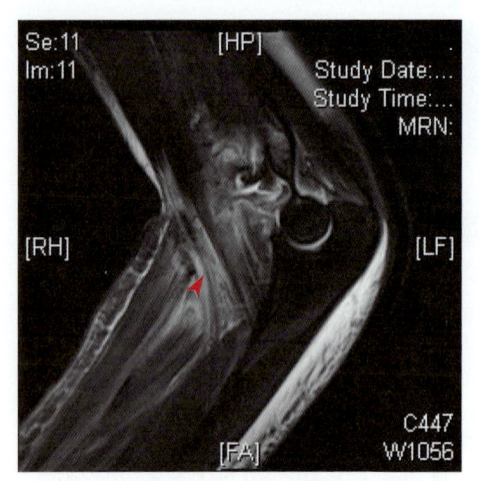

**図4** 肘関節 MRI（脱臼受傷後2カ月）
上腕筋損傷が認められる

## 3 機能診断のための徒手検査とその選択基準

　肘関節脱臼は画像による診断が有用である．そこで本項では，関節可動域運動が許可されるリモデリング期以降の機能診断についてチャート図（図5）で説明する．

## 4 一般的な理学療法評価項目

### 1）局所機能障害の変化を把握するための評価

#### a．痛み・不安定感

　肘関節脱臼では，疼痛とともに肘関節の不安定感を訴える患者が多い．そこで自覚的な評価として，痛みと不安定感を合わせて評価することが必要である．皮下出血により関節内圧が高まり，損傷組織以外にも圧痛が生じるため，痛みの部位に関しては詳細に聴取する必要がある．重篤な不安定感が残存する患者の機能予後は不良[6]といわれている．また尺骨鉤状突起の骨折により前後方向・回旋方向の不安定感を呈し，骨折片の大きさに比例して肘関節の不安定感が増加する．

#### b．視診・触診

　炎症所見，関節の腫脹および圧痛部位を特定する．腫脹や皮下出血が強い場合は前方関節包の損傷や回内屈筋群の損傷を疑う．肘関節周囲筋（上腕二頭筋，上腕三頭筋，腕橈骨筋，円回内筋，回外筋，手関節屈伸筋など）の筋緊張を評価する必要がある．

#### c．肘関節アライメント

　内反肘，外反肘の評価を行う．肘関節屈筋のタイトネスにより外反が増大する．

第3節 整形外科疾患 335

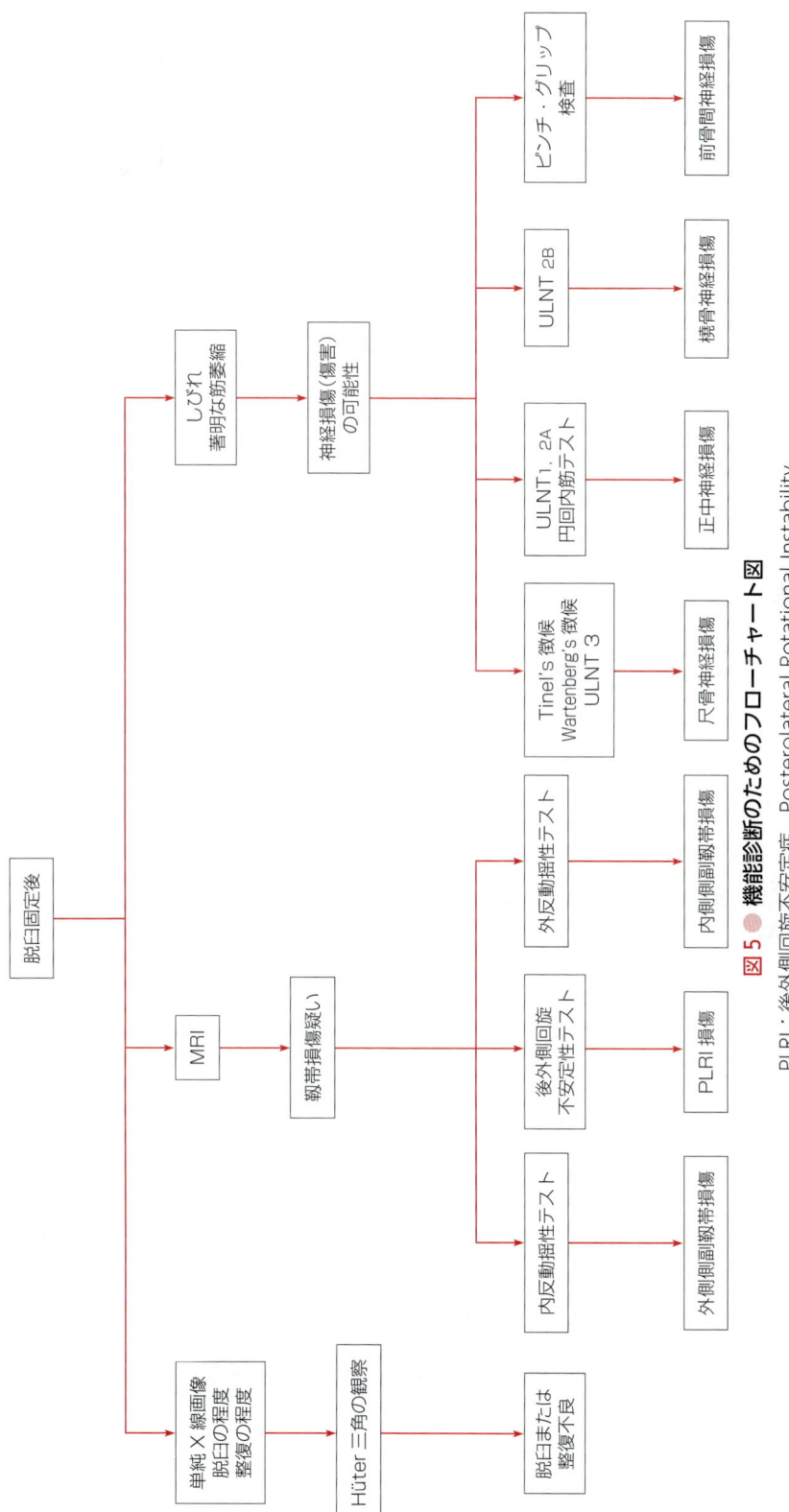

## 図5 ● 機能診断のためのフローチャート図

```
脱臼固定後
├── 単純X線画像
│   脱臼の程度
│   整復の程度
│   └── Hüter三角の観察
│       └── 脱臼または整復不良
├── MRI
│   └── 靱帯損傷疑い
│       ├── 内反動揺性テスト
│       │   └── 外側側副靱帯損傷
│       ├── 後外側回旋不安定性テスト
│       │   └── PLRI損傷
│       └── 外反動揺性テスト
│           └── 内側側副靱帯損傷
└── しびれ
    著明な筋萎縮
    └── 神経損傷（障害）の可能性
        ├── Tinel's徴候
        │   Wartenberg's徴候
        │   ULNT 3
        │   └── 尺骨神経損傷
        ├── ULNT1, 2A
        │   円回内筋テスト
        │   └── 正中神経損傷
        ├── ULNT 2B
        │   └── 橈骨神経損傷
        └── ピンチ・グリップ検査
            └── 前骨間神経損傷
```

PLRI：後外側回旋不安定症，Posterolateral Rotational Instability

特に肘関節固定後は外反角度が変化することがあるので注意が必要である．
　伸展位では，上腕骨内側上顆，肘頭，上腕骨外側上顆は一直線に並び（Hüter 線），屈曲位では二等辺三角形（Hüter 三角）の配置になる．上腕骨顆上骨折では変化はないが，肘関節脱臼ではこの関係が乱れる．後方脱臼時，伸展位では肘頭は内側・外側上顆を結ぶ上顆間線上に位置し，屈曲位では肘頭は前腕の前額面を越え後方に位置する．

#### d．関節可動域

　肘関節屈曲・伸展，前腕回内・回外，手関節掌屈・背屈の関節可動域検査を行う．脱臼時に損傷した関節包，靱帯，筋などの軟部組織が外固定中に短縮，線維化，癒着，異所性骨化を生じて関節可動域制限（時に拘縮）が生じる．異所性骨化は内側側副靱帯（MCL）や後内側関節包，上腕筋に多くみられ，特に若年では徒手矯正を受けた症例に多い．伊藤ら[7]は外傷性肘関節拘縮例 145 例について肘関節屈曲制限の要因を調査し，MCL 後斜走線維の肥厚や瘢痕化（約 70％），後内側の異所性骨化（約 50％），関節包の肥厚・瘢痕化（約 40％）の順番で多かったと報告している．

#### e．肘関節周囲筋筋力

　肘関節周囲筋〔屈曲筋：上腕二頭筋・上腕筋・円回内筋・回外筋．伸展筋：上腕三頭筋（肘筋）．回内筋：円回内筋（方形回内筋）．回外筋〕の評価は肘関節不安定性評価と合わせて行う．また手関節掌屈・背屈筋の起始部は肘関節にあるため，手関節における筋力評価も必要となる．

#### f．感　覚

　肘関節脱臼や脱臼骨折では神経損傷の割合は 8％程度と低いといわれる[8]．肘関節固定時には尺骨神経などの圧迫を考慮する必要がある．そのため，末梢神経領域を考慮した感覚検査を行う．ただし，受傷時に転倒などで頸椎に衝撃を受けた可能性がある場合は，神経根領域における感覚検査を行う．

#### g．肘関節不安定性

　外側側副靱帯（LCL）に対しては，内反動揺性テスト，後外側回旋不安定性テストおよび Posterolateral rotatory drawer test を行う．MCL は外反動揺性テスト，Moving valgus stress test[9] を行い，評価する．

### 2）ADL や QOL，全身運動の変化を把握するための評価

#### a．姿　勢

　肘関節脱臼後は固定療法を行うため，姿勢異常をきたしやすい．頸椎側屈位，胸椎後弯増大位，肩甲骨挙上・下方回旋位および肩関節伸展・内旋位となり，上腕骨頭が前方偏位していることが多い（図6）．そのため，脊柱，肩関節，手関節の評価を行い，肘関節にかかるメカニカルストレスや肘関節固定後に起きた二次

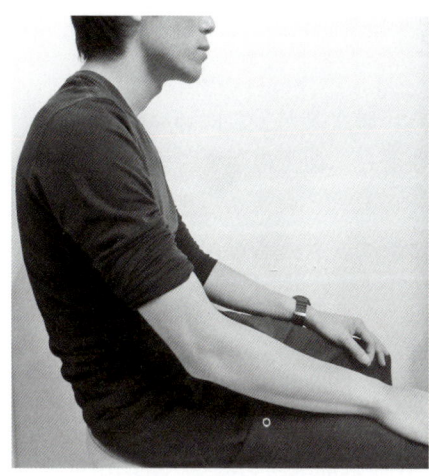

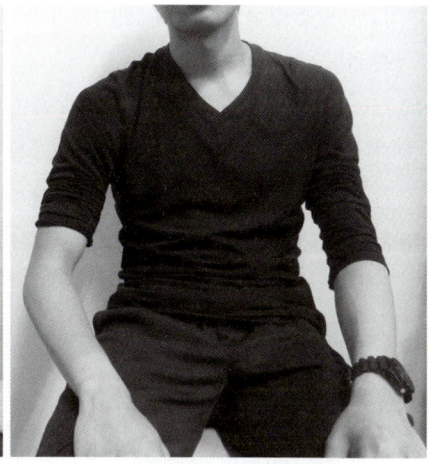

a．矢状面からみた座位姿勢　　　　b．前額面からみた座位姿勢

**図6　ギプス固定後の姿勢**

脊柱（頸椎，胸椎），肩甲骨，肩甲上腕関節（上腕骨），前腕のアライメントを評価する．併せて筋の短縮・伸張を評価する

的障害を評価する．この姿勢異常がスポーツ動作に影響を及ぼす可能性は高い．

#### b．肩関節・脊椎機能

肘関節固定後は，前述したように肩関節でも異常肢位を呈す．そのため，肩関節可動域（筋長検査）と筋力検査，肩甲骨可動性（筋長検査）と肩甲骨周囲筋の筋力検査が必要となる．脊椎（頸椎，胸椎および腰椎）も同様に関節可動域検査（筋長検査）と筋力検査を行う．これらの機能は，ADLやその後のスポーツ復帰において重要な要素となる．

## 3 医学的治療

### 1 脱臼の整復[3]

後方・後外方脱臼，側方・分散脱臼はいずれも長軸方向への牽引下に皮下に突出した肘頭，あるいは橈骨頭を圧迫すれば通常整復は容易である．医師の行う処置であるが，理学療法を行ううえで整復方法を考慮する必要がある．

#### 1）後方の徒手整復

①De Palma法：助手に上腕を保持させ，術者は一方の手で手関節を握り長軸方向へ牽引しながら他方の手で皮下に突出した肘頭を圧迫する．

②Hankin法：背臥位とし，肘関節を屈曲・回外位でベッドの端からはみ出させておく．術者は患者と手を組み合わせ，術者の肘を上腕骨下部にあててテコとする．

このまま患者の肘を屈曲すれば術者の前腕を介して牽引力が働き，容易に整復される．
③Lavine 法：椅子に座らせ，背もたれに肘を乗せて，前腕以下を5～10分間下垂させる．手関節部を下方に牽引しながら，他方の手で肘頭の後方転位を圧迫整復する．
④Meyn 法：腹臥位とした患者の前腕をベッドの端から下垂させ，筋緊張がとれたら前法と同様に整復する．
⑤Parvine 法：Meyn 法と基本的には同様で，上肢全体を下垂させる．

## 2 保存療法

　腫脹の程度や安定性を考慮して1～2週の外固定を行う．外固定期間は，上腕二頭筋や上腕三頭筋の等尺性収縮を促す．固定期間終了後，矢状面上の運動から開始する．関節可動域拡大に合わせて筋力強化を行う．荷重の許可が出たら，四つ這いなどの運動を通して荷重練習を行う．荷重位における上腕三頭筋の収縮や恐怖感を評価し，スポーツ復帰へと進める．

## 3 観血的治療[3,10]

　手術適応は，①介在物などにより整復できない，②整復しても安定性が得られない（30°以上の伸展で再脱臼する．上腕骨末端に付着する筋肉の広範な損傷を伴っている可能性が大きい），③合併骨折が手術適応であるものがあげられる．内側上顆に付着する回内屈筋群の損傷や外側上顆に付着する伸筋群の損傷を伴っている場合も多い．内反後内側回旋不安定性による脱臼は，鉤状突起前内側部の骨折を伴うため基本的に手術適応である．各骨折，靱帯損傷を修復してもなお安定性が得られない場合には，ヒンジ付き創外固定器の装着を行う．

## 症例 脊椎・肩関節の muscle imbalance に伴う不良な倒立姿勢の改善が早期競技復帰につながった器械体操選手

### 1 アプローチのポイントとサマリー

　本症例は鉄棒の練習中の落下で，肘関節後方脱臼し，倒立時に不安をおぼえた器械体操の選手である．アプローチのポイントは，①脊柱・肩甲帯における左右差のない関節可動域・筋力の改善，②脊柱中間位の学習，③脊柱・肩甲帯の運動連鎖の改善であった．肘関節脱臼後の治療において，肘関節の運動制限を余儀なくされたため，脊柱および上肢の関節に左右差が認められた．肩甲帯は本来荷重関節ではないが，体操競技では競技の象徴的な姿勢である倒立のように肩甲帯に荷重することが多く，競技復帰には重要な要素である．本症例は，①〜③によって競技における肘関節不安の消失したことにより体操競技に復帰した．

> **▶▶ ココが重要!**
>
> 　肘関節の関節可動域の左右差や muscle imbalance が体操競技中における肘関節不安感および上肢や体幹の二次的傷害を惹起する可能性がある．そこで，体幹および肩甲帯の可動域や筋力，アライメントの左右差，上肢荷重時の運動連鎖に対して評価・治療を行う．

### 2 一般的情報

　年齢・性別：10代，男性．
　診断名（障害分類）：肘関節後方脱臼．肘MCL損傷（Ⅱ度），肘LCL損傷（Ⅰ度）．
　既往歴：特筆すべきものなし．
　スポーツ活動：大学器械体操部（専門種目：鉄棒）．
　HOPE・NEED：体操に復帰したい．

### 3 現病歴

　11月に鉄棒から落下し受傷．肘関節伸展位で落下し，身体をひねった．1時間後，当院へ救急搬送され整復を受けた．整復後2週間は肘関節軽度屈曲位，前腕回内外中間位で固定された．受傷後8週より荷重が許可された．受傷後4カ月で

倒立を開始したが，肘関節の不安感を訴えた．日常生活では問題はなかった．

## 4 画像所見

単純 X 線画像で受傷時は肘関節後方脱臼を認めた．整復状態は良好であった．MRI では，MCL と LCL の損傷が認められた．

## 5 局所機能障害に対するアプローチ

### 1）局所機能障害に対する理学療法評価

- 痛み：安静時痛なし．倒立時に肘関節腹側に伸張痛 VAS 2.0，前腕回内外の運動時に違和感出現．前腕腹側部に軽度のしびれ（VAS 1.0）を認めた．不安（VAS 7.3）は倒立時に出現した．
- 視診・触診：肘関節屈筋群，手関節屈筋群は筋緊張が高い状態であった．
- 肘関節アライメント：外反肘（外反角度 18°）．Hüter 線，Hüter 三角良好．
- 肘関節不安定性評価：MCL に対して，外反動揺性テスト陽性，Moving valgus stress test 陽性．LCL に対して，内反動揺性テスト陽性，後外側回旋不安定性テスト陽性であった．
- 関節可動域検査（右/左）：肘関節：屈曲：145°/145°，伸展：0°/10°（過伸展），前腕：回内：90°/90°，回外：90°/90°，手関節掌屈：90°/90°，背屈：70°/70°．
- 筋力評価：肘関節屈筋群（上腕二頭筋，腕橈骨筋，上腕筋）・肘関節伸展筋（上腕三頭筋，肘筋）：MMT5 レベル，前腕回内筋・回外筋：MMT5 レベルであった．

### 2）局所機能障害における問題点

①肘関節の内反・外反不安定性の残存．
②肘関節伸展可動域の左右差．
③倒立時に出現する疼痛および不安．

### 3）局所機能障害に対する治療プログラムと治療後の変化

- 問題点①は受傷時に発生した症状である．②に対して，超音波療法，腕橈関節，腕尺関節の joint play（関節の遊び）を促しながらの肘関節モビライゼーション（牽引は行わない），Ⅰb 抑制を用いた肘関節周囲筋のリラクセーション，肘関節周囲筋の筋アライメントを意識したストレッチを行い，伸展可動域改善を図った．治療後，肘関節伸展可動域の左右差は認めなくなった．
- 問題点③は，問題点①と②が影響していると考えた．②が改善すれば③も改善すると考えたが，著明な改善はみられなかった．

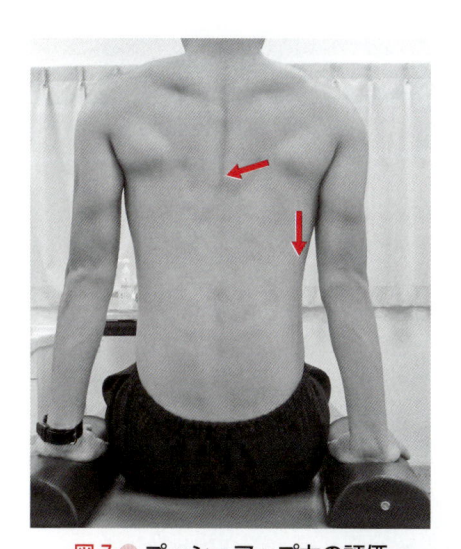

**図7　プッシュアップ力の評価**
プッシュアップで肩甲骨下制・内転の移動量，広背筋の筋収縮の程度を評価する

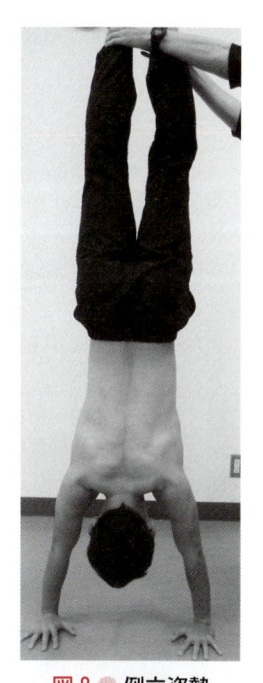

**図8　倒立姿勢**
左右差を確認する．胸椎・上肢のアライメントを評価する

## 6　局所機能と全身運動を結びつけるインタラクティブ・アプローチ

### 1）局所以外の部位に対する理学療法評価

- 関節可動域検査（右/左）：肩関節内旋：60°/80°，外旋80°/100°，肩関節屈曲可動域：140°/180°．肩甲骨上方回旋・下方回旋，後傾制限あり．挙上・下制は左右差なし．肩甲骨外転位での肩関節内旋運動制限．脊柱可動性は屈曲・伸展・左回旋に低下が認められた．
- 筋長検査：僧帽筋上部線維，広背筋，外腹斜筋で左右差を認めた．
- 筋力：握力（右/左）50/60 kg．肩甲骨周囲筋：肩甲骨内転・下制筋において軽度左右差を認めた．プッシュアップ力（図7）は右に弱化あり．肩甲骨外転・挙上筋は短縮し，内転・下制筋は伸張位であり筋出力が低下していた．
- 姿勢（立位）：頭部軽度前方突出，胸椎右凸．肩甲骨軽度外転，上腕骨内旋，上腕骨頭軽度前方偏位．
- 倒立姿勢（図8）：頭部軽度前方突出位，胸椎伸展位（屈伸中間位保持困難），右肩甲骨軽度外転位，右肘関節軽度屈曲位，右前腕回外位．

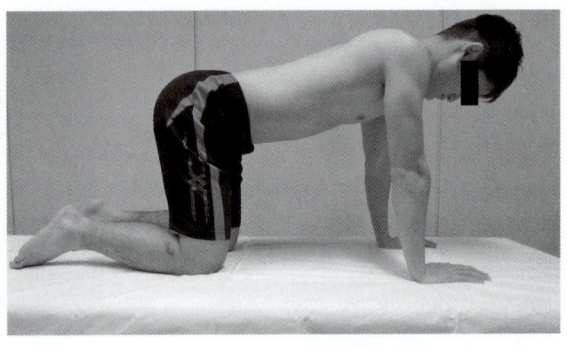

**図9** 四つ這い姿勢

脊椎の姿勢保持を意識する．胸椎屈伸中間位保持で安定性を保ち，肩関節外旋位，肘関節伸展位，前腕軽度回内位で支持する

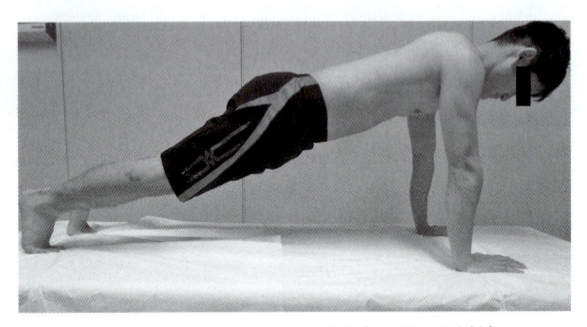

**図10** prone falling（腕立て伏せ肢位）

胸椎中間位で保持することを意識する．胸椎屈伸中間位保持で安定性を保ち，肩関節外旋位，肘関節伸展位，前腕軽度回内位で支持する

### 2）局所以外の問題点

①肩甲骨，肩関節および体幹可動域および muscle imbalance[注]．
②立位姿勢不良．
③倒立姿勢時における上肢の運動連鎖不良．

### 3）ADL や QOL，全身運動を改善する治療プログラムと治療後の変化

- 問題点①②に対して：頸部，胸椎部，肩甲骨周囲の muscle imbalance を考慮して，左右差の改善を図った．画像を用いたフィードバック法にて姿勢改善を行った．アプローチ後，立位姿勢での muscle imbalance は改善され，左右差は是正された．

---

注）musucle balance とは主動作筋と拮抗筋の筋の張力や硬さ，筋緊張などの均衡が保たれている状態で，muscle imbalance は逆にそれが崩れてる状態である．その結果アライメントの不良や動作・パフォーマンスの偏りやゆがみを生じさせる要因となる．

- 問題点③に対して：四つ這い（図9），四つ這いから，支持基底面を狭くしたprone falling（腕立て伏せ肢位，図10）で上肢の運動連鎖を修正しながら荷重を行った．姿勢の美しさ，技の正確性には胸椎屈伸中間位，肩甲骨内転位，前腕回内位であることが必要になる．倒立時におけるアライメントの左右差を整えることで，肘関節のメカニカルストレスが減り，肘関節不安感が消失した．これによりほかの種目の練習も可能となり，競技復帰へ至った．

### 文献

1) Chetan S, et al：Elbow instability. *J Orthop Trauma* **26**：316-327, 2012
2) 玉井和哉：骨折・脱臼. 内田淳正（監）：標準整形外科　第11版. 医学書院, 2011, pp730-734
3) 岩部昌平：上腕骨遠位部・前腕骨近位部骨折. 冨士川恭輔, 他（編）：骨折・脱臼　第3版. 南山堂, 2012, pp460-475
4) Magee DJ（著），陶山哲夫（監訳）：運動器リハビリテーションの機能評価Ⅰ. エルゼビア・ジャパン, 2006, pp293-322
5) 平田和彦：肘関節脱臼に対する的確・迅速な臨床推論のポイント. 理学療法 **28**：134-138, 2011
6) Eygendaal D, et al：Posterolateral dislocation of the elbow joint. Relationship to medial instability. *J Bone Joint Surg Am* **82**：555-560, 2000
7) 伊藤恵康, 他：肘関節拘縮の病態と関節形成術. *MB Orthop* **15**：29-35, 2002
8) 阪田泰三, 他：肘関節周辺における骨折・脱臼による神経麻痺症例の検討. 整・災外 **29**：1557-1564, 1986
9) Shawn W, et al：The "moving valgus stress test" for medial collateral ligament tears of the elbow. *Am J Sports Med* **33**：231-239, 2005
10) 斉藤　忍：外傷性肘関節脱臼. 整形外科サージカルテクニック **3**：68-74, 2013

## 第3節　整形外科疾患

# 10　手関節尺側部痛

## 基礎　疾患をみるための知識の整理

### 1　病態と要因

　手関節尺側部痛をきたす疾患は三角線維軟骨複合体（TFCC）損傷，尺側手根伸筋（ECU：Extensor Carpi Ulnaris）腱鞘炎やこれに伴う遠位橈尺関節（DRUJ：Distal Radioulnar Joint）不安定症，あるいはこれらの疾患が重複した尺骨突き上げ症候群などさまざまである．図1に臨床上，多くみられる尺側部痛の病態と要因を示す．

### 2　医学的診断と理学療法機能診断

　尺側部痛の診断は非常に難しく，手外科分野においても議論の余地が多い領域である．尺側部痛の評価において重要なことは複雑な尺側部の構造を詳細に理解することであり，そのうえで原因が構造的な破綻によるものか，あるいは局所の炎症によるものか，機能的な問題によるものかを判断していく．

#### 1　画像診断のポイント

　単純X線画像はUV（Ulnar Variance），尺骨頭の不安定性，骨折の有無などを確認するために不可欠な検査であり，尺骨突き上げ症候群，DRUJ不安定症などの診断につながる情報が得られる．TFCC断裂，ECU腱鞘炎，靱帯損傷などは解像度の高いMRIによる検査で診断可能であるが，小窩付着部損傷などは関節造影検査が有用とされている[4]．各疾患の画像診断のポイントを図2に示す．

#### 2　機能診断のための徒手検査とその選択基準

　尺側部痛の原因は単一でないことが多い．たとえばTFCC損傷によるDRUJ不安定性が要因でECU腱鞘炎と診断されるケースなどがある．その主症状は腱

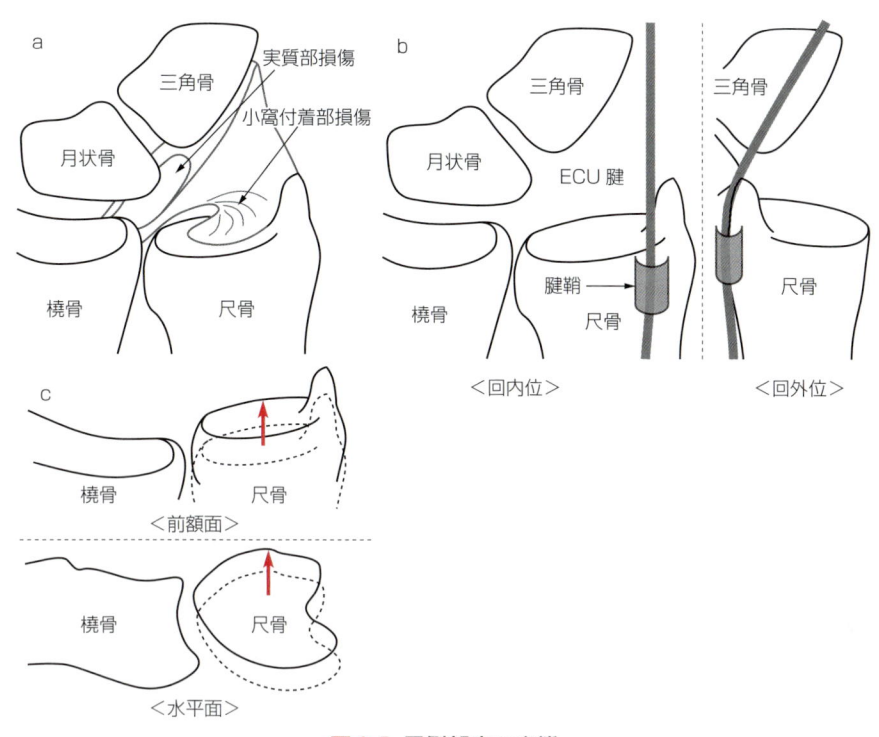

#### 図1 ● 尺側部痛の病態

a．TFCC（三角線維軟骨複合体）損傷は不安定性と疼痛が主症状となる橈尺靱帯の小窩付着部損傷と疼痛が主症状となる関節円板などの実質損傷が多く，要因は外傷によるものが多い[1]

b．ECU（尺側手根伸筋）腱鞘炎の病態は滑膜の炎症のほかに ECU 腱の絞扼によるものがある．ECU 腱は前腕回内位では走行がストレートであるが前腕回外位では腱鞘部で橈側に移動し，遠位では尺側に走行するため腱鞘出口で絞扼が生じる[2]

c．尺骨突き上げ症候群は一次性，二次性に尺骨が橈骨に対して相対的に延長しているために出現する疾患群であり，いくつかの病態が重複する．多くの場合，橈骨に対して前額面では尺骨が遠位へ，水平面では背側に偏位する．正常手関節でも中間位より前腕回内位でUV（Ulnar Variance）は約 2 mm 増加する[3]

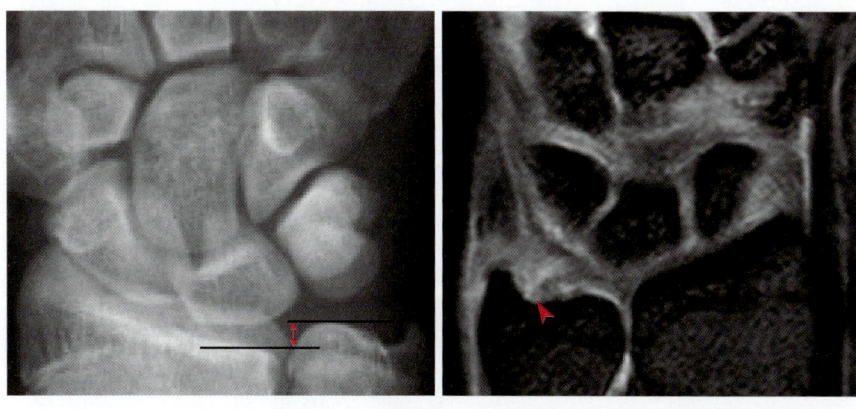

a．単純 X 線画像：ulnar variance　　b．MRI：橈尺靱帯小窩付着部の不整

#### 図2 ● 画像診断のポイント

346　第5章　各疾患への理学療法アプローチ

| 運動痛 | 不安定性 | 受傷機転 | 圧痛 | 誘発検査 | 画像診断 | 診断 |
|---|---|---|---|---|---|---|

手関節背屈・尺屈・回内外・グリップ動作

不安定性

非外傷性（回内外・尺屈など反復動作）

外傷性（背屈・回内外・尺屈など）

ECU腱

FCU腱

TFCC背側部

尺骨小窩部

背側月状三角骨間

DRUJ

豆状骨

有鈎骨鈎

尺骨茎状突起

Carpal supination test
合掌回外テスト
Synergy test

FCU stress test

Shake hand test
Ulnocarpal stress test
Grasp・回外・尺屈テスト

Piano key 徴候
DRUJ ballottement test
Fovea 徴候

Lunotriquetral ballottement test
Lunotriquetral shear test
Lunotriquetral compression test

DRUJ compression test
Pisiform grind test
Pull test
尺骨茎状突起に限局した圧痛

ECU腱コンパートメント
※疼痛部位への局所麻酔剤注射による効果判定を含む

FCU腱コンパートメント

・UV＋2mm以上
・尺骨背側偏位＋
月状骨，三角骨，尺骨頭軟骨面

TFCC実質部

TFCC小窩付着部

月状三角骨解離

月状三角骨遠位橈尺関節靱帯

DRUJ関節面

豆状三角関節面

尺骨神経領域症状あり

豆状骨

有鈎骨鈎

尺骨茎状突起

腱鞘炎：
　ECU腱鞘炎
　FCU腱鞘炎

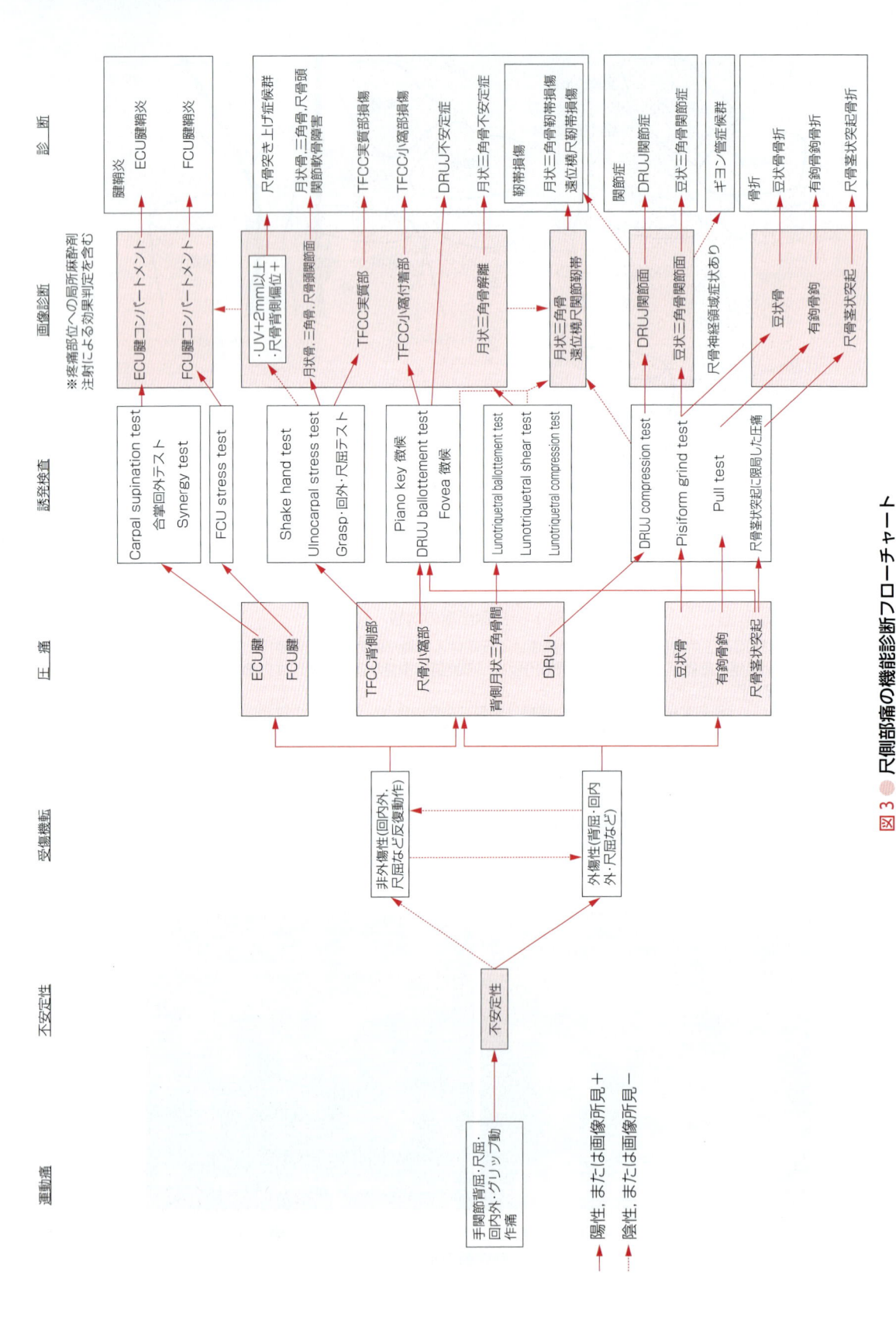

尺骨突き上げ症候群
月状骨，三角骨，尺骨頭関節軟骨障害
TFCC実質部損傷
TFCC小窩部損傷
DRUJ不安定症
月状三角骨不安定症

靱帯損傷：
　月状三角骨靱帯損傷
　遠位橈尺関節靱帯損傷

関節症：
　DRUJ関節症
　豆状三角関節症
ギヨン管症候群

骨折：
　豆状骨骨折
　有鈎骨鈎骨折
　尺骨茎状突起骨折

陽性，または画像所見＋ →（実線矢印）
陰性，または画像所見－ ⇢（破線矢印）

**図3 ● 尺側部痛の機能診断フローチャート**

ECU：尺側手根伸筋，FCU：尺側手根屈筋，TFCC：三角線維軟骨複合体，DRUJ：遠位橈尺関節，UV：Ulnar Variance

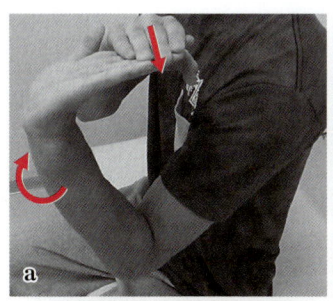

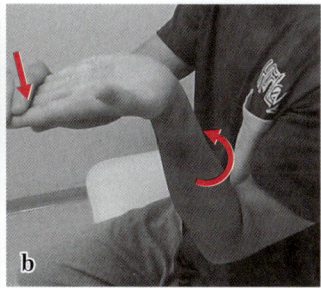

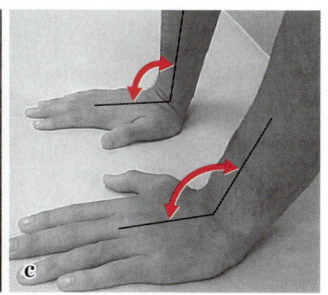

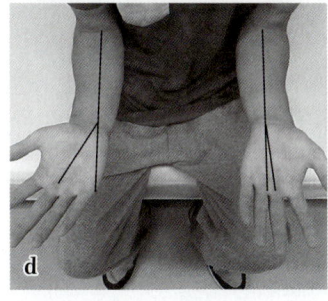

#### 図4 関節可動域評価のポイント

前腕回内位で疼痛を伴う手関節背屈制限（a）があればUV増加の影響など，前腕回外位（b）では手関節屈筋群の伸長性の影響などを考慮する．回内外非荷重位で手関節背屈制限が消失しても関節動態や筋の伸長性などが十分得られていない場合，荷重位（c）で背屈制限が残存することがある．手関節橈屈制限は筋の伸長性の影響により回外位（d）で生じやすく，相対して回内位で手関節尺屈ROMが過剰になりやすい．またグリップ位，手指伸展位で橈屈ROMをみることで筋の収縮機能の影響を推測することができる

鞘炎であるが原因はTFCC損傷であるため，腱鞘炎に対する注射などが一時的に効果を認めても疼痛が再燃することがある．尺側部痛に対する機能診断の流れをフローチャート（図3）に示すが，徒手検査は感度，特異度が高いものがあるため，結果が陽性であっても一義的に診断することはできない．主訴や圧痛部位から疾患候補をあげ，その後に徒手検査を実施して疾患を絞り込むような流れも考慮する必要がある．

## 3 一般的な理学療法評価項目

尺側部痛の主訴の多くは疼痛と不安定性であり，関節可動域，筋力などの一般的な評価のみでは問題を抽出することが難しい．以下に一般的な評価とその工夫の仕方を紹介する．

### 1）局所機能障害の変化を把握するための評価

#### a．関節可動域

尺側部痛は一般的な他動関節可動域評価では問題を抽出できないことが多く，その問題が関節可動域制限に限らず過剰な可動性であることも少なくない．さらに手指や前腕の肢位により関節可動域が変化することもあり，その変化を捉えることが問題抽出に有用な情報となる．図4に関節可動域評価のポイントを示す．

#### b．筋　力

筋力は手関節背屈筋力の評価が重要であるが，MMTを用いた評価だけでは筋力低下が生じるさまざまな要因を分析することはできない．局所の筋力は体幹を

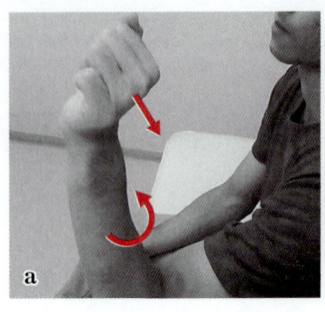

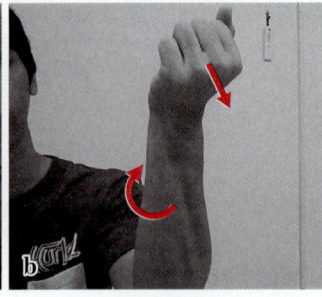

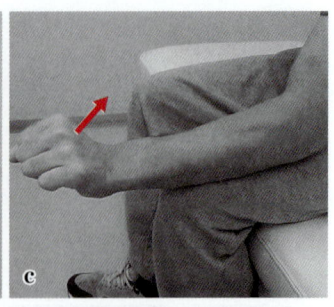

**図5 ● 筋力評価のポイント**

手関節背屈筋力はECU（尺側手根伸筋）の影響により手関節橈屈位と比較して手関節尺屈位で筋力低下を生じやすい．さらに前腕回内位（a）では尺骨の背側方向への不安定性により手関節背屈筋力低下とそれに伴う握力低下，前腕回外位（b）ではECU腱鞘部の疼痛などの影響により筋出力の低下が生じやすい．また患部外の影響をみるために前腕固定時（c）と非固定時の差を評価することも必要である

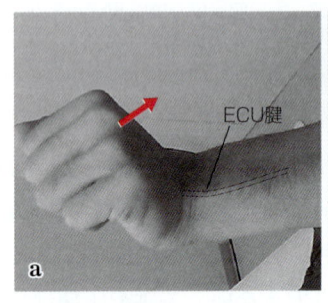

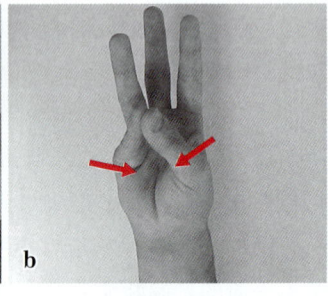

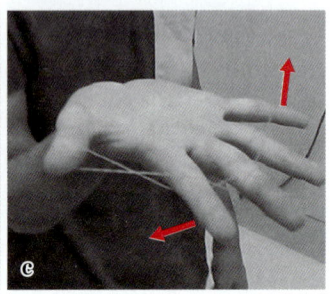

**図6 ● 疼痛評価のポイント**

疼痛評価は手関節背屈・尺屈，前腕回外など疼痛動作を確認した後，治療介入をして疼痛の変化を確認することで原因を推測していく．尺骨の背側不安定性の影響はECU（尺側手根伸筋）の促通（a），手内在筋機能は対立運動（b）や手指外転運動（c），尺側手根屈筋などの伸長性の低下による疼痛は同筋へのストレッチにより変化する．また非荷重位での疼痛が消失しても機能的問題が完全に改善していないと荷重位での疼痛が残存することもある

含め，近位関節の安定性やアライメントに影響されることが多い．図5に筋力評価のポイントを示す．

### c．疼　痛

疼痛は圧痛部位を詳細に評価することから始める．その後に疼痛動作の分析，さらに治療介入による疼痛の即時変化，継時的変化の要因を推測することで原因を絞り込んでいく．図6に疼痛評価のポイントを示す．

### d．アライメント

尺側部痛に対するアライメント評価のポイントは，手根骨・橈骨・尺骨頭の位置関係を静的・動的にみることである．尺側部痛は外傷のほか，不良アライメントによる使い過ぎが原因となるため疼痛再現時の動的アライメント評価は不可欠

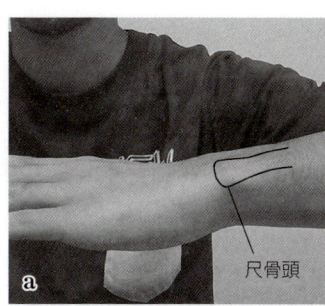

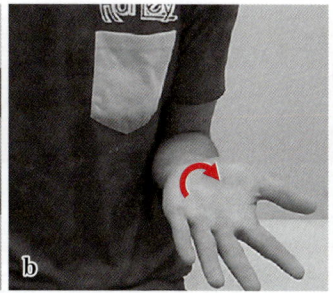

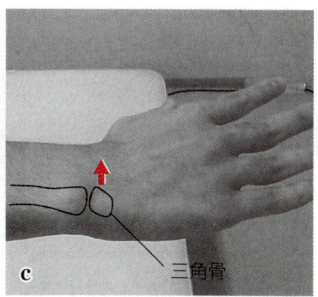

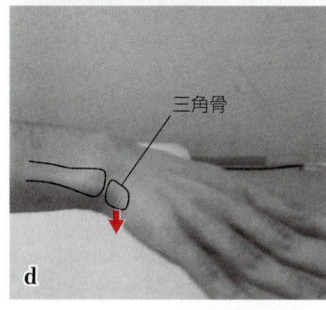

**図7 ● アライメント評価のポイント**

a．前腕回内位で尺骨頭が橈骨に対して背側偏位していないか
b．橈尺骨間の回外制限を手根骨部で代償していないか．一見すると回外制限がなくてもDRUJ（遠位橈尺関節）の動きに左右差を認めることが多い
c．手関節橈屈時に尺骨頭に対して三角骨が背側へ動いているか
d．手関節尺屈時に尺骨頭に対して三角骨が掌側へ滑り込んでいるか

これらの評価をグリップ動作などの筋収縮と組み合わせることで不良アライメントの原因を推測する

である．図7にアライメント評価のポイントを示す．

### 2）ADLやQOL，全身運動の変化を把握するための評価

尺側部痛は手関節局所に限らず，肘・肩・胸郭・骨盤帯の関節可動域制限，筋力低下などが原因になることもある．前腕回外，肩関節内旋，肩甲骨外転・上方回旋の関節可動域制限や筋力低下などが特徴的にみられ，これらに相対したADL，スポーツ動作などにおける前腕回内，肩関節外旋，肩甲骨内転・下方回旋の不良姿勢が問題となる．

## 3 医学的治療

理学療法以外に行う医学的治療は服薬，注射，装具療法などがあり，これらの効果が認められない症例に対しては最終的に手術療法の適応となる．ECU腱鞘炎に対してはステロイド注射，局所麻酔剤の注射が有効とされている．TFCC損傷に対しては，注射，装具固定による安静保持などの保存療法で改善が認められなければ関節鏡を用いた手術療法の適応となることもある．TFCC実質部損傷は無血行野であり修復が望めないため切除術，小窩付着部損傷は縫合術の適応となることが多い．尺骨突き上げ症候群に対しては尺骨短縮術などを施行する．

> **症例** 手関節尺側部痛が生じた体操競技選手への理学療法アプローチ
> ―橈骨遠位骨端部の成長障害により ulnar variance となった症例

## 1 アプローチのポイントとサマリー

　本症例は12歳で発症した橈骨遠位端骨端症により橈骨の成長障害が生じたため相対的に尺骨が延長した状態となった．22歳現在，UV＋8 mm となり，尺骨突き上げ症候群を呈している体操競技選手である．他院で観血的治療適応の診断を受けたが，当院で4カ月間の理学療法を施行し試合出場が可能となった．アプローチのポイントは，①尺骨頭の背側不安定性の改善，②UV が減少する局所アライメントの獲得，③①および②を獲得するための肘・肩・肩甲骨など患部外アライメントおよび安定性の改善である．

>> **ココが重要！**
>
> 　手関節尺側部痛は，画像診断において UV が増加するなどの局所の解剖学的破綻が大きい症例でも，患部外の機能改善とアライメント修正により症状を緩和させることが可能である．

## 2 一般的情報

年齢・性別：22歳・男性．
診断名（障害分類）：尺骨突き上げ症候群．橈骨遠位端骨端症．
趣味などの活動性：全国大会出場レベルの体操競技選手．
HOPE・NEED：4カ月後の引退試合に出場したい，手関節痛の軽減（特に荷重背屈動作における疼痛の軽減）．

## 3 現病歴

　10年前に体操競技の過剰な練習が誘引となり橈骨遠位端骨端症を発症し，医師より練習中止の指示を受けるも，この数年間は常に尺側部痛がある状態で練習を継続していた．1年ほど前から症状が悪化したため，手外科専門医を受診する．服薬，ステロイド注射など保存療法にて経過をみたが効果が認められず，手術療法を勧められる．その後，セカンドオピニオン目的で当院を受診し理学療法を開始した．当院初診時は疼痛が強く，練習不参加が3カ月継続していた．

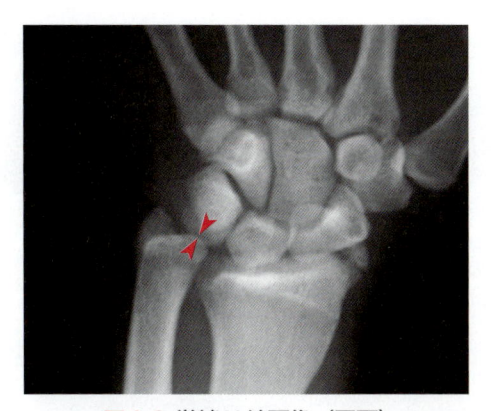

**図8** 単純X線画像（正面）
UV（Ulnar Variance）+8 mm，尺骨三角骨間の裂隙は消失（矢印）

## 4 画像所見

単純X線正面画像（図8），側面像：尺骨の背側偏位あり．理学療法が無効であればMRIなどで精密検査を予定．

## 5 局所機能障害に対するアプローチ

### 1）局所機能障害に対する理学療法評価

- 疼痛：安静時痛なし．手関節の他動背屈・尺屈，前腕回内・回外，懸垂動作など強いグリップ動作において尺側部痛あり．DRUJ背側，ECU腱，尺骨茎状突起から尺骨頭背側周辺に圧痛あり．手関節尺側部全体の腫脹，熱感あり．Carpal supination test, Ulnocarpal stress test, Shake hand test, fovea徴候, piano key徴候陽性．運動痛は手関節背屈時に尺骨頭遠位背側にあり前腕回内時に増強し，回外時の疼痛はECU腱に沿ってあり．
- 関節可動域：手関節背屈60°・掌屈70°・尺屈30°・橈屈-5°，前腕回内70°・回外40°．
- 筋力：ECU，回外筋はMMT4レベルで左右差あり．
- 筋のタイトネス：尺側手根屈筋，深指屈筋，浅指屈筋，円回内筋．

### 2）局所機能障害における問題点

①手関節背屈・橈屈，前腕回外関節可動域制限．
②ECU筋力低下による尺骨頭背側不安定性．
③UV増加による手関節背屈時痛（UV増加は前腕回外制限による回内位背屈動作が要因と推測）．
④ECU腱鞘炎による前腕回外時痛（ECU腱鞘炎は尺骨頭背側不安定性が要因

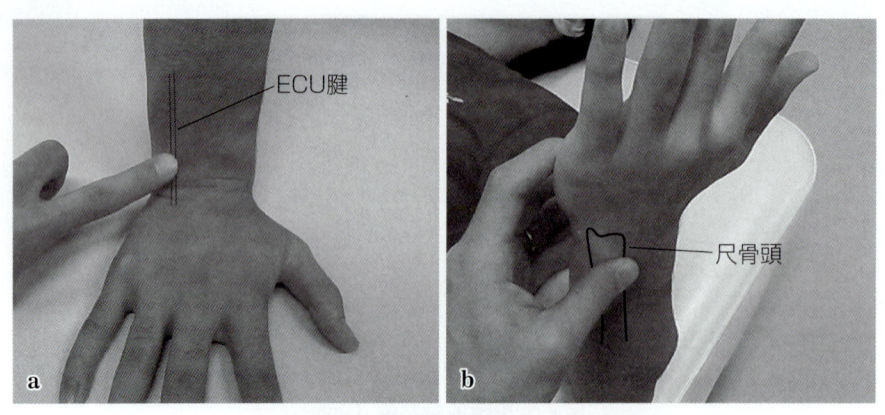

**図9** 局所症状に対する治療プログラム

ECU（尺側手根伸筋）筋力強化を目的とした前腕回外・手関節尺屈位における手関節背屈自動運動（図6a）を，小指外転筋など手内在筋の強化を輪ゴムなどを使用した抵抗運動（図6c）と同時に実施する．さらに前腕回外・手関節背屈荷重位においてECU腱を触知しながら筋力強化（a）を実施する．前腕回外制限に対しては回外時に尺骨を回内掌側方向へ誘導するDRUJ（遠位橈尺関節）のモビライゼーション（b）を実施する

と推測）．

### 3）局所症状に対する治療プログラムと治療後の変化

- 問題点①に対して：制限因子となっているタイトネスが生じている筋に対するダイレクトストレッチ，およびセルフストレッチを指導する．治療後は左右差が残存するも関節可動域の改善を認める．
- 問題点②に対して：ECU筋力強化は自動運動から開始し，さらに体操競技復帰を想定した荷重位での筋力強化へ進めた（図9a）．治療後はECU筋力向上に伴い，尺骨背側不安定性の改善を認める．
- 問題点③に対して：手関節背屈時痛に対してはDRUJのモビライゼーション（図9b）を実施し，前腕回外制限と背屈時痛は消失する．
- 問題点④に対して：前腕回外時痛に対しては前述の治療に加えてアイシングによる消炎処置を実施し，治療後は回外時の尺骨頭背側不安定性と回外時痛の改善を認める．

## 6　局所機能と全身運動を結びつけるインタラクティブ・アプローチ

### 1）局所以外の部位に対する理学療法評価

- 肩関節可動域および筋力：肩関節内旋および肩甲骨下制運動において他動関節可動域と自動関節可動域の差が大きく肩甲下筋，僧帽筋下部線維の筋力低下による自動関節可動域制限を認める．
- 手指関節可動域および筋力：MP関節伸展可動域制限，虫様筋，小指外転筋の筋力低下あり．

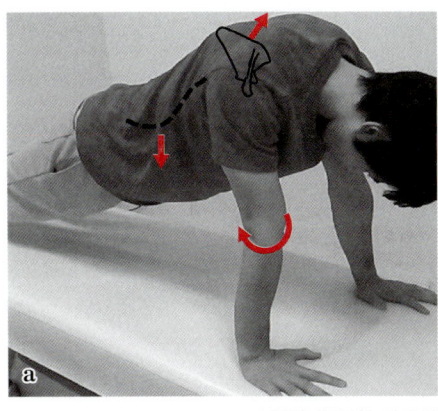

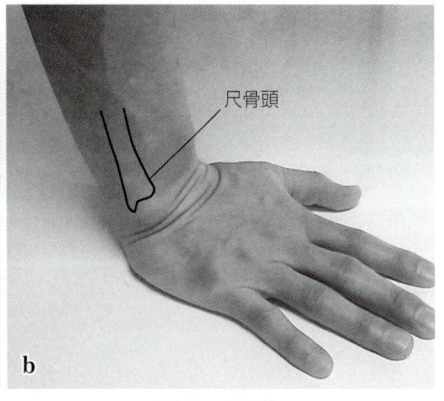

**図 10** 手関節背屈荷重動作アライメント（腕立て姿勢）
a．腰椎伸展位で腹部の筋収縮は乏しく体幹は不安定である．肩甲骨挙上・内転・下方回旋，肩関節外旋，前腕回内位で UV（Ulnar Variance）の増加を助長する姿勢である
b．手指で床面を握る反応が乏しく骨性の安定性を得ている他動背屈の状態である．この姿勢では ECU（尺側手根伸筋）の収縮が不十分であるため尺骨頭が背側偏位しやすい

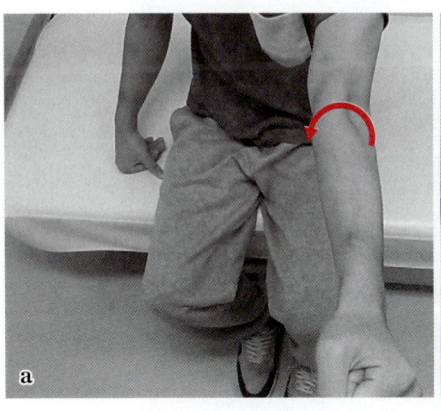

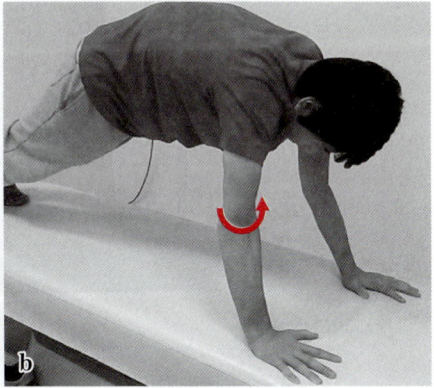

**図 11** UV（Ulnar Variance）が減少する全身姿勢の獲得
a．非荷重位にて手関節部が回旋しないように固定した状態で肩甲骨外転・上方回旋，肩関節内旋，前腕回外自動運動を実施する
b．非荷重位での運動が可能になった後，段階的に肩甲骨外転・上方回旋，肩関節内旋，前腕回外位での荷重訓練を実施する

- 手関節背屈荷重動作アライメント（腕立て姿勢，図 10）の不良を認める．

### 2）局所以外の問題点

①UV が増加する前腕回内位での手関節背屈荷重姿勢．

②手内在筋筋力低下による手根部より遠位関節の不安定性．

③体幹安定性低下による倒立姿勢不良．

### 3）ADL や QOL，全身運動を改善させる治療プログラムと治療後の変化

- 問題点①に対して：非荷重位での運動（図 11a）から開始し，段階的に荷重位で

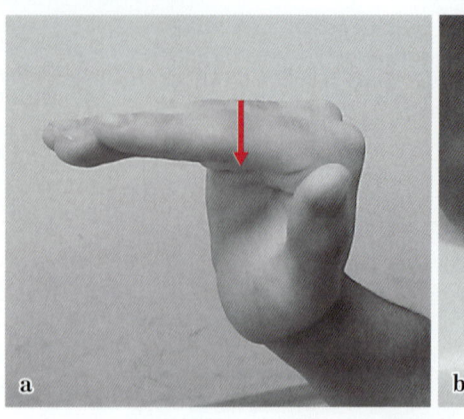

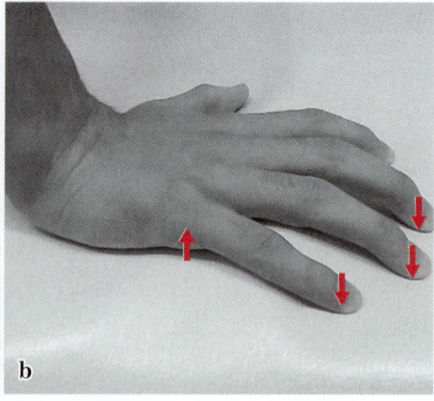

**図12** ● **手内在筋の筋力強化**

虫様筋筋力強化を目的にMP関節屈曲自動運動（a）を行う．さらに手関節背屈荷重位において手指遠位部で床面を把持し，MP関節部を床から浮かせるようにする（b）ことで手内在筋の収縮を促す

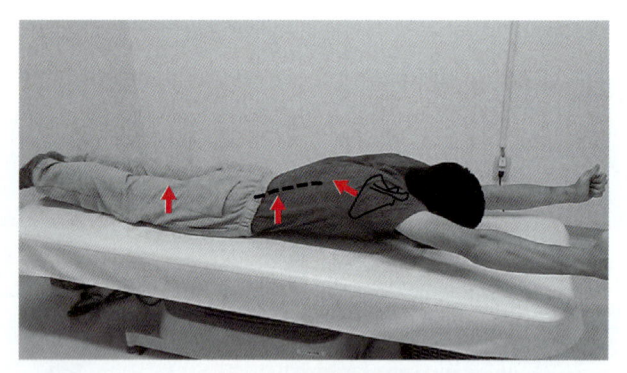

**図13** ● **体幹筋力強化**

倒立姿勢を想定し，腹臥位にて僧帽筋下部線維の筋力強化を実施すると同時に腹部はドローイン，さらに股関節伸展運動を実施する

の運動（図11b）を実施．治療後は肩関節など近位関節の関節可動域が改善することでUVが減少する荷重姿勢を獲得し，手関節尺側部痛の軽減を認める．

- 問題点②に対して：手内在筋の筋力強化を自動運動（図12a）から段階的に抵抗運動，荷重位での強化（図12b）へと進める．治療後は骨性支持ではなく筋収縮による能動的な支持となり，手根部より遠位関節の安定性を獲得して疼痛の軽減を認める．
- 問題点③に対して：体幹筋力強化を実施（図13）．治療後は腕立て，倒立姿勢ともに姿勢の改善を認める．

これらのアプローチによって尺骨突き上げ症候群に伴う症状はほぼ消失し，演技の難度を落とすことなく全日本学生選手権に出場を果たした．

文献
1) 森友寿夫:手関節尺側部痛の鑑別診断. *MB Orthop* **27**:1-7, 2014
2) 黒沢一也, 他:手関節尺側部痛に対する尺側手根伸筋腱腱鞘造影の有用性. 日手会誌 **23**:912-917, 2006
3) 中村俊康:尺骨突き上げ症候群の診断と治療. *MB Orthop* **18**:61-68, 2005
4) Smith TO, et al:Diagnostic accuracy of magnetic resonance imaging and magnetic resonance arthrography for triangular fibrocartilaginous complex injury:a systematic review and meta-analysis. *J Bone Joint Surg Arm* **94**:824-832, 2012

## Column — one point lecture

### 手のスプリントと最新情報

#### 新しいスプリント素材

スプリントとはセラピストが作製する「簡易型装具」を示し、義肢装具士が作製する「装具」と区別して扱われることが多い。スプリントの作製には、従来から熱可塑性プラスチック素材が用いられている。現在は多種多様の熱可塑性プラスチック素材から、用途や作製者側の素材の好みなどに合わせて選択が可能である[1]。その中で、表面にコーティングが施され作製者の手につきにくい non-sticky（非粘着）タイプや形状記憶もつ素材があり、モールディング（成形）の際に手を煩わすことが少なくなった。しかし、作製にはやはり技術的な鍛錬が必要であることは変わりない。

近年は、熱可塑性ポリエステルキャスト素材や熱可塑性ニット素材の導入により、簡便に作製が可能となった。図1は低温の熱可塑性ニット素材であるオルフィキャスト（パシフィックサプライ株式会社）で作製した腱性槌指に対する DIP 関節伸展位固定用スプリントである。湯により軟化後、全周性に巻き付けるようにモールディングするのみで作製可能である。

#### 片麻痺手に対するスパイダースプリント（図2）

ワイヤーの張力により手指を持続的に伸展させ、手指屈筋の痙性を軽減することを目的とする。また、随意的な手指の伸展運動を補助することで grasp-release が可能となるため、日常生活で手の使用を増加させることができる。ワイヤーの太さにより、張力の調整が可能である。このスプリントは、CI 療法のプロトコルに組み込まれており、重度の片麻痺手に対しても有用性が報告されている[2,3]。

#### 文献

1) 白戸力弥：スプリント作製のための材料の種類と特性．坪田貞子（編）：熱可塑性スプリント作製マニュアル．三輪書店，2012，pp9-13
2) Tanabe T, et al：Application of constraint-induced movement therapy for people with severe chronic plegic hand. **9**：7-14, 2011
3) 田邉浩文，他：慢性重度麻痺手に対する Constraint-induced Movement Therapy の適用効果—独立検査者によるランダム化比較試験．OT ジャーナル **48**：347-351, 2014

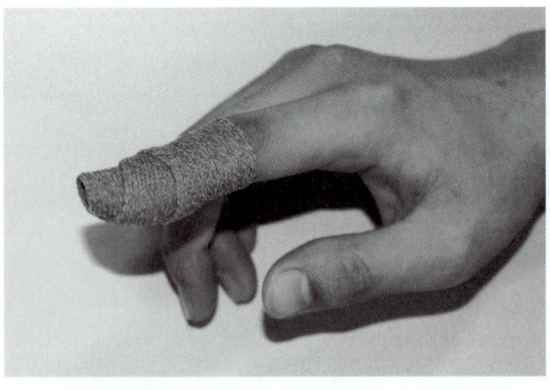

図1 ● 腱性槌指に対する熱可塑性ニット素材を用いたスプリント療法

図2 ● スパイダースプリント（タナベスパイダー，田邉製作所）

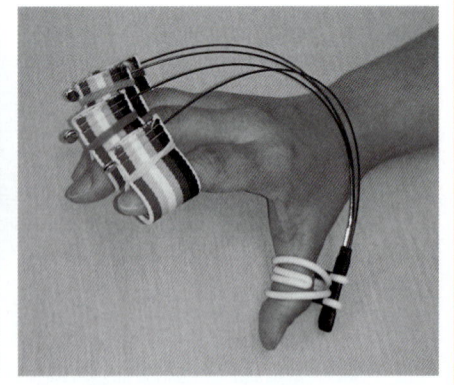

# 索 引

## 【あ】

| | |
|---|---|
| アームスリング | 110 |
| アウターマッスル | 29 |
| アシュワース尺度変法 | 109, 120 |
| 亜脱臼 | 117 |
| アナトミー・トレイン | 124 |
| アフォーダンス理論 | 227 |

## 【い】

| | |
|---|---|
| 一過性神経虚脱 | 167, 196 |
| 一過性神経伝導障害 | 18 |
| インクリノメーター | 256 |
| 陰性徴候 | 7 |
| 陰性尤度比 | 48 |
| インターナルインピンジメント | 192, 195, 268 |
| インタラクティブ | 24, 43 |
| インナーマッスル | 29 |
| インピンジメント | 28 |
| インピンジメント症候群 | 281 |

## 【う】

| | |
|---|---|
| ウェイトブレヒト孔 | 28 |
| 上田法 | 16 |
| ウェルニッケマン肢位 | 11, 118 |
| 腕立て伏せ肢位 | 342 |
| 運動学 | 308 |
| 運動障害 | 5 |
| 運動麻痺 | 6, 130 |
| 運動力学 | 308 |
| 運動連鎖 | 37 |
| 運搬角 | 32 |

## 【え】

| | |
|---|---|
| エルボープッシュ | 328 |
| 遠位指節間関節 | 36 |
| 遠位橈尺関節 | 35 |

## 【お】

| | |
|---|---|
| オーバーヘッドスポーツ | 281 |
| オッズ | 48 |

## 【か】

| | |
|---|---|
| 外旋運動配列 | 42 |
| 回旋筋腱板 | 28 |
| 回旋筋腱板損傷 | 57 |
| 外側上顆炎 | 301 |
| 外側側副靱帯 | 31 |
| 外反動揺性テスト | 336 |
| 外反肘 | 334 |
| 外方運動配列 | 41 |
| 開放性運動連鎖 | 15, 37, 191 |
| 解放動作 | 80 |
| 解剖列車 | 124 |
| 解離性感覚障害 | 217 |
| カウンターウエイト | 129 |
| 過外転症候群 | 65, 184 |
| 可逆的 | 90 |
| 拡散強調画像 | 92 |
| 学習された不使用 | 3, 4, 179 |
| 下行性関節運動連鎖 | 37 |
| 可塑 | 2 |
| 加速相 | 269 |
| 肩関節亜脱臼 | 106 |
| 肩関節最大外旋位 | 322 |
| 肩関節周囲炎 | 119, 240 |
| 肩関節上方関節唇 | 52 |
| 肩関節唇損傷 | 52 |
| 肩関節前方脱臼 | 252 |
| 肩関節脱臼 | 252 |
| 肩関節不安定性 | 50 |
| 肩関節複合体 | 24 |
| 滑車溝 | 32 |
| 滑車切痕 | 32 |
| カッパ係数 | 46 |
| 簡易型装具 | 356 |
| 簡易上肢機能検査 | 133 |
| 感覚障害 | 96, 131 |
| 感覚路 | 97 |
| 感作動作 | 80 |
| 関節可動域制限 | 142 |
| 関節拘縮 | 142, 239 |
| 関節の遊び | 28 |
| 関節包内運動 | 28 |
| 完全損傷 | 90 |
| 感度 | 46 |
| 観念運動失行 | 98, 99 |

## 【き】

| | |
|---|---|
| 基準線 | 91 |
| 機能グレード尺度 | 204 |
| 機能的自立度評価表 | 134 |
| キャットキャメル運動 | 313 |
| 級内相関係数 | 46 |
| 胸郭出口症候群 | 65, 180 |
| 胸鎖関節 | 24, 29 |
| 鏡視下バンカート縫合術 | 259 |
| 強直 | 239 |
| 共同運動 | 9 |
| 共同運動パターン | 9 |
| 棘上筋テスト | 58 |
| ギラン・バレー症候群 | 204 |
| 近位指節間関節 | 36 |
| 筋萎縮 | 19, 22, 280 |
| 近位橈尺関節 | 33 |
| 筋衛星細胞 | 280 |
| 筋間腱延長 | 147 |
| 筋強剛 | 161 |
| 筋緊張異常 | 130 |
| 筋再教育 | 20 |
| 筋電図バイオフィードバック | 20 |
| 筋膜 | 40 |
| 筋膜区画 | 40 |
| 筋膜単位 | 40 |
| 筋膜配列 | 40 |

## 【く】

| | |
|---|---|
| 熊本大学式肩甲骨装具（KSバンド） | 110, 185 |
| 鞍関節 | 37 |
| 車椅子駆動 | 251 |
| グローバルマッスル | 126 |

## 【け】

| | |
|---|---|
| 頸肩腕症候群 | 182 |
| 痙縮 | 11 |
| 痙直形脳性麻痺 | 267 |
| 経頭蓋磁気刺激法 | 4, 13 |
| 経頭蓋直流電気刺激法 | 135 |

| | |
|---|---|
| 頚肋症候群 | 183 |
| 血圧 | 191 |
| 結合組織性拘縮 | 239 |
| 肩甲胸郭関節 | 25 |
| 肩甲骨外転・内転 | 26 |
| 肩甲骨挙上・下制 | 26 |
| 肩甲骨上方・下方回旋 | 26 |
| 肩甲上腕関節 | 24 |
| 肩甲上腕リズム | 30, 31 |
| 顕在化 | 165 |
| 肩鎖関節 | 24, 30 |
| 肩鎖関節損傷 | 62 |
| 検査後確率 | 48 |
| 検者間信頼性 | 46 |
| 検者内信頼性 | 46 |
| 腱の微細損傷 | 303 |
| 腱板疎部 | 118 |
| 腱板損傷 | 240 |
| 肩峰下インピンジメント | 29, 54, 192, 195 |
| 肩峰下滑液包炎 | 54 |
| 肩峰挙上距離 | 109 |
| 肩峰骨頭間距離 | 107 |

**【こ】**

| | |
|---|---|
| 後外側回旋不安定性テスト | 336 |
| 高吸収域 | 91 |
| 高緊張 | 118 |
| 後交連 | 91 |
| 後根侵入部遮断術 | 12 |
| 抗重力運動 | 20 |
| 高信号域 | 91 |
| 後脊髄動脈症候群 | 216 |
| 後大脳動脈 | 99 |
| 興奮の伝達 | 18 |
| 後方運動配列 | 41 |
| 後方脱臼 | 332 |
| 絞扼性軸索障害 | 196 |
| 絞扼性障害 | 192 |
| 呼吸循環動態 | 190, 191 |
| 国際生活機能分類 | 15 |
| 固痙縮 | 11 |
| 五十肩 | 240 |
| 誤神経支配 | 19 |
| コッキング相 | 269 |
| 骨脆弱性骨折 | 228 |

| | |
|---|---|
| 骨頭下降率 | 107 |
| 固有受容性神経筋促通法 | 14, 111 |
| ゴルフ肘 | 292 |
| 転がり運動 | 29 |
| コンタクトスポーツ | 252 |
| コンピューター断層撮影 | 91 |

**【さ】**

| | |
|---|---|
| 再現性 | 46 |
| 最終域感 | 109 |
| 最大挙上位撮影法 | 269 |
| 三角巾 | 117 |
| 三角線維軟骨複合体 | 344 |
| 酸素摂取量 | 190 |

**【し】**

| | |
|---|---|
| 磁気共鳴画像 | 91 |
| 磁気共鳴血管画像 | 92 |
| 軸索損傷 | 167 |
| 軸索断裂 | 18, 196 |
| 軸索の再生速度 | 19 |
| 軸索輸送 | 18 |
| 自己組織化 | 4 |
| 視床出血 | 104 |
| ジスキネジア | 161 |
| ジストニア | 161 |
| 自動運動 | 20 |
| 自動介助運動 | 20 |
| シナプス可塑性 | 165 |
| 四辺形間隙症候群 | 192 |
| 斜角筋症候群 | 67, 183 |
| 尺側三角線維軟骨複合体 | 36, 78 |
| 重力除去位 | 20 |
| 手根管症候群 | 75 |
| 手根中央関節 | 35 |
| 手根中手関節 | 36 |
| 手根不安定性 | 77 |
| 手指 | 35, 37 |
| 上位運動ニューロン症候群 | 7 |
| 上行性関節運動連鎖 | 37 |
| 上肢機能評価 | 90 |
| 小脳失調 | 97, 98 |
| 上腕骨外側上顆炎 | 69 |
| 上腕骨近位部骨折 | 228 |
| 上腕骨内側上顆炎 | 70 |
| 上腕二頭筋長頭腱炎 | 63 |

| | |
|---|---|
| 除神経筋 | 20 |
| シリンダーキャスト固定 | 151 |
| 神経可塑性 | 2, 3 |
| 神経系の再組織化 | 3 |
| 神経断裂 | 18, 167 |
| 進行性変性疾患 | 154 |
| 診断特性 | 46 |
| 信頼性 | 46 |

**【す】**

| | |
|---|---|
| 随意運動介助型電気刺激装置 | 135 |
| 水泳肩 | 281 |
| 錐体外路 | 154 |
| 錐体路障害 | 118 |
| 水抑制画像 | 92 |
| スウェイバック姿勢 | 113 |
| スパイダースプリント | 356 |
| スプリント | 356 |
| すべり運動 | 29 |
| スライド延長 | 147 |
| スリーパーストレッチ | 328 |

**【せ】**

| | |
|---|---|
| 整形外科的選択的痙性コントロール手術 | 146 |
| 正常な発達 | 3 |
| 脊髄誘発電位 | 172 |
| 脊椎矯正固定術 | 331 |
| 石灰沈着性腱板炎 | 240 |
| 節後損傷 | 166 |
| 節前損傷 | 166 |
| 前交連 | 91 |
| 前脊髄動脈症候群 | 216 |
| 前大脳動脈 | 99 |
| 選択的後根切断術 | 12 |
| 前方運動配列 | 41 |
| 前方脱臼 | 332 |
| 前脈絡叢動脈 | 99 |
| 前腕 | 31 |

**【そ】**

| | |
|---|---|
| 早期コッキング相 | 39 |
| 叢部損傷 | 166 |
| 促通反復療法 | 13, 14 |
| 側方脱臼 | 332 |

## 【た】

| | |
|---|---|
| 退行性変化 | 20 |
| 体性感覚誘発電位 | 172 |
| 対側性連合反応 | 10 |
| 脱臼の整復 | 337 |
| 段階片麻痺回復グレード法 | 133 |
| 淡蒼球 | 94 |
| 断層像 | 91 |

## 【ち】

| | |
|---|---|
| チェア・リフトテスト | 305 |
| 知覚再教育 | 20 |
| 中手指節間関節 | 36 |
| 中心性頚髄損傷 | 214 |
| 中大脳動脈 | 99 |
| 肘内障 | 333 |
| 肘部管症候群 | 73 |
| 長期間抑制 | 165 |
| 長期増強作用 | 165 |
| 蝶番関節 | 37 |

## 【つ】

| | |
|---|---|
| 釣り合い重り | 129 |

## 【て】

| | |
|---|---|
| 低吸収域 | 92 |
| テイクバックテスト | 324 |
| 抵抗運動 | 20 |
| 低周波電気刺激療法 | 20 |
| 低信号域 | 92 |
| 手関節 | 35, 36 |
| 手関節尺側部痛 | 344 |
| 手関節・手指の腱損傷 | 79 |
| 手関節伸展筋力テスト | 306 |
| デゾー固定 | 231 |
| テニス肘 | 301 |

## 【と】

| | |
|---|---|
| 投球障害肩 | 268 |
| 投球動作 | 268 |
| 投球動作の相分け | 268, 269 |
| 橈骨手根関節 | 35 |
| 同側性連合反応 | 10 |
| 特異度 | 46, 47 |
| 徒手検査法 | 46 |

## 【な】

| | |
|---|---|
| 内旋運動配列 | 41 |
| 内側上顆炎 | 292 |
| 内側側副靱帯 | 31, 320 |
| 内反動揺性テスト | 336 |
| 内反肘 | 334 |
| 内方運動配列 | 41 |
| 内包後脚 | 94 |
| なで肩 | 181 |

## 【ね】

| | |
|---|---|
| 熱可塑性ニット素材 | 356 |
| 熱可塑性ポリエステルキャスト素材 | 356 |

## 【の】

| | |
|---|---|
| 脳画像 | 90 |
| 脳可塑性 | 2, 165, 179 |
| 脳深部刺激療法 | 158 |
| 脳卒中片麻痺 | 106 |
| 脳卒中機能評価法 | 120, 133 |
| 脳動脈 | 99 |
| 脳浮腫 | 3 |
| ノモグラム | 49 |

## 【は】

| | |
|---|---|
| パーキンソン症候群 | 155 |
| パーキンソン病 | 154 |
| 廃用性筋萎縮 | 22, 280 |
| バウマン角 | 33 |
| バクロフェン髄腔内投与 | 12 |
| バストバンド | 117 |
| 発芽 | 165 |
| バックサポート | 251 |
| 馬尾神経損傷 | 216 |
| バンカート損傷 | 252 |
| 反復経頭蓋磁気刺激法 | 135 |
| 反復性経頭蓋磁気刺激 | 14 |

## 【ひ】

| | |
|---|---|
| 被殻出血 | 103 |
| 引き抜き損傷 | 166 |
| 肘関節 | 31 |
| 肘関節アライメント | 334 |
| 肘関節外反 | 320 |
| 肘関節後外側回旋不安定性 | 72 |
| 肘関節脱臼 | 332 |
| 肘関節不安定性 | 71 |
| 肘関節複合体 | 31 |
| 皮質脊髄路 | 94, 96 |
| 非侵襲的脳刺激法 | 135 |
| 皮膚性拘縮 | 239 |
| ビュングナー帯 | 19 |
| ヒルサックス病変 | 252 |

## 【ふ】

| | |
|---|---|
| フィードフォワードメカニズム | 194 |
| フィックの原理 | 190 |
| フォースカップル機構 | 27 |
| フォロースルー相 | 269 |
| 不可逆的 | 90 |
| 不全損傷 | 90 |
| ブラウン・セカール症候群 | 216 |
| 分散脱臼 | 332 |

## 【へ】

| | |
|---|---|
| 平衡機能 | 129, 153 |
| 閉鎖性運動連鎖 | 15, 37, 191 |
| ペナンブラ領域 | 3 |

## 【ほ】

| | |
|---|---|
| ホイブナー反回動脈 | 99 |
| ボツリヌス毒素注射 | 12 |
| ボバース概念 | 15 |
| ホルネル徴候 | 167 |

## 【ま】

| | |
|---|---|
| 末梢神経 | 17 |
| 末梢神経縮小術 | 12 |
| 末梢神経損傷 | 17 |
| 慢性炎症性脱髄性多発根ニューロパチー | 205 |

## 【む】

| | |
|---|---|
| 無動 | 161 |

## 【め】

| | |
|---|---|
| メカニカルストレス | 268 |

## 【や】

| | |
|---|---|
| 野球肘 | 320 |

## 【ゆ】

| | |
|---|---|
| 有痛弧 | 31 |
| 尤度比 | 48 |

## 【よ】

| | |
|---|---|
| 陽性徴候 | 7 |
| 陽性尤度比 | 48 |
| 抑止テスト | 184 |
| 翼状肩甲 | 110 |
| 予後予測 | 8, 90 |
| 予測的姿勢制御 | 129 |

## 【ら】

| | |
|---|---|
| ラタージェット法 | 259 |
| ランジ動作 | 263 |

## 【り】

| | |
|---|---|
| リトルリーガー肩 | 268 |
| 輪状靱帯 | 31 |

## 【る】

| | |
|---|---|
| ルーマニアンデッドリフト | 273, 279 |

## 【れ】

| | |
|---|---|
| 連合反応 | 10 |
| レンズ核線条体動脈 | 99 |
| レンプリサージ | 259 |

## 【ろ】

| | |
|---|---|
| ローカルマッスル | 125 |
| 肋鎖症候群 | 68, 184 |
| ロッキング機構 | 106 |

## 【わ】

| | |
|---|---|
| ワーラー変性 | 18 |
| ワインドアップ相 | 39, 269 |
| 腕尺関節 | 32 |
| 腕神経叢 | 166 |
| 腕神経叢麻痺 | 166 |
| 腕橈関節 | 32 |

## 【A】

| | |
|---|---|
| abdominal compression test | 61 |
| AC-PC line | 91 |
| acceleration phase | 269 |
| acromio-humeral interval (AHI) | 107 |
| active compression test | 53 |
| acute traumatic central cord syndrome (ATCCS) | 214 |
| Adson's test | 67 |
| affordance | 227 |
| AHI 比 | 107 |
| Allen's test | 66 |
| American spinal cord injury association (ASIA) | 215 |
| ankylosis | 239 |
| anterior cerebral artery (ACA) | 99 |
| anterior choroidal artery (AChA) | 99 |
| anterior commissure (AC) | 91 |
| Apprehension test | 50 |
| avulsion | 168 |
| axonocachexia | 196 |
| axonotmesis | 18, 167, 168, 196 |

## 【B】

| | |
|---|---|
| ball release | 320 |
| Barthel index | 134 |
| Baumann angle | 333 |
| Bell-van Riet test | 62 |
| Belly press test | 61 |
| Bennett 骨棘 | 268 |
| biceps load Ⅱ test | 52 |
| biceps test | 63 |
| break test | 184 |
| Brunnstrom recovery stage (BRS) | 7 |
| Büngner band | 19 |

## 【C】

| | |
|---|---|
| Carpal compression test | 76 |
| carpometacarpal (CMC) joint | 36 |
| carrying angle | 32, 333 |
| CI 療法 | 13, 136 |
| close kinetic chain (CKC) | 15, 37 |
| cocking phase | 269, 320 |
| computed tomography (CT) | 91 |
| constraint-induced movement therapy (CIMT) | 13 |
| contracture | 239 |
| Costoclavicular test | 68 |
| Cozen's test | 69 |
| Cross-body adduction test | 62 |

## 【D】

| | |
|---|---|
| Dawbarn's test | 56 |
| De Palma 法 | 337 |
| de Quervain 病 | 79 |
| deep brain stimulation (DBS) | 158 |
| delayed on 現象 | 161 |
| diffusion weighted image (DWI) | 92 |
| distal interphalangeal (DIP) joint | 36 |
| double free muscle transfer (DFMT) | 172 |
| dupuytren 拘縮 | 239 |
| Durkan test | 76 |

## 【E】

| | |
|---|---|
| Eden's test | 68 |
| Eichhoff's test | 79 |
| elbow complex | 31 |
| Elbow lateral pivot shift test | 72 |
| Elbow scratch collapse test | 74 |
| Empty can test | 58 |
| end feel | 109 |
| Erb 麻痺 | 166 |

## 【F】

| | |
|---|---|
| fat pad sign | 333 |
| FCU test | 323 |
| FLAIR | 96 |
| fluid attenuated inversion recovery image (FLAIR) | 92 |
| fogging effect | 92 |
| follow-through phase | 269 |
| Fowler's test | 51 |

| | | |
|---|---|---|
| Frankel 分類 | 218 | |
| freesing of gait questionnaire (FOGQ) | 156 | |
| Fugl-Meyer 評価法 | 134 | |
| Full can test | 59 | |
| functional independence measure (FIM) | 134 | |

## 【G】

| | |
|---|---|
| Gerber's test | 60 |
| Golfer's elbow test | 70 |

## 【H】

| | |
|---|---|
| Hankin 法 | 337 |
| Hawkins-Kennedy test | 54 |
| Hoehn-Yahr 分類 | 160 |
| Horizontal adduction test | 62 |
| Hornblower's sign | 57 |
| Hornblower's test | 57 |
| Hughes の functional grade scale | 204 |
| Hüter 三角 | 336 |
| Hüter 線 | 336 |
| hybrid assistive neuromuscular dynamic stimulation (HANDS) | 135 |
| Hyperabduction test | 65 |

## 【I】

| | |
|---|---|
| integrated volitional control electrical stimulator (IVES) | 135 |
| international classification of functioning, disability and health (ICF) | 15 |
| intraclass correlation coefficient (ICC) | 46 |

## 【J】

| | |
|---|---|
| Janda's crossed syndrome | 200 |
| Jersey finger sign | 80 |
| Jobe's test | 58 |
| joint play | 28 |

## 【K】

| | |
|---|---|
| Kappa coefficient | 46 |
| Kim Ⅱ test | 52 |

| | |
|---|---|
| kinematics | 308 |
| kinetics | 308 |
| Klumpke 麻痺 | 167 |
| Kumamoto university scapula band (KS バンド) | 110, 185 |

## 【L】

| | |
|---|---|
| lateral collateral ligament (LCL) | 31 |
| Lavine 法 | 338 |
| learned non-use | 3 |
| lenticulostriate Artery (LSA) | 99 |
| Lift-off test | 60 |
| long-term depression (LTD) | 165 |
| long-term potentiation (LTP) | 165 |

## 【M】

| | |
|---|---|
| magnetic resonance angiography (MRA) | 92 |
| magnetic resonance imaging (MRI) | 91 |
| manual ability classification system (MACS) | 267 |
| maximum external rotation (MER) | 322 |
| medial collateral ligament (MCL) | 31, 320 |
| Median nerve compression test | 76 |
| MER test | 322, 323 |
| metacarpophalangeal (MP) joint | 36 |
| Meyn 法 | 338 |
| MIBG 心筋シンチグラフィ | 155 |
| middle cerebral artery (MCA) | 99 |
| Military brace test | 68 |
| misdirection | 19 |
| modified Ashworth scale (MAS) | 109, 120 |
| modified Wright's test | 66 |
| MOS 36-Item Short-Form Health Survey (SF-36) | 134 |
| Moving valgus stress test | 71, 336 |
| muscle imbalance | 339, 342 |

## 【N】

| | |
|---|---|
| Napoleon test | 61 |
| national institute of neurological and communicative disorders and stroke (NINCDS) | 204 |
| Neer's test | 55 |
| Neer 分類 | 230 |
| neurapraxia | 18, 167, 168, 196 |
| neurotmesis | 18, 167, 168 |
| non-invasive brain stimulation (NIBS) | 135 |
| numerical rating scale (NRS) | 151 |

## 【O】

| | |
|---|---|
| O'Brien's test | 53 |
| on-off 現象 | 161 |
| open kinetic chain (OKC) | 15, 37 |
| orbitomeatal line (OM line) | 91 |
| orthopaedic selective spasticity-control surgery (OSSCS) | 146 |

## 【P】

| | |
|---|---|
| painful arc | 31 |
| Palm up test | 63 |
| Parvine 法 | 338 |
| patient-rated tennis elbow evaluation | 306, 313 |
| Phalen's test | 75 |
| posterior cerebral artery (PCA) | 99 |
| posterior commissure (PC) | 91 |
| posterolateral rotatory drawer test | 336 |
| posterolateral rotatory instability test | 72 |
| precentral knob | 91 |
| prone falling | 342 |
| proprioceptive neuromuscular facilitation (PNF) | 14 |
| proximal humeral interlocked system (PHILOS) | 232 |
| proximal interphalangeal (PIP) joint | 36 |

## 【R】

re-organization 3
recurrent artery of heubner （RAH） 99
Relocation test 51
repetitive transcranial magnetic stimulation （rTMS） 14, 135
Romanian dead lift 273

## 【S】

satellite cell 280
Scaphoid shift test 77
scapula-45 撮影法 269
Scarf test 62
Seddon と Sunderland の末梢神経損傷分類 18
self organization 4
Shoulder internal rotation elbow flexion test 73
simple test for evaluating hand function （STEF） 133
somatosensory evoked potentials （SEP） 172
Speed's test 63
spinal cord evoked potentials （SCEP） 172
sprouting 165
Straight-arm test 63
stroke impairment assessment set （SIAS） 120, 133
superior labrum anterior and posterior （SLAP） 52
sway back 113
Sweater finger sign 80

## 【T】

T1 Weighted Image （T1WI） 92
T1 強調画像 92
T2 Weighted Image （T2WI） 92
T2 強調画像 92
thoracic outlet syndrome （TOS） 180
TIS 109
TMS 13
total active motion （TAM） 220
total passive motion （TPM） 220
trail making test （TMT） 156
transcranial direct current stimulation （tDCS） 135
transcranial magnetic stimulation （TMS） 4
triangular fibrocartilage complex （TFCC） 36, 78, 344
trochlear groove 32
trunk impairment scale 109

## 【U】

ulnar variance （UV） 344
Ulnomeniscotriquetral dorsal glide test 78
ULNT 80
$\text{ULNT}_{\text{MEDIAN(1)}}$ 81
$\text{ULNT}_{\text{MEDIAN(2a)}}$ 82
$\text{ULNT}_{\text{RADIAL(2b)}}$ 83
$\text{ULNT}_{\text{ULNAR(3)}}$ 84
unified Parkinson's disease rating scale （UPDRS） 156
unmasking 165
upper limb neurodynamic test 80
use it or lose it 3

## 【V】

visual analogue scale （VAS） 108

## 【W】

Waiter's tip position 166
Watson's test 77
wearing off 現象 161
Wernicke-mann 11
wind-up phase 269
Wisconsin card sorting test （WCST） 156
Wright's test 65
Wrist flexion test 75

## 【Y】

Yergason's test 64

## 【Z】

Zancolli 分類 218

# ■ おわりに 「上肢の理学療法」企画・発行に向けて

　約30年前，筆者が総合臨床実習で担当した患者さんの一人に腕神経叢麻痺の患者さんがいました．解剖学，生理学，運動学と出来の悪かった筆者は，まったく何をしてよいかわからず，評価すらできないという状態でした．6週の間，神経症候学と首ったけとなったことで，MMTの0や1，2レベルの障害に対する理学療法の考え方，脳卒中片麻痺以外の弛緩性麻痺による亜脱臼の管理の方法，そうした障害のある患者さんのADL自立に向けた代償的アプローチなどの知識を得ることができ，大いに勉強になりました．さらに，そうした上肢障害のある患者さんの歩行は正常ではないこと，基本動作や応用動作も授業で教わった片麻痺などのADLとは異なることを経験したものです．同じ実習地で橈骨遠位端骨折の患者さんも担当しました．コーレス骨折，スミス骨折です．手関節，手指関節に熱感，腫脹，疼痛などがある患者さんへの物理療法と運動療法を駆使する重要性を学び，他動的関節可動域練習の難しさを無知ながらも感じたものでした．

　卒後の勤務先においても，脳卒中片麻痺の上肢・下肢・手指の運動麻痺改善に対する理学療法は当然のごとく行われていました．機能的な制限に対しては理学療法士が積極果敢に取り組み，応用的動作については作業療法士が担うというプロフェッショナル・オートノミーが醸成されていたと思います．

　それが昨今，いつしか上肢は作業療法，下肢は理学療法といった風潮になっていないでしょうか？　上肢機能に対する理学療法士の皆さんの意識が希薄になっているとも感じることがあります．肩の痛みや手部の腫脹，熱感を評価しているにもかかわらず，その原因をリーズニングすることに気づいていないようにも感じます．そして，その改善に有効である理学療法プログラムをまったく立案していない臨床の場になっていないでしょうか？

　上肢の機能障害，機能的制限の責任をもつ専門職は理学療法士であってほしい．その想いを三輪書店の濱田亮宏氏，山中恭子女史，東京工科大学（現，国士舘大学）の地神裕史氏に話したところ，「ぜひ，その想いを形にしましょう！」といってくれました．さらに地神氏は彼の豊富な経験から，上肢の機能障害，機能的制限とADLにとどまらない全身運動やパフォーマンスへの影響にまで言及してはと助言をいただいた結果，今回の企画となりました．

　理学療法士はもちろんのこと，処方・指示を出す医師の皆さん，看護師をはじめとしたそのほかのリハビリテーション関連職種の皆さんにも，ぜひとも上肢の理学療法の概念，上肢に障害をきたす疾患・病態とその症候学をICFモデルに落とし込み，「局所機能」と「全身運動」をつなぐ双方向のアプローチを理解していただきたいと思います．

2016年5月吉日

斉藤秀之

# 本書は、「上海の近代を読む」ために

**著者略歴**

**地神　裕史**（ぢがみ　ひろふみ）
理学療法士（骨関節系・基礎系専門理学療法士）
博士（医学），日本体育協会公認アスレティックトレーナー

| 2003年 | 東京都立保健科学大学卒業 |
|---|---|
| 2003年 | 東京厚生年金病院（現JCHO東京新宿メディカルセンター病院） |
| 2007年 | 首都大学東京大学院保健科学研究科地域理学療法学分野博士前期課程修了　修士（理学療法学） |
| 2007年 | 新潟医療福祉大学医療技術学部理学療法学科，助手（2008年，助教） |
| 2012年 | 東京工科大学医療保健学部理学療法学科，助教（2014年，講師） |
| 2013年 | 新潟大学大学院医歯学総合研究科整形外科分野博士後期課程修了　博士（医学） |
| 2016年 | 国士舘大学理工学部健康医工学系，准教授 |

2010年〜　日本オリンピック委員会（JOC）水泳競技強化スタッフ（発刊日現在）
2015年　世界水泳シンクロナイズドスイミング日本代表トレーナー．競泳やシンクロナイズドスイミングの日本代表チームにトレーナーとして帯同

**斉藤　秀之**（さいとう　ひでゆき）
理学療法士（専門理学療法士，認定理学療法士），博士（医学）

| 1988年 | 金沢大学医療技術短期大学（現金沢大学医学部保健学科）卒業 |
|---|---|
| 1993年 | 藤井脳神経外科病院リハビリテーション科，主任 |
| 1997年 | 筑波記念病院リハビリテーション科，科長 |
| 1999年 | 筑波大学大学院医科学研究科医科学専攻修士（医科学） |
| 2002年 | 筑波大学大学院博士課程医学研究科環境生態系専攻　博士（医学） |
| 2012年 | 筑波記念病院リハビリテーション部，部長 |
| 2013年 | 筑波大学，客員教授 |
| 2014年 | 筑波記念会　リハビリテーション事業，統括 |

公益社団法人日本理学療法士協会　副会長・専務理事，公益社団法人茨城県理学療法士会　会長，一般社団法人回復期リハビリテーション病棟協会理事・PTOTST委員会委員長，他

---

## 上肢の理学療法
### ─局所機能と全身運動を結びつけるインタラクティブ・アプローチ

| 発　行 | 2016年6月1日　第1版第1刷Ⓒ |
|---|---|
| 編　集 | 地神裕史　斉藤秀之 |
| 発行者 | 青山　智 |
| 発行所 | 株式会社 三輪書店 |
| | 〒113-0033　東京都文京区本郷6-17-9　本郷綱ビル |
| | ☎ 03-3816-7796　FAX 03-3816-7756 |
| | http://www.miwapubl.com/ |
| 装　丁 | 齋藤久美子 |
| 印刷所 | 三報社印刷 株式会社 |

本書の内容の無断複写・複製・転載は，著作権・出版権の侵害となることがありますので，ご注意ください．

ISBN 978-4-89590-555-8　C 3047

**JCOPY** ＜(社)出版者著作権管理機構　委託出版物＞
本書の無断複製は著作権法上での例外を除き禁じられています．複製される場合は，そのつど事前に，(社)出版者著作権管理機構（電話03-3513-6969，FAX 03-3513-6979，e-mail：info@jcopy.or.jp）の許諾を得てください．

■ 新しい知見と臨床技術が詰まった真に役立つ実践書

# 胸郭運動システムの再建法
## ―呼吸運動再構築理論に基づく評価と治療

**新刊**

編集　柿崎 藤泰（文京学院大学 保健医療技術学部 教授）

　胸郭運動システムとは、初めて耳にする言葉であろう。
　この概念は、体幹内において胸郭から脊柱を介して骨盤帯に、また骨盤帯から脊柱を介して胸郭に運動連鎖を引き起こし、間接的には下肢または上肢などの末梢部の肢位や運動方向を機能的に決定づけるシステムのことをいう。
　このシステムで鍵となる胸郭は、その形状も解剖書にみられる左右対称とは差異があり、健常人と疾患をもつ者を含め非対称である。この非対称を限りなく左右対称に近づけた場合、姿勢や動作に調和が生まれる。これを胸郭運動システムの再建と呼び、近年の研究にてその有効性が少しずつ明らかになってきている。
　本書では、筆者らによる臨床および研究から導かれたデータを裏付けに、そのメカニズムから治療応用までを豊富なカラーイラストで容易に解説した。すなわち、ここでは呼吸器官である胸郭を運動器官として捉え、破綻した呼吸や姿勢活動を再建する、新しい知見と臨床技術が獲得できる実践書である。

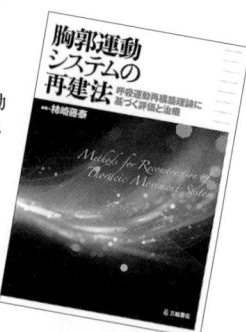

## ■ 主な内容

### 胸郭運動システムとは
1. 胸郭運動システム
   - 胸郭運動システムの概念
   - 胸郭運動システムの異常
   - 胸郭運動システムの再建

### 胸郭運動の特徴
1. 胸郭の機能分類
2. 胸郭の3つの運動パターン
   - 上下の関係をもつ胸郭運動
   - 左右の関係をもつ胸郭運動
   - 対角線の関係をもつ胸郭運動

### 胸郭運動システムの概要
1. 胸郭のアライメント
   - 胸郭表面でみられる「うねり」形状
   - 胸郭アライメントの評価方法
2. 肋椎関節の可動性
   - 可動性を決定づける要因
   - 機能的意義
   - 肋椎関節の柔軟性の高まりによって起こる筋機能低下の一例
3. 骨盤運動と胸郭運動の関係
   - 胸椎から仙骨までの配列
   - 寛骨と仙骨の連鎖
   - 胸郭に対する骨盤の回旋 - 屈曲向上メカニズムと伸展向上メカニズム

### 胸郭運動システムの再建に関わる中心的要素
1. 体幹での姿勢制御による胸郭形状と腰方形筋との関係
   - 左側腰方形筋の運動関与と胸郭のニュートラル化
   - 左側腰方形筋の活動が胸郭のニュートラル化を引き起こすメカニズム
2. 下位胸郭の内方化
   - 下位胸郭の内方化 (wrapping action) とは
   - 浮遊肋の内方化

### 機能解剖学的視点からの胸郭と体幹筋の関係
1. インナーユニット（主に横隔膜）
   - 胸郭運動システムにおけるインナーユニット（主に横隔膜）の役割
   - 臨床上で観察されるインナーユニットの病態
   - 評価
   - 胸郭運動システムの再建につながる考え方

2. 広背筋と下後鋸筋
   - 胸郭運動システムにおける広背筋と下後鋸筋の役割
   - 臨床上で観察される広背筋と下後鋸筋の病態
   - 評価
   - 胸郭運動システムの再建につながる考え方

3. 腰方形筋
   - 胸郭運動システムにおける腰方形筋の役割
   - 臨床上で観察される腰方形筋の病態
   - 評価
   - 胸郭運動システムの再建につながる考え方

4. 腰部多裂筋
   - 胸郭運動システムにおける腰部多裂筋の役割
   - 臨床上で観察される腰部多裂筋の病態
   - 評価
   - 胸郭運動システムの再建につながる考え方

5. 大胸筋と僧帽筋下行部線維
   - 胸郭運動システムにおける大胸筋と僧帽筋下行部線維の役割
   - 臨床上で観察される大胸筋と僧帽筋下行部線維の病態
   - 評価
   - 胸郭運動システムの再建につながる考え方

6. 前鋸筋と外腹斜筋
   - 胸郭運動システムにおける前鋸筋と外腹斜筋の役割
   - 臨床上で観察される前鋸筋と外腹斜筋の病態
   - 評価
   - 胸郭運動システムの再建につながる考え方

7. 腹部前面4筋
   - 胸郭運動システムにおける腹部前面4筋の役割
   - 臨床上で観察される前鋸筋および外腹斜筋の病態
   - 評価
   - 胸郭運動システムの再建につながる考え方

8. 脊柱起立筋群（表在筋）
   - 胸郭運動システムにおける脊柱起立筋（表在筋）の役割
   - 臨床上で観察される脊柱起立筋群の病態
   - 評価
   - 胸郭運動システムの再建につながる考え方

9. 頸部筋群
   - 胸郭運動システムにおける頸部筋群の役割
   - 臨床上で観察される頸部筋群の病態
   - 評価
   - 胸郭運動システムの再建につながる考え方

10. 肩関節周囲筋群
    - 胸郭運動システムにおける肩関節周囲筋群の役割
    - 臨床上で観察される肩関節周囲筋群の病態
    - 評価
    - 胸郭運動システムの再建につながる考え方

11. 菱形筋と上後鋸筋
    - 胸郭運動システムにおける菱形筋と上後鋸筋の役割
    - 臨床上で観察される菱形筋と上後鋸筋の病態
    - 評価
    - 胸郭運動システムの再建につながる考え方
      - 右側肩甲骨内転運動

### 胸郭運動システムの再建を行うための糸口
1. 肩と胸郭の関係
   - 定型的な胸郭形状と肩甲骨アライメント
   - 相反する肩甲骨アライメントを産生する理由
   - 肩甲骨周囲筋の特徴的な動き
   - 肩甲帯からの理学療法介入のポイント
   - 肋骨回旋テスト
   - 肩甲骨アライメントおよび肩甲胸郭関節の評価
2. 足部と胸郭の関係
   - 足部と上下の関係をもつ胸郭運動
   - 足部と対角線の関係をもつ胸郭運動

### パフォーマンスの向上
1. スポーツ
   - 胸郭運動システムの再建がスポーツに与える影響
   - 前額面
   - 矢状面
   - 水平面
2. 呼吸
   - われわれの考える呼吸パフォーマンスの概念
   - 胸郭運動システムからみた呼吸パフォーマンスの概論
   - 胸郭運動システムを考慮した呼吸評価
   - 胸郭運動システムを応用した理学療法の実際

### 胸郭運動システムを用いた臨床例
1. 肩関節の機能障害を呈した症例
2. 荷重関節の問題が体幹の不安定性を引き起こした症例
3. 腰部脊柱管狭窄症の症例

● 定価（本体5,400円+税）　B5　260頁　2016年　ISBN 978-4-89590-556-5

お求めの三輪書店の出版物が小売書店にない場合は、その書店にご注文ください．お急ぎの場合は直接小社に．

## 三輪書店
〒113-0033 東京都文京区本郷6-17-9 本郷綱ビル
編集 ☎03-3816-7796　FAX 03-3816-7756　販売 ☎03-6801-8357　FAX 03-6801-8352
ホームページ：https://www.miwapubl.com

■ 脳機能、運動学習を用いた効果的なトレーニングの"いま"がわかる！

理学療法MOOK 19

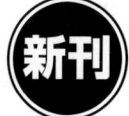

# ニューロリハと理学療法 新刊

**シリーズ編集**　福井　勉（文京学院大学大学院 保健医療科学研究科）
　　　　　　　　神津　玲（長崎大学大学院 医歯薬学総合研究科 医療科学専攻）
　　　　　　　　大畑 光司（京都大学大学院 医学研究科 人間健康科学系専攻）
　　　　　　　　甲田 宗嗣（広島都市学園大学 健康科学部 リハビリテーション学科）

**責任編集**　大畑 光司（京都大学大学院 医学研究科 人間健康科学系専攻）

● 定価（本体 3,600 円+税）
B5　150頁　2016年　ISBN 978-4-89590-550-3

ニューロリハビリテーションの分野は、これまでのリハビリテーションの考え方を大きく変える可能性をもっており、神経学的な背景に立脚した手法と医学的根拠を両立させることを念頭にさまざまな可能性が議論されている。

第1章では、Spasticity Control、Neural Modulation、運動学習、ロボティクスリハビリテーションの分野の第一人者により中枢神経疾患に対する日進月歩のリハビリテーションのあり方を解説した。

第2章では、近年明らかになってきた脳機能や運動学習、痙性麻痺やさまざまなトレーニング手法について、生理学的背景も踏まえ、より効果的な活用方法を提示した。

新たな高みを目指し、よりよい理学療法を提供するための必須の一冊である。

■ 主な内容 ■

**第1章 ニューロリハビリテーションの原理と実際**
1. ニューロリハビリテーションの運動学習について
2. 脳卒中リハビリテーションにおける痙縮とボツリヌス治療
3. rTMSと半球間抑制
4. 経頭蓋直流電気刺激(tDCS)を用いたニューロモデュレーション
5. CI療法と運動学習
6. HANDS therapy
7. リハビリテーション・ロボティクス

**第2章 ニューロリハビリテーションにおける理学療法の役割**
1. 半球間抑制の概念を考慮した理学療法
2. 運動学習課題と理学療法
3. 痙性麻痺が運動に及ぼす影響とそれを考慮した理学療法
4. 脳卒中者に対する体重免荷トレッドミルを用いた理学療法
5. 機能的電気刺激を使った理学療法
6. 筋電図バイオフィードバックを使った理学療法
7. リハビリテーション・ロボティクスを用いた理学療法の考え方
8. 脳血管障害後疼痛のニューロリハビリテーション

**好評既刊　理学療法MOOK**

| | |
|---|---|
| 理学療法MOOK 1　**脳損傷の理学療法①**【第2版】超早期から急性期のリハビリテーション | 理学療法MOOK 10　**高齢者の理学療法**[第2版] |
| 理学療法MOOK 2　**脳損傷の理学療法②**【第2版】回復期から維持期のリハビリテーション | 理学療法MOOK 11　**健康増進と介護予防**[増補版] |
| 理学療法MOOK 3　**疼痛の理学療法**[第2版] | 理学療法MOOK 12　**循環器疾患のリハビリテーション** |
| 理学療法MOOK 4　**呼吸理学療法**[第2版] | 理学療法MOOK 13　**QOLと理学療法** |
| 理学療法MOOK 5　**物理療法** | 理学療法MOOK 14　**腰痛の理学療法** |
| 理学療法MOOK 6　**運動分析** | 理学療法MOOK 15　**子どもの理学療法** |
| 理学療法MOOK 7　**義肢装具** | 理学療法MOOK 16　**脳科学と理学療法** |
| 理学療法MOOK 8　**下肢関節疾患の理学療法** | 理学療法MOOK 17　**理学療法技術の再検証** 科学的技術の確立に向けて |
| 理学療法MOOK 9　**スポーツ傷害の理学療法**[第2版] | 理学療法MOOK 18　**ICUの理学療法** |

お求めの三輪書店の出版物が小売書店にない場合は、その書店にご注文ください．お急ぎの場合は直接小社に．

**三輪書店**　〒113-0033 東京都文京区本郷6-17-9 本郷綱ビル
編集 ☎03-3816-7796　FAX 03-3816-7756　販売 ☎03-6801-8357　FAX 03-6801-8352
ホームページ：https://www.miwapubl.com

■ 正しい測定・評価ができていますか？

# PT・OTのための測定評価 DVD Series

監修　伊藤　俊一（北海道千歳リハビリテーション学院）
編集　隈元　庸夫（埼玉県立大学保健医療福祉学部）・仙石　泰仁（札幌医科大学保健医療学部）

　徒手筋力検査法（MMT）は、『人間の主観』によって筋力を判定するということが最大の特徴であるが、逆に臨床経験の乏しいセラピストにとっては、そのことが高いハードルとなっている。
　本書では、この難解な検査の信頼性と再現性を向上させるために、絶対に外してはならない重要ポイントを写真および箇条書きで説明、さらに動画を用いることでより一層深く理解し、臨床現場で確実に実践できる内容となっている。
　また近年、普及が著しい徒手筋力検査機器（HHD）の測定方法も収録。
　MMTは、セラピスト間での評価について明確ではないともいわれるが、本書を通して精度の高い技術、および客観的なデータの確立を目指し、臨床で役立つ評価指針として活用してほしい。

## PT・OTのための測定評価 DVD Series 3

# MMT ―頭部・頸部・上肢【第2版】

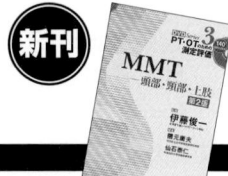

【新刊】

■ 主な内容

**第1章　総論**
1 徒手筋力検査（MMT:manual muscle testing）
2 意義
3 目的
4 判定基準
5 テスト手技
6 メイクテストとブレイクテスト，アクティブレジスタンステスト
7 信頼性
8 代償動作
9 固定と抵抗
10 具体的手順
11 その他
12 検査時の留意点
13 おわりに

**第2章　頭部・頸部**
1 頭部屈曲
2 頭部伸展
3 頸部屈曲
4 頸部伸展
5 頸部回旋
6 頸部複合屈曲
7 頸部複合伸展

**第3章　上肢**
1 肩甲骨挙上
2 肩甲骨外転と上方回旋
3 肩甲骨下制と内転
4 肩甲骨内転
5 肩甲骨内転と下方回旋
6 肩甲骨下制
7 肩関節屈曲
8 肩甲骨面の挙上
9 肩関節伸展
10 肩関節外転
11 肩関節外旋
12 肩関節内旋
13 肩関節水平外転（伸展）
14 肩関節水平内転（屈曲）
15 肘関節屈曲
16 肘関節伸展
17 前腕回外
18 前腕回内
19 手関節屈曲（掌屈）
20 手関節伸展（背屈）
21 母指中手指節（MP）関節（短母指屈筋）屈曲
22 母指指節間（IP）関節（長母指屈筋）屈曲
23 母指中手指節（MP）関節（短母指屈筋）伸展
24 母指指節間（IP）関節（長母指屈筋）伸展
25 母指外転
26 母指内転
27 母指および小指対立
28 中手指節（MP）関節屈曲
29 中手指節（MP）関節伸展
30 近位指節間（PIP）関節屈曲
31 遠位指節間（DIP）関節屈曲
32 指外転
33 指内転

**付録**
・筋検査と検査肢位
・筋検査結果
・代表的な代償動作一覧
・MMT―頭部・頸部・上肢
・頭部・頸部・上肢のMMT実施チャート
・各検査の肢位・固定または触知・抵抗または支持一覧

● 定価（本体 4,600 円+税）　B5　270頁　DVD140分　2016年　ISBN 978-4-89590-544-2

## PT・OTのための測定評価 DVD Series 4

# MMT ―体幹・下肢【第2版】HHD測定収録

【新刊】

■ 主な内容

**第1章　総論**
1 徒手筋力検査（MMT:manual muscle testing）
2 意義
3 目的
4 判定基準
5 テスト手技
6 メイクテストとブレイクテスト，アクティブレジスタンステスト
7 信頼性
8 代償動作
9 固定と抵抗
10 具体的手順
11 その他
12 検査時の留意点
13 おわりに

**第2章　体幹**
1 体幹屈曲
2 体幹回旋
3 体幹伸展
4 ソレンセン腰椎伸展テスト
5 サイドブリッジ持久力テスト
6 骨盤挙上
7 安静な呼気（横隔膜の検査）
8 骨盤底

**第3章　下肢**
1 股関節屈曲
2 股関節屈曲・外転および膝関節屈曲位での外旋
3 股関節伸展
4 股関節外転
5 股関節屈曲位での外転
6 股関節内転
7 股関節外旋
8 股関節内旋
9 膝関節伸展
10 膝関節屈曲
11 足関節背屈と内がえし
12 足部の内がえし
13 足部の外がえし
14 足関節底屈
15 足趾複合背屈
16 足趾複合底屈

**第4章　筋力測定機器による測定**
・徒手筋力測定機器による測定方法
・筋検査と検査肢位
・筋検査結果
・代表的な代償動作一覧
・MMT―体幹・下肢
・体幹・下肢のMMT実施チャート
・各検査の肢位・固定または触知・抵抗または支持一覧

● 定価（本体 4,000 円+税）　B5　190頁　DVD80分　2016年　ISBN 978-4-89590-545-9

お求めの三輪書店の出版物が小売書店にない場合は、その書店にご注文ください．お急ぎの場合は直接小社へ．

**三輪書店**
〒113-0033　東京都文京区本郷6-17-9　本郷綱ビル
編集☎03-3816-7796　FAX03-3816-7756　販売☎03-6801-8357　FAX03-6801-8352
ホームページ　https://www.miwapubl.com